營養學概論

健康 × 美容 × 飲食

（第四版）

汪曉琪、宋威徹　編著

全華圖書股份有限公司

序言

從事預防醫學及美容營養教育多年，深知飲食營養與健康美容息息相關，典型的「人如其食、相由心生」。記得曾看過某知名女星受訪保養祕訣時，她一派輕鬆的回答:「就是多吃蔬果、多休息，我已經 20 多年沒吃飽過了」，一語道出她「飲食有節、起居有常」的飲食生活態度。現代人飲食選擇過盛，誘惑太多，若沒有足夠的養生智慧及對健康信念，的確容易在資訊爆炸的時代中迷失。

營養學的研究蓬勃發展，證明飲食是健康長壽、抗老化、體質調整的核心要素。本書盡力將營養學的先備知識簡化彙整，參考國內外書籍、科學文獻及官方資料，以臺灣及歐美日等國家最新的每日飲食指南為範例，提供讀者學習美容營養學的基礎；進一步說明皮膚健康的生理指標，歸納飲食營養對健康促進、抗老化、美膚、美髮、美甲、美體及增肌減脂的重要性，並介紹健康美容膳食設計及實務操作的技巧，提高本書的易讀性及實用性。

撰寫美容營養學專書，是我與宋威徹老師授課多年的心願。2018 年初版以近百張全彩的圖表解說及菜單設計範例為最大特色。本次改版，承蒙執行教育部教學實踐計畫的經驗，不僅更新營養相關研究，並結合「農場到餐桌」食農教育及低碳惜食的觀念。每個章節設計營養大補帖、闖關遊戲、專題討論等教學活動及課後評量，協助授課老師實踐教學目標，提升學生學習興趣及成效。感謝全華圖書王博昶總編輯及謝儀婷小姐大力協助編排，也謝謝耕莘參與菜單製作的學生群，以及父母親友們的支持鼓勵。特別感謝國立空中大學生活應用科學系及課程委員劉嘉年老師的指導，本書成為我們在空中大學開設美容營養學數位課程的指定教科書，期待幫助更多學生吃「得」健康。營養知識日新月異，尚祈諸多先進與讀者不吝指正，使本書更臻完整，嘉惠後輩。

汪曉琪　謹誌

於耕莘健康管理專科學校

2023 年 6 月

目錄

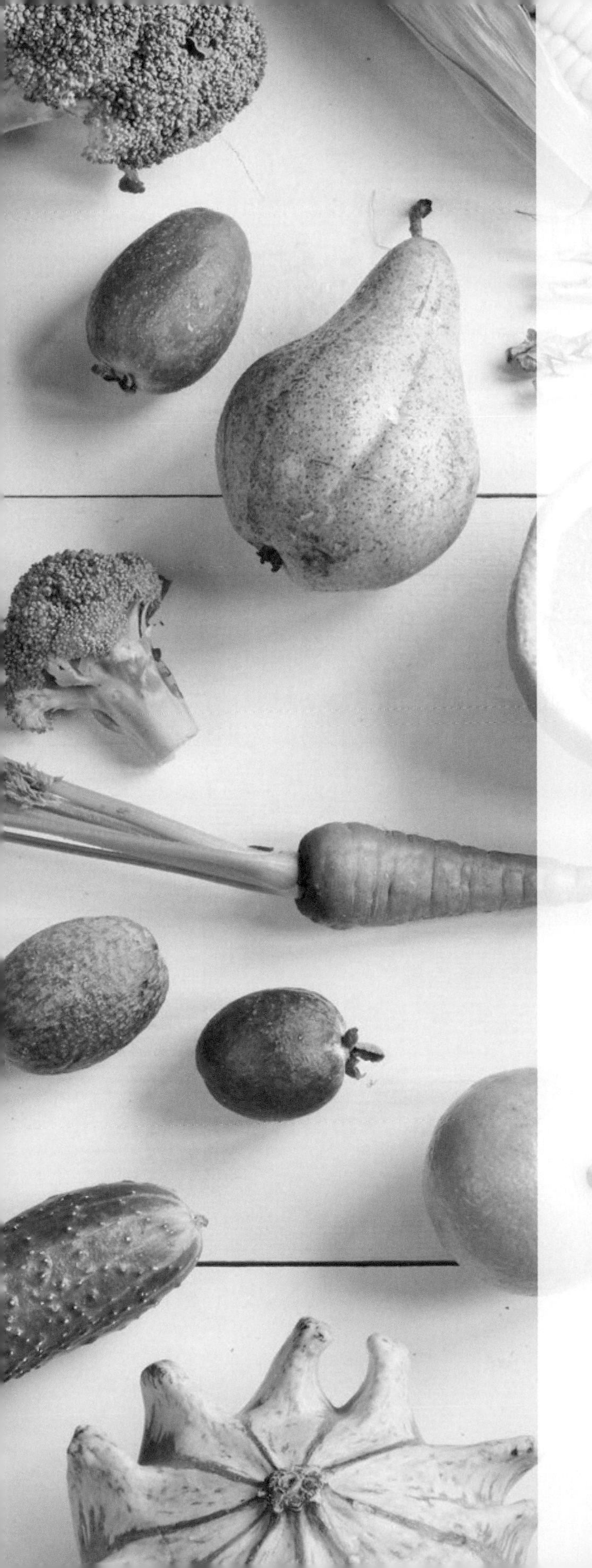

Chapter 1

營養是飲食健康的關鍵

「民以食為天」，食物是人類賴以維生的必需品，也是營養素的來源。「營養」指的不只是食物，而是食物攝取後在體內代謝利用的一連串過程，及其對身體內在健康與外在美的影響。透過本章，我們可以了解飲食營養對健康維持及美容保養的重要性。

學習目標

1. 理解食品分類系統與營養的功能
2. 認識食農教育對飲食營養的重要性
3. 瞭解營養不足與營養過剩的差異
4. 建立營養分類系統維持健康及延緩老化的觀念

1-1
從產地到餐桌的營養學

營養（nutrition）是人為了生存的需要，自外界攝取食物，經過消化將食物分解為營養素後，進行吸收與利用，提供能量、構成身體組織、維持細胞運作、調節生理機能，並將廢物排出體外的過程。若將「營養」兩字分別論之，「營」有籌畫、經營之意，關鍵在節制有度；「養」有供養之意，關鍵在以人為本。「營養」必須考量人體不同生命階段的生理變化、成長特性、活動量及身體狀況。

沒有一種食物可提供人體所需的完整營養素，人體也無法自行合成所有的營養素。因此，營養學是一門跨食品化學、生物化學、生理學等多領域的學科，藉由研究食物的成分與功能應用，以及食物攝取後，在消化、吸收、輸送、代謝利用與排泄等過程，探討如何透過適當的飲食來維持身體機能，延緩老化，達到身心靈健康的目的。

營養大補帖

從臺產地瓜認識食農教育

地瓜（番薯）是最受歡迎的健康食材之一，屬於全穀雜糧類，也是一種富含膳食纖維且具高營養價值的主食。透過食農教育，消費者可以了解地瓜從生產、運送、加工、銷售到餐桌的生產旅程，以及如何挑選、料理地瓜，從中培養珍惜食物的觀念。

▼從產地到餐桌

生產

從地瓜品種到農產品：如何種植、產地、產季與成長環境。

收購與運送至下游，如批發市場、加工廠、行口等。

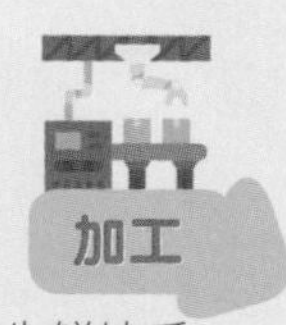

1. 生鮮地瓜。
2. 地瓜加工品，如薯片、冰烤番薯、番薯粉等。

1. 農產品與加工品送至通路，如傳統市場、量販店、超市、大型餐廳等。
2. 透過行銷管道幫助消費者了解如何挑選與保存地瓜。

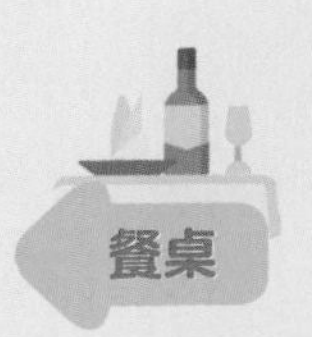

各式地瓜料理，如地瓜飯、地瓜球、蜜地瓜、烤地瓜等。

飲食是我們每天必經的過程，不僅滿足人體對營養的需求，也是人類與土地、環境、社會交流的一種方式。隨著全球對食品安全與糧食危機的重視，人類開始反思食物從產地到餐桌（from farm to table）的過程，帶動「食農教育」的興起，幫助更多人重新認識食材產地與生產者、農業環境與人類社會的關係。

所謂「飲食有節」，不僅強調飲食要有所節制，也提醒重視食物生產的季節，要吃當季食材。食材的選購與儲存、烹調習慣、飲食方式及用餐環境等生活型態，都與健康息息相關。藉由瞭解健康飲食的消費模式，反思餐桌上食物的營養與安全。飲食的健康須回歸農業良好的產銷管理，個人的健康須要靠自己與環境的維護。認識食材產地、學習料理共煮、共食的樂趣及感恩惜食，將知識應用於日常生活中，加深飲食與文化的連結，讓營養健康教育更有意義。

▼地瓜的營養價值

地瓜富含醣類、膳食纖維、類胡蘿蔔素、礦物質等營養素。不同藷肉顏色的地瓜，營養也有所差異，例如：紅肉地瓜富含 β- 胡蘿蔔素、紫肉地瓜富含花青素，都是對人體有益的防癌成分。除了產地與品種外，地瓜的新鮮度、保存方法、加工程度及烹調方法，也會影響地瓜的口感及營養素含量。因此，選購臺灣產地新鮮地瓜，保存於陰涼通風處，避免陽光直曬，烹調方法愈簡單，愈能保留營養素。地瓜若是放到長出鬚根或已發芽，雖可食用（芽眼處需挖除），但口感較差，建議做成地瓜牛奶或地瓜豆奶飲用，惜食又美味。

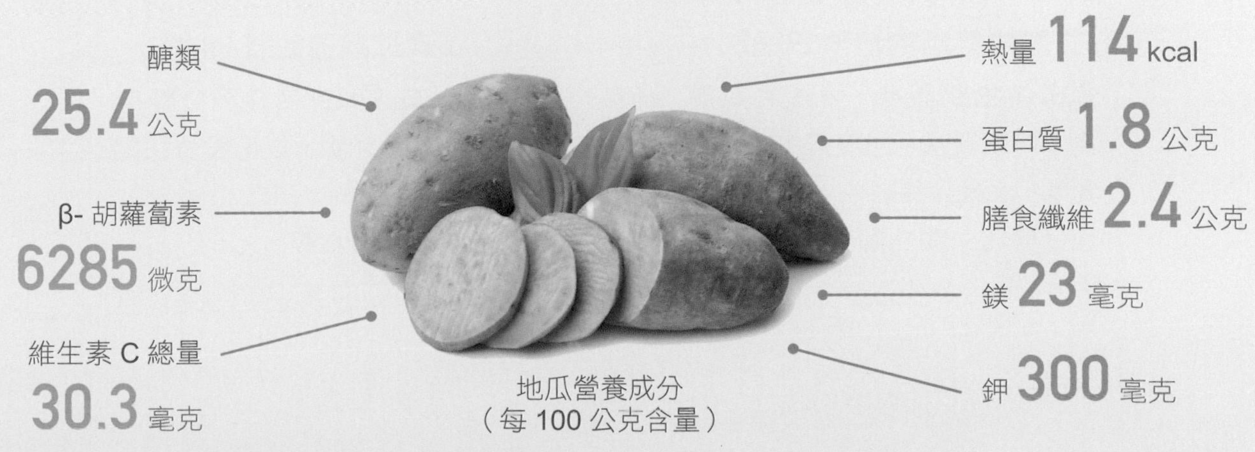

地瓜營養成分
（每 100 公克含量）

▼臺灣常見地瓜

黃金地瓜

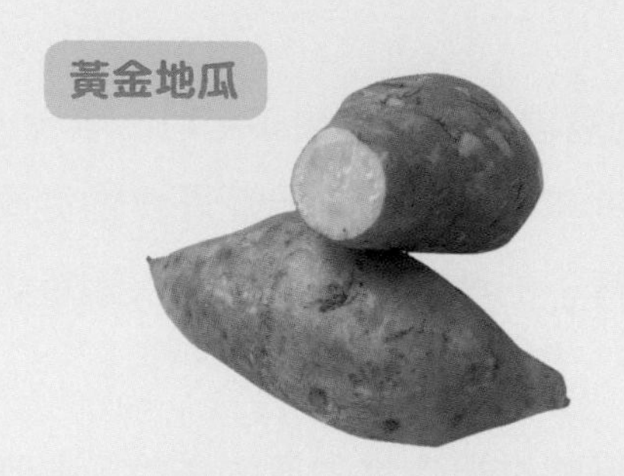

黃皮黃肉的台農 57 號

全台產量最高用途最廣的國民地瓜品種，盛產期為秋季，以中南部為主要產地。口感綿密、鬆軟、香味濃郁。

適合料理：蒸、煮、炸、烤或製作糕餅點心。

紫心地瓜

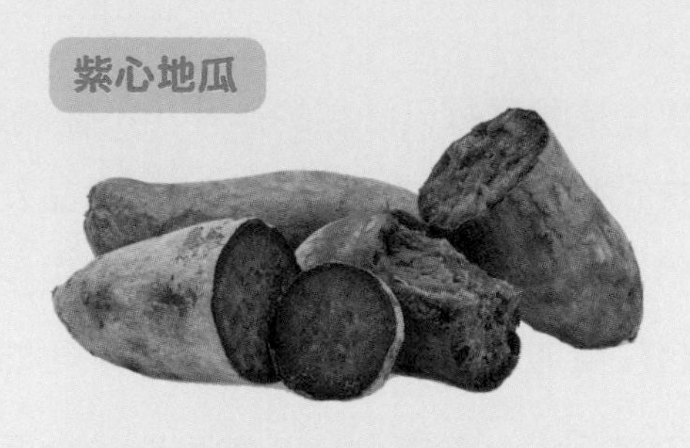

紫皮紫肉的台農 73 號

富含天然抗氧化劑「花青素」，口感略乾但鬆軟厚實。膳食纖維含量高，富有咬勁，又稱為芋頭地瓜。常作為食品加工原料或天然顏色內餡添色使用。

適合料理：煎餅或切塊煮湯。

紅心地瓜

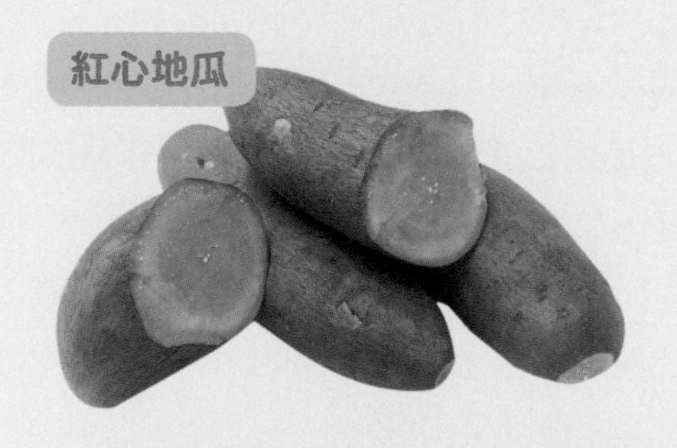

紅皮紅肉的台農 66 號

金山為主要產地，盛產期為春夏。口感細軟，甜度適中、胡蘿蔔素、水分含量高。

適合料理：煮、蒸、烤和食品加工。

竹山地瓜

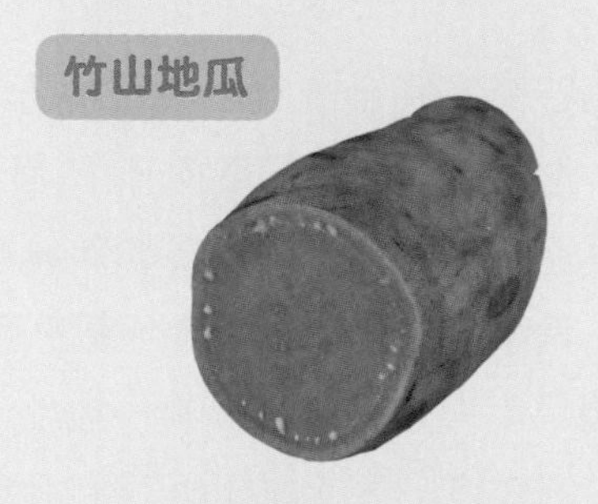

黃皮紅肉的台農 64 號

香味、口感和甜度介於台農 57 號與 66 號之間，以南投竹山為主要產地。

適合料理：煮稀飯。

根據聯合國的報告指出，有 1/3 的食物，還沒進入人們的胃，就在生產、收割、運輸、加工、消費的過程中被浪費，有一半以上是來自餐廳及消費者的浪費，讓碳排量高達 44 萬噸。食物浪費造成大量經濟損失且加劇地球暖化與氣候變遷危機。

呼應聯合國「2030 永續發展目標 SDGs（Sustainable Development Goals）」，我們可從以下 4 點開始改變飲食消費習慣，為地球盡一份力量（圖 1-1）。

1. 食當季、吃在地：縮短食物從生產地送到消費者餐桌上運輸距離，減少碳排放。
2. 全食物利用（零廚餘）：將蔬果連根帶葉或果皮料理運用，食物充分利用，減少剩食產生。
3. 即期品、格外品也可吃：醜蔬果及效期內食物，營養不減、品質無虞，拒絕被效期綁架。
4. 吃多少、點多少、買多少：在外用餐主動說出不吃的食材等，吃不完就打包，適量購買不浪費。

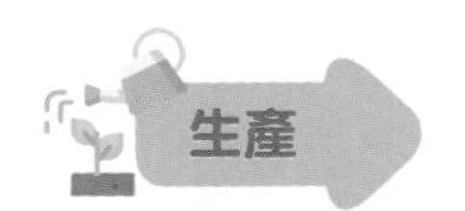

選擇當季食材
種植當季食材生產效率高，可減少農藥肥料的施用及灌溉用水。

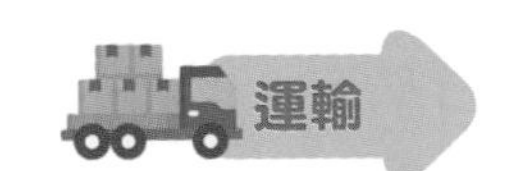

選擇在地食材，少用進口食材
因食材運輸及交通工具的使用，需冷凍、冷藏、包裝而耗費能源。

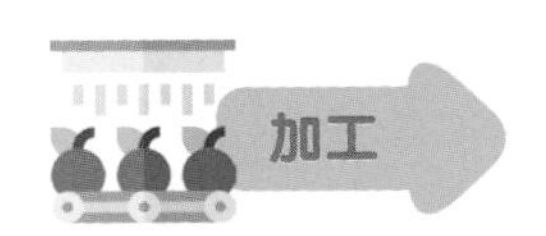

選擇包裝精簡或自然加工的，少用人工加工的食材
過度加工或包裝的食物，可能因非必要加工包裝或廢棄物處理，增加能源耗費。

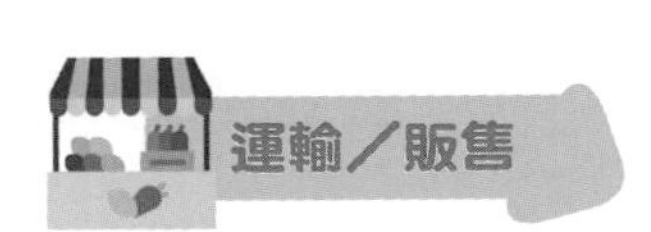

多在地消費，少使用交通工具
食材在當地販售與消費，減低運輸或能源的耗費，減少防腐劑對生態的破壞。

廢棄

盡量減少垃圾
降低垃圾焚化或掩埋的數量，減少溫室氣體排放量。

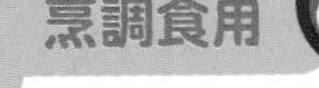

遵守節能原則烹調
藉由食材前處理（如穀物先浸泡、將食物切小塊），或使用適當鍋具（如悶燒鍋或用鍋蓋烹調），減少食物烹煮時間，節能節源，營養不流失。

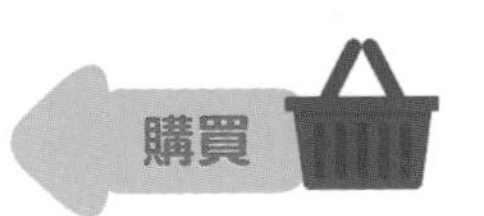

購買適當份量
1. 評估用餐人數、份量，避免囤放過多食品，耗電耗能。
2. 均衡調整各類食材的營養比重，例如豆類生產的碳排放量遠低於肉類；蔬菜類生產週期短，是名符其實的低碳食材。
3. 「吃多少、煮多少」綠色飲食概念可避免剩食或微生物滋長的風險，也減少重覆加熱造成營養流失。
4. 自備餐具碗筷、購物袋及保冷袋，減塑可減少垃圾。

圖 1-1　低碳飲食的基本原則

1-2

食物與食品的迷思

坊間曾有「吃食物，不吃食品」或「只吃真食物，不吃假食物」的說法，強調加工食品為了提高賣相及口感，添加太多的化學成分有害健康，導致民眾對加工食品多了些負面的印象。然而，根據臺灣衛生福利部《食品衛生安全管理法》第 3 條的定義：「食品」泛指供人飲食或咀嚼之產品及其原料。因此，依法而言，食品的範疇涵蓋所有的生鮮食物（未加工食品）、加工食品、半成品或包裝食品，僅不包括菸草或藥品。

食品加工是人類史上重大的里程碑，加工食品已經成為生活中不可或缺的一部分。食品加工是指將生食經由不同的方法處理，使其更適合食用、烹調及儲存。為了延長食物的保存期限、變化食物的風味或增加營養價值，人類應用基礎科學及工程知識，研究食品的物理、化學、生化性質及食品加工的原理，造就了食品科學的發展。

一、食品的功能

根據食品製備與保存方法的不同，加工食品可分為罐頭食品、真空包裝食品、乾燥食品、冷凍食品、發酵食品與醃製食品等。食品具有「提供營養」、「滿足感官」及「調節生理機能」三大功能，如圖 1-2。

健康食品
衛部健食字第A00000號

1 提供營養

1. 提供營養是食品的主要功能。
2. 提供人體所需能量、營養素或保健成分，用以維持生命現象與機能、建構人體組成或促進生長發育。
3. 透過食品加工技術可降低食物中有害微生物或破壞抗營養分子，及調整其營養組成，如：低脂、高纖、低糖等，以提升食品營養價值及安全性。

2 滿足感官

1. 食物的色、香、味、形和質地的多變，滿足人們的飲食嗜好。
2. 良好的感官性狀可刺激味覺和嗅覺、興奮味蕾、刺激消化和消化液的分泌。
3. 可增進食慾和穩定情緒。

3 調節生理機能

1. 指食品成分對人體生理調節功能的機能性。
2. 具調節生理功能的食品稱為「功能性食品」或「保健食品」。
3. 經衛福部特定保健功效認證者可宣稱為「健康食品」，如調節血脂、調節血糖、延緩老化等機能性宣稱。

圖 1-2　食品的功能

二、食品加工的目的

自然界的植物類、動物類或真菌類等都可作為新鮮食物的來源，也是食品加工的主要原料，包括農產品、畜產品、水產品。這些生鮮食品經由物理性、化學性或微生物學的方法處理，主要達到以下目的：

1. 延長保存期限：利用加熱、醃製、乾燥、發酵或低溫冷凍等方法，抑制微生物的生長或延緩酵素的作用，延緩食物腐敗，利於保存。
2. 改善營養價值，降低健康隱憂：由於沒有一種食物是完美的食物，透過營養添加或成分改良的加工方法，可以改善營養不良的問題。例如將食鹽添加礦物質「碘」，預防甲狀腺腫大。或是，根據不同年齡層的營養需求，在奶粉中強化鈣、鐵或維生素 D 等營養素，增加特定營養素的攝取量。
3. 提高適口性與風味改善：例如鮮奶經乳酸菌發酵製成優酪乳，不僅改變了乳品風味，提供乳品更多的選擇，也是補充腸道益生菌，幫助維持腸道健康的食品。
4. 提升商業性與便利性：食品加工可減小體積與重量，方便運輸與儲存。例如：將水果切片乾燥，製成果乾，方便食用與保存。
5. 提升食品安全性：透過高溫滅菌或其他殺菌法，減少生鮮食品的致病菌數量或破壞孢子，確保食品安全。

「吃食物，不吃食品」、「不加工的食品比加工的食品更好」的說法，並不全然正確。有些食物未經加工處理，反而增加食品安全的疑慮。因此，看懂食品標示，懂得選購、正確保存、適當烹調、安心飲食，更為重要。

三、食品分類系統 NOVA

食品工業的崛起，帶動全球新食品和飲料市場蓬勃發展，致使食品供應系統發生極大變化和挑戰。傳統的食物分類法已不足應付這些琳琅滿目、高度加工食品的複雜度，並嚴重威脅人類的健康。有鑑於此，聯合國糧食及農業組織（FAO）和泛美衛生組織（PAHO）驗證的 NOVA 食品分類法，因應而生。依照食品原型、加工目的及加工程度分為以下四種（圖 1-3）：

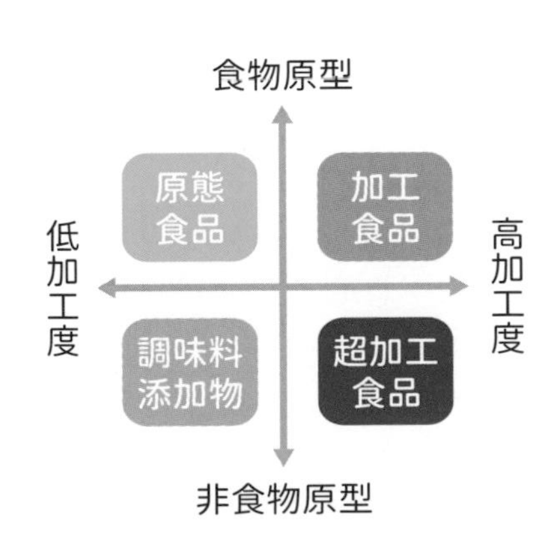

圖 1-3　食品加工程度分類

1. 原態食品（unprocessed or original foods）：幾乎未加工的天然食物，如新鮮蔬菜、魚、肉、堅果、天然穀類、玉米等無添加物果汁、優格等。

2. 調味料或添加物（processed culinary ingredients）：家庭常見的調味料，為了調理未加工食物而添加的食品，如鹽、植物油、奶油、醋、澱粉等。

3. 加工食品（processed foods）：泛指加入油、糖、鹽、防腐劑等材料，藉由乾燥、醃漬、發酵或殺菌等程序，延長食用日期，如煙燻肉類、啤酒、蔬果罐頭及未包裝的麵包等。

4. 超加工食品（ultra-processed foods）：食品包裝標示上含有 5 種以上成分，特別是一般烹調不會使用的添加物。由工廠大量製作並經一系列加工流程製成的食品，如加工肉品、泡麵、冷凍或微波食品、即溶飲料、含糖或碳酸飲料、冰淇淋、零食洋芋片、蛋糕、餅乾等。

研究指出，經常攝取超加工食品相較攝取天然食物的人，無形中吃進更多油脂及熱量，每天多吃進約 500 大卡的熱量。甚者，現代人每日熱量攝取較 1970 年前多出 250～300 大卡，也是全球肥胖率節節高升的原因。以美國家庭購買的包裝食品和飲料為例，超加工產品佔民眾每日熱量攝取的 61～62%。在食品供應環境中，主導健康飲食型態的原態食物，卻只佔整個供應鏈的 14～29%，仍有極大進步的空間。許多研究已證實，經常攝取超加工食品可能提高肥胖、血脂異常、心臟病及癌症的風險。因此，聰明的消費者，選購前除了注意營養標示外，也需留意食品成分，避免讓超加工食品在吃吃喝喝中，慢慢奪去身體的健康。

闖關遊戲

我究竟吃了什麼營養呢？

請從右圖食品包裝營養標示判斷，此洋芋片是否為超加工食品呢？請就近到便利商店或超市再找一個較為健康的加工食品，並與洋芋片比較，兩者的營養標示有何差異呢？

原料：馬鈴薯粉、棕櫚油、樹薯澱粉、糖、食鹽、乳化劑（脂肪酸甘油酯）、葡萄糖、味精、大豆卵磷脂、二氧化矽、β-胡蘿蔔素。
（本產品含有大豆及其製品）

營養標示		
每一份量	30 公克	
本包裝含	2 份	
	每份	每 100 公克
熱量	162 大卡	539 大卡
蛋白質	1.5 公克	5.0 公克
脂肪	9.8 公克	32.5 公克
飽和脂肪	4.9 公克	16.3 公克
反式脂肪	0 公克	0 公克
碳水化合物	17.0 公克	56.5 公克
糖	1.4 公克	4.6 公克
鈉	141 毫克	469 毫克

營養標示（格式一）		
每一份量	公克（或毫升）	
本包裝含	份	
每份		每日參考值百分比
熱量	大卡	%
蛋白質	公克	%
脂肪	公克	%
飽和脂肪	公克	%
反式脂肪	公克	%
碳水化合物	公克	%
糖	公克	%
鈉	毫克	%
宣稱之營養素含量	公克、毫克或微克	% 或 *
其他營養含量	公克、毫克或微克	% 或 *

營養標示（格式二）		
每一份量	公克（或毫升）	
本包裝含	份	
每份		每 100 公克（每 100 毫升）
熱量	大卡	%
蛋白質	公克	%
脂肪	公克	%
飽和脂肪	公克	%
反式脂肪	公克	%
碳水化合物	公克	%
糖	公克	%
鈉	毫克	%
宣稱之營養素含量	公克、毫克或微克	% 或 *
其他營養含量	公克、毫克或微克	% 或 *

1-3 營養素的分類與生理功能

營養素（nutrients）主要由食物中取得，用以提供能量、促進生長發育、建構與修補組織及健康維持，依其化學結構與組成特性，分為六大類。醣類、蛋白質與脂質因人體需要量較大，又稱為巨量營養素，具有提供熱量、建構及修補組織、促進生長發育等功能，也稱為熱量型營養素。維生素、礦物質與水屬於非熱量型營養素，主要的功能是保護細胞，由於是身體能量代謝及生化反應過程所需，因此又稱為保護型營養素（圖 1-4）。

在六大類營養素中，近 40 種的營養素是人體無法自身合成或合成量不能滿足身體需求，必須從食物中攝取，稱為必需營養素。一旦某種營養素不足時，其特定的生理功能無法正常發揮，容易引起缺乏症狀。六大營養素的生理功能，涵蓋三個層面：

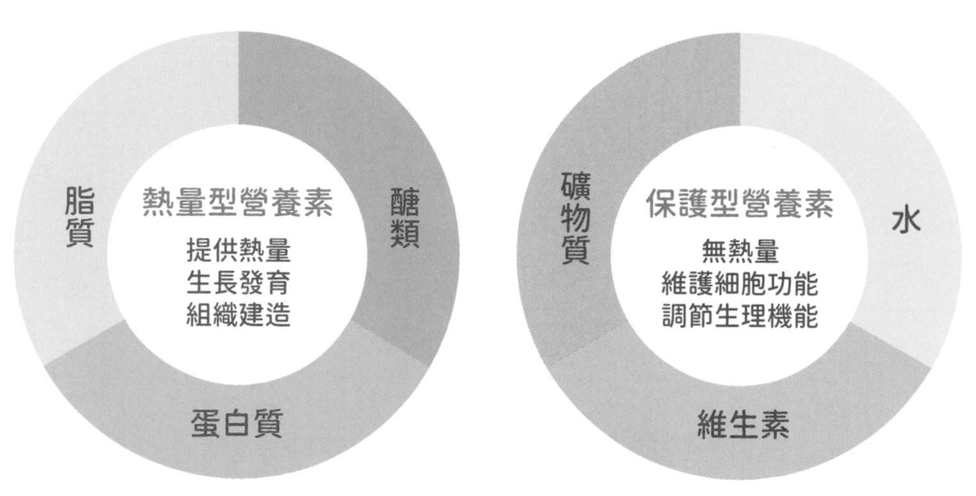

圖 1-4　六大營養素的種類

一、提供身體能量來源

醣類、脂肪、蛋白質是主要的熱量型營養素，大部分細胞會將醣類與脂肪作為熱量來源，當有禁食、飢餓、劇烈運動後或體內血糖過低、身體發炎等狀況時，會導致體內的蛋白質分解成胺基酸，胺基酸會代謝轉變成葡萄糖以維持血糖，提供細胞所需能量。因此，錯誤減重飲食反而耗損體內蛋白質（肌肉），使得代謝異常，愈減愈肥。

二、建構身體的組成

營養素是建造或修補人體組織的重要成分，包括有機化合物（由碳、氫、氧、氮等化學元素組成的成分）及無機化合物（如：鈣、磷等）兩大類；有機化合物約佔人體體重 96%，如：水、蛋白質、脂肪等營養素；無機化合物約佔 4%，如礦物質。

以正常體重的成年男性為例，水分約佔身體重量的 62%，用來構成體液或血液等成分；蛋白質約佔 16%，用來構成人體的肌肉組織或真皮層的膠原蛋白等成分；脂肪約佔 16%，用來構成皮下組織或內臟脂肪；其他成分則約佔 6%（圖 1-5），包含礦物質、醣類等其他成分，用來構成身體組成或幫助組織修復，例如：鈣可建構並維持骨骼的強健；多醣類是構成結締組織的重要成分；維生素 C 可幫助組織修護、促進傷口癒合等。

三、調節生理機能

營養素是維持細胞運作的重要成分，不同的營養素各司其職，維持人體健康。例如，有些維生素具有抗氧化、解毒或參與能量代謝等功能；有的礦物質具有維持心臟跳動、肌肉收縮及神經傳導等功能。一般常見的臨床症狀，也可能是身體缺乏某種營養素，影響生理機能所導致。以水的生理功能為例，水可以運送養分及氧氣到各個組織器官，幫助細胞代謝及廢物排除。若喝水量不足造成身體缺水，則易造成口乾舌燥、頭昏、口臭、眼睛乾澀、疲勞等症狀。

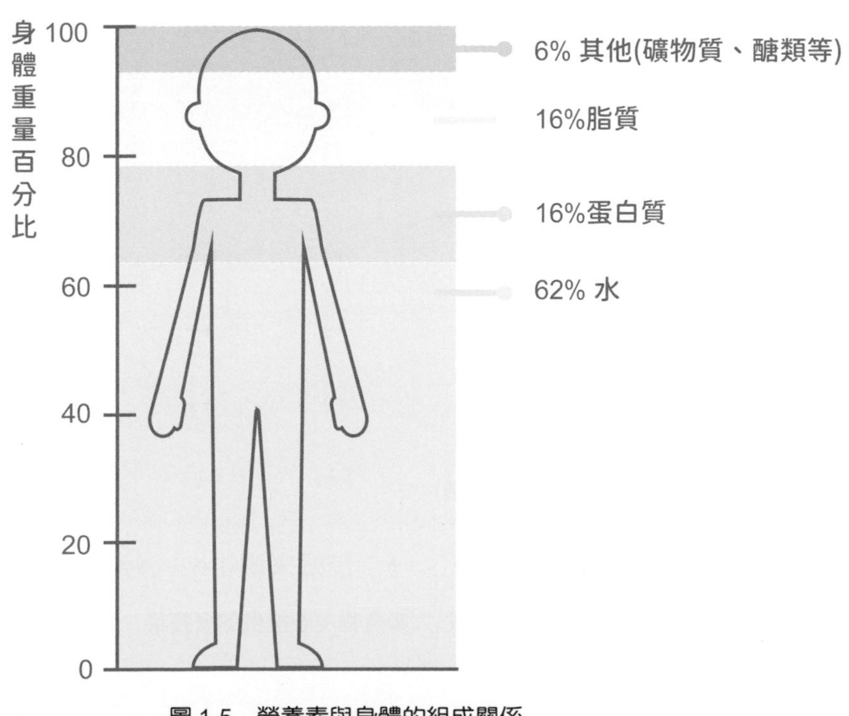

圖 1-5　營養素與身體的組成關係

1-4

食物的分類與營養價值

由於食物的種類眾多，臺灣衛福部將提供營養素種類較相似的食物歸於一類，區分為六大類食物，包括：(1) 全穀雜糧類、(2) 豆魚蛋肉類、(3) 蔬菜類、(4) 水果類、(5) 乳品類、(6) 油脂與堅果種子類。全穀雜糧類、水果類及乳品類是醣類的主要來源。豆魚蛋肉類及乳品類是蛋白質的主要來源，全穀雜糧類及蔬菜類含有少量的植物性蛋白質。油脂與堅果種子類、豆魚蛋肉類及乳品類是脂質的主要來源。維生素、礦物質與水的主要來源為蔬菜類、水果類及乳品類，尤其乳品是鈣質與維生素 D 的重要來源。每一類食物提供的營養素種類、含量及在人體內的吸收率有所不同，營養價值也不盡相同，故無法互相取代，詳見圖 1-6。

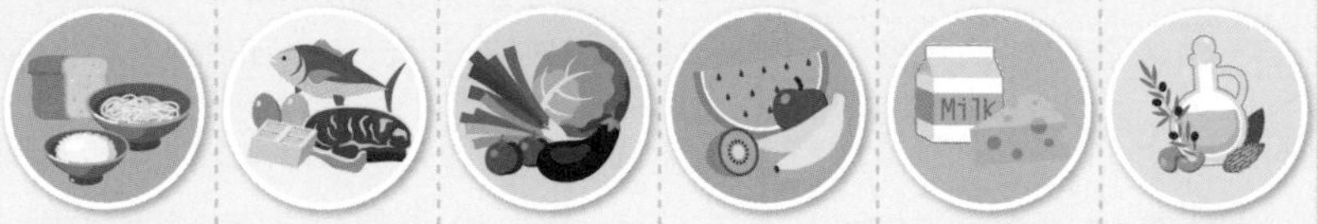

營養素分類 ＼ 食物類別		全穀雜糧類	豆魚蛋肉類	蔬菜類	水果類	乳品類	油脂與堅果種子類
熱量型	醣類	+++		+	+++	++	
	蛋白質	+	+++	+		+++	+(堅果類)
	脂質		++			++	+++
非熱量型(保護型)	維生素	+	+	++	+++	+	+
	礦物質	++	++	++	++	+++	+
	水			++	++	+	
	植化素、膳食纖維	++	++ (豆類)	+++	+++		+(堅果類)

+++：豐富來源、++：良好來源、+：微量來源

圖 1-6　六大類食物主要提供的營養素

醣類泛指單醣、雙醣、寡糖及多醣類，攝取過量會影響餐後血糖，增加肥胖的風險。全穀雜糧類（俗稱澱粉類食物或主食），以多醣類為主，要經過口腔咀嚼後，唾液中的澱粉酶分解後才產生甜味，能提供較長時間的飽足感。水果類與乳品類則是以單醣或雙醣為主，吃起來有甜味，如乳糖、果糖等，口感較好，但較無法提供長時間的飽足感。蔬菜類雖與水果類一樣可提供維生素、礦物質與膳食纖維，但水果甜度較高，攝取過多會影響血糖。因此，水果淺嚐即可，無法取代蔬菜類。由此可見，各類食物都有其它種類食物無法取代的營養價值，透過每日均衡且適量的攝取六大類食物，幫助獲取所需各類營養素及植化素。

一、植物性食品與動物性食品

全穀雜糧類、豆類、蔬果類、堅果類等植物性食品是健康料理的重點食材，多蔬食、多吃素，或多以植物性食品取代動物性食品，已成為飲食健康化的一種趨勢。植物性食品優於動物性食品最主要的關鍵是，提供現代人缺乏的膳食纖維、維生素、礦物質及具抗氧化功能的植化素，且脂肪含量較低，有助於降低血液中過多的飽和脂肪，預防粥狀動脈硬化及癌症。以植物性蛋白質來源為例，豆類、菇類及堅果種子類等植物性來源，不僅無膽固醇，並含有植物固醇，可競爭性抑制腸道中過多膽固醇的吸收，有助預防心血管疾病。一般動物性蛋白質來源為各種肉類、魚貝類、奶製品及雞蛋等，蛋白質含量約佔重量比例之 20 ～ 30%；植物性蛋白質來源包括豆類、堅果類、全穀雜糧類等，約佔 2 ～ 15%（圖 1-7）。但若扣除水分，堅果粉及黃豆粉的植物性蛋白質含量並不亞於肉類、奶粉及魚貝類。因此，不僅豆類，全穀雜糧類、堅果種子類及蔬菜類也可作為純素者蛋白質的來源（圖 1-8）。

植物性食品

豆類、芽菜、穀類、菇類、玉米、豌豆、堅果種子等

- 無膽固醇、含膳食纖維及植物固醇
- 脂肪含量偏低，以不飽和脂肪為主，可降低總膽固醇和壞膽固醇濃度
- 富含多種植化素和抗氧化物質
- 提供人體所需礦物質

動物性食品

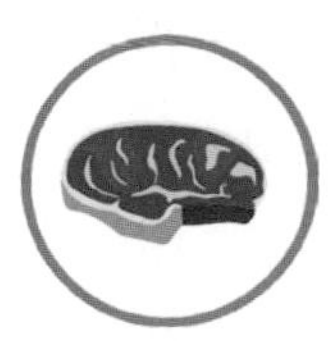

肉類、牛奶、海鮮、起司、蛋、乳品等

- 高膽固醇、不含膳食纖維
- 脂肪含量偏高，以飽和脂肪為主，會增加壞膽固醇和三酸甘油酯濃度
- 不含植化素
- 礦物質含量較單一，除乳品類以外，大多缺乏鈣質

圖 1-7　植物性食品與動物性食品的差異

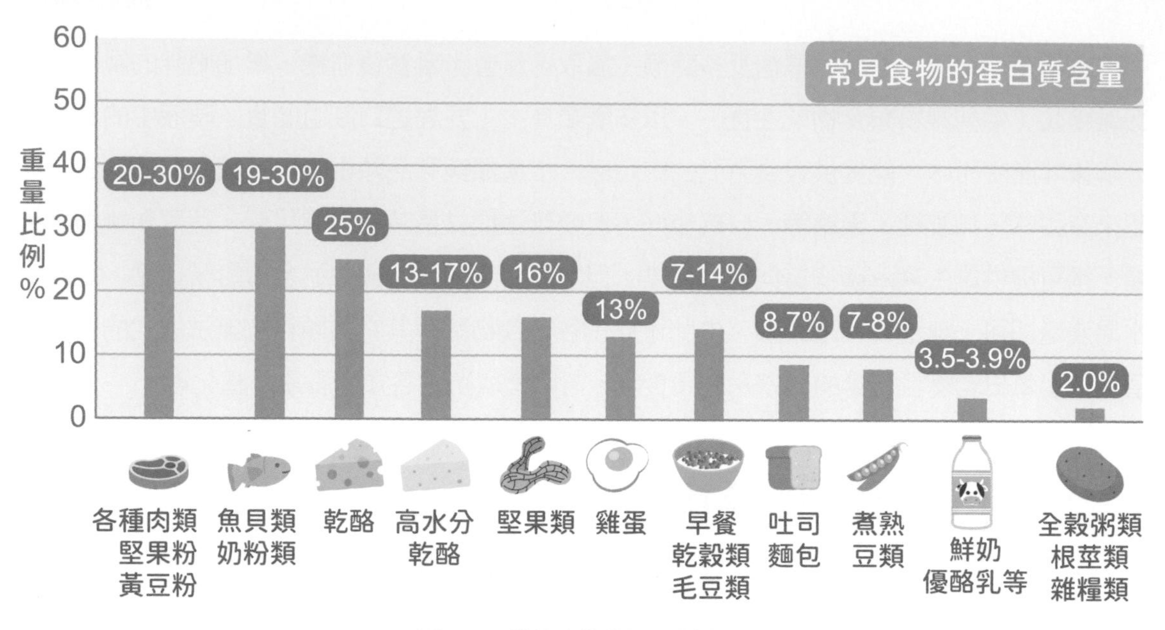

圖 1-8　常見食物的蛋白質含量

植化素（phytochemicals）是植物特有的成分，不僅是植物為了保護自己而產生的天然色素，也是植物體內合成各種化學物質的總稱。植化素存在於各式天然蔬果、豆類、草本類等的植物的根、莖、葉以及果皮、果肉、果核、堅果和種子中。不同的植化素使植物呈現五彩繽紛顏色或特殊氣味，以吸引昆蟲前來傳粉繁衍後代，讓植物能在豔陽下或其他嚴峻的環境下生存。例如：皂素（saponins）是存在於大豆、山藥、茶葉和人蔘等植物根、莖和種子等部位的成分，具有吸水性，可防止植物水分喪失，也含有防禦昆蟲傷害的毒性。

目前科學家已發現近萬種複雜的植化素，可說是六大營養素之外的「第七大營養素」。研究指出，不同的植化素具有抗氧化、抑癌、免疫調節等作用，可保護細胞的DNA、脂肪和蛋白質等成分，避免遭受自由基的破壞，因此可提供身體多樣性的生理功能，極具養生價值（圖 1-9）。研究指出，一般人每天約可從蔬果中攝取約 1 公克的植化素，而植化素攝取較高的族群，也可從飲食中獲得較多的健康效益，包括降低老化相關疾病的罹患率與死亡率，可能與植化素具有抗氧化、抗發炎、調節基因表現及免疫激素等作用有關。

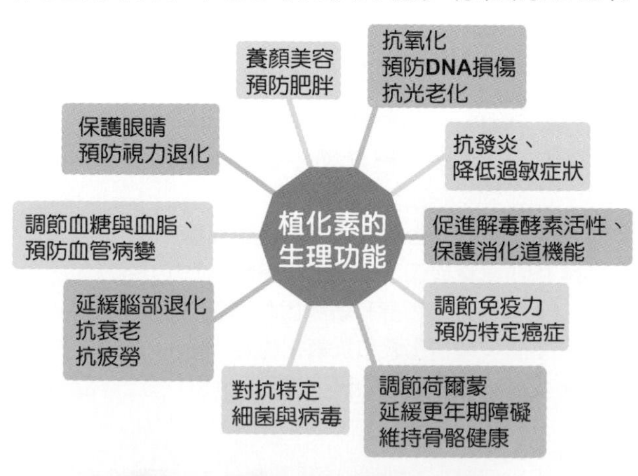

圖 1-9　植化素的生理功能（列舉）

二、原態食物與超加工食品

原態食物又稱原型食物，就是貼近食物原貌，加工程度低且添加物少的食物，超加工食物多半看不出食物的原始風貌，而且多是高鈉、高糖、高熱量且低膳食纖維的食品。如圖 1-10 所示，馬鈴薯、蘋果等原態食物的含醣量，遠低於吐司麵包、餅乾與水果乾等加工食物。砂糖、蜂蜜、巧克力、蛋糕餅乾等精緻食品，糖含量佔食物重量比例 70% 以上，攝取時需注意熱量及血糖的控制。

油脂是能量密度最高的來源，豬肉、牛排約含 20 ～ 35% 的脂肪，製作成香腸、培根等食品後，脂肪含量增加到 45 ～ 50%（圖 1-11）。隱藏在糕餅、蛋糕、冰淇淋、花生醬等嗜好性食品，油脂含量約 10 ～ 50% 。因此，以原態食物為主飲食型態，因高營養價值及低人工添加物的特點，成為健康生活型態的主流。

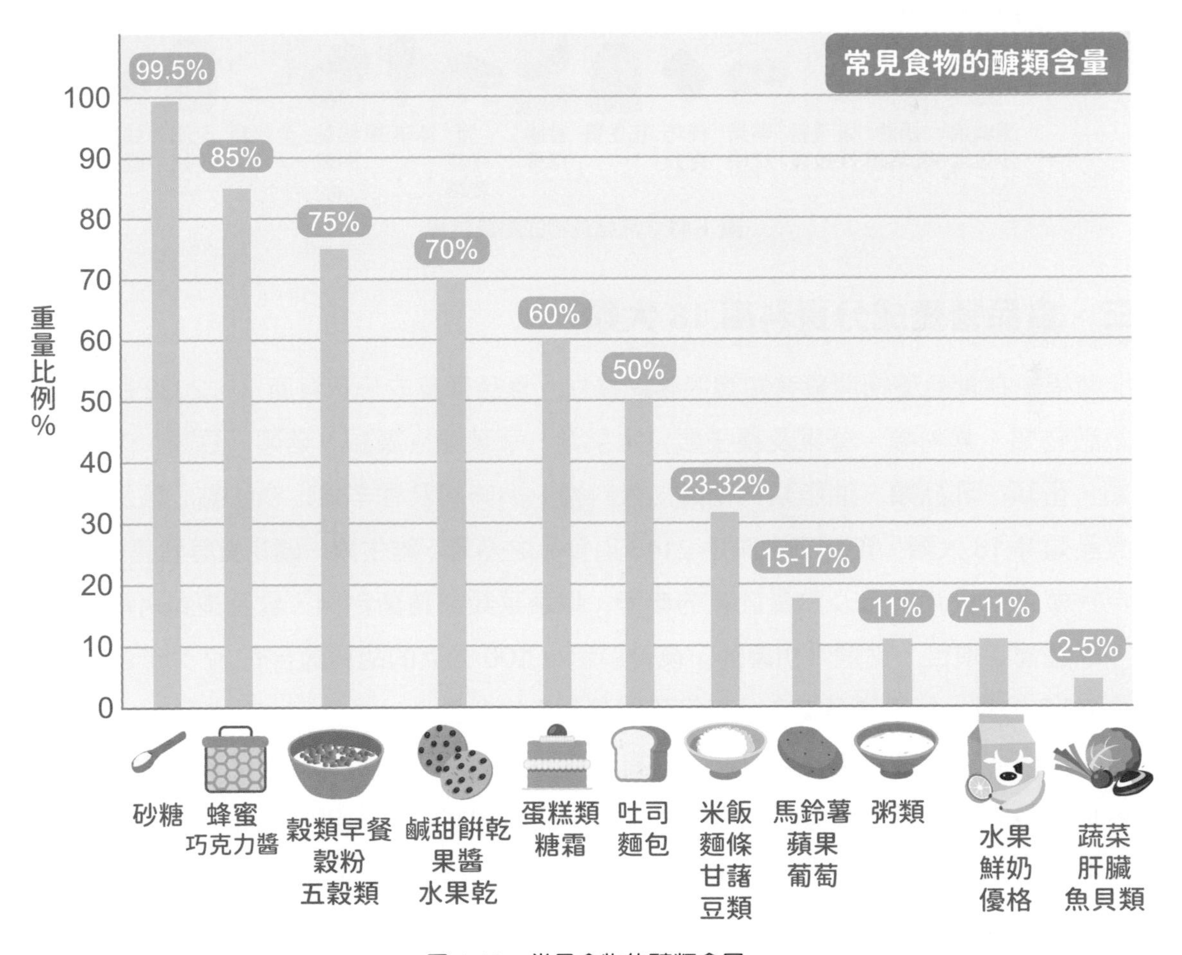

圖 1-10　常見食物的醣類含量

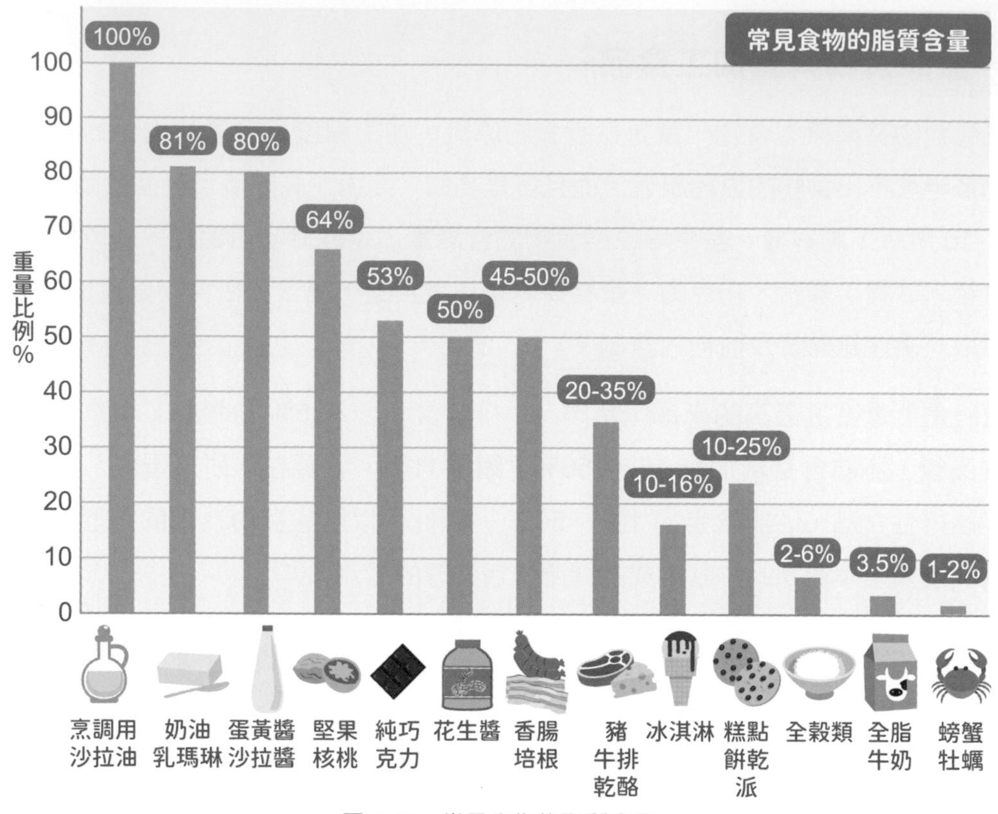

圖 1-11　常見食物的脂質含量

三、食品營養成分資料庫 18 大類

衛福部在食品藥物消費者知識服務網建立「食品營養成分資料庫」，2022 版將食品分為穀物類、澱粉類、堅果及種子類、水果類、蔬菜類、藻類、菇類、豆類、肉類、魚貝類、蛋類、乳品類、油脂類、糖類、飲料類、調味料及香辛類、糕餅點心類及加工調理食品類等 18 大類，資料庫中高達 2143 項食品之熱量、維生素、礦物質等營養素含量，作為民眾了解食物營養及熱量計算的參考。以蔬菜類胡蘿蔔為例，會查詢到胡蘿蔔平均值、胡蘿蔔等項目，點選「胡蘿蔔」後會顯示每 100 公克的胡蘿蔔含有 37 大卡的熱量、水分 89.6 公克、膳食纖維 2.7 公克等不同營養素的含量。

每一類食物熱量與營養價值略有差異，每 100 公克食物中水分含量較高者，相對熱量較低，也影響其營養價值。例如：水果類中西瓜的水分約佔 90%，在相同重量下其熱量較蘋果、葡萄等水分含量較低的水果少。動物性食品主要提供蛋白質、脂肪、膽固醇、維生素 B 群及礦物質，且大多不含膳食纖維。不同部位的肉類其油脂含量也略有不同，例如：「牛腩」的油脂含量較高，故肉質軟嫩滑順；「牛腱」的油脂含量較低，肉質較為厚實。因此，善用食品營養成分資料，可幫助了解不同種類食品的營養價值。

食品營養成分資料庫（新版）

1-5 營養失衡的健康危機

英文有一句諺語：「you are what you eat」，中文的意思是「人如其食」，現代科學也驗證這樣的說法。國外以多個角度探討人類壽命和致死原因的研究發現，全球每五個死亡案例中，就有一件與不良的飲食習慣有關，其中健康食物吃太少是主要致死的危險因子，包括：營養不良及不健康的飲食。正常生理情況下，人體對營養素的需要量與實際攝取量之間須保持動態平衡。當長期食物攝取過量或不足，造成體內營養素失衡或營養不良時，會逐漸影響正常的生理機能並造成細胞傷害，加上來自外界的壓力或人體的自然老化，進一步引起臨床的症狀，導致疾病的發生（圖 1-12）。

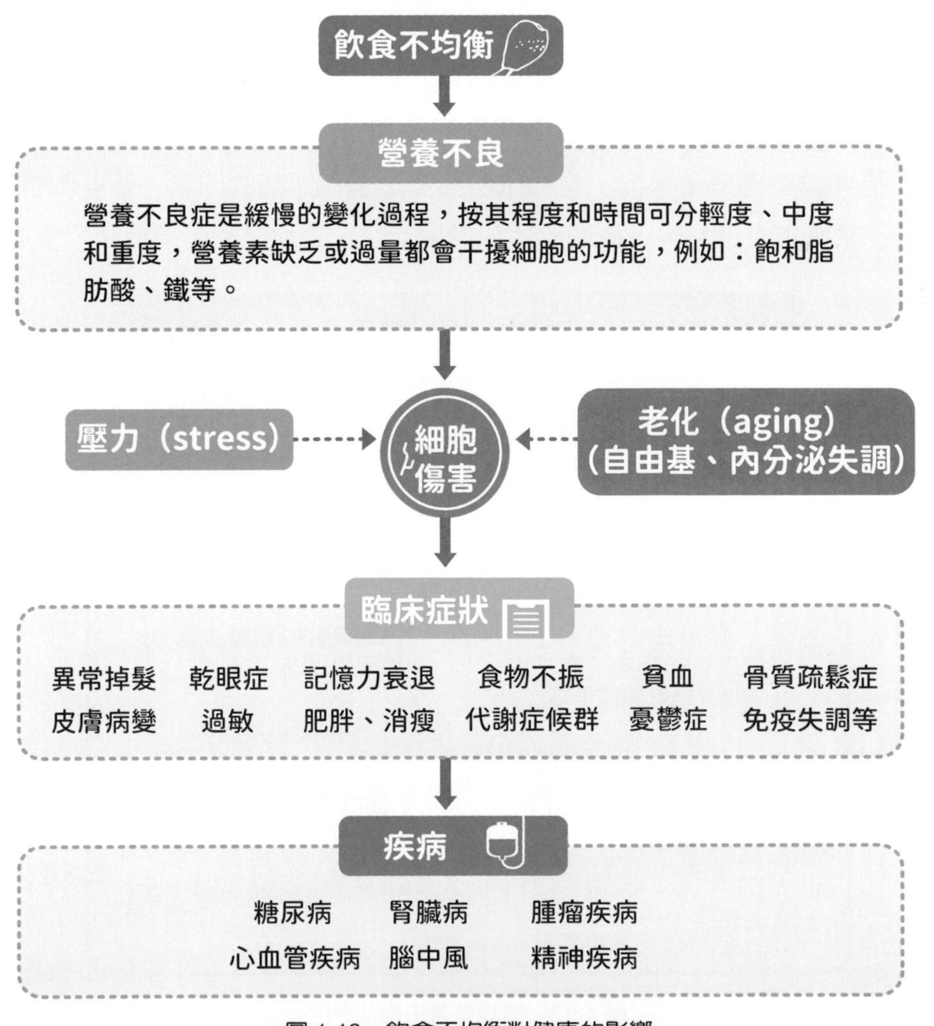

圖 1-12　飲食不均衡對健康的影響

國民健康署 2022 年公佈的國民營養健康狀況變遷調查發現，臺灣 19 歲以上每 2 個人就有 1 人腰圍過大，其中體重過重或肥胖的盛行率達 26.8% 及 23.9%。高血壓及糖尿病的盛行率也有增長及年輕化的趨勢。約有 1/3 的兒童及青少年有肥胖問題，然而有 12.6% 的青少年（16 ～ 18 歲）同時觀察到體重過輕的現象。約有 1/3 以上的高齡長者有肌少症的問題，可見飲食生活型態改變，引發營養失衡的健康危機。

營養失衡的原因，包括長期不良的飲食習慣導致食物攝取量或營養品質的不均衡，並涵蓋人體在不同生命週期中，可能老化、壓力、手術、藥物或疾病的影響，導致體內營養素吸收代謝發生「質」與「量」的不均衡（圖 1-13）。例如，人們習慣只吃自己喜歡的、熟悉的、容易購買或方便食用的食物，因此早餐經常吃蛋餅配奶茶，中餐吃便當，晚餐吃泡麵或微波食品，常喝手搖飲而少喝牛奶。飲食單調、缺乏變化，甚至偏食，導致現代人大多有膳食纖維、鈣質、維生素 D、維生素 E 等營養素攝取不足的情形。

最新營養調查也發現，臺灣民眾飲食習慣嚴重偏離國民飲食指南之建議，尤其每日蔬菜、水果、乳品類、堅果種子類攝取大幅低於建議攝取量，例如有 8 成以上族群乳品類攝取不到 1 份，44 歲以下的族群每日攝取堅果種子類低於 0.4 份。主食的攝取普遍有過於精製、膳食纖維攝取量過低、飽和脂肪酸及鈉攝取過高的問題。這些飲食不均衡的問題，造就了營養不良的結果，影響國民的健康狀況，更加顯現營養教育的重要。

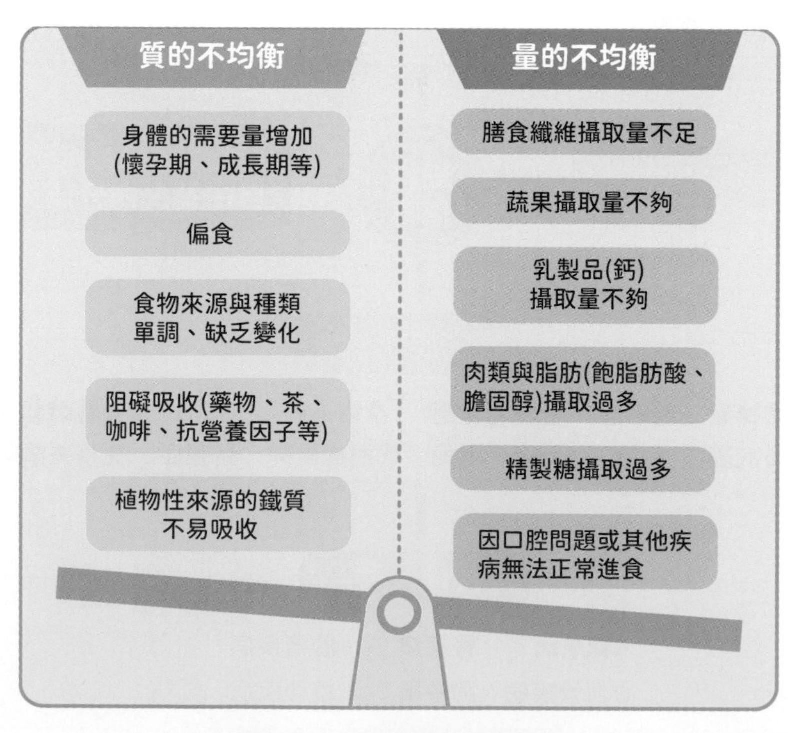

圖 1-13　常見營養失衡的原因

近年來，國際營養趨勢將全球注意力集中在解決所有形式的營養不良問題上，包括微量營養素缺乏、過重和肥胖。在食品與農業發展及整體經濟環境的進步下，全球仍有約 20 億人潛藏著慢性微量營養素缺乏的健康危機，也就是所謂的「隱性飢餓」（hidden hunger）（圖 1-14）。隱性飢餓除了會導致身體內在功能及外在容貌的改變，長期亦容易造成代謝異常、免疫力下降、內分泌失調、感染或慢性疾病，尤其對兒童、孕婦、病患及老人健康的影響最為明顯。因此，如何預防及改善營養不良的問題仍是全球人類健康最大的挑戰之一。

Check 自我檢查看看，你有「隱性飢餓」的問題嗎？

■ 頭髮乾燥易脆

頭髮看起來乾燥枯黃、稀疏或異常掉髮，可能是一種飲食中營養不足的跡象，特別是缺乏蛋白質、鐵、必需脂肪酸等營養素。

■ 皮膚與黏膜出現問題

嘴角破裂或發炎(口角炎)可能是維生素B_2、鐵或鋅缺乏的徵兆。
皮膚過度乾燥可能是必需脂肪酸或維生素A缺乏。
牙齦出血可能是缺乏維生素C的表現。
眼睛黏膜乾澀可能是缺乏維生素A及維生素B_2。

■ 抽筋、腰痠背痛、發現變矮

飲食長期缺乏鈣質或維生素D，易造成骨質疏鬆或駝背，也可能影響睡眠品質。抽筋可能是缺鈣及缺鉀的表現。

■ 冷漠或煩躁

心情低落、健忘、精神萎靡、煩躁等莫名的情緒變化，可能是憂鬱症的症狀或是身體獲取能量不足而導致。

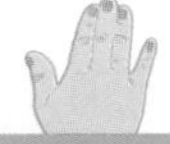

■ 指甲不平滑、無光澤、易斷裂

湯匙狀指甲、指甲脆弱易斷裂、表面有橫向或縱向裂紋、生長緩慢或點狀出血等症狀，可能是飲食中缺鐵、鈣、蛋白質、維生素C等營養素的指標。

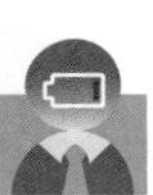

■ 莫名疲勞

缺乏鐵質易干擾血紅素合成而導致貧血，血紅素不足會降低血中含氧量，造成疲倦、注意力不集中，甚者會臉色蒼白、頭暈。

■ 食慾不振

慢性食慾不振可能是處在高度營養缺乏風險的警訊。比如缺乏鋅時，味蕾功能及味覺敏感度減退，不僅會影響食慾，也會影響營養素的吸收。

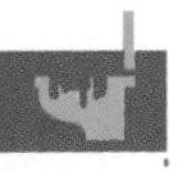

■ 腹瀉

慢性腹瀉可能是一種營養不良的訊號，易導致營養素無法被身體吸收。
感染、手術、使用特定藥物、酗酒及消化不良等都可能導致營養不良。

圖 1-14　「隱性飢餓」自我檢測

闖關遊戲

食物分類知多少？

在認識六大類食物的營養價值及食物來源之後，請試著將下列 40 種食物分別歸類到所屬類別，並將食物編號填入最後食物分類的表格。

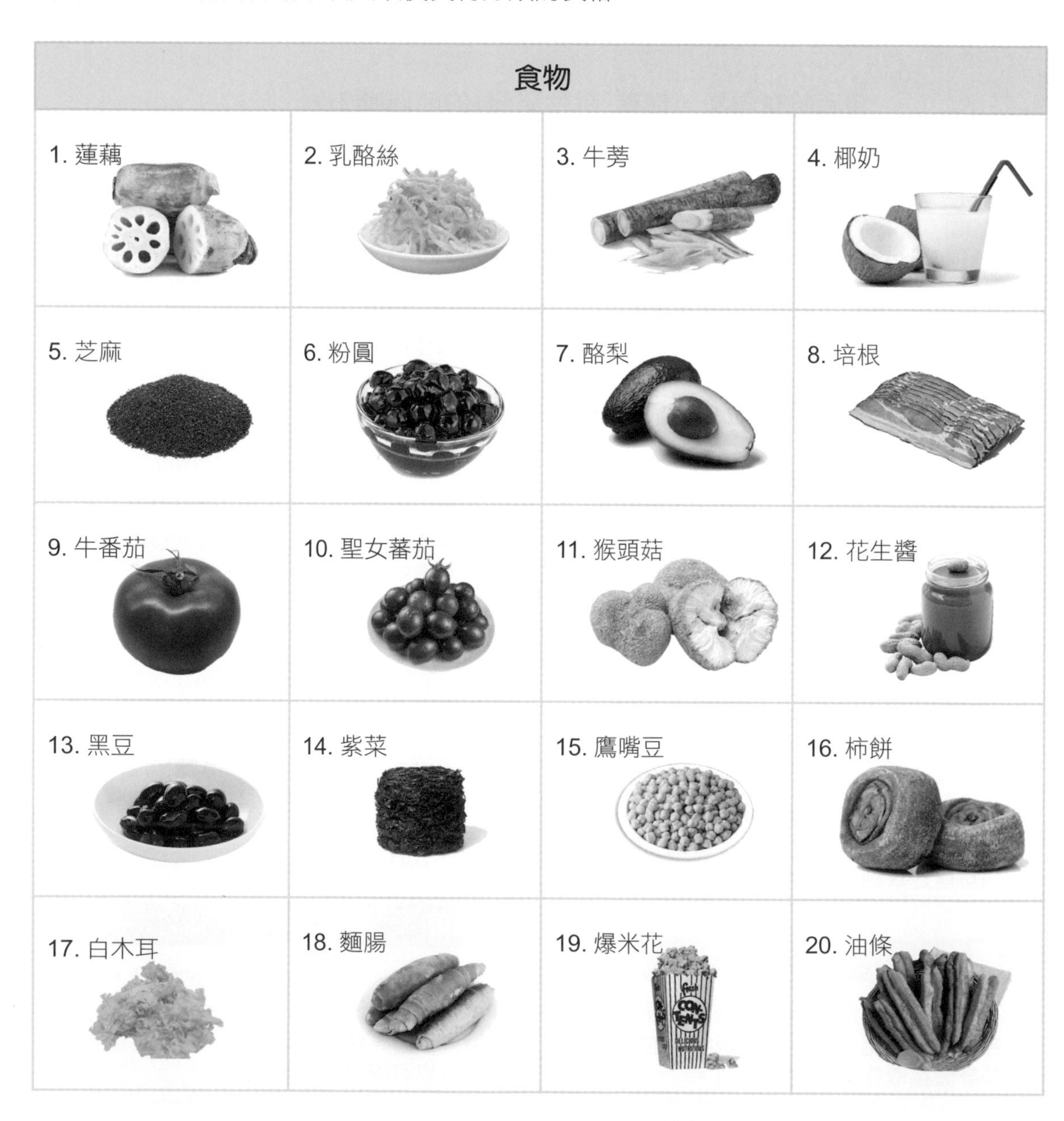

食物			
1. 蓮藕	2. 乳酪絲	3. 牛蒡	4. 椰奶
5. 芝麻	6. 粉圓	7. 酪梨	8. 培根
9. 牛番茄	10. 聖女蕃茄	11. 猴頭菇	12. 花生醬
13. 黑豆	14. 紫菜	15. 鷹嘴豆	16. 柿餅
17. 白木耳	18. 麵腸	19. 爆米花	20. 油條

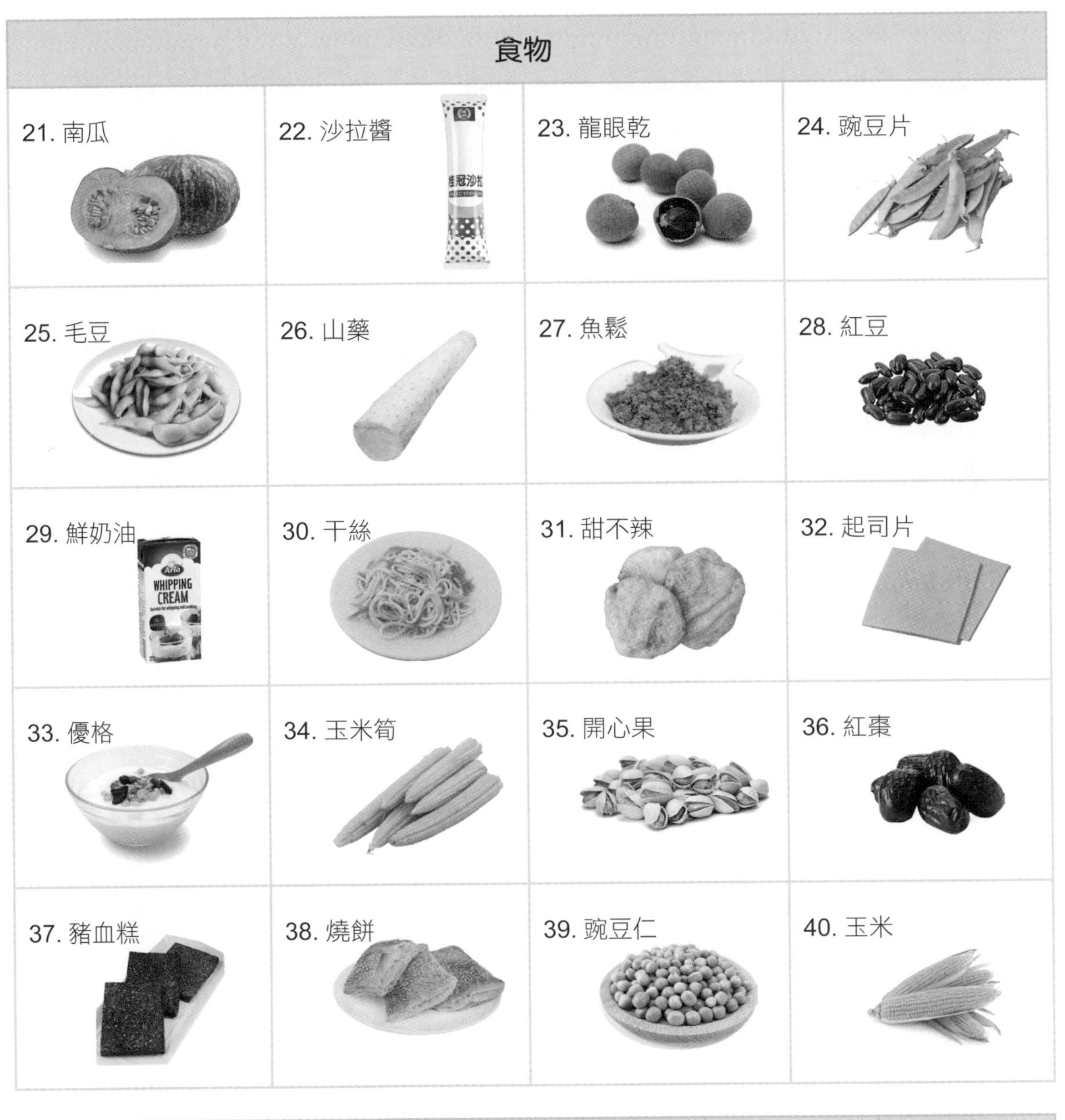

(一) 全穀雜糧類	(二) 豆魚蛋肉類	(三) 乳品類	(四) 油脂與堅果種子類	(五) 蔬菜類	(六) 水果類

1-6 營養不良涵蓋營養不足與過剩

營養不良（malnutrition）主要原因是長期飲食攝取不均衡，導致人體處於營養障礙的情形，可分為「營養不足」及「營養過剩」兩種（圖 1-15）。除了糧食不足外，因牙齒脫落、吞嚥困難等口腔機能老化或慢性腹瀉、胃腸疾病或手術、嚴重燒傷或創傷、甲狀腺亢進或低下症、肝腎疾病、糖尿病、酒精中毒等疾病，都可能會影響營養素的消化、吸收或妨礙營養代謝功能。此外，長期服用利尿劑、抗凝血劑或抗腫瘤劑等藥物，可能影響營養素的代謝、降低食慾、促進排泄，縮短營養素停留體內的時間，也容易造成營養不良。研究指出，營養不良的病患容易增加就診率及住院天數，也會提高合併症發生率及死亡率，導致醫療成本的支出。

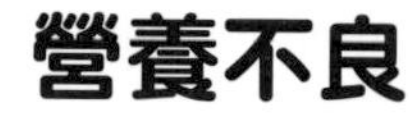

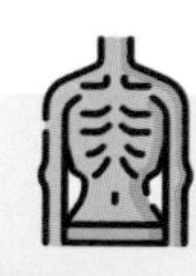

營養不足

產生原因

1. 長期食物來源不足。
2. 不當減肥、偏食、神經性厭食。
3. 營養消化或吸收障礙。
4. 生命期營養需求改變。
5. 疾病影響營養代謝。
6. 藥物副作用等。

常見症狀

蛋白質熱量不足、消瘦症、缺鐵性貧血、壞血病、甲狀腺腫大、乾眼症、神經炎等營養缺乏症

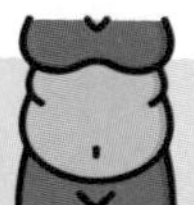

營養過剩

產生原因

長期飲食攝取超過身體所需的營養素，造成熱量及脂肪的囤積，或營養素過多的情形。

常見症狀

過重、肥胖、動脈硬化、痛風、高血壓、高血糖、高血脂

圖 1-15　營養不良的類型

一、營養不足

營養不足的主因是長期食物來源不足，或因偏食、吸收障礙、營養需求增加等因素所造成的營養缺乏症。在乾旱、飢荒或貧窮地區仍發生孩童因無法獲取足夠的食物，而影響其生長與發育，造成全身性的傷害或增加傳染病的風險，如：消瘦症（marasmus）、蛋白質與熱量缺乏症（protein–energy malnutrition, PEM）等，其中蛋白質與熱量缺乏症又稱為紅孩兒症（Kwashiorkor）（圖 1-16）。初期的營養不足會妨礙兒童的體格發育及身心狀態，長期則會使免疫力低下，容易造成肺炎、結核病、中耳炎或呼吸道感染等疾病；若不及時診治，可能導致死亡。根據聯合國統計，每年約有超過 500 萬的孩子死於營養不良。迄今，營養不足的問題仍時常發生在世界的特定地區，幾乎每六個人就有一位是處於長期營養不足的狀況。

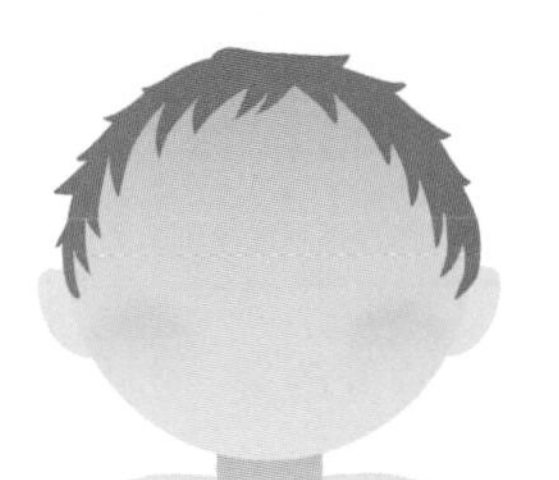

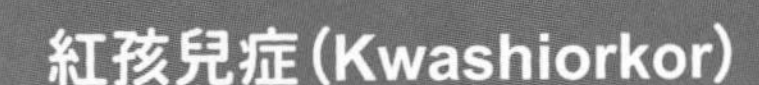

原因：飲食中缺乏足夠的蛋白質造成生長停滯、皮膚及髮色的改變，及血清白蛋白過低造成水腫、肝臟腫大、免疫力下降。

症狀：皮膚乾燥萎縮、角化脫屑或色素沉著、頭髮脆弱易斷和脫落、指甲脆弱有橫溝、無食慾、常有腹瀉和水樣便。

消瘦症(Marasmus)

原因：飲食中蛋白質與熱量同時攝取不足，造成皮下組織耗損、肌肉萎縮、腦部發育不全及消瘦。

症狀：身材矮小、皮下脂肪消失、頭髮乾燥易脫落、體弱乏力、精神不振。

圖 1-16　營養不足：紅孩兒症與消瘦症

未滿 5 歲兒童、青少年、懷孕或正在哺乳的婦女、長輩及慢性病患者，也是飽受營養不足威脅的好發族群。臨床上常見許多長輩可能突遭壓力或病變，而影響了飲食狀況，例如：感染、手術、骨折、頓失親人等因素；身心創傷會增加生理的代謝速率及熱量與蛋白質的耗損。此時，若沒有適時補上額外的營養需求，身體肌肉內蛋白質的儲存將會快速減少，而使得原本正常的老人變成營養不良，甚至讓病情變得更加複雜，造成許多健康的危機，包括：體重減輕、免疫力降低、傷口癒合遲緩等問題，不容小覷（圖 1-17）。

無法
獲得足夠能量來源
● 生長發育不良
● 體重降低、
肌肉耗損
● 虛弱、
容易疲勞、
情緒不佳、
食慾不振

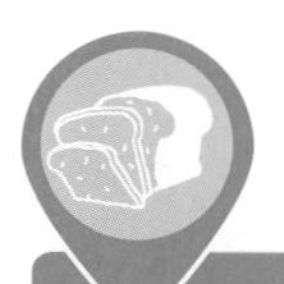

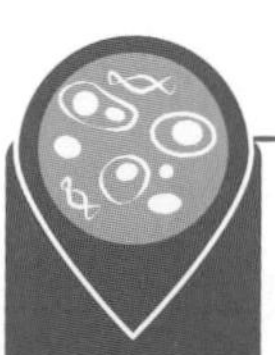

導致生理
機能代謝
障礙
● 吞嚥困難 、 口腔乾燥疼痛、味覺改變
● 代謝調節異常、器官功能失調
● 免疫力下降、腹瀉或便秘、噁心、嘔吐
● 對藥物的反應改變

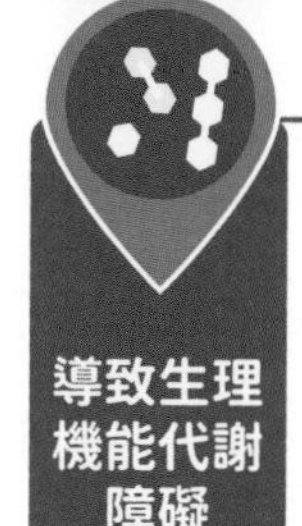

圖 1-17　營養不足的健康危機

二、營養過剩

相較於營養不足，營養過剩則是因為長期食物或營養素的攝取超過身體所需，而造成肥胖、高膽固醇、糖尿病等問題。高油脂類、精緻糖類等食物長期攝取過多，容易增加體內的氧化壓力而促進組織的慢性發炎，可能會導致臟器細胞受損或器官功能失調，例如：胰島素阻抗、內分泌系統失調、肥胖，而提高代謝症候群的罹患率。代謝症候群（Metabolic Syndrome）是可預防也可治療的疾病，若不及早檢查治療，將比一般人增加 6 倍罹患糖尿病的風險、4 倍高血壓風險、3 倍高血脂風險、2 倍心臟病及腦中風風險，變成慢性病病人。

依據臺灣衛福部代謝症候群的診斷標準，若具有圖 1-18 五項指標中任三項或以上者，就屬於代謝症候群的患者。近年研究指出，代謝症侯群、肥胖或慢性疾病會促進老化的進程，而這些患者也較容易看出容貌或形體的病態，也就是顯老。因此，遠離疾病、維持體型、預防代謝症候群是保持年輕的要訣。

腹部肥胖
男性腰圍90公分以上
女性腰圍80公分以上

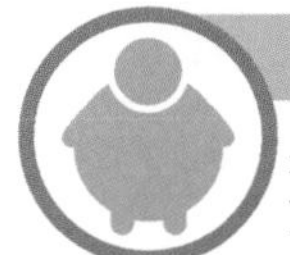

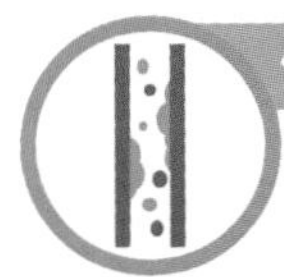

高血壓
收縮血壓130 mmHg以上
或舒張壓85 mmHg以
或已服用降血壓藥物者

高血糖
空腹血糖値達
100 mg/dL以上
或現服用降血糖藥物者

高三酸甘油酯症
血液中三酸甘油酯超過
150 mg/dL以上
或現服用降血脂藥物者

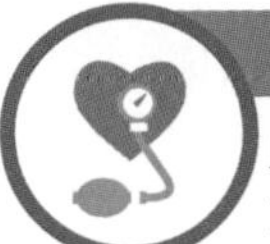

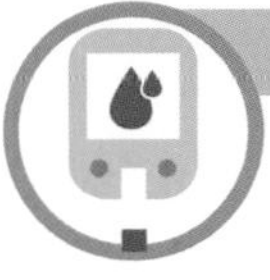

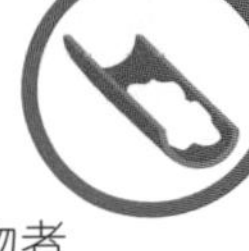

圖 1-18　代謝症候群的診斷標準

營養大補帖

吃太多肉好嗎？真要無肉不歡嗎？

飽和脂肪酸、膽固醇、三酸甘油酯、反式脂肪酸等脂肪類，以及酒精、鹽（鈉）、糖、紅肉類都是飲食中容易造成營養過剩的主要危險因子。世界衛生組織已將紅肉類（牛肉、豬肉及羊肉等畜肉）列為 2A 級「可能致癌物」，不宜過量，過量會提高大腸直腸癌的風險，尤其是紅肉加工品對人體健康的影響更大，如培根、香腸、臘肉、熱狗等。因為肉類蛋白質經高溫烹調會產生多環芳香烴（Polycyclic Aromatic hydrocarbons，簡稱 PAH 或 PAHs）等致癌物質。肉類加工品所含的糖類或澱粉類，經油炸、烘烤等高溫烹調後會產生致癌物質 - 丙烯醯胺（acrylamide），亦是另一個食安隱憂。

因此，食用紅肉時，除需注意控制進食量，也要注意烹調方式。紅肉類富含飽和脂肪，攝取過多的飽和脂肪和反式脂肪，容易增加壞的膽固醇（低密度脂蛋白膽固醇，low density lipoprotein cholesterol, LDL-c）、降低好的膽固醇（高密度脂蛋白膽固醇，high density lipoprotein cholesterol, HDL-c），使膽固醇沉積在血管壁，提高心血管疾病的風險。美國心臟協會建議，每人每日飽和脂肪攝取量需小於一天總熱量的 10%，並減少攝取含飽和脂肪的食物，如動物性脂肪、高脂肉類、奶油或油炸食品。以總熱量 1600 大卡為例，每日飽和脂肪不可超過 17.8 公克，一份 12 盎司菲力牛排（340 公克）約含飽和脂肪 18 公克，已超過每日限制量。

研究指出，飽和脂肪、膽固醇、三酸甘油酯、反式脂肪酸等脂肪類，以及酒精、鹽（鈉）、糖及蛋白質，都是飲食中造成營養過剩的危險因素（圖 1-19）。世界衛生組織指出，全球每年約有 71% 的人死於慢性疾病，也建議從健康飲食、增加運動、戒菸及適度飲酒等慢性病的共同危險因數著手改變，預防代謝症候群。

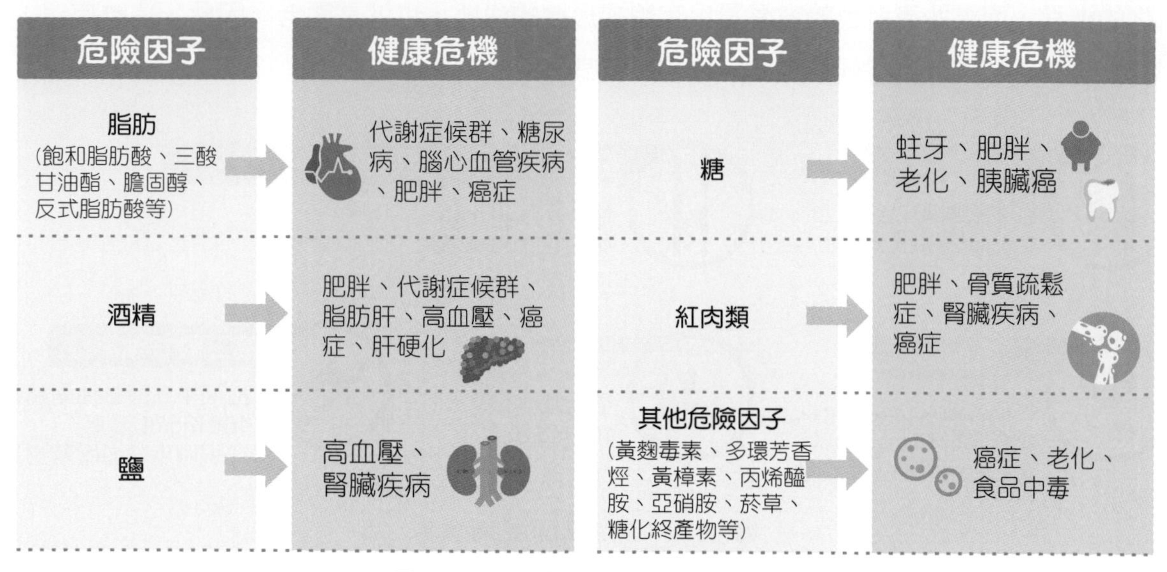

圖 1-19　飲食的危險因子與健康危機

知名醫學期刊《Lancet》指出，調查 1990 ～ 2017 年 195 個國家膳食風險對健康的影響，結果發現，全球人類死因的前三位分別是：心血管疾病、癌症及第二型糖尿病。全球約 2/5 的死亡人數可藉由改變飲食而預防，其中不良飲食導致全球上百萬人死亡，包括攝取不足或過量。(1) 高鈉攝取量（尤其是 70 歲以上族群）、(2) 低全穀類攝取量（尤其是 25-50 歲族群）、(3) 低水果攝取量，此三種危險因子占因不良飲食死亡人數的一半，成為主要的膳食風險。豆類、堅果類等食物等優質食物或營養素攝取不足，或者加工食品、含糖飲料攝取過多，也是常見的不良習慣（圖 1-20）。健康的飲食，建立在對健康的信念，以及「安全、自然、均衡、適量」的生活型態。

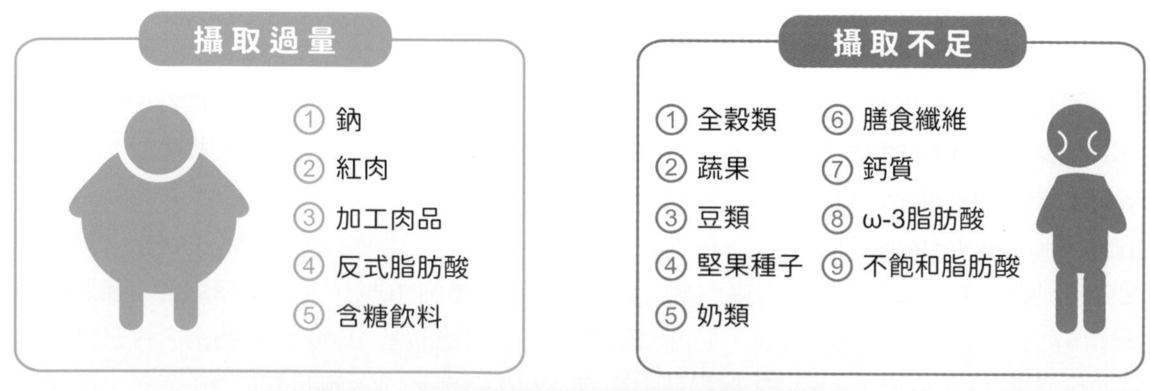

圖 1-20　不良的飲食習慣來自攝取營養過量或不足

營養大補帖

來自含糖飲料的甜蜜負擔，一杯珍珠奶茶有多少糖呢？

臺灣民眾含糖飲料攝取有日益增加的趨勢，主要攝取頻率較高的族群為 7 ～ 44 歲民眾，約有 3 成每日攝取 1 ～ 2 次的含糖飲料。衛福部明訂添加糖的攝取上限，限制添加糖攝取量應低於每日總熱量 10% 以下。以女性一天建議熱量 1,600 大卡為例，10% 的糖為 160 大卡，每公克糖 4 大卡，糖限制量則為 40 公克，約 8 顆方糖（1 顆 5 公克）。若以市售 700 毫升含糖飲料約含 60 公克的糖，喝一瓶即遠遠超過一天限制量（圖 1-21）。

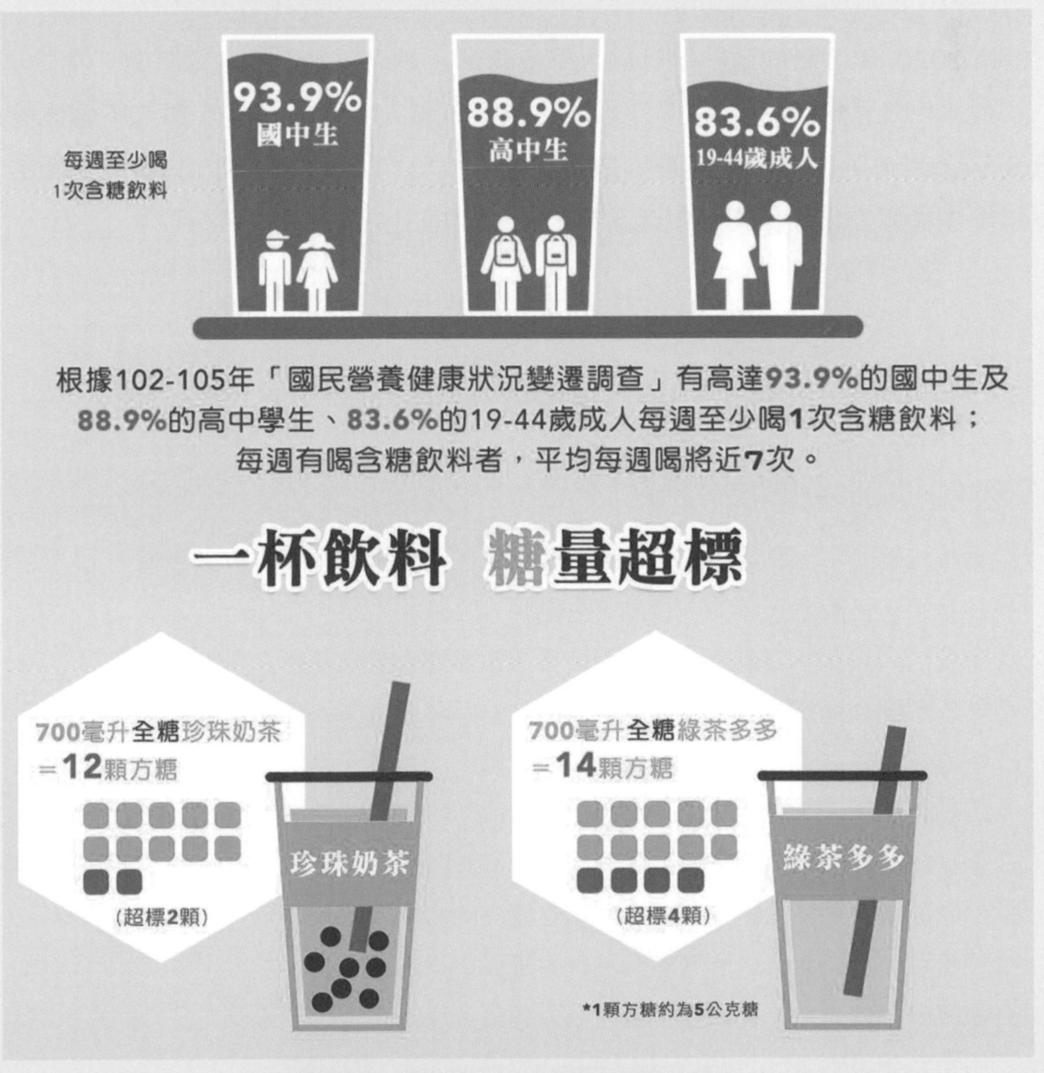

圖 1-21 衛福部國民健康署含糖飲料調查

1-7 飲食是健康老化的基礎

「光是不生病，不能算是健康」。世界衛生組織（WHO, 1948）憲章對健康的定義是：「健康不僅為疾病或羸弱之消除，而是身體、精神與社會之完全健康狀態。」由此可知，健康涵蓋身體社會層面，不單只是健康檢查報告或醫師診斷的結果。現代醫療的突破，人們可以透過健康檢查提早偵測身體的病理變化及臨床症狀，並藉由積極的治療來延長病人的壽命。然而，只是活更久是不夠的。「晚年生病，帶病長壽」，是世界各國普遍存在的現象。

根據 2020 年臺灣內政部統計國人平均壽命（餘命）為 80.86 歲，其中男性 77.67 歲、女性 84.25 歲，高於全球平均水準。然而，國人不健康存活年數（不健康餘命）長達 8 年之久，顯示大多數人最終是跟各種疾病奮鬥、失能臥床、失智或仰賴他人照顧多年後才會死去，不僅影響生活品質，社會也付出更多醫療成本。

營養大補帖

健康老化從飲食均衡先做起

- ☑ 營養均衡、不偏食，以每日飲食指南為基礎，均衡攝取六大類食物。
- ☑ 多蔬果、多喝水、少油、少糖、少鹽。
- ☑ 每餐八分飽，不暴飲暴食。少量多餐，改善進食少且易飽之問題。
- ☑ 多吃不同顏色組合的蔬果。選用天然新鮮蔬菜和水果，可獲得維生素、礦物質。
- ☑ 多吃良質蛋白質，如牛奶、魚、雞肉、瘦肉、豆漿、豆腐等。牛奶和大豆製品可供給鈣質。
- ☑ 全麥或是糙米要占穀物攝取的一半量。
- ☑ 少吃油脂、高熱量低營養或是油脂含量高的食物（可樂、奶茶與零食）。
- ☑ 注意隨時補充水分，因為年齡增加會降低口渴的感覺。
- ☑ 纖維的攝取可以降低便秘，多吃豆類製品、吃水果儘量不去皮、全麥飲食、吃水果取代果汁。

（資料來源：衛生部國民健康署《健康老化銀髮族保健手冊》104 年 9 月二版）

世界衛生組織（WHO）定義健康為生理、心理與社會全面性的健全。全球的抗老化觀念已從單純的預防疾病，提升為內在心靈健康與身體外在功能的良好發揮。就如同世界衛生組織在 2016 年全球老化與健康報告指出，內心強韌、身體仍維持高功能，且能主導自己老化的過程，才算真正的健康，也是健康老化（successful aging）的意義及「健康促進」的目標（圖 1-22）。

現代醫學期待透過個人、家庭及社區的健康管理模式，透過培養健康的飲食生活型態，延緩疾病的發生或縮短罹病的時間，甚至健康能動到人生最後一天。就像高齡 96 歲逝世的英國女王伊麗莎白二世，一生長壽又健康，幾乎行動自如到生命最後一刻，被譽為「健康老化」的表率，其中的關鍵在於健康飲食及規律運動，由此可知，良好的飲食生活型態在健康老化及健康促進上，扮演了至關重要的角色。

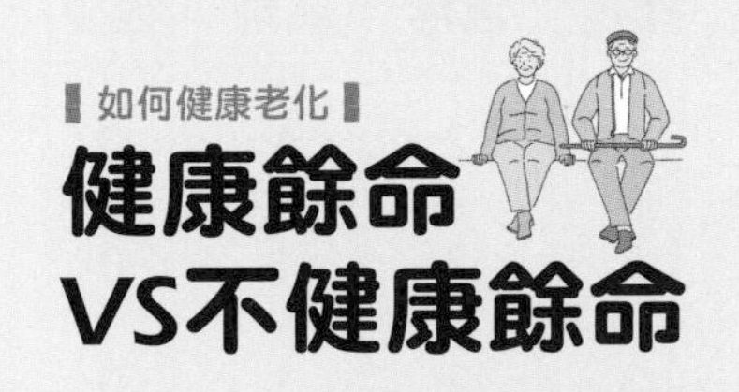

健康餘命是指一個人死亡前扣除不健康、無法自由行動的年歲後實際的壽命。

不健康餘命又稱「不健康生存年數」，即罹病期，其算法為：平均餘命－健康餘命

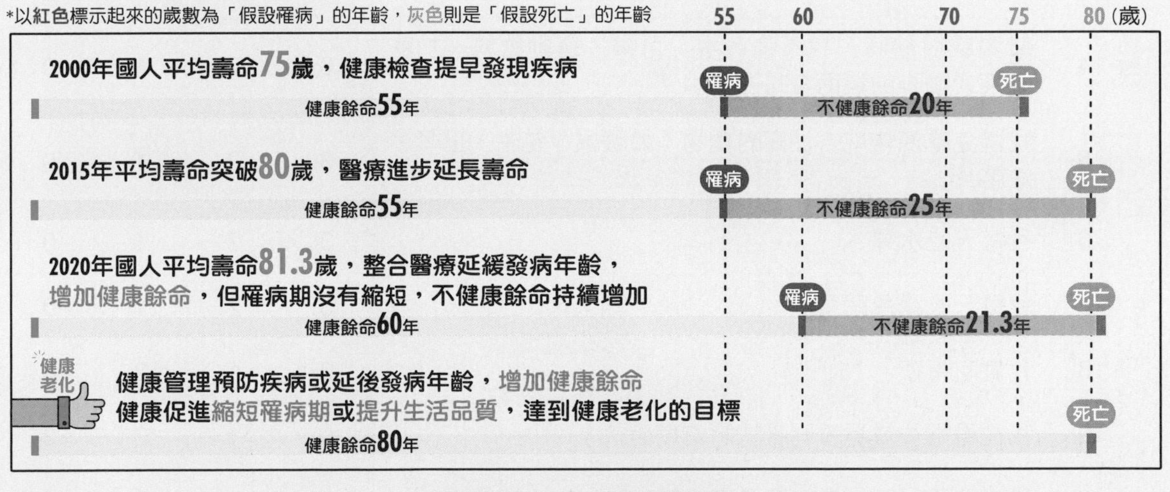

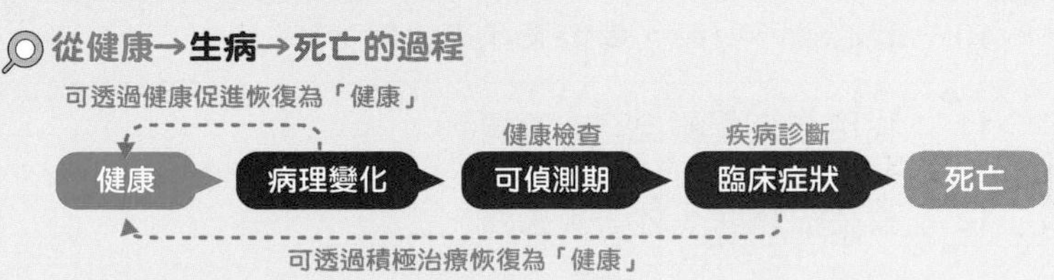

圖 1-22　健康促進幫助健康老化

專題討論

我的飲食行為有健康嗎？

請根據自己最近一週的飲食狀態，選擇適當答案，並將分數加總後，反思自己的飲食行為健不健康呢？最常見的飲食行為為何？這樣的行為可能導致何種健康危機？如何修正不健康的飲食行為呢？

總是：10 次中有 8 次以上是如此。

常常：10 次中有 6 ～ 8 次。

偶爾：10 次中有 3 ～ 5 次。

很少：10 次中有 1 ～ 2 次或全非如此。

請您根據最近一週的飲食狀態，圈選符合項目		總是	常常	偶爾	很少
1	我定時吃三餐。	3	2	1	0
2	我不吃甜食或零食。	3	2	1	0
3	我吃東西時細嚼慢嚥，每口食物至少嚼二十次才吞下。	3	2	1	0
4	口渴或很熱時，我不喝汽水、可樂、運動飲料、加糖的茶或咖啡飲料而會喝白開水。	3	2	1	0
5	我避免吃油炸或含油高的食物（如腰果、花生、瓜子、洋芋片）。	3	2	1	0
6	我每天吃水果。	3	2	1	0
7	我每天吃綠色蔬菜。	3	2	1	0
8	我會吃宵夜。	0	1	2	3
9	我在看電視或看書刊雜誌時吃東西。	0	1	2	3
10	我心情不好時，會吃東西來紓解。	0	1	2	3
11	我用吃來獎勵自己或慶祝。	0	1	2	3
12	我在很餓時，才去買東西。	0	1	2	3

請照下列題號及選項計分，分數加總後，分數愈高者，飲食行為愈為健康。

題號 1~7 和 8~12 計分方式不同，請見：

題號 計分方式	題號 1 ～ 7	題號 8 ～ 12
總是	3 分	0 分
常常	2 分	1 分
偶爾	1 分	2 分
很少	0 分	3 分

飲食行為總分說明：

0-12 分：飲食行為急待加強，建議下定決心來建立良好的飲食生活型態。

13-20 分：雖然您比 0-12 分好一點，請努力改變自己的飲食習慣。

21-30 分：飲食習慣再繼續改善小缺失，就更棒了。

31-36 分：您真棒！請持之以恆，就可以輕鬆獲得健康！

資料來源：衛福部國健署健康久久網站飲食行為測量表

重點提醒

1. 食品，泛指供人飲食或咀嚼之產品及其原料，涵蓋所有的新鮮食物（未加工食品）、加工食品、半成品或包裝食品，但不包括菸草或藥品。
2. 營養，指的是人類為了生存的需要，自外界攝取食物，經過消化將食物分解為營養素後吸收與利用，用以提供能量、構成身體組織、維持細胞運作、調節生理機能，並將廢物排出體外的過程。
3. 食品的三大功能：營養功能（維持生命）、感官功能（美味）、調節功能（健康）。
4. 食品加工的目的：

   (1) 延長保存期限，利於保存

   (2) 改善營養價值，降低健康隱憂

   (3) 提高適口性與風味改善

   (4) 提升商業性與便利性

   (5) 提升食品安全性
5. NOVA 食品分類系統依照食物加工程度分為原態食品、加工食品、調味料（添加物）及超加工食品。超加工食品泛指高糖、高熱量、高鈉、低纖維的嗜好性零食或即時食品。
6. 營養素的功能：

   (1) 提供身體能量來源。

   (2) 建構身體的組成。

   (3) 調節生理機能。
7. 六大類食物：(1) 全穀雜糧類、(2) 豆魚蛋肉類、(3) 蔬菜類、(4) 水果類、(5) 乳品類、(6) 油脂與堅果種子類。
8. 六大營養素：

   (1) 熱量型（提供熱量、生長發育、組織建造）：醣類、脂肪、蛋白質。

   (2) 保護型（無熱量、維護細胞代謝、調節生理機能）：維生素、礦物質、水。

9. 飲食不均衡的原因：懷孕期或成長期營養需求增加、偏食、食物來源與種類缺乏變化、蔬果及乳品類攝取不夠、肉類、甜食、脂肪攝取過量、牙口機能太差等。

10. 低碳飲食，泛指食物生產→運輸→加工→販售→購買→烹調食用→廢棄（廚餘），盡量減少食物從農場到餐桌的二氧化碳排放量，延緩地球暖化，例如食當季、吃當季、吃原型、少吃肉，多吃菜、吃多少、買多少等飲食原則。

11. 營養不良包括：營養不足及營養過剩，是長期飲食的品質與食物份量的不均衡，導致營養障礙的問題，導致營養缺乏（隱性飢餓）、生長發育不良、過重或肥胖等症狀。

12. 營養不足的好發族群：未滿 5 歲兒童、青少年、懷孕或正在哺乳的婦女、長輩及慢性病患者。

13. 飲食的危險因子：脂肪（包括飽和脂肪酸、膽固醇、三酸甘油酯、反式脂肪酸等）、酒精、鹽（鈉）、糖、蛋白質過量、食物毒素及致癌物質等。

14. 全球人類主要的膳食風險：

    (1) 攝取過量：鈉、紅肉、加工肉品、反式脂肪酸、含糖飲料。

    (2) 攝取不足：全穀類、蔬果、豆類、堅果種子、奶類、膳食纖維、鈣質、ω-3 脂肪酸、不飽和脂肪酸。

15. 代謝症候群判定標準，符合三項（含）以上即是：

    (1) 腹部肥胖：男性的腰圍≧ 90 cm（35 吋）、女性腰圍≧ 80 cm（31 吋）。

    (2) 血壓偏高（或有服用高血壓藥）：收縮壓≧ 130 mmHg 或舒張壓≧ 85 mmHg。

    (3) 空腹血糖偏高（或使用降血糖藥）：空腹血糖值≧ 100 mg/dL。

    (4) 空腹三酸甘油酯偏高（或有服用藥物）：≧ 150 mg/dL。

    (5) 高密度脂蛋白膽固醇偏低：男性＜ 40 mg/dL、女性＜ 50mg/dL。

16. 世界衛生組織對健康的定義：健康是身體的、心理的及社會的達到完全安適狀態，而不僅是沒有疾病或身體虛弱而以已。

17. 健康老化的概念：內心強韌、身體仍維持高功能，且能主導自己老化的過程。藉由預防醫學及健康促進的模式，從飲食生活型態的改變，延緩疾病的發生年齡，或縮短罹病期，才算真正的健康老化（成功老化）。

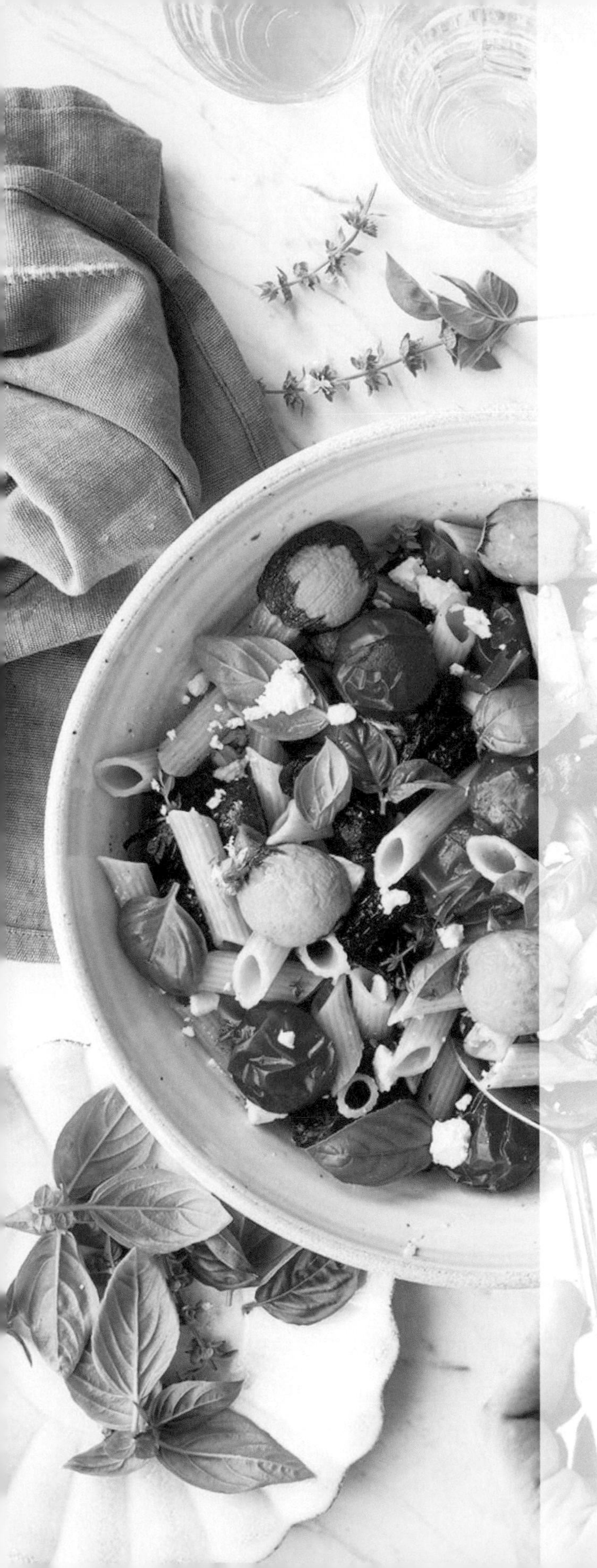

Chapter 2

健康飲食從認識六大類食物開始

每個人對營養素的需求會隨著生命週期的變化而有所差異，如何由六大類食物中獲取適量的營養素以滿足身體所需，這是均衡飲食的意義，更是維持健康的基礎要件。本章透過認識臺灣及其他國家的每日飲食指南及食物代換表，學習均衡飲食的概念、食物的營養價值及同類食物代換的原則，了解如何攝取多樣化且適量的食物，達成均衡飲食、健康美麗的目標。

學習目標

1. 瞭解均衡飲食及食物代換的重要性
2. 學習食物分類特性及營養價值之應用
3. 理解均衡飲食計畫及健康飲食的指標
4. 認識各國飲食指南的特色與差異

2-1 臺灣每日飲食指南與食物代換

現代人飲食型態急速變遷，生活習慣日趨靜態，使得營養不良、肥胖、高血壓、痛風等代謝症候群或慢性疾病的盛行率大幅增加，在在驗證了古諺「病從口入」的觀點，也提醒國人正視飲食均衡與健康的關係。

沒有任何食物可以一次提供人體所需的全部營養素，均衡飲食（balanced diet）的概念在於從飲食中「適質」、「適量」的攝取六大類食物，以獲得身體所需營養素與熱量，幫助維持體重及預防慢性疾病。臺灣衛福部依據國民健康署歷年國民營養健康狀況變遷調查結果，以預防營養素缺乏為目標，並參考國際飲食趨勢及科學研究，將降低心臟血管代謝疾病及癌症風險的飲食原則列入考量，建議合宜的三大營養素占每日總熱量的比例：醣類 50 ～ 65%、蛋白質 10 ～ 20%、脂質 20 ～ 30%，制定「每日飲食指南」做民眾健康飲食的參考（圖 2-1）。

全穀雜糧類
1.5-4碗
蔬菜類
3-5份
水果類
2-4份
豆魚
蛋肉類
3-8份
乳品類
1.5-2杯（一杯240毫升）
油脂與堅果種子類
油脂3-7茶匙及堅果種子類1份
水

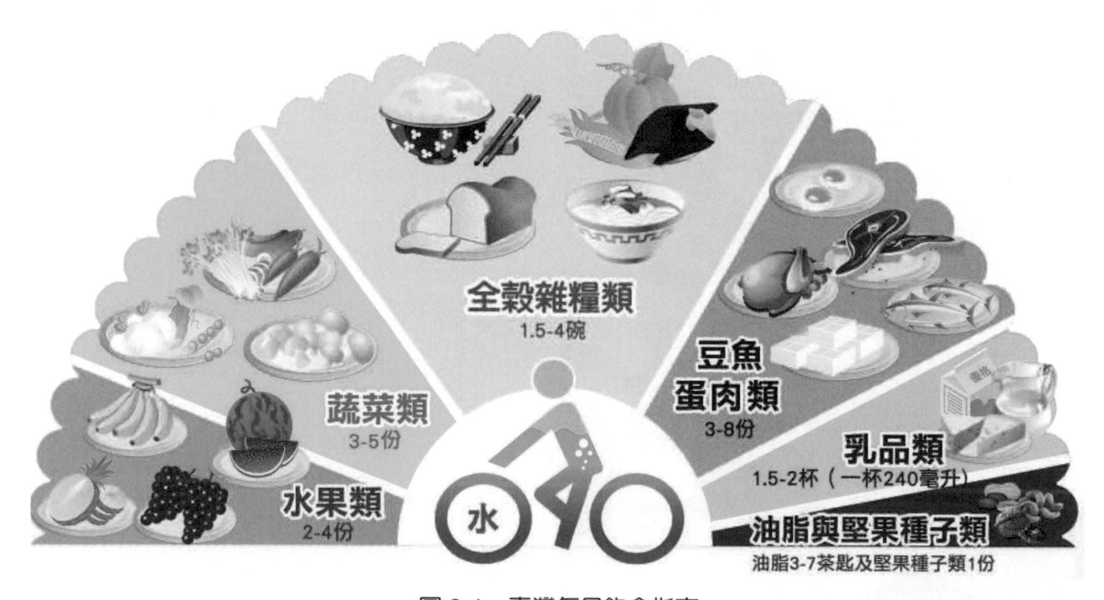

圖 2-1　臺灣每日飲食指南

圖 2-1 可見飲食指南表現方式是將全穀雜糧類、豆魚蛋肉類、蔬菜類、水果類、乳品類、油脂與堅果種子類六大類食物，以不同面積的顏色區塊組成扇形圖，並標示每類食物一日的建議攝取量。全穀雜糧類所占面積較大，並排在圖片的中間位置，表示每日攝取量較多，也是醣類的主要供應來源；油脂與堅果種子類面積最小，代表每日需要量

最少；豆魚蛋肉類、乳品類、蔬菜類及水果類，亦以不同面積的顏色區分，並標示各類食物每日的建議攝取量。為了表示飲食均衡、規律運動與適量飲水同樣重要，特別在圖中間以一個騎單車運動的人像，代表「要吃也要動」；以人體內含水的概念，強調每日要飲用足夠的水。

每日飲食指南中依照食物的熱量與營養素（表 2-1），設定各類食物的每單位的份量，稱為代換單位（Exchange, EX）。同類食物一個代換單位的份量或可食量（公克）設為「一份」，每份食物所提供的熱量營養素相當，但份量未必相同。食物代換表（請見本書所附《營養速查手冊》）即是利用同類食品可互相代換，不同類食物不可互相替換的概念所設計。食物代換表中的食物種類與每日飲食指南相呼應，透過食物代換表認識食物的歸類與份量，作為飲食內容或菜單設計的參考。每餐盡量變換不同的食材以獲得多種營養素，同時增加飲食的樂趣，例如：同屬「乳製品」的優酪乳可以代換牛奶一杯，而豆漿屬於「豆魚蛋肉類」，並無法取代牛奶的營養。

「每日飲食指南」適用於一般健康成年人，可依照個人每日所需熱量適度調整六大類食物的建議份量，並參考國民飲食指標落實個人的均衡飲食健康計畫。發育中的青少年及懷孕期與哺乳期的婦女，因生理狀況較特殊，需要適度提高全穀雜糧類的攝取份量，並增加一份豆魚蛋肉類及一杯牛奶（或一份乳品類）的攝取量，以預防營養缺乏，如後說明。

表 2-1　食物代換表

品名	蛋白質（公克）	脂肪（公克）	醣類（公克）	熱量（大卡）
乳品類				
（全脂）	8	8	12	150
（低脂）	8	4	12	120
（脫脂）	8	+	12	80
豆、魚、蛋、肉類				
（低脂）	7	3	+	55
（中脂）	7	5	+	75
（高脂）	7	10	+	120
全穀雜糧類	2	+	15	70
蔬菜類	1		5	25
水果類	+		15	60
油脂與堅果種子類		5		45

+：表微量

註：有關主食類部分，若採糖尿病、低蛋白飲食者，米食蛋白質含量以 1.5 公克，麵食蛋白質以 2.5 公克計。

2-2
全穀雜糧類

俗稱「澱粉類」或「主食類」，是亞洲人飲食中熱量的主要來源，食物代換表中將各式米類、根莖類、麥類（麵食）、雜糧類、高蛋白質乾豆類及其他澱粉製品，皆歸類為全穀雜糧類（請見本書所附《營養速查手冊》）。然而，真正的全穀類是指未精緻或保留天然顏色的完整穀粒，也就是穀物在輾製過程中僅去除外殼，保留麩皮、胚芽及胚乳等部分，如糙米、全麥、紫米、糙薏仁等。一般白米則是脫殼及去除部分米糠層及胚芽，只留下最內層的胚乳，營養價值會較低（圖 2-2）。因此，健康飲食建議多選用全穀類，以增加營養素的攝取，例如以糙米或五穀雜糧飯代替精白米，以全麥麵包代替白麵包。

一、食物來源

（一）穀米類

如糙米、胚芽米、紫米、糯米、白米等富含澱粉之米類及米類加工製品，如蘿蔔糕、湯圓、米粉、粄條、米麥片等。此外，粽子、年糕等米類製品，因加工過程添加油脂及糖，單位熱量亦較高。

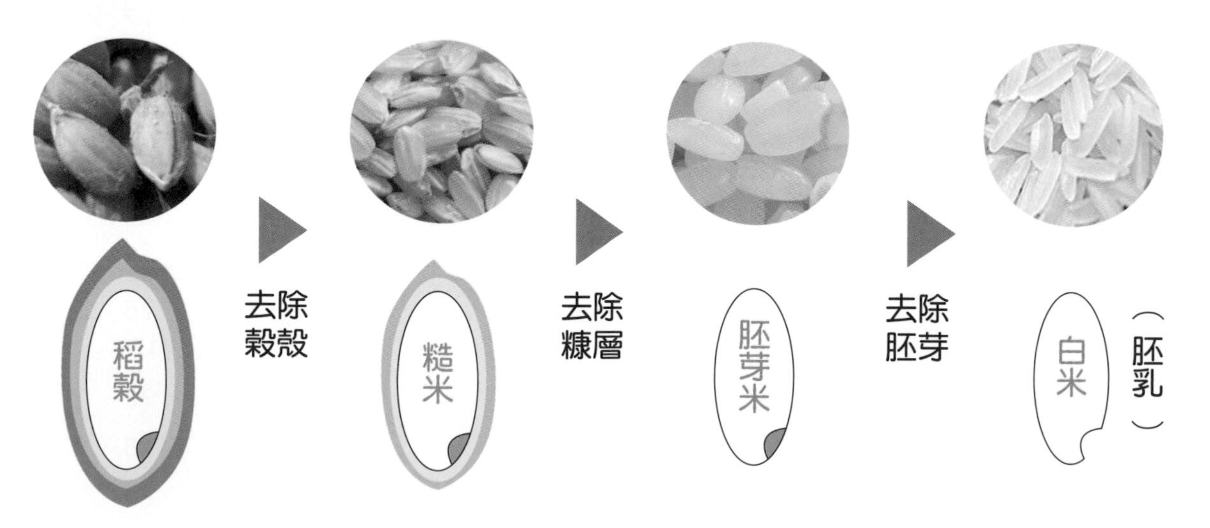

圖 2-2　稻穀的加工過程

（二）根莖類

如地瓜、芋頭、馬鈴薯、山藥（圖 2-3）、蓮藕等口感較綿密的根莖類。相較於其他全穀雜糧類，提供較多的膳食纖維，且不含麩質，適合作為對麩質過敏者的醣類來源。

（三）麥類

如小麥、蕎麥、燕麥、麵粉及其製品等，如：麵包、吐司、義大利麵、饅頭、餃子皮等。此外，燒餅、油條、甜不辣等麵粉加工製品，含油脂量較高，單位熱量也會增加。

（四）雜糧類

如玉米、薏仁、南瓜、栗子、豌豆仁、蓮子等雜糧類。

（五）高蛋白質乾豆類

如綠豆、紅豆、花豆（圖 2-4）、鷹嘴豆、蠶豆、皇帝豆等。相較於其他穀物，此類乾豆所含的蛋白質較高，並因含有澱粉，經悶煮軟爛後，吃起來有沙狀口感，與黃豆、黑豆等豆類口感大為不同。

（六）其他澱粉製品

如西谷米（圖 2-5）、米粉、河粉、冬粉、藕粉、芋圓、地瓜圓、越南春捲皮、蛋餅皮、蔥油餅皮等。

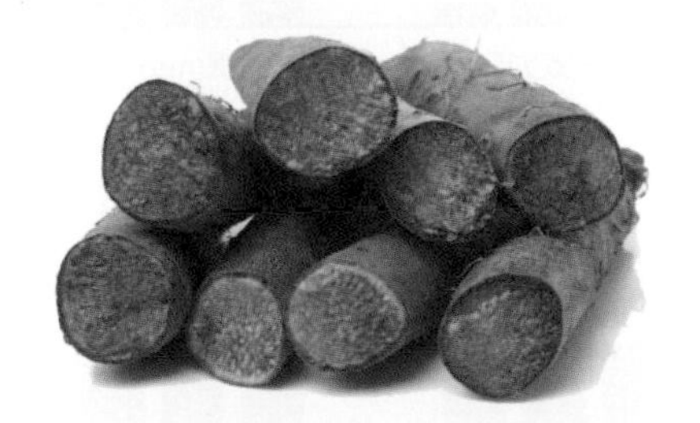

圖 2-3　山藥富含蛋白質胺基酸及黏質多醣，為素食者攝取植物性蛋白質的最好選擇

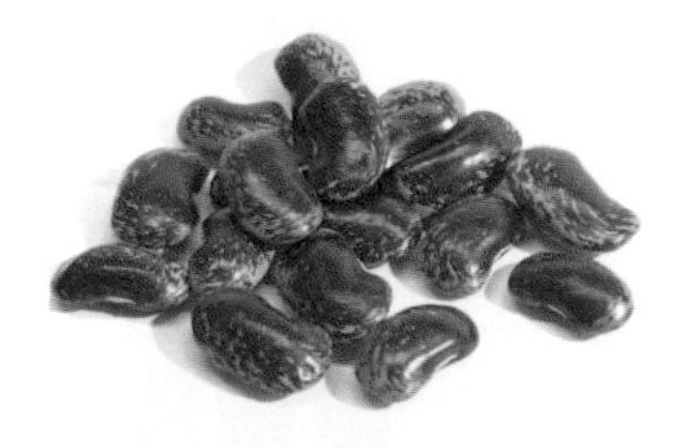

圖 2-4　花豆的營養價值豐富，可增加皮膚黏膜的健康

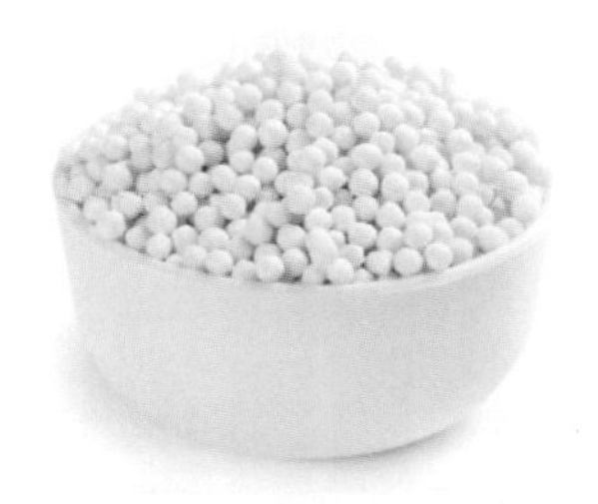

圖 2-5　西谷米其實不是米，而是西谷椰子去除莖部外皮後，磨碎內部富含澱粉的莖髓，多次清洗去掉木質纖維，提取澱粉後製成的產物

二、營養價值

（一）醣類最主要的食物來源

全穀雜糧類含有豐富的醣類，並提供少量的植物性蛋白質、膳食纖維、維生素、礦物質等。全穀類的營養價值隨著精製程度愈高，流失愈嚴重，例如糙米加工為白米後，只留下最內層的胚乳，維生素 E 流失近 9 成、膳食纖維約流失了 8 成、維生素 B_1 及鈣質約流失 6 成多（圖 2-6）。

（二）未精製的全穀類營養價值更高

未精製的全穀類比一般白米、麵粉等精緻穀類提供較多的膳食纖維、維生素 B 群、維生素 E、礦物質（灰分）及植化素等營養素，例如糙米膳食纖維含量式白米的 4.8 倍（圖 2-6）。糙米質地較硬，口感粗糙，可在烹煮前浸水一段時間軟化，可增加適口性。糙米胚芽吸足水分會啟動發芽的過程，並提升 γ- 胺基丁酸（γ-Aminobutyric acid, GABA）的含量，對神經系統具有協調作用，有助於安定神經及調節血壓。

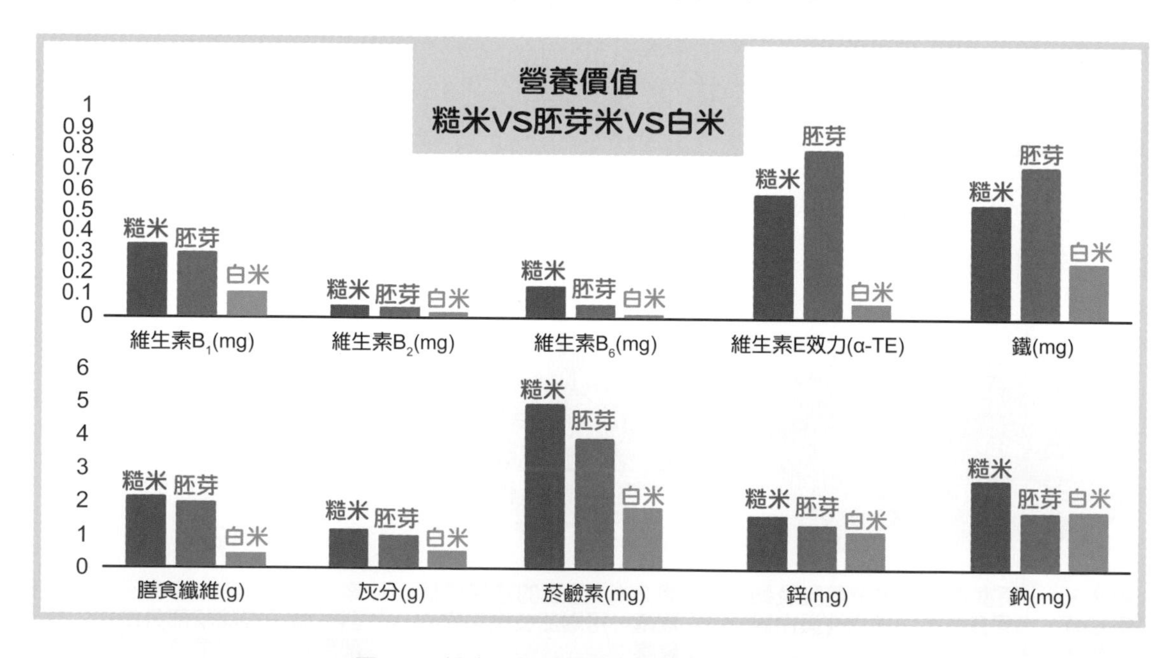

圖 2-6　糙米、胚芽米及白米營養價值的差異

資料來源：衛福部食品成分資料庫 （單位：100 公克）

（三）根莖類及雜糧類比穀米類含更多的膳食纖維

相較於穀米類如米、麥，根莖類及雜糧類可提供更豐富的膳食纖維，例如半碗的白米飯（80 公克），膳食纖維只有 0.3 公克，與其相同熱量的根莖類，例如：熟地瓜（106 公克）膳食纖維有 2.6 公克，高出了 8.7 倍、南瓜（140 公克）膳食纖維有 4.3 公克，高出了 14.3 倍。與半碗飯相同熱量的雜糧類，如熟玉米（220 公克）膳食纖維有 8 公克、紅豆有 9.3 公克，皆較白米飯高出了 26 ～ 31 倍。

（四）若須限制飲食的蛋白質，可利用低氮澱粉

全穀雜糧類的蛋白質屬於低生物價蛋白質，所含的必需胺基酸較少，非優質蛋白質。相較於其他全穀雜糧類，冬粉、藕粉、西谷米、米苔目及米粉所含的蛋白質較低，稱為「低氮澱粉」。當飲食需限制蛋白質攝取時可選擇這類低氮澱粉，如慢性腎臟病患者。

營養大補帖

健康的全穀類，人人都適合嗎？

並非所有的人都應多吃全穀類食物，例如有些人食用雜糧飯後容易腸胃脹氣或過敏，故有以下情況者食用全穀類須特別謹慎。

1. 麩質過敏：大麥、小麥或燕麥等麥類含有麩質，容易引起肚脹、皮膚炎、腹瀉等症狀，僅能選用不含麩質的糙米、紫米、小米、薏仁等全穀類。甘藷、馬鈴薯、芋頭等根莖類植物不含麩質，也是很好的醣類替代品。
2. 腎功能不全：全穀類富含磷、鉀等礦物質，腎臟病患食用易造成血液中磷離子的堆積，加重腎臟負擔。
3. 消化障礙：全穀類膳食纖維高，質地粗糙，屬於高渣食品，會促進消化道蠕動，刺激傷口，不適合有腸胃潰瘍或剛動完消化道手術病患食用。
4. 急性痛風發作期：全穀類保留種子胚芽，普林含量豐富，雖然植物性普林對血液中尿酸值影響遠低於動物性普林，但不建議有嚴重痛風者長期過量食用或痛風發作期間食用。

三、每日建議量

每天 1.5 至 4 碗（平均一餐 0.5 ～ 1.5 碗），攝取份量依個人所需熱量而調整，建議每日至少有一餐主食為全穀類；或每一餐有 1/3 的主食類來自全穀類。

四、簡易食物代換

每份全穀雜糧類約提供 15 公克醣類及 2 公克蛋白質，熱量為 70 大卡。1 碗白飯，約為 4 份主食，熱量 280 大卡（碗為一般家用飯碗，重量為可食重量）。半碗白米飯約 2 份的主食類，在此以全穀雜糧類 2 份為例說明（圖 2-7）。

全穀雜糧類 2 份（約 140 大卡）

糙米飯半碗
雜糧飯半碗
白米飯半碗（熟飯80公克）

熟麵條 1 碗
小米稀飯 1 碗
燕麥粥 1 碗

米、大麥、小麥、蕎麥、燕麥、麥粉、麥片 40 公克

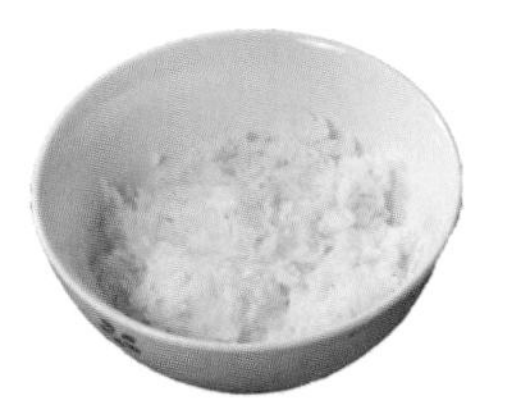

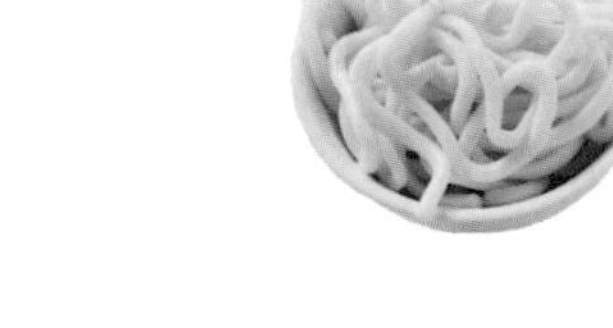

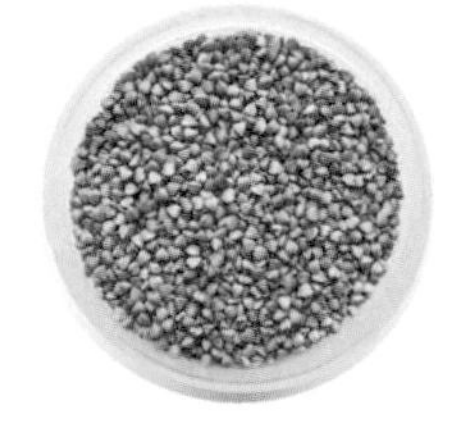

小蕃薯 1 個（110公克）

長玉米 1 根（170 公克）
馬鈴薯 1 個（180 公克）

中型饅頭 2/3 個（60 公克）
全麥土司 1 片（60 公克）

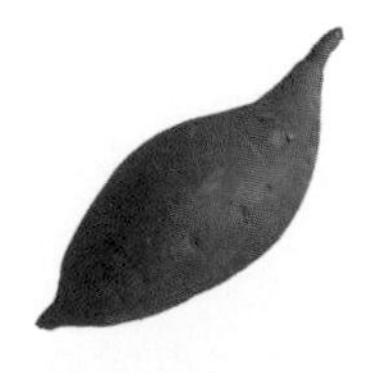

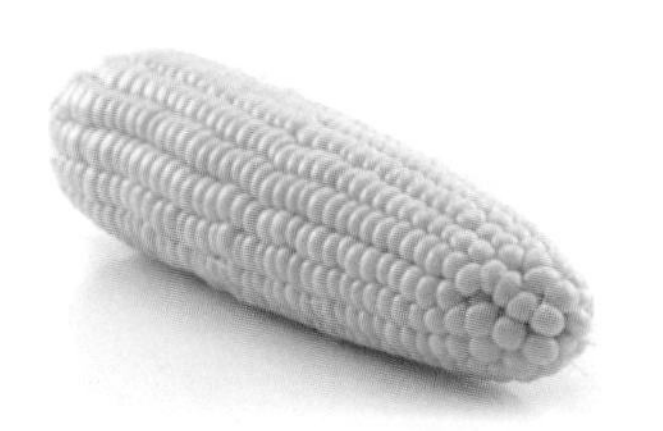

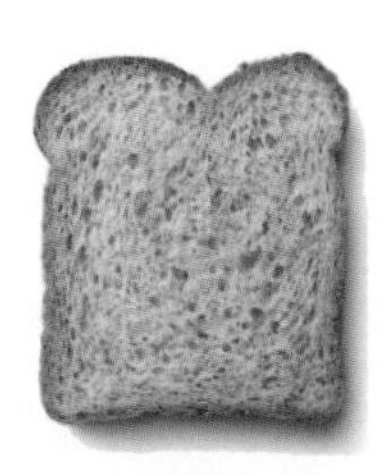

圖 2-7　簡易全穀雜糧類份量代換

健康主題料理實務製作

加點全穀
甜品也要

全穀三色 QQ 圓

外食，最擔心的是糖分過量、熱量爆表，尤其是甜點。其實，我們可以試著利用全穀雜糧類中帶有天然甜味的食材，自己做健康好吃的中式甜品。例如，地瓜與南瓜含有豐富的 β- 胡蘿蔔素、膳食纖維及寡糖；芋頭不但自然帶有濃厚香味，更含鉀、鈣等礦物質與黏液蛋白，都具有調節免疫、保護血管及消化道健康的功能。善用全穀雜糧類做成餐桌上的點心或甜點，輕鬆讓營養加分。

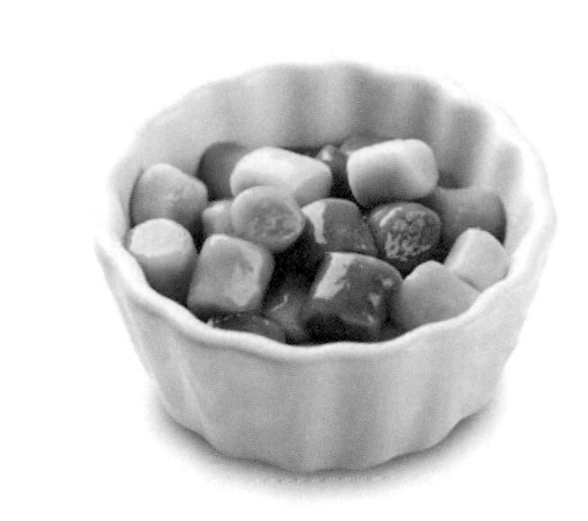

材料（4 人份）

地瓜 110 公克
芋頭 110 公克
南瓜 85 公克
樹薯粉 60 公克
太白粉 60 公克

作法

1. 將地瓜、芋頭、南瓜洗淨去皮、切塊，分別放入電鍋中蒸熟。
2. 蒸熟後，用大湯匙或壓泥器，分別將地瓜、芋頭及南瓜壓成泥狀。
3. 將地瓜加入樹薯粉、太白粉，揉成糰，再揉成條狀，切成小段，過程中可以撒上樹薯粉，預防沾黏。芋圓及南瓜圓做法同地瓜圓。
4. 水滾後，放入切好的地瓜圓、芋圓及南瓜圓，待其浮出水面後，撈起放入冷水中降溫，增加 Q 度。
5. 完成後可加入預先煮好的薑汁甜湯或紅豆湯中食用，即成一道健康美味的古早味甜品。

營養成分分析表

全穀三色 QQ 圓（4 人份）						
材料		用量 / 每份的量	營養素			熱量（Kcal）
			蛋白質 (g)	脂肪 (g)	醣類 (g)	
主材料	地瓜	110g / 55g	2x2	-	15x2	70x2
	芋頭	110g / 55g	2x2	-	15x2	70x2
	南瓜	85g / 85g	2x1	-	15x1	70x1
	樹薯粉	60g / 20g	2x3	-	15x3	70x3
	太白粉	60g / 20g	2x3	-	15x3	70x3
合計			22	-	165	770
平均 1 人份			5.5	-	41.3	192.5

營養大補帖

如何使用營養成分分析表

食物代換表是進行膳食營養分析的重要工具，藉由營養成分分析表可以估算每人份膳食中所含的蛋白質、脂肪、醣類及熱量。以全穀三色 QQ 圓為例，4 人份所需的地瓜用量是 110 公克，查閱食物代換表，每份全穀雜糧類含蛋白質 2 公克，醣類有 15 公克，熱量 70 大卡，其中每份「地瓜」的可食重量為 55 公克。用量 / 每份的量為 110 公克 /55 公克，共計 2 份的全穀雜糧類，因此三大營養素的含量也須乘以 2 份，芋頭、南瓜等其他的材料也可在食物代換表中查詢到每份食物的可食重量，藉以分析每種材料的營養含量，最後合計四人份的蛋白質、醣類及熱量，分別除以 4 人份，則是平均 1 人份的營養分析。詳細的食物代換表請翻閱本書所附《營養速查手冊》。

2-3 豆魚蛋肉類

豆魚蛋肉類是富含「蛋白質」的食物，其中豆類是指提供豐富蛋白質的大豆及其製品，如黃豆、黑豆、毛豆，也是植物性蛋白質的主要來源。各式家畜類、畜肉類、海鮮類、魚類及蛋類及其製品，其蛋白質含量約佔重量比例之 20 ～ 30%，是動物性蛋白質的主要來源。依據衛福部每日飲食指南的定義，豆魚蛋肉類中的「魚」類泛指各種俗稱水產海鮮等食材（見本書所附《營養速查手冊》）。近年來，由於漁資源過度耗竭，臺灣魚類資料庫訂定了海鮮選擇指南，提供國人在挑選常見食用魚類建議食用的種類（圖 2-8）。

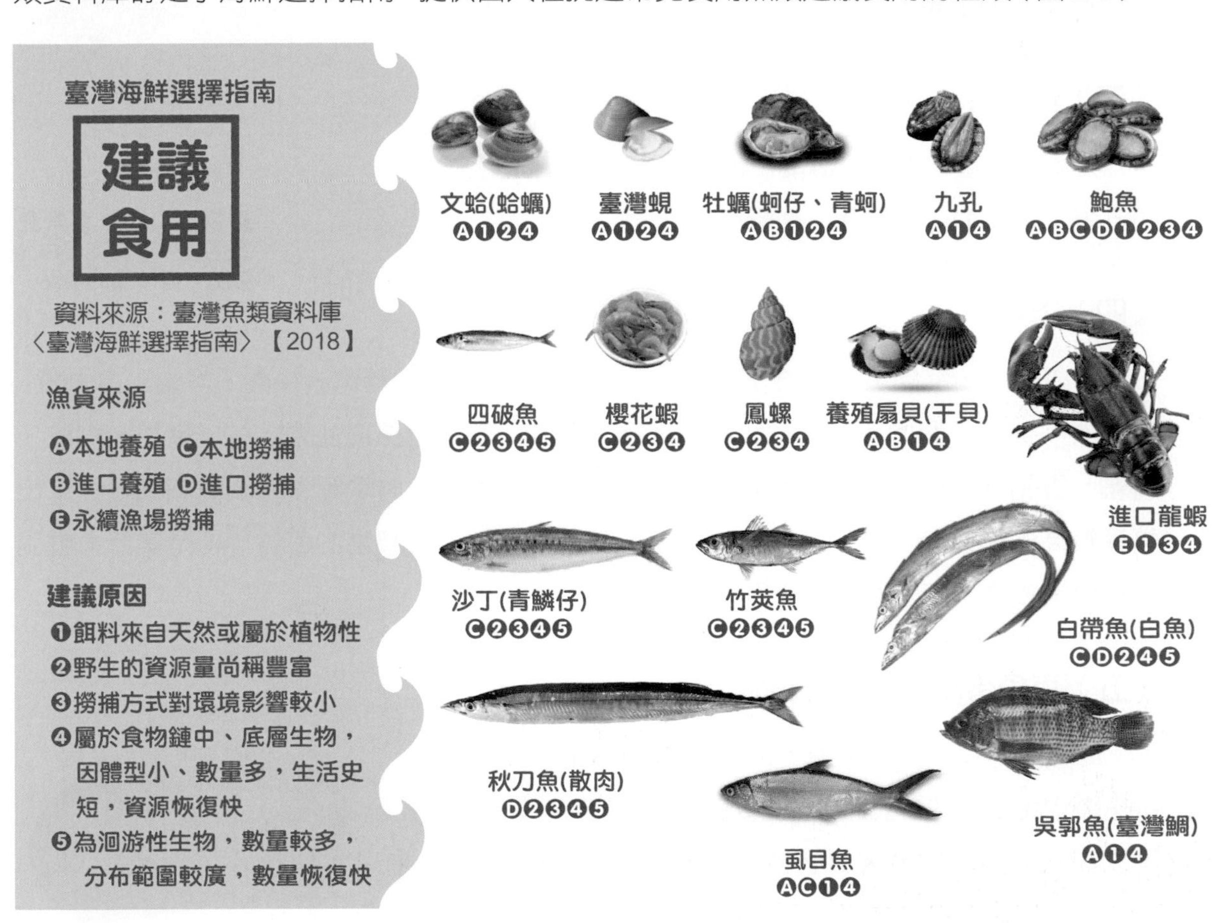

圖 2-8　臺灣海鮮指南（建議食用指南）

一、食物來源

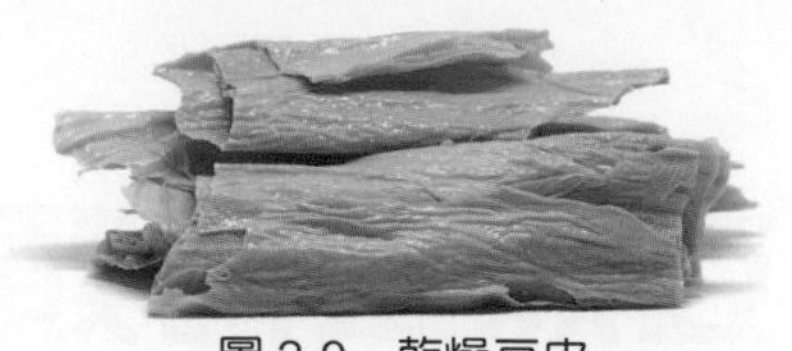
圖 2-9　乾燥豆皮

（一）豆類

大豆的種類因種皮顏色不同分為黃豆、黑豆、青（皮）豆等；毛豆則指未成熟的大豆，是大豆在莢果內長到八分熟食所採收的新鮮豆夾。大豆經不同的加工程序製成多樣製品亦涵蓋在此類，如：豆漿、豆腐、豆乾、豆皮（圖 2-9）、素肉等。

（二）魚類

各種魚、蝦、貝類、甲殼類、頭足類（圖 2-10）等水產動物性食物及其加工製品，如：魚鬆、蝦餃、花枝丸等。

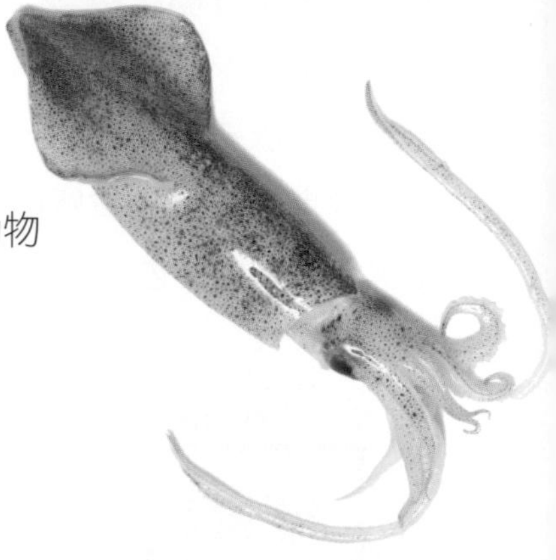

（三）蛋類

雞蛋、鴨蛋、鵝蛋、鴿蛋、鵪鶉蛋等或其加工製品，如皮蛋（圖 2-11）、鐵蛋、鹹蛋等。

圖 2-10　魷魚是常見的頭足類，具有高蛋白、低脂肪、低熱量的優點

（四）肉類

分成畜肉（紅肉）和禽肉（白肉）。常見的紅肉類，如豬肉、牛肉、羊肉；白肉類，如雞肉、鴨肉、鵝肉等。家禽和家畜內臟及其加工製品也歸屬此類，如：豬血、肉乾、肉鬆、香腸等。牛肉條、豬蹄膀、梅花肉、牛腩、香腸、肉燥等食物為高脂肉類，單位熱量較高，盡量減少食用。動物的肝臟及腎臟等內臟含有豐富的鐵質，但是其所含膽固醇相對也較高，應注意避免食用過多。

（五）豆魚蛋肉類之加工製品

如魚丸、牛肉干、肉鬆、火腿、黃豆、毛豆、豆枝等，每份會增加 5 ～ 30 公克不等之糖，單位熱量會較其他新鮮食物高。因此，鼓勵優先選擇植物性蛋白質及脂肪含量或飽和脂肪含量較低的來源。

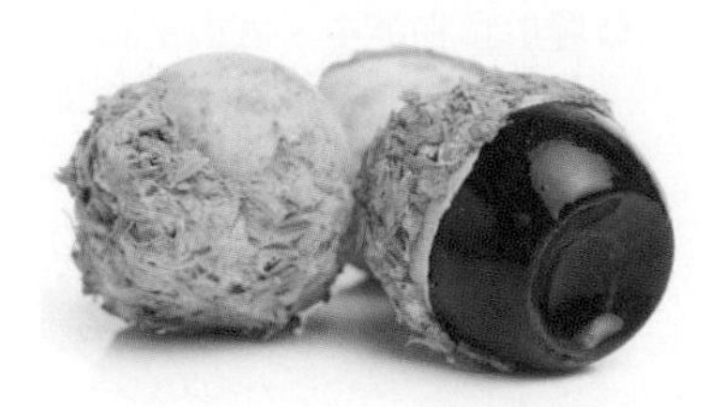
圖 2-11　皮蛋

二、營養價值

（一）豆類含有膳食纖維與植化素

豆類可提供動物性蛋白質所沒有的膳食纖維與植化素，脂肪含量也比肉類少。例如黃豆含有豐富的優質蛋白質約 36%，醣類約占 20%，脂質約 20%，其中黃豆的脂肪只有 15% 是飽和脂肪酸，不飽和脂肪酸佔 85%，而且完全不含膽固醇。

（二）黃豆可廣泛運用於各種食品

黃豆可加工為黃豆粉（含 50% 蛋白質）、黃豆濃縮蛋白質（含 70% 蛋白質）、黃豆分離蛋白（含 90% 蛋白質）及組織化黃豆蛋白。這些脫脂的黃豆製品因具水溶性、乳化性、水合性、起泡性、凝膠性、吸油性、黏性及彈性等特性，廣泛應用於保健食品、烘焙食品、肉製品、減肥食品、湯類與穀類的早餐及乳製品。

（三）魚類等海鮮類含有好的脂肪酸、蛋白質與礦物質

各式魚類及海鮮類的營養價值高，且肉質軟嫩、營養好吸收，特別適合兒童及老人家食用。深海魚類是 ω-3 多元不飽和脂肪酸的重要來源，每週適量攝取兩餐魚類，有益於降低心血管疾病的風險。

（四）蛋類含有優質蛋白質、礦物質及維生素

蛋類提供優質蛋白質，礦物質以磷、鈣、硫、鐵為最多，並含有維生素 A、D、E 及 B 群。而蛋黃含有脂質及膽固醇，如卵磷脂（lecithin）能促進腦部活動，防止腦的老化；蛋白則不含脂質。

（五）禽肉（白肉）脂肪量較紅肉低，畜肉（紅肉）鐵質好吸收

肉類提供優質蛋白質、脂質及礦物質，其中紅肉類的鐵質屬於吸收率較好的血質鐵（heme iron）形式。人體吸收血基質鐵的吸收率比非血基質鐵（non-heme iron），如蛋類、穀類和其他植物中之鐵高出二倍。去皮雞胸肉脂肪含量低，蛋白質含量豐富，飽和脂肪及脂質的含量較低，與其他肉類相比，雞肉也是磷、鐵、銅與鋅等礦物質的良好來源，並富含維生素 A、D、K、B_6、B_{12} 等，也是規律健身重訓運動者增肌的好食材。

三、每日建議量

每人每天 3 至 8 份，每份相當於蛋一個、豆腐一塊、魚類一兩、或肉類一兩（約 30 公克）。每份瘦肉類（豬、雞、羊、牛、魚）或海鮮類（烏賊、小管、蝦、蟹、墨魚）大約是 1 兩重或 30 ～ 45 公克（約 2-3 指寬），也可以用手掌目測，女生手掌約 3 ～ 4 份，男生手掌約 4 ～ 5 份（圖 2-12）。

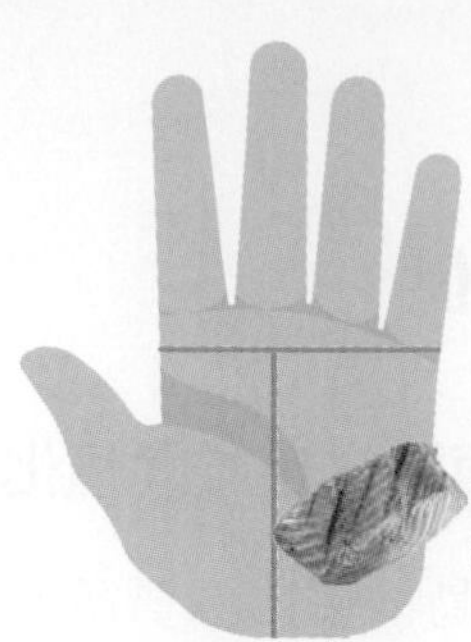

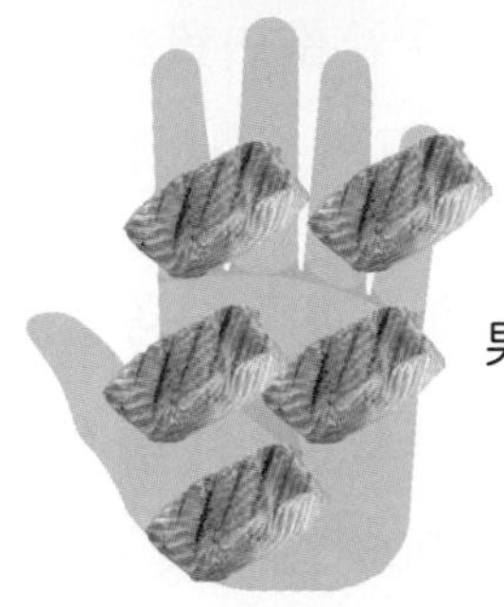

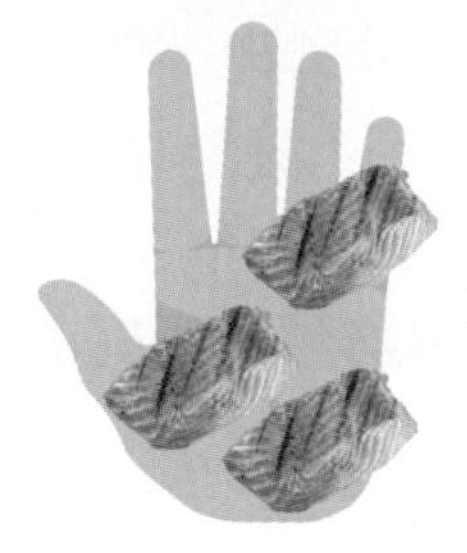

圖 2-12　用手掌目測瘦肉類攝取量

四、簡易食物代換

每份提供 7 公克蛋白質及 3 ～ 10 公克的脂肪（低脂 3 公克、中脂 5 公克及高脂類 10 公克及以上），熱量依序為 55、75、120 及 135 大卡（圖 2-13）。

豆魚蛋肉類 1 份（重量為可食部分生重）

毛豆（50公克）
黃豆（20公克）
黑豆（25公克）

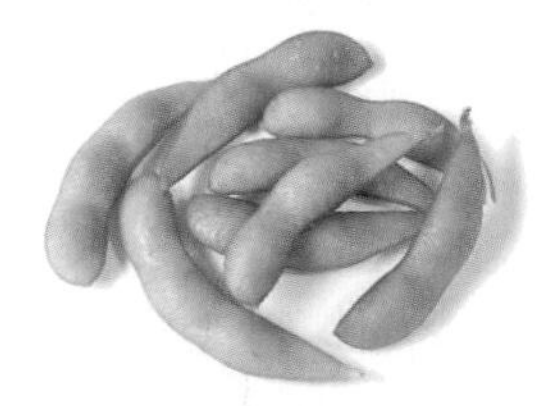

傳統豆腐 3 格（80 公克）
嫩豆腐半盒（140 公克）
小方豆干 1 又 1/4 片（40 公克）

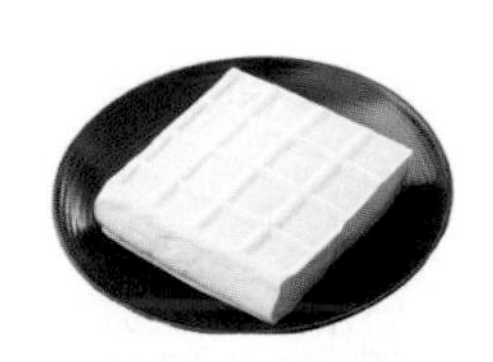

無糖豆漿 1 杯（約 190ml）
雞蛋 1 個

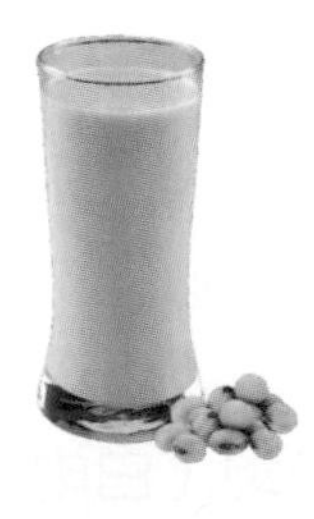

魚（35 公克）
蝦仁（50 公克）

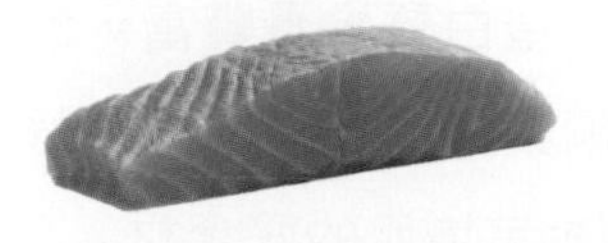

牡蠣（65 公克）
文蛤（160 公克）
白海參（100 公克）

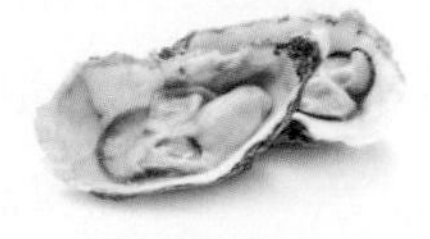

去皮雞胸肉（30公克）
鴨肉、豬小里肌肉、
羊肉、牛腱（35公克）

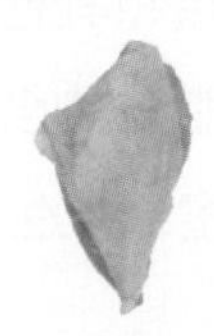

圖 2-13　簡易豆魚蛋肉類份量代換

健康主題料理實務製作

少吃點肉，可以降低膽固醇的攝取，多用豆類取代肉類也是很好的方法，但對肉食主義者，好像有點困難。如何把植物性蛋白質（豆類）和動物性蛋白質共同做成料理呢？此外，遇到不喜歡吃菜的小朋友，如何增加膳食纖維的攝取呢？我們可以從豆類、雞蛋、菇類的組合開始，例如，毛豆是富含優質胺基酸的完全蛋白質食物，金針菇是富含膳食纖維的食物，融合雞蛋的香氣與口感，也可加入小朋友愛吃的鮪魚，是一道全家都愛吃的健康料理。此菜餚的特色是將蔬菜的膳食纖維隱藏起來，以菇類溶出的水溶性纖維來料理食物，提高每餐膳食纖維的含量，讓不愛吃蔬菜或金針菇的小朋友，能在不知不覺當中吃進去蔬菜。

高纖毛豆鮪魚蛋捲

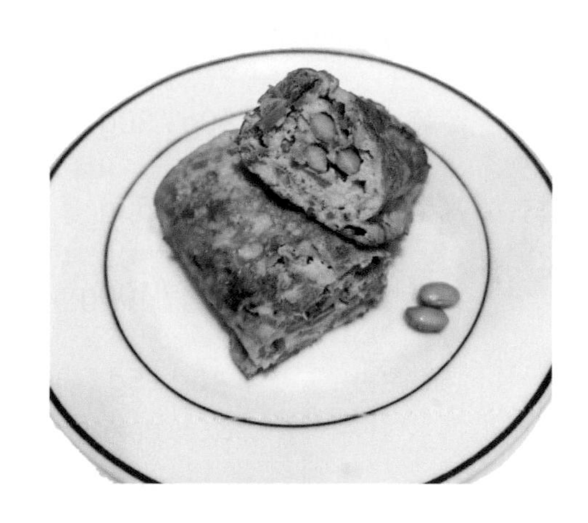

材料（4 人份）

雞蛋 4 顆
鮪魚 30 公克
毛豆 50 公克
金針菇 100 公克
橄欖油 1 湯匙

作法

1. 金針菇加水 100 cc. 煮 10 分鐘，最後取金針菇水備用，並將毛豆燙熟備用。剩下的金針菇可與其他食材另做料理，或稍加調味做成清爽的涼拌菜；也可以切成小段加入蛋中一起煎熟。
2. 將蛋加入金針菇水、鹽和鮪魚打勻，也可加一點紅蘿蔔絲，增加色澤。再將平底鍋放入油開小火，待油溫適中時，將蛋液倒入，均勻灑上毛豆，待蛋皮成形後，慢慢捲起煎熟，裝盤後切塊即可。

營養成分分析表

高纖毛豆鮪魚蛋捲（4 人份）						
材料		用量 / 每份的量	營養素			熱量（Kcal）
			蛋白質 (g)	脂肪 (g)	醣類 (g)	
主材料	雞蛋	3 顆 /1 顆	21	15	-	225
	鮪魚	30g / 30g	7	3	-	55
	毛豆	50g / 50g	7	3	5	75
	金針菇	100g / 100g	1	0	5	25
	橄欖油	15g / 5g	0	15	0	135
合計			36	36	10	515
平均 1 人份			9	9	2.5	128

營養大補帖

植物之肉——毛豆

吃毛豆可以攝取到蛋白質、膳食纖維、維生素、不飽和脂肪酸、礦物質及植化素等多種營養素。毛豆的蛋白質豐富，每 100 公克就有 13.8 公克的蛋白質，甚至還超越雞蛋 12.5 公克的含量，完全不輸動物性蛋白質，因此有「植物之肉」的美稱。

毛豆有大量的膳食纖維（每 100 公克 8.7 公克），有助於提升飽足感、刺激腸胃蠕動、促進腸道益生菌的生長等功效。毛豆也含有維生素 C 與維生素 B 群，在料理方式上，用水煮會流失掉 5 成的維生素 C，因此用燜煎的方式更能保留維生素 C。毛豆中有不飽和脂肪酸—亞麻油酸（ω-6 脂肪酸）、次亞麻油酸（ω-3 脂肪酸），這兩種脂肪酸皆是人體無法自行製造，必須依靠飲食攝取才能獲得的。不飽和脂肪酸可以改善脂肪代謝，降低人體中三酸甘油酯與壞膽固醇，維持心血管及皮膚的健康。

營養大補帖

認識高鈣豆製品

傳統豆腐主要是豆漿添加「含鈣凝固劑，如硫酸鈣（食用石膏）」所製成，凝固時間較快，且傳統會透過框架製模與壓製，將水分壓出，因此板豆腐的口感較紮實，也間接提高了豆製品的鈣質含量。高鈣豆製品的定義為每 7 公克蛋白質鈣質含量大於 75 毫克之豆製品，包括傳統豆腐、大豆干、油豆腐、臭豆腐、豆棗、豆干絲等（圖 2-14）。

「嫩豆腐」是在黃豆汁中加入葡萄糖酸內酯（glucono delta-lactone）作為凝固劑，利用葡萄糖酸內酯溶於水呈現酸性的特性，讓豆汁的蛋白質凝固，此種凝固方式較慢，且水含量較高，因此口感較為軟嫩。「素肉類產品」由分離黃豆蛋白所製成，「百頁豆腐」多是用黃豆、蛋白、玉米澱粉、糖、鹽等原料做成的類似魚板的加工食品，熱量與鈉含量高，因此，嫩豆腐、素肉類產品、百頁豆腐皆不屬於「高鈣豆製品」。飲食中若增加高鈣豆製品取代其他豆製品，或增加高鈣豆製品在豆魚蛋肉類攝取總量之比例（如由 1/5 提高至 1/3），一份豆魚蛋肉類的鈣含量約可增加 1.8 倍。

豆漿持續加熱後，表面的蛋白質會凝結成薄膜，即為豆皮。用工具挑起薄膜後晾乾定型，再曬乾或油炸，就是常見火鍋料中的豆皮，也稱為腐皮或腐竹。但要注意，隨著水分含量愈少，油脂含量愈高。

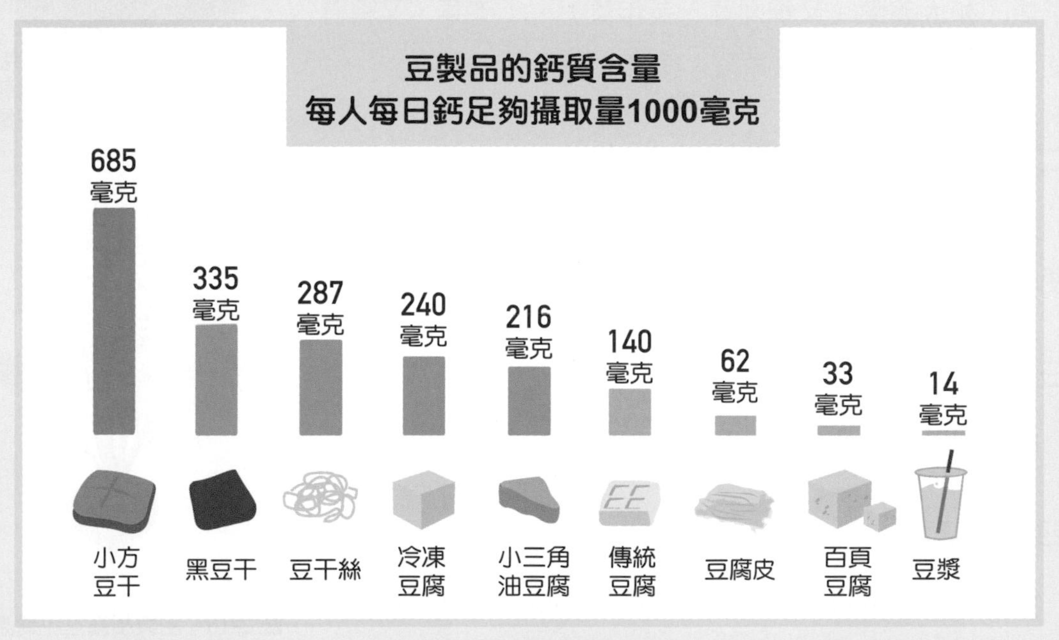

圖 2-14　豆製品的鈣質含量

2-4 蔬菜類

蔬菜類泛指一年生及多年生植物的食用作物，較常用的定義為「草本多汁植物或其部位，可生食或烹煮後食用」。常食用的蔬菜超過 100 個植物種屬，分布在 16 個植物科以上，橫跨單子葉、雙子葉植物及蕨類、菇類真菌等，足見蔬菜種類的多樣性。蔬菜依顏色不同可分為深色蔬菜及淺色蔬菜；依食用部位可分為葉菜類、根莖類、花果類、芽菜類、蕈菇類、海菜類等其他種類蔬菜。蔬菜的種類、可食部位、生長季節及烹調製備等因素，皆可能影響蔬菜的營養價值及口感。

一、食物來源

（一）小葉菜類

綠葉類，如菠菜、空心菜、莧菜、皇宮菜、川七、地瓜葉等。白菜類，如小白菜、大白菜、山東白菜、青江菜等。芥菜類，如大芥菜（又稱刈菜、長年菜）、小芥菜（又稱雪裡紅）、根用芥菜（如大頭菜、榨菜）等。

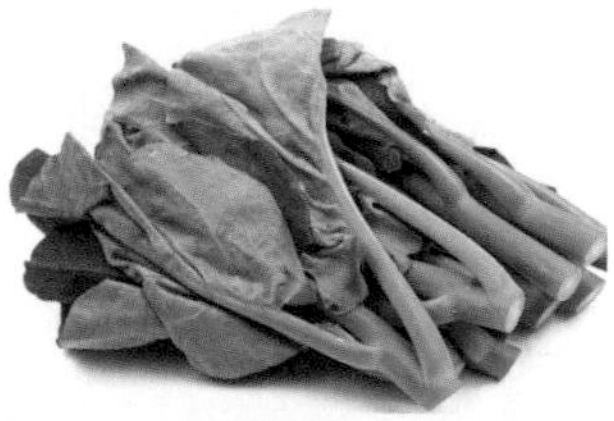

圖 2-15　芥藍菜每 100 克就含有 238 毫克的鈣，含鉀量較高，腎臟疾病患者應留意攝取量

（二）包葉菜類（結球類）

如高麗菜（甘藍菜）、芥藍菜（圖 2-15）、格蘭菜（較細梗的芥藍菜）、結球萵苣等。

（三）根菜類

白蘿蔔、胡蘿蔔、甜菜根（圖 2-16）、牛蒡等。

（四）莖菜類

地上莖，如蘆筍、茭白筍、萵筍、菜心、大頭菜等。地下莖，如竹筍、洋蔥、蔥頭、大蒜、生薑、山葵等。

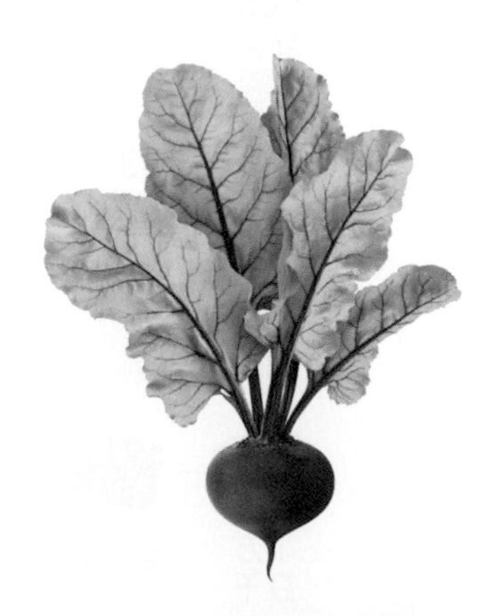

圖 2-16　甜菜根富含花青素及維生素 B 群，可幫助養顏美容

（五）花菜類

花部類，如金針菜（金針花）、韭菜花。花莖類，如青花菜（綠花椰菜）、白花菜（白花椰菜）等。

（六）果菜類

蓏瓜類，如絲瓜、冬瓜、苦瓜、小黃瓜等。莢果類，如敏豆莢、豌豆莢、菜豆、豇豆等。茄果類，如茄子、甜椒、辣椒、秋葵、牛番茄等。

（七）芽菜類

種芽菜，如黃豆芽、綠豆芽、香椿芽、豌豆芽、蕎麥芽、苜蓿芽（圖 2-17）、蘿蔔嬰、花生芽、高麗菜芽與青花椰菜芽等。體芽菜，如小麥草、佛手瓜苗（龍鬚菜）等。

（八）蕈菇類

鴻禧菇（松茸菇）、美白菇、草菇、秀珍菇、香菇、猴頭菇、木耳、金針菇、杏鮑菇、銀耳等。

（九）藻類

綠藻，如青海苔、海菜、蕨藻等。褐藻：如海帶（昆布）、裙帶菜（海帶芽）、海茸（叢梗藻）等。紅藻：如紫菜、髮菜（紅毛苔）、石花菜（鳳尾）、珊瑚草（麒麟菜）、蜈蚣藻等。

（十）香辛類

如紫蘇（圖 2-18）、香椿、花椒、薄荷、茴香、山葵、芫荽等。香辛類蔬菜多為烹調的配角，用以增添料理的風味。

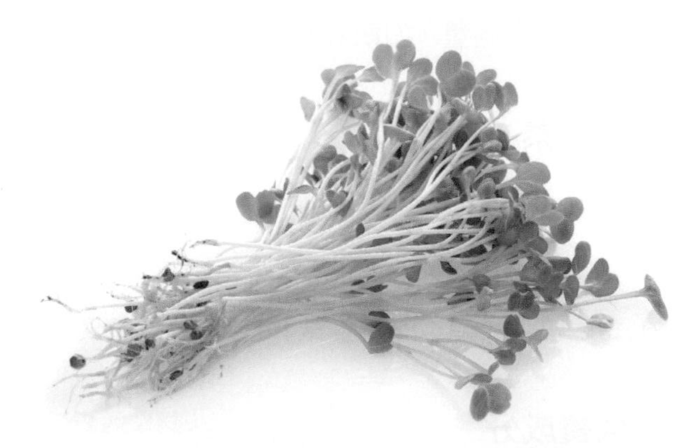

圖 2-17　芽菜富含膳食纖維及酵素，故多以涼拌料理，除了口感爽脆外，也能減少烹調過程中產生的營養流失

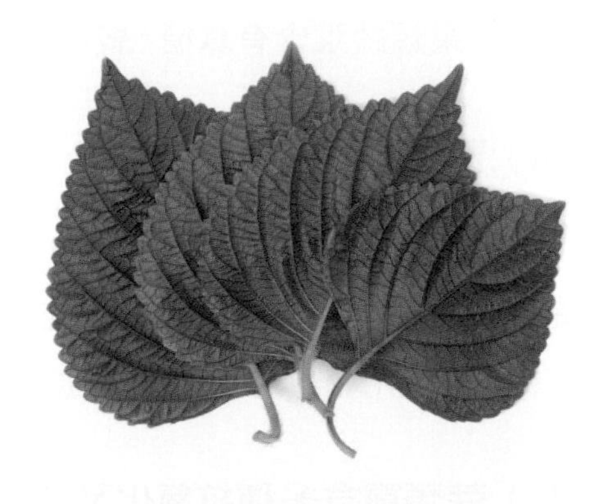

圖 2-18　紅紫蘇常用來醃漬梅子，綠紫蘇常搭配日式生魚片或壽司食用，其木犀草素（luteolin）能促進肝臟的解毒機能，提高免疫力

二、營養價值

（一）蔬菜營養豐富，深色蔬菜的營養價值更高於淺色蔬菜

蔬菜富含水分、膳食纖維、維生素、礦物質（灰分）、植化素及少量的醣類，具有促進消化、預防便祕、抗氧化、防癌、解毒等保健功能。從附表 2-2 可知，深色蔬菜的營養價值高於淺色蔬菜，例如胡蘿蔔的 β- 胡蘿蔔素含量遠高於白蘿蔔等蔬菜。常見的葉菜類中，以甘藷葉、紅鳳菜等深色蔬菜的膳食纖維、鈣、鐵、β- 胡蘿蔔素、維生素 C 及葉酸，普遍高於淺色蔬菜；值得一提的是，葉菜類是葉酸最重要來源之一。

（二）蔬菜含水量高，瓜類蔬菜水分高於大多的蔬菜

一般蔬菜類的含水量高達 90% 以上，而瓜類蔬菜水分高於大多的蔬菜，根莖類蔬菜的水分含量較低。根莖類蔬菜大都是秋季成熟、冬季進食的蔬菜，最重要的優勢是生長在地下，農藥殘留較少，產量及價格較不受颱風影響，營養價值也不輸葉菜類蔬菜。

（三）花菜類、果菜類有益維護視力及免疫力

花菜類、果菜類蔬菜提供豐富的葉黃素、茄紅素等類胡蘿蔔素、花青素、維生素、礦物質為特色，有益維護視力及維持免疫力的健康。莢果類蔬菜也較一般蔬菜提供較多的胺基酸、異黃酮素、維生素 E 及卵磷脂等營養素，具有抗氧化及維護腦心血管功能的效益。莢果類蔬菜含有寡糖，較易引起脹氣，不宜食用過量，如敏豆莢、豌豆莢、長豆等。

（四）蕈菇類含有必需胺基酸、多醣類及維生素 D

蕈菇類，每百公克的熱量約 40 大卡，比一般蔬菜 25 大卡高一些。因蕈菇類所含的蛋白質是一般蔬菜的 2-3 倍，並含有多種人體必需胺基酸。食用菇類所含的多醣體，雖然無法與靈芝、樟芝等藥用菇類相比，但對免疫力的保健仍有助益。菇類也是維生素 D 極佳的食物來源。

（五）芽類富含多種抗氧化及抗癌功能的營養成分

芽菜富含維生素、礦物質及膳食纖維，是高營養價值的食物來源，如苜蓿芽、青花菜芽、黃豆芽、小麥芽、蕎麥芽、蘿蔔嬰及十字花科芽菜等。芽類蔬菜含有硫配醣體（glucosinolate）及多酚化合物（phenolic compound）等具抗癌活性的成分，且口感清脆，多以生菜沙拉、手卷或蔬果汁的方式生食，更顯其營養特色。

表 2-2　常見葉菜類的營養分析表

樣品名稱	熱量 (kcal)	水分 (g)	粗蛋白 (g)	粗脂肪 (g)	灰分 (g)	總碳水化合物 (g)	膳食纖維 (g)	鈣 (mg)	鐵 (mg)	β-胡蘿蔔素 (μg)	維生素E總量 (mg)	維生素 B_1 (mg)	維生素 B_2 (mg)	葉酸 (μg)	維生素C (mg)
甘藷葉	28	90.9	3.2	0.3	1.2	4.4	3.3	105	2.5	3523	1.09	0.08	0.18	69.9	26.8
紅鳳菜	22	92.7	2.1	0.4	1.3	3.5	2.6	122	6.0	6062	0.96	0.03	0.12	-	9.5
菠菜	18	93.7	2.2	0.3	1.4	2.4	1.9	81	2.9	3698	1.42	0.06	0.12	72.9	12.1
白洋葱	42	88.6	2.5	0.4	1.0	0.1	0.4	10.0	1.3	25	0.4	0	0.03	4.0	5.6
紫洋蔥	32	91.3	0.9	0.1	0.4	7.3	1.5	21	0.2	0	0.04	0.04	0.02	5.6	4.5
花椰菜	23	93.0	1.8	0.1	0.6	4.5	2.0	21	0.6	5	0.18	0.04	0.05	61.5	62.2
白蘿蔔	16	95.5	0.5	0.7	0.1	303	1.1	23	0.3	0	0	0.02	0.02	16.2	15.3
胡蘿蔔	37	89.6	1.0	0.2	0.8	8.5	2.7	30	0.5	5402	0.61	0.05	0.04	16.5	5.2
牛蒡	84	76.9	2.5	0.4	2.5	0.4	1.1	19.1	5.1	46	0.8	7	0.13	-	3.3
金針菜	40	89.1	2.4	0.5	0.6	7.4	2.9	23	0.6	1614	7.56	0.15	0.16	71.0	29.2
冬瓜	13	96.5	0.4	0.1	0.3	2.7	1.1	7	0.2	0	0.11	0.01	0.01	-	14.9
敏豆莢	30	92.2	1.7	0.2	0.5	5.3	2.0	40	0.6	52	0.33	0.06	0.09	26.1	11.8
麻竹筍	21	93.3	2.1	0.1	0.8	3.7	2.0	9	0.4	1.0	0.22	0.04	0.07	-	3.0
長茄子	25	92.8	1.2	0.2	0.5	5.3	2.7	16	0.4	6	0.40	0.05	0.04	21.7	5.2
牛番茄	19	94.7	1.2	0.2	0.5	4.0	1.0	7	10	792	0.57	0.04	0.01	-	12.30
紅甜椒	33	91.2	0.7	0.1	0.4	7.1	1.6	6	0.4	1072	2.01	0.05	0.08	-	137.7
秋葵	36	89.8	2.1	0.1	0.5	7.5	3.7	94	0.7	1355	0.45	0.02	0.10	-	11.3
海帶	20	93.8	0.8	0.1	1.0	4.3	2.8	87	1.0	142	0.13	0.01	0.01	37.2	0.1
木耳	38	89.9	0.9	0.1	0.3	8.8	7.4	27	0.8	0	0	0.01	0.09	9.4	0.0
香菇	39	88.6	3.0	0.1	0.7	7.6	3.8	3	0.6	0	0	0.01	0.23	46.3	0.3
金針菇	37	89.1	2.6	0.3	0.8	7.2	2.3	1	0.9	0	0.01	0.17	0.23	29.4	0.0
苜蓿芽	20	93.6	3.2	0.2	0.4	2.5	1.8	41	0.7	64	1.61	0.07	0.10	27.4	6.6
黃豆芽	34	90.2	5.4	1.2	0.7	2.5	2.7	52	0.8	557	1.68	0.06	0.07	111.2	7.3

資料來源：整理自衛福部臺灣食品成分資料庫（樣品單位：100 公克）

（六）某些蔬菜鉀離子或普林含量較高

有些蔬菜的鉀離子含量高，血鉀高或腎臟病人應川燙後食用或避免食用，如蕃茄、生菜、蔬菜汁、金針菇、菠菜、空心菜、昆布、紫菜、莧菜、地瓜葉等。部分菇類的鉀含量及粗纖維較高，也較不適合腎臟病或腸胃消化性潰瘍疾病患者過量食用。芽類、菇類的普林量較高於一般蔬菜，雖然植物性普林對血液中的尿酸值影響遠不如內臟、海鮮、肉類高，但正值急性發作期的高尿酸患者仍需留意食用量。

（七）藻類是「海洋中的蔬菜」

藻類富含膳食纖維及黏多醣類、維生素、鈣、硒和碘等礦物質，營養價值高且味道鮮美，堪稱為海洋中的蔬菜。藻類提供一般陸地蔬菜少有的色素蛋白，如藻紅素（phycoerythrin）、藻藍素（phycocyanin），以及 ω-3 多元不飽和脂肪酸，如 EPA 和 DHA 等。

（八）菇類、藻類、根莖類、果菜類較耐放

菇類、藻類、根莖類、果菜類等蔬菜含有豐富的膳食纖維，並比一般葉菜類耐放，並可以利用冷凍、乾燥脫水、製罐等食品加工方式，延長保存期限，並方便使用，適合糖尿病、高血脂症、肥胖及有便祕問題，居家常備的養生食材。

三、每日建議量

1. 每天 3 至 5 碟，其中至少一碟為深綠色或深黃橙紅色蔬菜，一碟的份量約 100 公克。
2. 每日三餐蔬菜宜多變化，選擇當季在地新鮮蔬菜為佳。

四、簡易食物代換

每份約提供 5 公克醣類及 1 公克蛋白質，熱量約為 25 大卡。煮熟後體積縮小，添加水與油烹調後熟重約 130 公克，約是 1 小碟或 1 小碗（圖 2-19）。

蔬菜類 1 份重量為可食部分生重約 100 公克。

= 生菜沙拉（不含醬料）100 公克

= 煮熟後相當於直徑 15 公分盤 1 碟，或約大半碗

= 收縮率較高的蔬菜如莧菜、地瓜葉等，煮熟後約占半碗

= 收縮率較低的蔬菜如芥蘭菜、青花菜等，煮熟後約占 2/3 碗

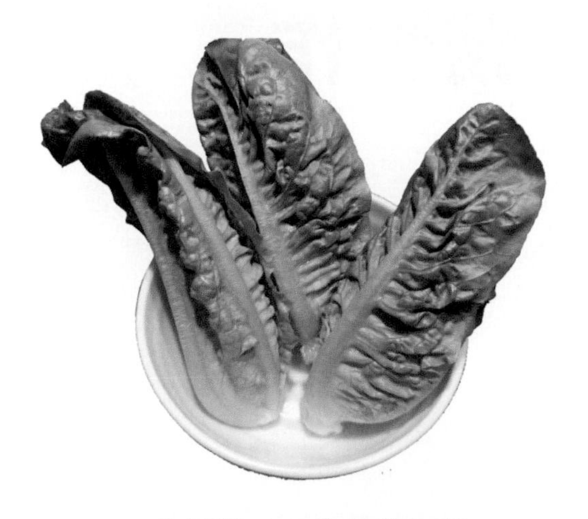

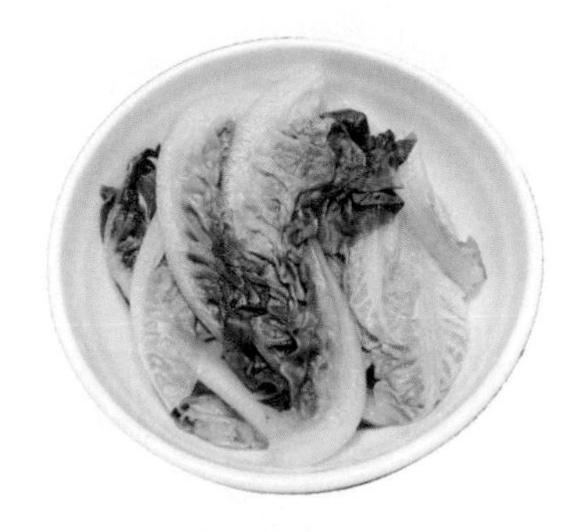

生重約100公克的青菜　　煮熟後約爲熟重130公克

圖 2-19　簡易蔬菜類食物代換份量

營養大補帖

蔬菜也有硝酸鹽，會不會致癌？如何降低硝酸鹽的攝取量？

行政院農業委員會農業試驗所調查國內蔬菜中硝酸鹽殘留量發現，硝酸鹽含量較高之蔬菜以「葉菜類」為主，其中又以莧菜、青梗白菜、不結球芥菜、油菜及不結球白菜等葉菜類的比例偏高。

硝酸鹽（Nitrate, NO_3^-）是自然界氮循環的一部分，農業上主要用作化肥使用，融入土中被植物吸收，以維持其生長機能。因此，蔬菜中的硝酸鹽是天然存在，而非人工添加。再者，蔬果中含有胡蘿蔔素、維生素 C 及維生素 E 等抗氧化劑，可以阻斷亞硝酸鹽轉換成亞硝基化合物，並將其還原為一氧化氮而加以清除，對健康不會有危害。消費者也可用以下方法減少硝酸鹽的攝取：

1. 充分清洗：洗菜三原則，先浸泡、後沖洗、再切除。食用蔬菜前可透過清洗，減少 10~15% 硝酸鹽的含量，再經烹煮（汆燙）後則可減少 30~40%。
2. 不過量烹調，每餐不要有剩菜，減少蔬菜中硝酸鹽的產生。
3. 保持均衡飲食、避免偏食：交替食用不同種類的蔬菜。

健康主題料理實務製作

有沒有一道料理可以簡單、營養，老少咸宜呢？利用一張全麥春捲皮，把喜歡吃的各式健康食材捲起來，鋪上酪梨沾醬，美味又營養，健康方便的好選擇。

酪梨甜蝦蔬菜捲餅

材料（4 人份）

全麥春捲皮 120 公克（約 4 張）
苜蓿芽 80 公克
全麥春捲皮 120 公克（約 4 張）
酪梨 80 公克（可食量）
蝦仁 100 公克
四季豆 80 公克
蘿美生菜 80 公克（或苜蓿芽）
甜椒 50 公克
柳松菇 50 公克
蒜末
調味料：橄欖油 1 湯匙、鹽 1/2 茶匙

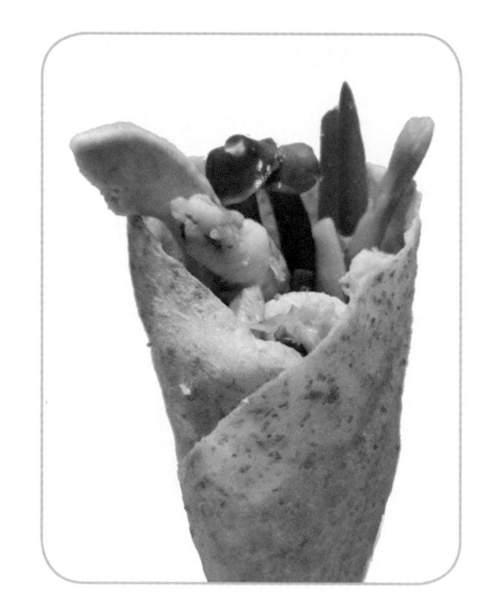

作法

1. 將所有生鮮食材充分洗淨，四季豆、甜椒切成長段，柳松菇剝成小朵，生菜切成絲，蝦仁去除腸泥。
2. 熱油鍋，加入蒜末、柳松菇炒香後，放入四季豆、蝦仁及甜椒拌炒，加鹽調味後，瀝乾待用。
3. 酪梨去皮後，取適量壓成泥狀，其餘切成條狀。取全麥春捲皮一片，先取鋪上一層酪梨泥後，均勻鋪上生菜絲（或苜蓿芽），再鋪上材料 2 的食材後，慢慢捲成手卷即可。

營養成分分析表

酪梨甜蝦蔬菜捲餅（4 人份）						
材料		用量 / 每份的量	營養素			熱量（Kcal）
			蛋白質 (g)	脂肪 (g)	醣類 (g)	
主材料	全麥春捲皮	120g / 30g	8	-	60	280
	四季豆	80g / 100g	0.8	-	4	20
	蘿美生菜	80g / 100g	0.8	-	4	20
	甜椒	50g / 100g	0.5	-	2.5	12.5
	柳松菇	50 g / 100g	0.5	-	2.5	12.5
	蝦仁	100g / 50g	14	6	-	110
	酪梨	80g / 40g	-	10	6	114
調味料	橄欖油	15g / 5g	-	15	-	135
合計			24.6	31	79	704
平均 1 人份			6.2	7.8	20	176

樣品名稱	熱量 (kcal)	水分 (g)	粗蛋白 (g)	粗脂肪 (g)	灰分 (g)	總碳水化合物 (g)	膳食纖維 (g)	鈣 (mg)	鐵 (mg)	β-胡蘿蔔素 (μg)	維生素 B_1 (mg)	維生素 B_2 (mg)	葉酸 (μg)	維生素C (mg)
桑葚	32	91.0	1.1	0.4	0.5	7.0	1.3	41	0.4	32	0.03	0.08		9.2
草莓	39	89.0	1.0	0.2	0.5	9.3	1.8	16	0.3	15	0.02	0.04	82.8	69.2
土芭樂	39	88.8	0.7	0.1	0.4	10.0	5.0	4	0.1	93	0.03	0.01		80.7
楊桃	32	90.8	0.5	0.1	0.3	8.2	1.3	2	0.2	22	0.03	0.03	6.1	44.3
土芒果	54	84.9	0.6	0.3	0.4	13.8	1.0	8	0.4	571	0.05	0.06	17.7	14.3
荔枝	65	81.8	1.0	0.2	0.4	16.5	0.8	4	0.1	0	0.03	0.06	14.9	52.3
龍眼	73	79.7	1.1	0.5	0.7	17.9	1.8	5	0.4	0	0.01	0.14		95.4
巨峰葡萄	64	82.4	0.5	0.3	0.3	16.6	0.2	5	0.1	3	0.03	0.01	3.7	2.2
加州紅李	45	88.2	0.3	0.6	0.3	10.6	1.7	6	0.3	70	0.02	0.02		3.8
水蜜桃	40	88.6	0.9	0.1	0.5	9.9	1.3	5	0.2	147	0.01	0.03		6.6
新世紀梨	42	88.3	0.4	0.2	0.4	10.7	1.8	3	0.1	0	0.02	0.02		4.2
紅棗	227	35.8	3.2	0.3	1.2	59.5	7.7	50	1.7	0	0.09	0.12		1.0
櫻桃	75	78.8	1.2	0.3	0.7	19.1	1.3	15	0.2	12	0.02	0.04		10.7
柳橙	43	87.6	0.8	0.1	0.4	11.0	2.1	28	0.3	0	0.07	0.04		41.2
香吉士	47	87.1	0.7	0.5	0.4	11.4	2.2	41	0.1	20	0.07	0.04	6.3	74.8
檸檬	33	91.0	0.7	0.5	0.4	7.4	1.2	26	0.2	0	0.07	0.01		34.0
香蕉	85	75.7	1.5	0.1	0.0	0.7	22.1	1.6	5	0.4	2	0.05	15.7	10.7

資料來源：整理自衛福部臺灣食品成分資料庫（樣品單位：100 公克）

(三)攝取新鮮水果或現榨果汁比果汁飲品好

除了新鮮現榨的天然果汁外，市售果汁飲品大多是從「濃縮果汁」調製加工而成。由於新鮮果汁濃縮過程會讓水果本身的酵素、鮮味和營養流失，因此再還原成果汁的過程，除了加水稀釋外，大多還會添加食品添加物，例如酸味劑(如檸檬酸、乳酸、維他命 C 等)、甜味劑(如山梨醇、葡萄糖果糖糖液等)、著色劑(如黃色四號、類胡蘿蔔素等)、增稠劑(如玉米糖膠等)、保色劑(如菸鹼胺、抗壞血酸鈉等)、防腐劑(如苯甲酸鈉等)，用以增添果汁的風味。因此，建議攝取新鮮水果或現榨果汁為佳。

三、每日建議量

每天 2 至 4 份，最好有一個是枸櫞類(柑果類)的水果。

四、簡易食物代換

每份約提供 15 公克醣類，熱量約為 60 大卡。簡單分為小型水果(例如：葡萄、櫻桃等)，每份約 10 顆一份(聖女番茄則約 23 顆)；中型水果(例如：蘋果、柳丁)，每份約 1 個拳頭大小；及大型水果(例如：西瓜、哈密瓜)，每份約 1/5-1/10 個或切塊後約 8 分滿的飯碗。葡萄乾、蔓越莓乾等果乾及果汁也在此類，單位熱量較高(圖 2-25)。

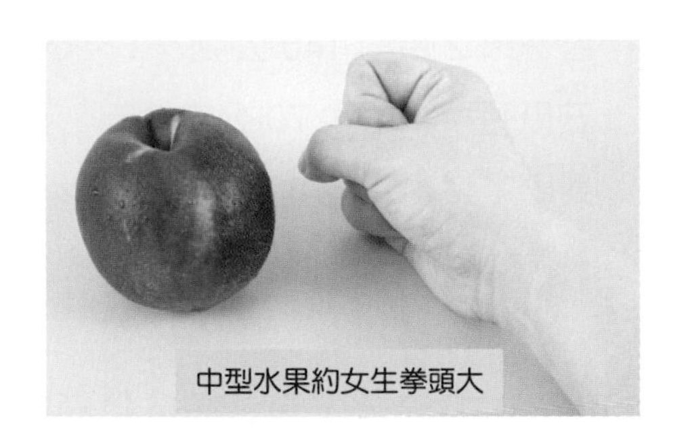

中型水果約女生拳頭大

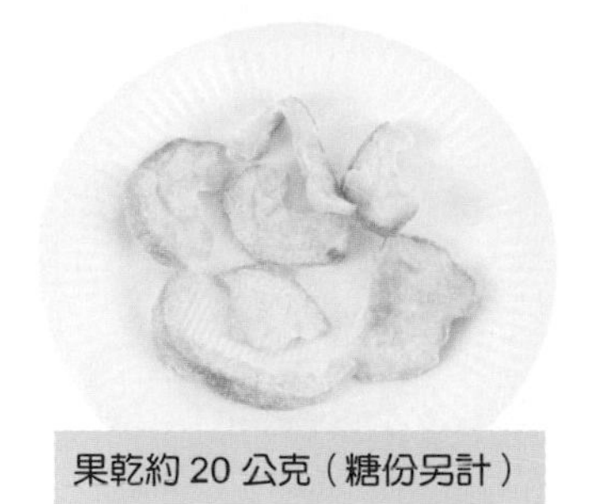

果乾約 20 公克(糖份另計)

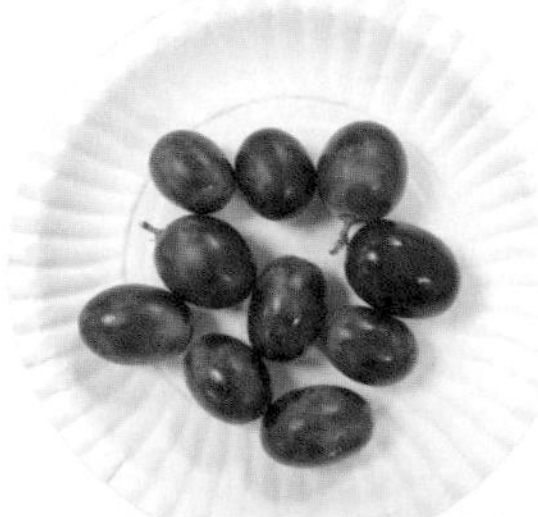

小型水果約 10 顆
(聖女番茄則約 23 顆)

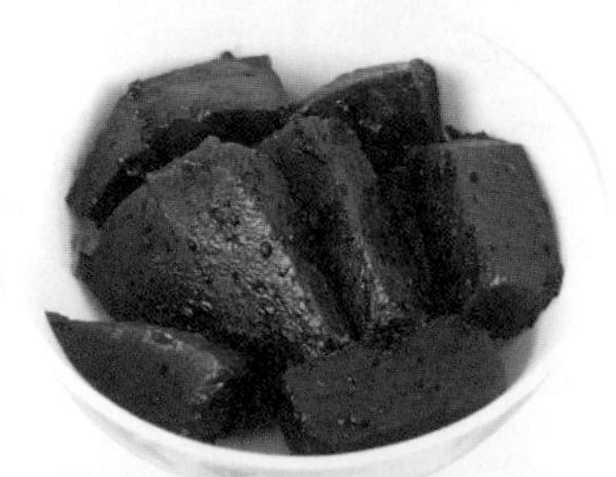

大型水果約切塊
裝進飯碗 8 分滿

圖 2-25　簡易水果份量代換

健康主題料理實務製作

臺灣水果實在太好吃了，吃太少不過癮，但一不小心吃太多又會影響血糖，該怎麼辦呢？這時候把一些水果換成低糖份的蔬菜，美味不變，糖份變低，吃的安心。

百香蔬果棒沙拉

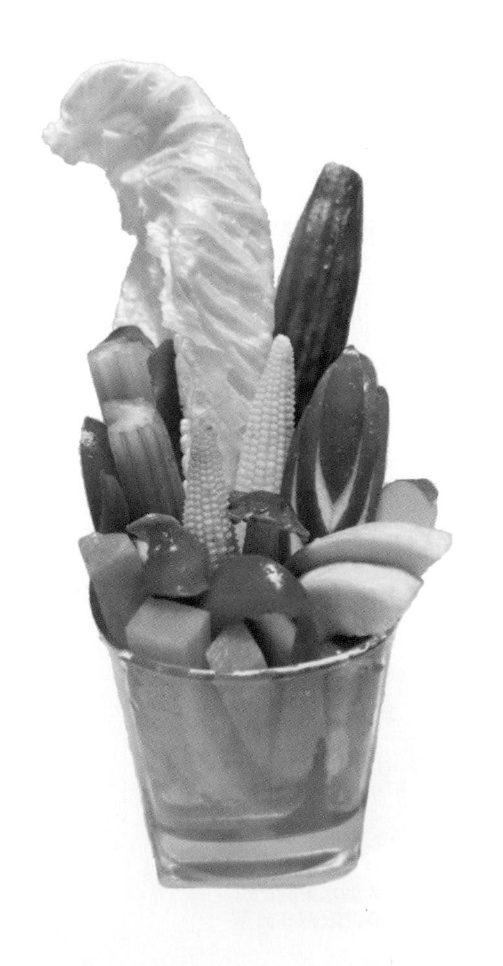

材料（4 人份）

小黃瓜 100 公克
紅蘿蔔 60 公克
西洋芹 40 公克
蘿美生菜 40 公克
玉米筍 40 公克
甜椒 40 公克
柳松菇 40 公克
百香果 2 顆約 140 公克
五爪蘋果半顆約 70 公克
泰國芭樂半顆約 80 公克

作法

1. 將材料充分洗淨，紅蘿蔔去皮後，與小黃瓜、西洋芹、蘿美生菜一起切成段，蘋果及芭樂去籽後切成長條狀。
2. 百香果切對半後，挖出果肉部分作成沾醬，放入玻璃杯中，再把切好的蔬果放入玻璃杯中即完成。

營養成分分析表

百香蔬果棒沙拉（4 人份）						
材料		用量 / 每份的量	營養素			熱量（Kcal）
			蛋白質 (g)	脂肪 (g)	醣類 (g)	
主材料	小黃瓜	100g / 100g	1	-	5	25
	紅蘿蔔	60g / 100g	0.6	-	3	15
	西洋芹	40g / 100g	0.4	-	2	10
	蘿美生菜	40g / 100g	0.4	-	2	10
	玉米筍	40g / 100g	0.4	-	2	10
	甜椒	40g / 100g	0.4	-	2	10
	柳松菇	40g / 100g	0.4	-	2	10
	五爪蘋果	70g / 140g	-	-	7.5	30
	泰國芭樂	80g / 160g	-	-	7.5	30
	百香果	280g / 140g	-	-	30	120
合計			3.6	-	63	270
平均 1 人份			0.9	-	15.8	67.5

營養大補帖

水果可以幫助消化，要飯前吃還是飯後吃呢？

合適的吃水果時間建議視個人需求、體質、疾病別、腸胃消化狀況等因素來考量。例如，有腸胃問題者，飯後馬上吃水果，可能導致胃腸脹氣等症狀，建議飯後 1 小時再吃水果。消化道潰瘍患者飯後吃水果也較不傷胃，而番茄、香蕉、橘子等水果可能在空腹食用易引起胃痛。此外，水果中的水溶性膳食纖維，可以增加飽足感，降低一餐攝取量，有助於體重控制。對於飯後吃水果易感到脹氣或腸胃不適的人來說，也可以飯前吃水果。糖尿病患吃水果則要注意總醣量的攝取，以免過量醣類造成血糖過高。

2-6
乳品類

乳品類主要富含鈣質與優質蛋白質，因國人普遍鈣質攝取不足，所以每日飲食指南將乳品類獨立為一類，期望增加國人的鈣質攝取。全脂、低脂、脫脂鮮奶最大的差異在於熱量及脂肪的含量，其它像乳糖、維生素、礦物質等並無太大差異。

一、食物來源

（一）哺乳動物的乳汁及其製品

如：牛乳、羊乳及其製品。

（二）奶製品

包括鮮乳、低脂乳、脫脂乳、保久乳、奶粉、優酪乳、優格、各式乳酪（起司）、乾酪粉等。優酪乳或優格等添加乳酸菌等乳製品，不僅增添風味，益生菌有助平衡腸道菌群生態，維持腸道健康。

二、營養價值

（一）乳品為蛋白質的良好來源

鮮乳蛋白質含量平均在 3% 以上，主要包括 20% 乳清蛋白與 80% 酪蛋白，其中乳清蛋白主要成分為 β- 乳白蛋白、α- 乳白蛋白等。牛乳的蛋白質消化率為 90 ～ 100%，身體利用率可達 75 ～ 100%，被人體有效吸收和利用的生物價值（又稱生物價）高達 85%，皆較穀類及豆類高，生物價僅低於雞蛋，因此，乳品為蛋白質的良好來源。

（二）乳脂肪的主要成分為脂肪酸、磷脂質和膽固醇類

鮮乳脂肪主要成分為脂肪酸、磷脂質和膽固醇類等，在乳脂肪中溶有多數的脂溶性維生素及游離脂肪酸，含有 1.2 ～ 2.0% 的亞麻油酸，是 EPA 及 DHA 等 ω-3 多元不飽

和脂肪酸及前列腺素的前驅物。此外，乳脂肪中富含卵磷脂、腦磷脂及神經磷脂，是維持人類腦神經及其他細胞構造的必要成分。

（三）鮮乳中的乳糖可提高鈣與磷的吸收，促進腸道益生菌生長

鮮乳中醣類以乳糖為主（占 99.8% 以上），其中半乳糖（galactose）佔乳糖分子的一半，是嬰兒形成腦部細胞的腦苷脂（cerebroside）及黏多醣類（muco-polysaccharide）的必要成分。乳糖亦能使消化系統腸道內的有益菌─乳酸菌大量繁殖，抑制害菌的繁殖，進而幫助腸道順利消化、吸收。乳糖可提高鈣與磷的吸收效能與代謝，有助兒童的骨質增長，並預防成年人骨質疏鬆。除乳糖外，鮮乳中含有其他具生理活性的寡糖，例如：乳酮糖（lactulose）、海藻糖（L-fucose）及 N- 乙醯葡萄糖胺（N-acetylglucosamine）等（稱為 bifidus 因子），可促進腸內有益菌雙叉乳桿菌（又稱比菲德氏菌，*Bifidobacterium bifidum*）的生長。

（四）牛乳富含鈣、磷

牛乳中礦物質含量約佔 0.7%，包括鈣、磷、鈉、鎂、鉀、氯、硫、鋅、鐵、碘、銅等，其中以鈣及磷的含量最為豐富，為體內重要的營養來源。此外，牛乳中鈣與磷之比，鈣與鉀之比，鎂與鈉之比，均近似於人體所需求的狀態。牛乳中含 25 種以上的維生素，其中以維生素 A 及 B_2 的含量特別豐富；而鮮乳中的維生素 B_1、菸酸及泛酸也相當豐富，其中國人飲食中最欠缺維生素 B_2，應該依照國民健康署建議量，每天早晚飲用一杯鮮乳（一杯約 240 毫升）。

（五）乳酪含 80% 的乳脂肪

乳酪（butter），俗稱為奶油或黃油，可分為加鹽乳酪與不加鹽乳酪兩類。根據國家標準（CNS2877, N5085），乳酪色澤應呈明亮均勻之乳黃色，不得混合其他油脂或雜質，具新鮮乳酪固有之香味，並無變性腐敗臭味。乳酪由於牛乳脂質比重較輕，故於收集後水洗、壓練（butter working）得到的產品即為乳酪，消費者常在烘焙食品中塗抹乳酪，增加麵包風味與色澤。乳酪內含乳脂肪須為 80% 以上、水分 16% 以下、非脂乳固形物 2% 以下及食鹽含量 2% 以下。

（六）乾酪含有鈣質、脂質、蛋白質等營養成分

乾酪（cheese），俗稱為起司，含有鈣質、脂質、蛋白質等營養成分，為飲食文化增添不同的風味。依乾酪種類，在特定的溫度、濕度控制下放置一段時間熟成，由於乾酪的醣類、蛋白質與脂肪受到微生物與各類酵素催化改變或分解，產生各式脂肪酸、胺類、酮類、醇類、醛類等成分，而形成乾酪的特殊風味。臺灣常見的起司多為起司片、起司條等再製乾酪（即再製起司）產品，而天然起司多為外國進口，因臺灣牛奶收購價格較高，故自製起司較少見，以生產鮮奶為主流。

三、每日建議量

1. 每天 1.5 至 2 杯（一杯約 240c.c.）。
2. 應注意避免同時吃入過多添加糖。

四、簡易食物代換

每份提供 12 公克醣類及 8 公克蛋白質，並分為全脂、低脂、脫脂（脂肪含量為 8、4、0 公克），熱量依序為 150、120 及 80 大卡。每份鮮奶約是 240 毫升（約 1 盒小盒新鮮屋包裝的鮮奶）或小瓶優酪乳 1 瓶，每份奶粉約 3 ～ 4 平匙。部分乳製品的醣類含量較為低，如：每份起司片（2 片）含醣類 2.9 公克，熱量 116 大卡、乳酪絲（35 公克）含 2.1 公克，熱量 112 大卡。一般優格或優酪乳可以從食品標示有無添加糖，建議挑選「無糖」的口味，以降低熱量攝取（圖 2-26）。

乳品類 1 份

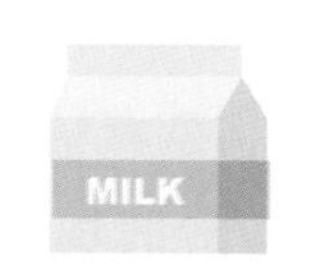

鮮奶240毫升
紙盒最小包裝

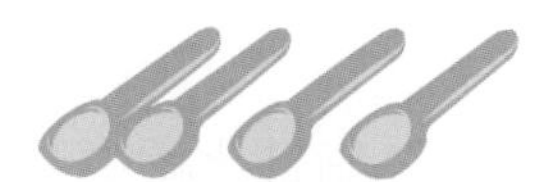
全脂奶粉4湯匙
（30公克）

起司2片
(45公克)

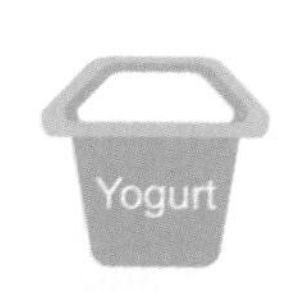

優格(無糖)210公克
市售商品添加糖量
約4顆方糖

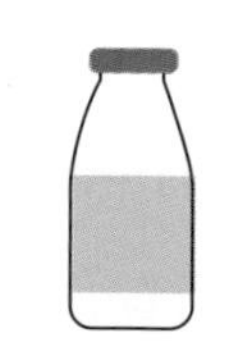
優酪乳(無糖)240毫升
市售商品添加糖量
約3～7顆方糖

以無調味、無糖為優先選擇

圖 2-26　乳品類簡易食物代換份量

營養大補帖

為何有人喝牛奶會拉肚子？

乳糖不耐症（lactose intolerance）是因為人體小腸黏膜的乳糖酶的缺乏或不足，無法將乳製品中的乳糖完全分解，未水解的乳糖在大腸內堆積導致水分增加及被大腸細菌發酵產生氣體（圖 2-27），而引起脹氣、痙攣、腹痛或下痢等症狀。一般約在攝取後 30 分鐘至 3 小時出現症狀，導致有些民眾對喝鮮奶產生恐懼感。由於乳製品是鈣質的重要來源，且乳糖酶屬於誘導性的酵素，因此建議乳糖不耐症患者可以採用以下方法，逐漸提高乳糖酶活性，並促進腸道對乳糖的耐受性。

1. 經常性的小量分次飲用鮮乳的方式，不要在空腹時飲用，少量的乳製品較不容易引發腸胃問題。
2. 喝牛奶時搭配別的食物，可以延緩消化過程，減輕乳糖不耐症狀。
3. 選擇低乳糖或零乳糖製品或多嘗試各種乳製品，因每種乳製品的乳糖含量不同。例如優酪乳、低乳糖牛奶、去乳糖奶粉、天然起司（natural cheese）（1 片 20 公克相當於 200 毫升牛奶的營養成分），且在製程中乳糖幾乎都被分解，故乳糖不耐症者可嘗試由少量開始慢慢飲用。
4. 試試乳糖酶藥片或滴劑，在飯前服用或將滴劑滴入牛奶中分解乳糖，幫助消化乳製品。

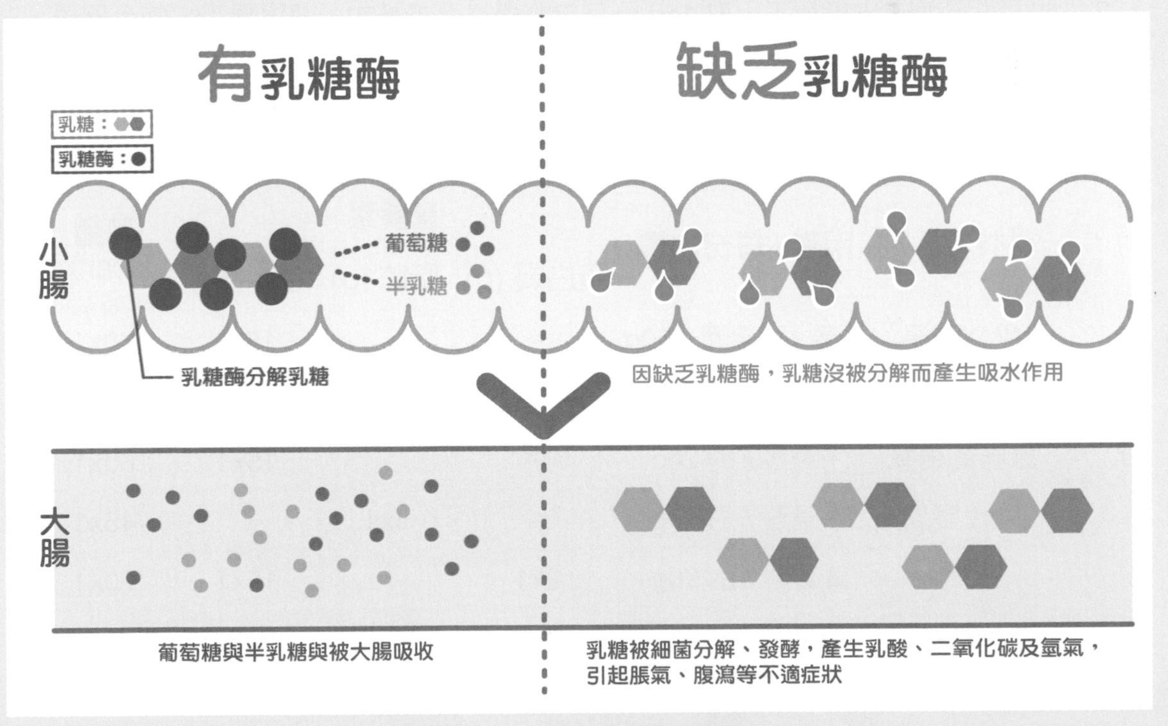

圖 2-27　小腸有無乳糖酶的差異

水果麥片優格

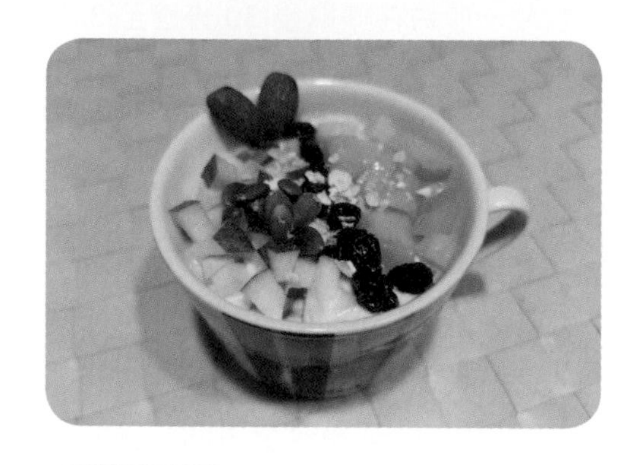

材料（4 人份）

五爪蘋果 1 顆（購買量約 140 公克）
原味葡萄乾 1 湯匙（約 20 公克）
綜合堅果 1 湯匙（約 10 公克）
麥片 3 湯匙（約 20 公克）
自製優格（無糖）600 公克（以低脂鮮奶製作）

作法

1. 前一天參照市售乳酸菌使用方法，加入全脂鮮奶中攪拌均勻後，以優格機或室溫發酵，發酵時間依乳酸菌條件有所調整，待發酵完成為優酪乳後，放入冰箱備用。
2. 水果洗淨並去皮後切丁，取 150 公克自製優格裝於杯中，將水果丁、綜合堅果、麥片及葡萄乾鋪於上層，即完成。

水果優格（4 人份）						
材料		用量 / 每份的量	營養素			熱量 Kcal）
			蛋白質 (g)	脂肪 (g)	醣類 (g)	
主材料	愛文芒果	半顆 / 可食量 150g	-	-	15x1	60x1
	五爪蘋果	1 顆 / 可食量 125g	-	-	15x1	60x1
	原味葡萄乾	1 湯匙 / 約 20g	-	-	15x1	60x1
	綜合堅果	1 湯匙 / 約 10g	-	5x1	-	45x1
	麥片	3 湯匙 / 約 20g	2x1	-	15x1	70x1
	自製優格	600g / 210g	8x2.9	4x2.9	12x2.9	120x2.9
合計			25	18	95	625
平均 1 人份			6	4	24	156

2-7 油脂與堅果種子類

脂質的食物來源主要分為植物性油脂及動物性油脂，不同食物之脂肪含量及脂肪酸的組成也會有所差異，包含各式烹調用油及堅果種子類。植物性油脂大多來自大豆油、花生油和橄欖油等各式烹調用油，或是核桃、瓜子等堅果種子類及其製品（又稱不可見性脂肪）。動物性油脂包括牛油、豬油、奶油等之動物性油脂（又稱可見性脂肪），而各式肉品、海鮮類、奶製品或動物性加工食品皆含有脂肪。一般而言，大多動物性的飽和脂肪酸會高於植物性脂肪酸；可見性脂肪的油脂含量會高於不可見性油脂。

一、食物來源

1. 將植物種子壓榨萃取製成的食用油，如：大豆油、葵花油、椰子油等。
2. 來自動物性脂肪的豬油、牛油，或經氫化處理的人造奶油等。
3. 利用動植物油脂做成的抹醬或醬料，如：沙茶醬、美乃滋、花生醬、芝麻醬、椰漿及椰奶（每份需加 1.5～2 公克的糖類）等。
4. 核桃、芝麻等堅果種子類，以及酪梨。

二、營養價值

1. 油脂富含脂質、多種脂肪酸及維生素 E，提供熱量來源。由表 2-5 可知，動物性與植物性油脂皆含有飽和脂肪酸及不飽和脂肪酸，總脂肪量也略有差異。日常飲食應多選擇總脂肪含量較低，且富含不飽和脂肪酸為油脂來源為佳。。
2. 堅果種子類提供較多的不飽和脂肪酸、礦物質、維生素及植物性蛋白質等。
3. 每份約提供 5 公克油脂，熱量為 45 大卡。
4. 每份椰漿、椰奶、加州酪梨等油脂類含有 1.5～3 公克的醣類；花生醬、腰果、核桃、南瓜子、杏仁果等油脂類含有少許的蛋白質，適合素食者食用，增加優質蛋白質攝取。

表 2-5　常見含油脂類食品之脂肪酸組成（公克 /100 公克）

食品		總脂肪含量	飽和脂肪酸	單元不飽和脂肪酸	多元不飽和脂肪酸
動物性油脂	低脂牛奶	2	1.2	0.1	0
	全脂牛奶	3.3	1.9	0.8	0.2
	全脂優酪乳	3.3	2.1	0.9	0.1
	醃豬肉火腿	5.1	1.2	1.9	0.6
	野生鮭魚	6.3	1	2.1	2.5
	養殖鮭魚	13.4	3.1	3.8	3.9
	碎牛肉	17.1	6.8	7.4	0.7
	羊肉	23.4	10.2	9.6	1.9
	起司片	27.8	17.6	8.1	2.5
	奶酪	33.3	18.9	8.3	1.4
	奶油	81.1	50.5	20.4	3
	魚油（沙丁魚）	100	29.9	33.8	31.9
	鱈魚肝油	100	22.6	46.7	22.5
植物性油脂	酪梨	15.4	2.1	9.8	1.8
	烤腰果	46.4	9.2	27.3	7.8
	烤花生	49.7	7.7	26.2	9.8
	杏仁	49.9	3.8	31.5	12.3
	核桃	65.2	6.1	8.9	47.2
	可可脂油	100	59.7	32.9	3
	棕櫚油	100	49.3	37	9.3
	椰子油	100	82.5	6.3	1.7
	大豆沙拉油	100	15.3	22.7	56.7
	葵花油	100	10.3	16.5	65.7
	油菜籽油	100	7.4	63.2	27.8
	橄欖油	100	13.8	73	10.5

三、每日建議量

1. 每天 3 至 7 茶匙油脂（一茶匙約 5 公克）及堅果種子類 1 份。
2. 食用油最好選用植物油，並注意用量。

四、簡易食物代換

每份約提供 5 公克脂肪，熱量 45 大卡。每份油脂類份量：純食用油（各種動植物油）約 1 茶匙、2 湯匙沙拉醬、1 湯匙鮮奶油；堅果種子類每份約手掌心 1 把可取的份量，如花生仁約 10 粒（13 公克）、腰果 5 粒、瓜子約 50 粒（15 公克）、南瓜子約 30 粒（10 公克）等（圖 2-28、表 2-5）。

油脂及堅果種子類 1 份（以湯匙作為一湯匙份量參考，1/3 湯匙 =1 茶匙 5 公克）

植物油與動物油
份量相同
=1/3湯匙
帶殼花生
=2湯匙
杏仁粉、花生粉
芝麻粉等
=1湯匙
沙茶醬、芝麻醬
美乃滋等
=1/2湯匙
堅果、瓜子等
=1湯匙
瑪琪琳 6公克
=1茶匙
Anchor
酪梨40公克(約1/6個)
(含3公克醣類)
培根15公克
(約1片)
椰奶55公克
(含2公克醣類)

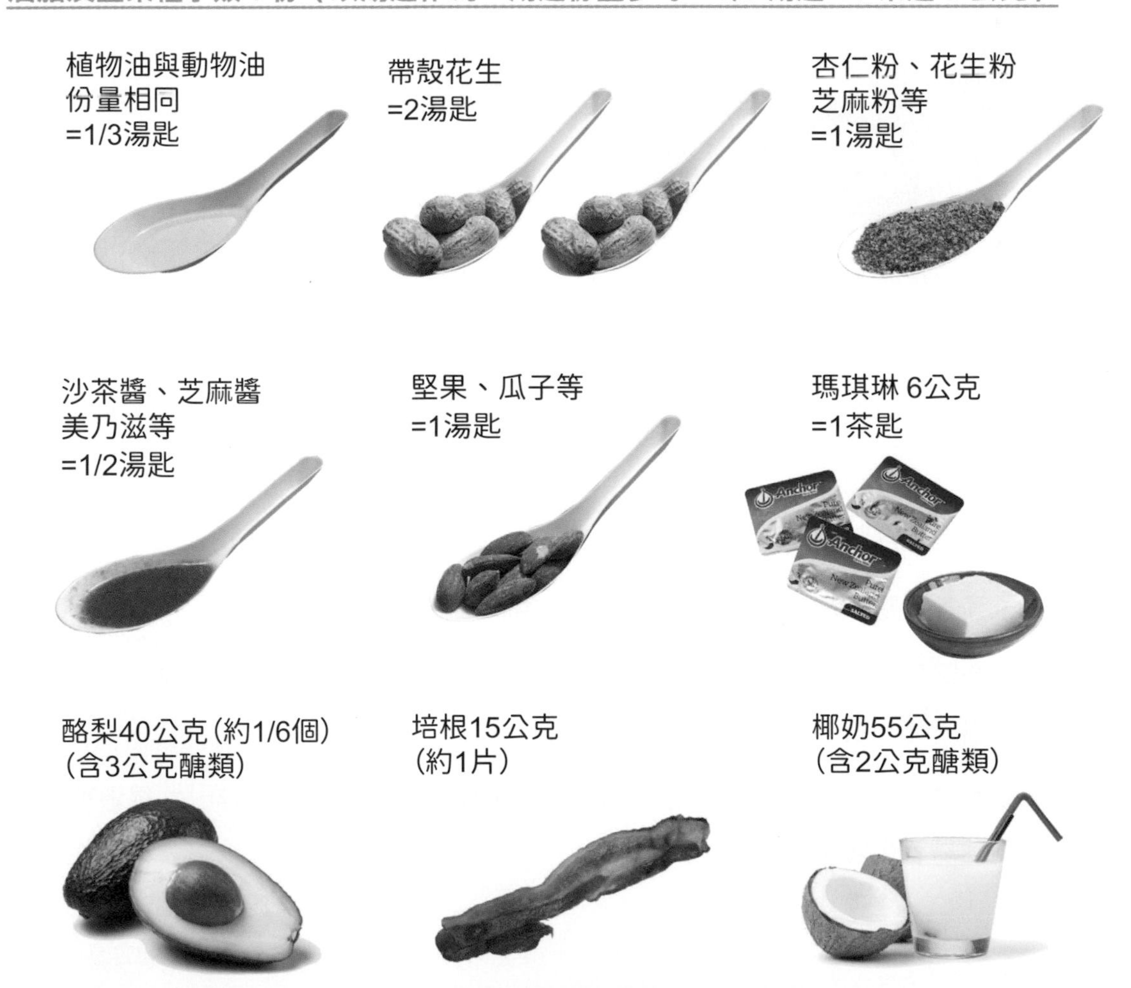

圖 2-28　簡易油脂及堅果種子類食物代換份量

健康主題料理實務製作

臺灣人每日堅果的攝取量明顯不足，如何增加堅果的攝取？建議可以借鏡地中海飲食，例如跟義大利人學習，把堅果入菜做料理沾醬開始，拌麵、搭配麵包土司都好吃！

堅果鯷魚青醬

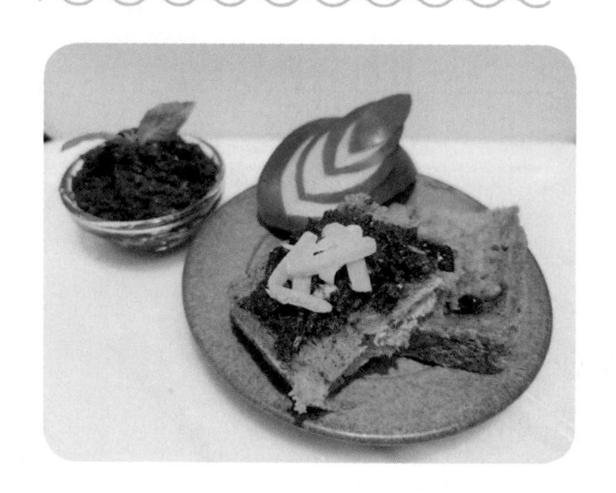

材料（4 人份）

九層塔 50 公克
松子 15 公克
核桃 7 公克
腰果 10 公克
南瓜子 10 公克
鯷魚乾 20 公克（或罐頭鯷魚）
蒜頭 10 公克
橄欖油 40 公克
鹽適量

作法

1. 九層塔泡水洗乾淨，瀝乾備用。
2. 松子等各種堅果放平底鍋烤 5 分鐘至微焦狀。
3. 將綜合堅果、鯷魚乾、九層塔、橄欖油，用手持式攪拌機打勻即完成，可搭配法國麵包、吐司或義大利麵使用。
4. 青醬可裝入乾淨玻璃瓶（須經煮沸殺菌過後使用）內放冰箱保存，九層塔葉接觸空氣容易氧化變黑，盡早用完為佳。

營養成分分析表

堅果鯷魚青醬（4 人份）						
材料		用量 / 每份的量	營養素			熱量（Kcal）
			蛋白質 (g)	脂肪 (g)	醣類 (g)	
主材料	九層塔	50g / 100g	0.5	-	2.5	12.5
	松子	15g / 15g	-	5	-	45
	核桃	7g / 7g	-	5	-	45
	腰果	10g / 10g	-	5	-	45
	南瓜子	10g / 10g	-	5	-	45
	鯷魚乾	20g / 5g	28	12	-	220
	蒜頭	10g / 100g	0.2	-	0.5	2.5
調味料	橄欖油	40g / 5g	-	40	-	360
合計			28.7	72	3	775
平均 1 人份			7.2	18	0.75	193.8

闖關遊戲

食物份量知多少？

第一關｜看照片，估份量，算熱量！

請翻閱本書所附《營養速查手冊》，寫出以下食物照片歸類於哪一類食物，評估其食物份量與三大熱量型營養素含量，計算其食物熱量？

食物照片	食物類別	份量（克數）	蛋白質（g）	脂肪（g）	醣類（g）	熱量（kcal）

第二關｜看照片，估份量，算熱量！

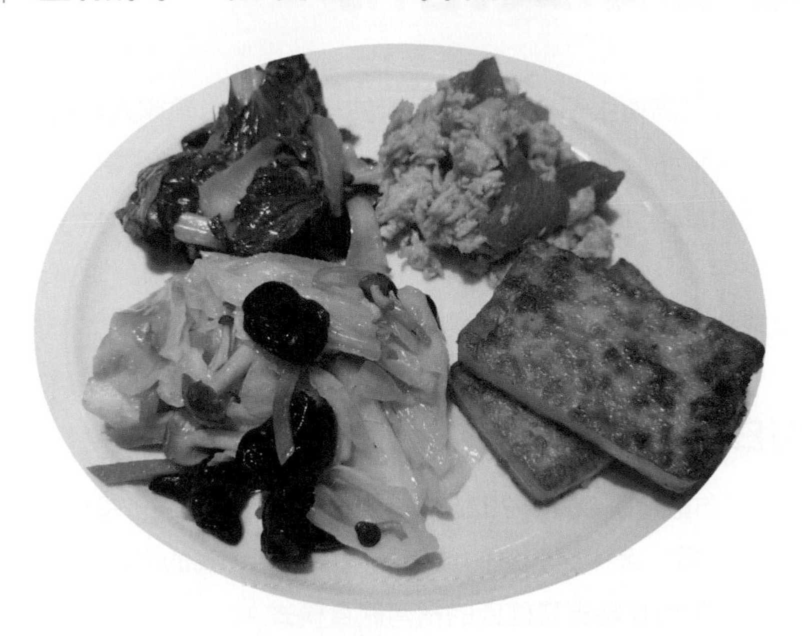

料理名稱	食物類別	用量 / 每份的量	營養素			熱量（Kcal）
			蛋白質（g）	脂肪（g）	醣類（g）	
合計						

2-8 各國每日飲食指南

不僅臺灣，各國最高衛生單位會依據最新的科學實證、國家人群組成（如：性別、種族、年齡、不同活動強度等群體）的健康狀況調查，並借重由醫學、公共衛生、營養、健康等領域專家所組成的委員會，最終制定國家每日飲食指南（dietary guideline），以公眾易於理解的文字及圖片，指導國民如何落實健康飲食原則，降低罹患疾病的風險。以下簡述歐美及東北亞等國家，每日飲食指南的特色與重點。

一、美國每日飲食指南

美國 2020 年公布最新版 2020~2025 年美國飲食指南，強調「每一口食物都重要」，建議民眾調整飲食習慣，選擇更健康的飲食，同時使用「我的餐盤」（my plate）（圖 2-29），並提出四大指引作為支持健康的指南飲食模式：

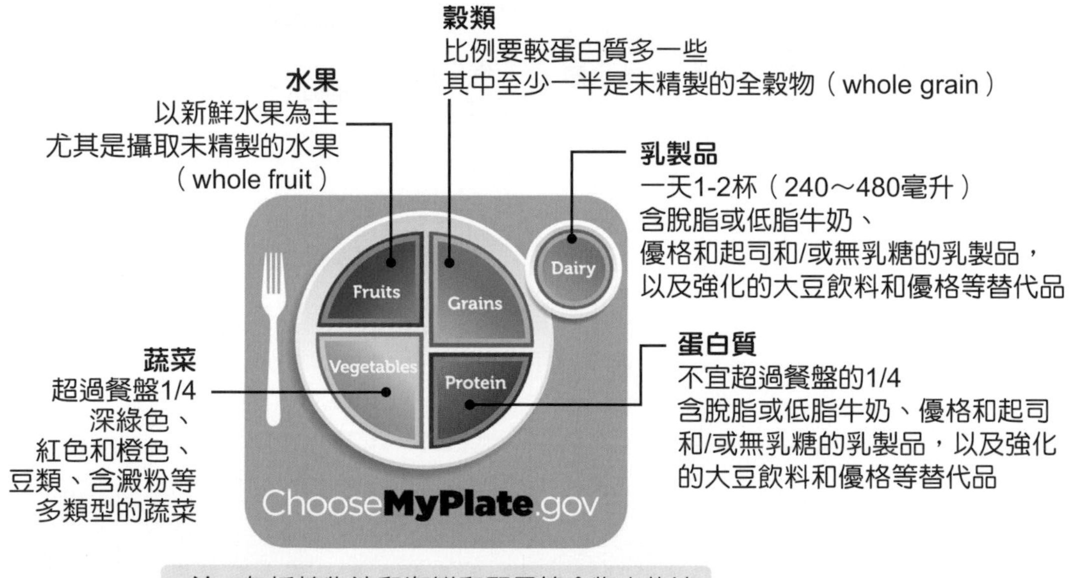

圖 2-29　美國每日飲食指南

1. 每個生命階段都應遵循健康的飲食模式。從出生到年老，任何時候開始吃得健康，永遠不會太早或太晚。

2. 客製化享受高營養價值的食物與飲品，依照個人喜好、文化傳統和預算考量。飲食要重視食物來源的多樣性、營養密度與份量。在身體所需的熱量範圍內，廣泛、多變化的選擇高營養密度食物。營養密度是指食物的各類營養素與熱量的比值，例如：同樣是熱量 100 大卡的食物，汽水只含糖，其他營養素含量少，屬於低營養密度的食物；而鮮奶可提供乳糖、蛋白質、脂肪及維生素等營養素，是高營養密度的食物。要是沒空吃新鮮蔬菜，冷凍蔬菜、罐頭蔬菜也是不錯的選擇。無添加糖的水果乾、100% 的果汁也能滿足每天對水果的需求。

3. 選擇營養豐富的食物和飲品，滿足各食物類別的需求，並控制熱量。很多人都知道燒烤、薯片、奶油蛋糕不利於健康，但有時就是想吃。新版指南觀點是，只要保證每天 85% 的能量來自於健康食物，剩下 15% 的熱量配額可以吃一些自己想吃的東西，更為容易執行。

4. 限制添加糖（added sugar）、飽和脂肪和鈉含量較高的食品和飲品，並限制含酒精的飲料。添加糖及飽和脂肪應低於每日總熱量 10% 以下，限制鈉攝取量小於每日 2,300 毫克（約 5.75 公克鹽）。

營養大補帖

添加糖是什麼？

美國於 2020 年 1 月 1 日起實施的新制營養標示中新增了添加糖（added sugars）的標示項目，美國聯邦法（21 CFR 101.9）對於營養標示中添加糖的定義為「食品加工過程中加入的糖或獨立包裝的糖（例如一袋砂糖）」。常見添加糖包括：(1) 游離糖、單糖、雙糖、(2) 來自糖漿和蜂蜜中的糖、(3) 濃縮蔬果汁所含超出體積相同的 100% 同種純蔬果汁所含糖量的糖。

濃縮蔬果汁若由 100% 蔬果汁或 100% 純蔬果汁粉製成，其天然含有的糖並不算是添加糖，例如冷凍濃縮柳橙汁。

二、日本每日飲食指南

長壽的國家——日本，其飲食指南的表現方式，是以人在「旋轉的陀螺」上跑步，說明人體需要均衡飲食、適量補充水分或茶、規律運動，強調每天要吃30種以上的食物，並列出主食類、副菜類、主菜類、水果類和乳品類的建議份量（圖2-30）。飲食準則也列出甜食和酒精的攝取應適量，同時標註老年人吃食物要分先後順序，進餐時應保持愉快的心情等資訊。此外，飲食指南中並不反對零食與含糖飲料，但建議酌量攝取即可。

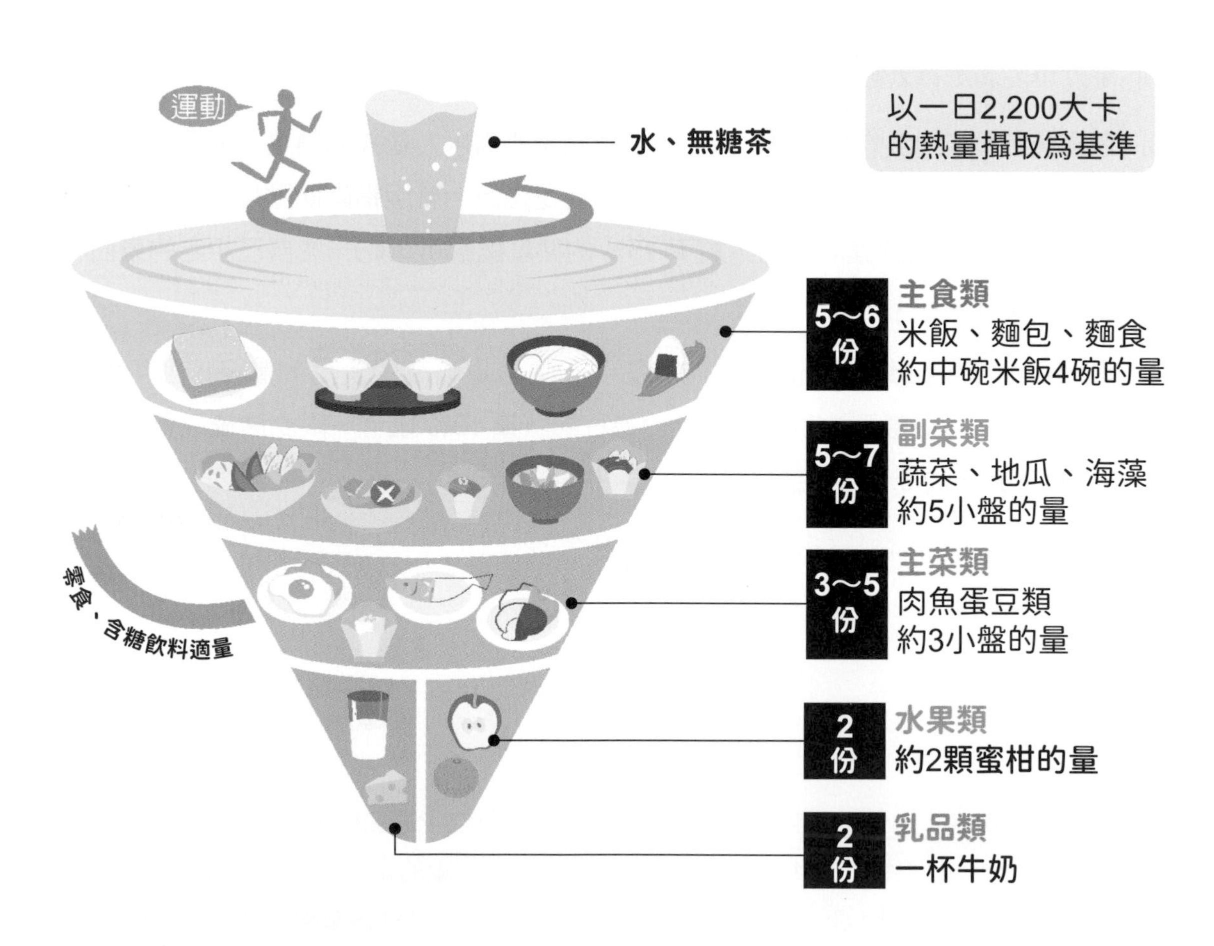

圖2-30　日本每日飲食指南

三、中國每日飲食指南

《中國居民膳食指南》（2022 年版）透過五層平衡膳食寶塔推動均衡飲食（圖 2-31），並建議 8 大飲食準則，包括：

1. 食物多樣，合理搭配。
2. 吃動平衡，健康體重。
3. 多吃蔬果、奶類、全穀及豆類。
4. 適量吃魚、禽、蛋、瘦肉。
5. 少鹽少油，控糖限酒。
6. 規律進餐，足量飲水。
7. 會烹會選，會看標籤。
8. 公筷分餐，杜絕浪費。

新版《中國居民膳食指南》提倡每天平均攝取 12 種以上的食物，每週攝取 25 種以上食物，並設計了融合傳統文化陰陽型態的餐盤，展現全穀雜糧、蔬菜、水果、豆魚蛋肉、奶類的攝取份量，預示各類食物相輔相成的健康之道。

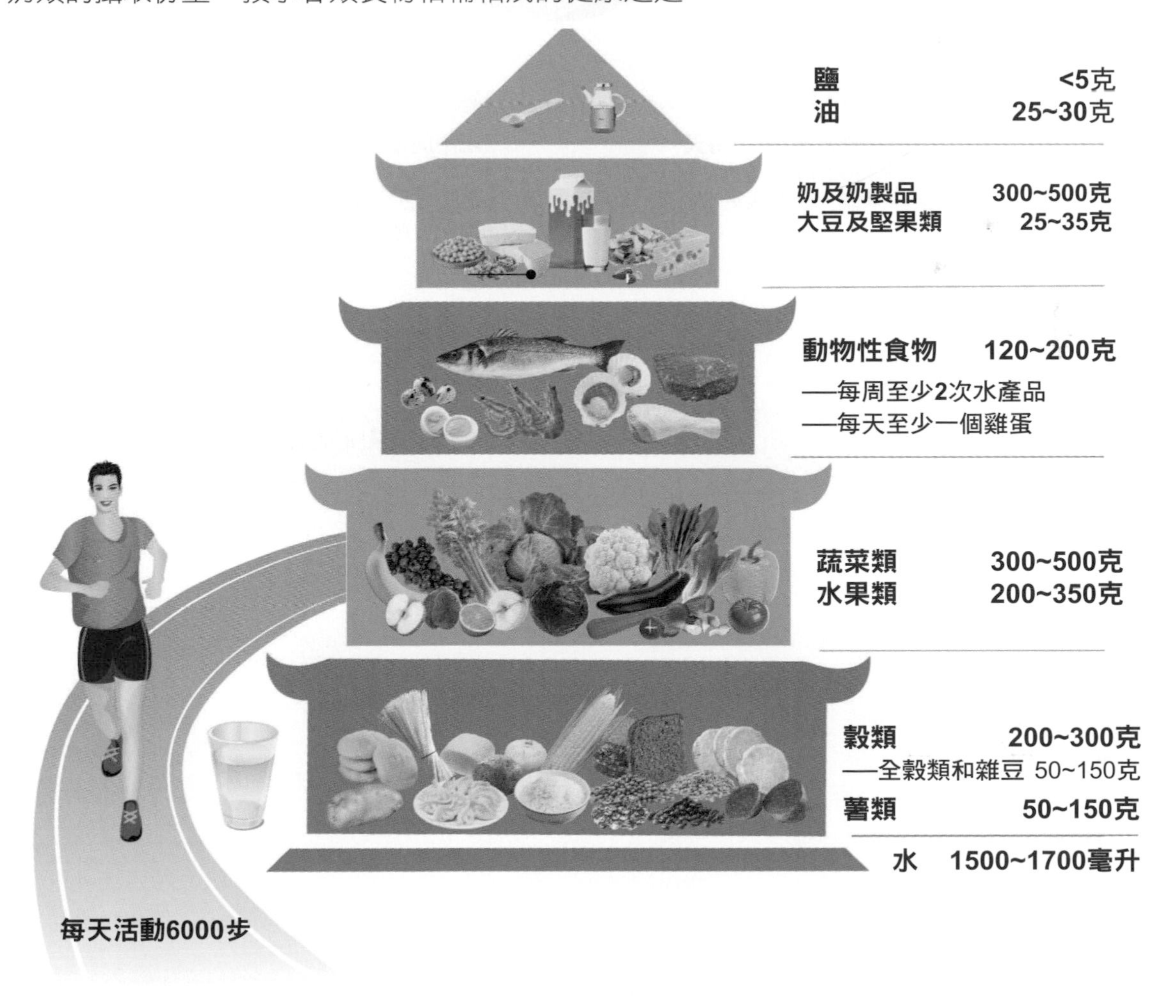

圖 2-31　中國居民膳食指南 -a

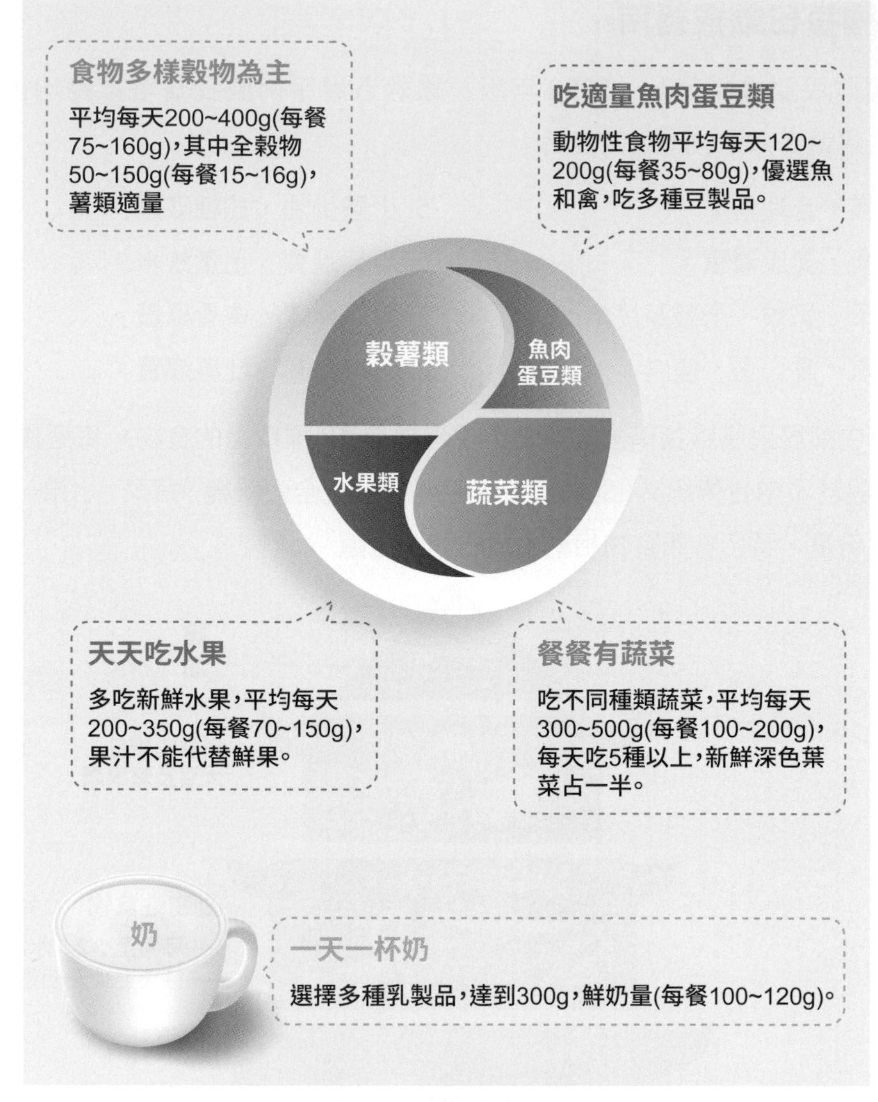

圖 2-31　中國居民膳食指南 -b

四、法國每日飲食指南

法國每日飲食指南非常具有藝術氣息，而且有趣，不僅以文字具體提供各種食物選擇與攝取建議外，並鼓勵民眾適度享受陽光的好處，也要定期監測體重。最特別的是，飲食指南中以多種食物組成了 25 種代表不同飲食行為模式的臉型與標語跟民眾對話，充分反映法國人浪漫的生活型態；例如：第 1 張臉底下的標語寫著「我想吃東西，保護我的健康……，也讓我開心」、第 15 張寫著「我克制自己，以免發胖，我正在節食」、第 25 張則是「我喜歡運動」（圖 2-32）。

1
Je veux : manger, protéger ma santé...
et me faire plaisir !
15
Je me restreins pour ne pas grossir,
je suis au régime
25
Je suis plutôt sportif

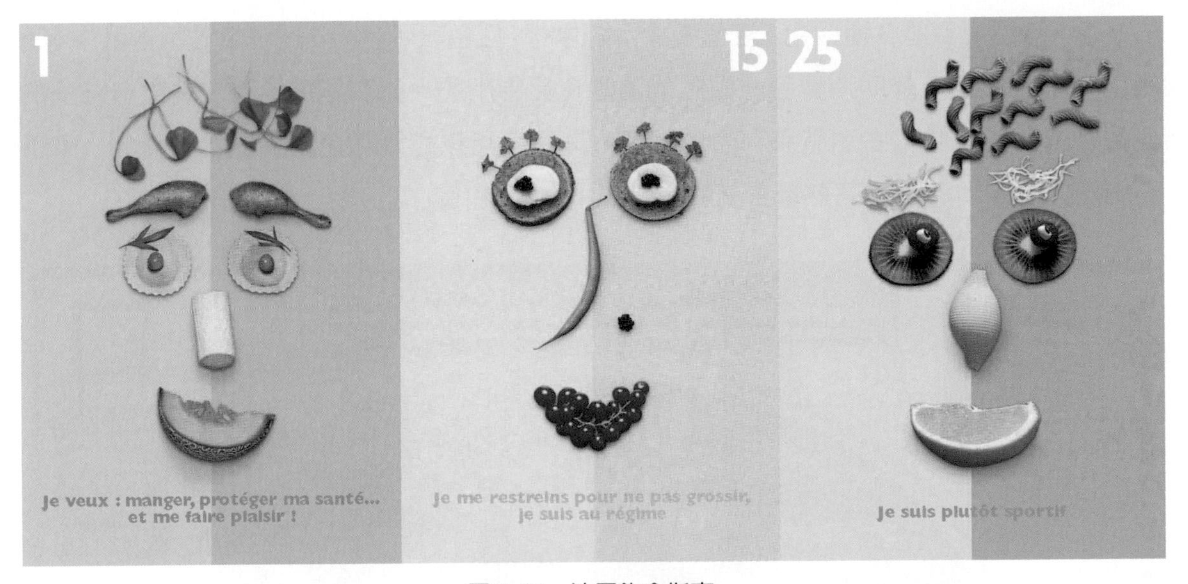

圖 2-32　法國飲食指南

五、英國每日飲食指南

以「健康餐盤（Eatwell plate）」說明各類食物如何為多樣化的飲食帶來營養價值，並顯示每類食物對健康均衡飲食有貢獻的比例。建議每天至少吃 5 份各種水果和蔬菜，盡可能選擇全穀類，適量攝取乳製品或乳製品替代品（如：大豆飲品）、豆、魚、蛋、肉類等蛋白質，並建議每週吃 2 份魚類，選擇低脂肪和低糖食物，每天喝 6 ～ 8 杯水，並少吃脂肪、鹽或糖含量高的食物和飲料（圖 2-33）。

值得一提的是，為了讓食品營養標示變得更加淺顯易懂，英國利用交通號誌指示燈的概念，透過紅黃綠 3 種顏色，讓營養標示圖像化；紅色表示含量高，黃色表示含量中等，綠色表示含量低，幫助消費者一眼就能清楚食品中脂肪、飽和脂肪、鹽、糖和卡路里的含量，進而避免購物者對營養標示的困惑。消費者可以選購綠色營養標示的食品，降低高脂肪、高鹽、高糖或高熱量食品的選購。

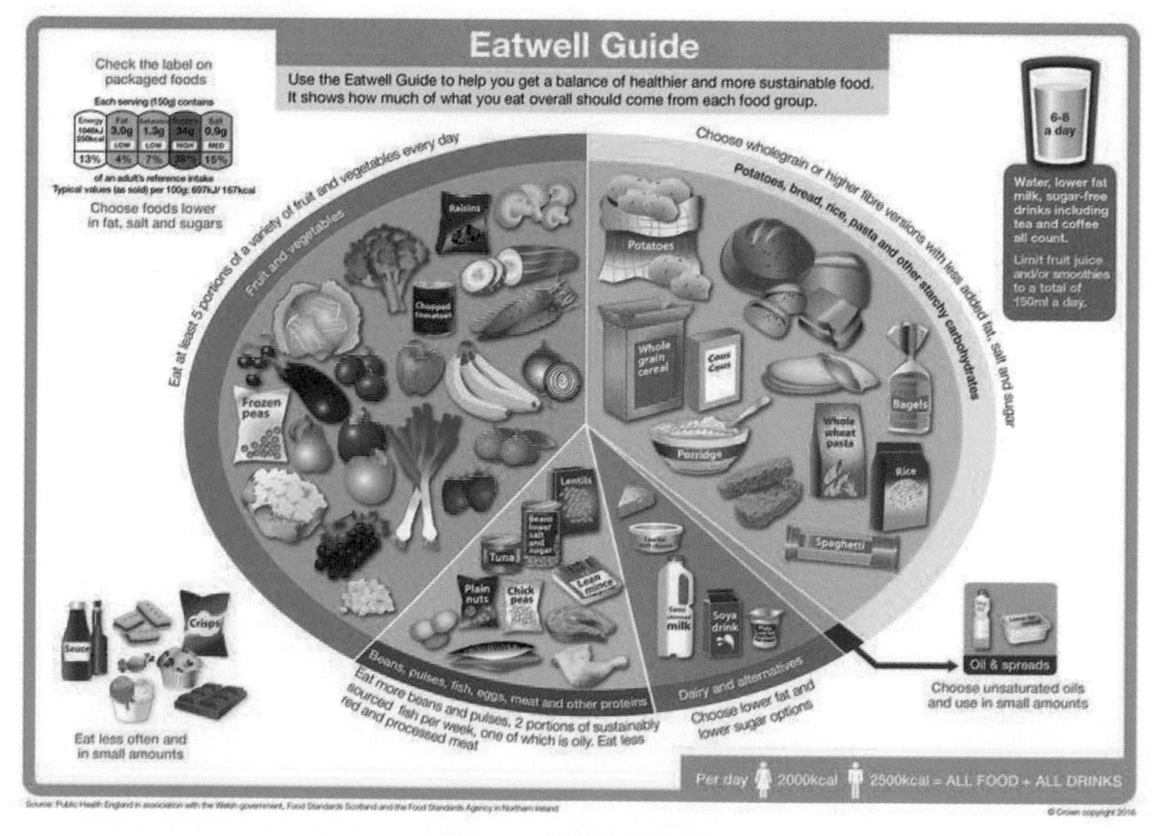

圖 2-33　英國每日飲食指南

六、瑞典每日飲食指南

瑞典每日飲食指南是採用簡單食物圖片，搭配紅綠燈不同的顏色提供「一分鐘飲食建議（one –minute advice」，顯示「多吃（more）、改用（switch to）、少吃（less）」三個重要訊息，鼓勵民眾要自己找到「吃得更綠化環保、不要太多、有活力」的飲食方法，呼籲減少肉類製品並增加全穀類、蔬果及健康的油和適量魚類，以降低瑞典常見慢性病的風險（圖 2-34）。

1. 多吃（綠色）：多吃蔬菜、水果、漿果、魚類、貝類、堅果、種子及運動。
2. 改用（黃色）：改用全穀物、健康的脂肪和低脂乳製品。
3. 少吃（紅色）：少吃紅色和加工肉品、鹽、糖和酒精。

Find your way
to eat greener, not too much and be active
Livsmedelsverket
National Food Agency
One-minute advice
MORE
Vegetables, fruit and berries
fish and shellfish
nuts and seeds
exercise
SWITCH TO
wholegrain
healthy fats
low-fat dairy products
LESS
red and processed meat
salt
sugar
alcohol
In truth, most people know perfectly well what they should eat. It's no secret that vegetables are good for you and sugar isn't.
But knowing and doing are two different things. We'll give you advice and handy tips here to make it easier for you to adopt successful eating habits that are sustainable for both your health and the environment. So you can find your own way of eating greener, not too much and be active. After all – even tiny steps can make a huge difference!
Livsmedelsverket

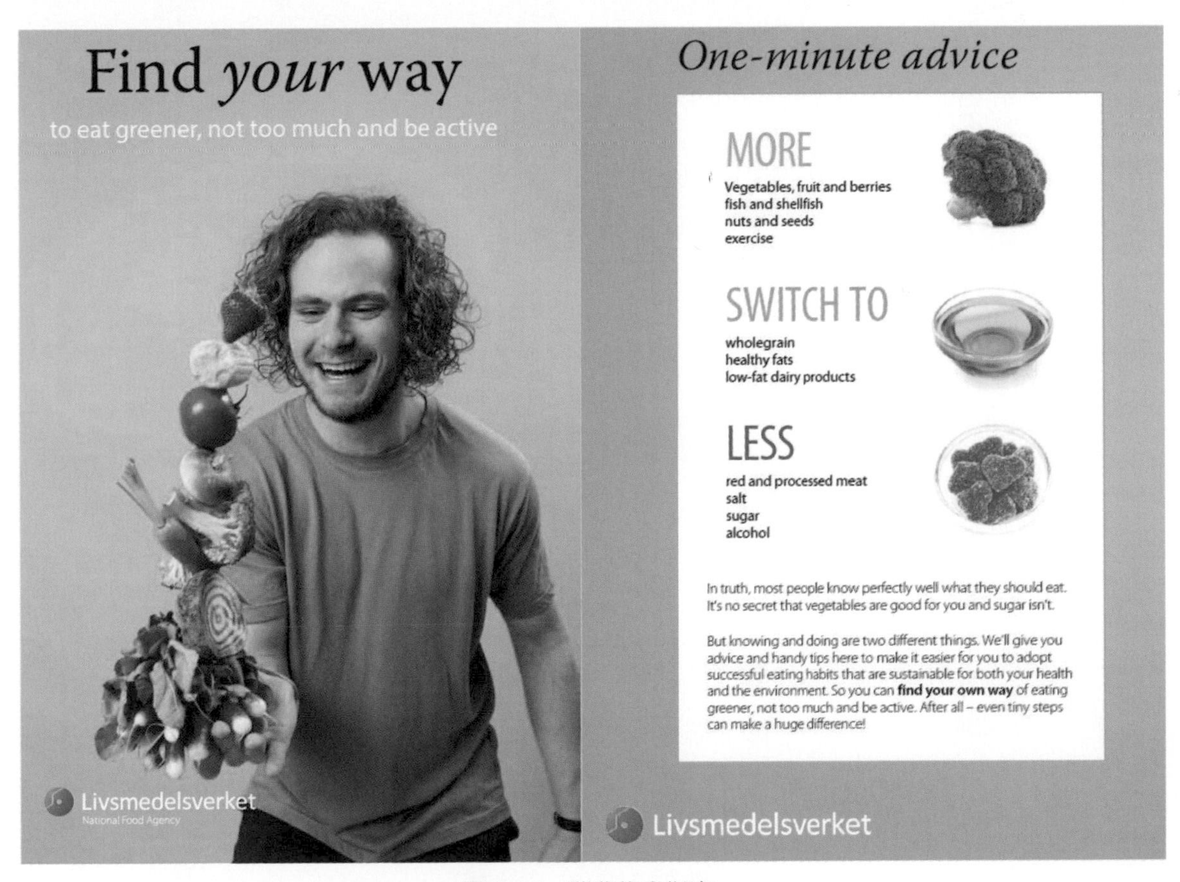

圖 2-34　瑞典飲食指南

專題討論

請思考各國飲食指南有何共同之處

依據中國居民膳食指南科學研究報告（2021）指出，彙集研究世界各國 46 個英文版的膳食指南全文及 91 個不同國家的膳食指南圖形發現，各國飲食指南中出現頻率最高的 10 個關鍵字依序是，1. 蔬菜／水果、2. 鹽／鈉、3. 脂肪、4. 糖、5. 體育運動、6. 水、7. 奶及製品、8. 穀物、9. 魚及 10. 食物多樣性。世界各國膳食指南關注國人每日膳食模式的平衡、合理及健康。

請思考世界各國飲食指南有何共通之處呢？

不同國家的健康膳食模式有何不同呢？

重點提醒

1. 「每日飲食指南」以預防營養素缺乏為目標（70% DRIs），以三大營養素占每日總熱量的比例（醣類 50-65%、蛋白質 10-20%、脂質 20-30%）提供六大類食物的攝取建議，作為民眾健康飲食的參考。
2. 臺灣每日飲食指南六大類食物建議攝取量：全穀雜糧類 1.5-4 碗（平均一餐 0.5 ～ 1.5 碗），建議每日至少有一餐主食為全穀類；或每一餐有 1/3 的主食類來自全穀類。豆魚蛋肉類 3-8 份、蔬菜類 3-5 份（碟），其中至少一碟為深綠色或深黃橙紅色蔬菜。水果類 2-4 份，最好有一個是枸櫞類的水果。乳品類 1.5-2 份。油脂 3-7 茶匙與堅果種子 1 份。
3. 植物性食品優於動物性食品的關鍵：脂肪含量較低、提供膳食纖維及具抗氧化功能的植化素。豆類、菇類及堅果種子類，不僅無膽固醇，並含有植物固醇，可競爭性抑制腸道中過多膽固醇的吸收，有助預防心血管疾病。
4. 全穀雜糧類俗稱「澱粉類」或「主食類」，食物來源包括：各式穀物、米類、根莖類、麥類（麵食）、雜糧類、高蛋白質乾豆類及其他澱粉製品。全穀雜糧類的營養價值：(1) 醣類最主要的食物來源、(2) 未精製的全穀類營養價 更高、(3) 根莖類及雜糧類比穀米類含更多的膳食纖維、(4) 慢性腎臟疾病患者若須限制飲食的蛋白質，可利用低氮澱粉。
5. 豆魚蛋肉類是富含「蛋白質」的食物，食物來源包括：豆類與其製品、各式家畜類、畜肉類、海鮮類、魚類及蛋類及其製品。豆魚蛋肉類的營養價值：(1) 豆類含有膳食纖維與植化素，黃豆廣泛運用於各種食品、(2) 魚類、海鮮類、蛋類、肉類含有優質蛋白質、脂肪、礦物質及維生素等。(3) 禽肉（白肉）脂肪含量較紅肉低，畜肉（紅肉）提供好吸收的血基質鐵。(4) 深海魚類是 ω-3 多元不飽和脂肪酸的重要來源。
6. 蔬菜類是提供膳食纖維、維生素與礦物質的低熱量食物，來源包括：小葉菜類、包葉菜類（結球類）、根菜類、莖菜類、花菜類、果菜類、芽菜類、蕈菇類、藻類、香辛類等。蔬菜類的營養價值：(1) 深色蔬菜的營養價值更高於淺色蔬菜。(2) 瓜類蔬菜水分高於大多的蔬菜。(3) 花菜類、果菜類有益維護視力及免疫力。(4) 蕈菇類含有人體必需胺基酸、多醣類及維生素 D。(5) 芽類、菇類富含多種抗氧化及抗癌功能的營養成分。(6) 某些蔬菜含有高含量鉀離子或普林含量較高。(7) 藻類是海洋中的蔬菜。(8) 菇類、藻類、根莖類、果菜類較耐放。
7. 水果類富含醣類、膳食纖維、維生素與礦物質，食物來源有漿果類、柑果類、核果類、仁果類、瓜果類（瓠果類）、聚合果及多花果類、果乾類、果汁類等。水果類的營養價值：(1) 水果的糖份與可溶性膳食纖維含量比蔬菜多。(2) 深色蔬果的抗氧化營養素含量高於淺色蔬果。(3) 攝取新鮮水果或現榨果汁比果汁飲品為佳。(4) 果乾類因脫水或加糖以利保存，單位熱量較高。

8. 乳品類富含優質蛋白質，鈣、磷等礦物質與維生素 A、D 及 B 群，食物來源為哺乳動物的乳汁及其加工製品，如鮮奶、發酵乳、乳酪與乾酪（起司）。鮮乳中乳糖可提高鈣與磷的吸收，促進腸道益生菌生長。乳酪含 80% 的乳脂肪，乾酪含鈣質、脂質、蛋白質等營養成分。

9. 油脂與堅果種子類富含脂質、多種脂肪酸及維生素 E，單位熱量最高。堅果種子類提供不飽和脂肪酸、礦物質、維生素及植物性蛋白質等，適合素食者增加蛋白質的攝取。每份椰漿、椰奶、加州酪梨等油脂類含有 1.5 ～ 3 公克的醣類。

10. 善用食物代換表來了解六大類食物的份量概念，重點包括：

    (1) 全穀雜糧類每份約提供 15 公克醣類及 2 公克蛋白質，熱量為 70 大卡。全穀雜糧類 1 碗，約為 4 份主食，熱量 280 大卡（碗為一般家用飯碗、重量為可食重量）。

    (2) 豆魚蛋肉類每份提供 7 公克蛋白質及不同含量的脂肪，分為低脂、中脂及高脂類（脂肪含量為 3、5、10 公克及以上），熱量依序為 55、75、120 及 135 大卡。每份相當於蛋一個、豆腐一塊、魚類一兩、或肉類一兩（約 30 公克）。

    (3) 蔬菜類每份約提供 5 公克醣類及 1 公克蛋白質，熱量約為 25 大卡。每份蔬菜類可食部分生重約 100 公克，約 1 碟或 1/2-2/3 碗。

    (4) 水果類每份約提供 15 公克醣類，熱量約為 60 大卡。小型水果每份約 10 顆一份（聖女番茄則約 23 顆）；中型水果每份約 1 個拳頭大小；大型水果，每份約 1/5-1/10 個或切塊後約 8 分滿的飯碗。

    (5) 乳品類每份提供 12 公克醣類及 8 公克蛋白質，分為全脂、低脂、脫脂（脂肪含量為 8、4、0 公克），熱量依序為 150、120 及 80 大卡。每份鮮奶 240 毫升（約 1 小盒新鮮屋包裝的鮮奶）或小瓶優酪乳 1 瓶。

    (6) 油脂與堅果種子類每份約提供 5 公克油脂，熱量為 45 大卡。每份約 1 茶匙、2 湯匙沙拉醬、1 湯匙鮮奶油；堅果種子類每份約手掌心 1 把可取的份量。

11. 各國每日飲食指南主要共通之處，包括：(1) 傳遞飲食均衡的觀念。(2) 宣導適量運動及喝水的重要性。(3) 鼓勵健康的飲食型態。(4) 提高蔬果等植物性來源的種類、份量與消費習慣。(5) 減少攝入固體脂肪、鹽、糖等。

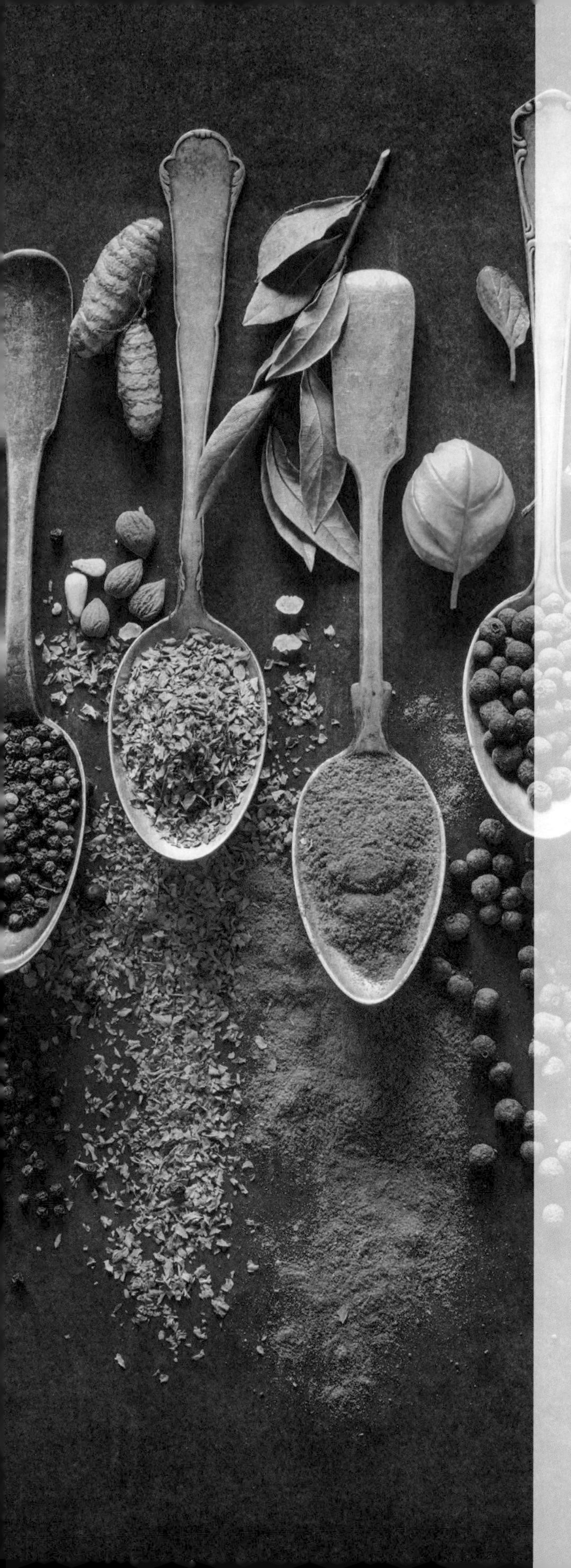

Chapter 3

六大類營養素的生理功能與應用

本章簡述基礎營養學的先備知識，說明醣類、蛋白質、脂質、維生素、礦物質與水，六大營養素之分類方式、生理功能、食物來源及其對健康的影響，提供營養學實務應用之參考。

學習目標

1. 瞭解營養素的種類、生理功能與食物來源
2. 理解六大類營養素對健康的重要性
3. 認識膳食纖維的種類與生理功能
4. 認識了解食物的吸收、利用與代謝過程
5. 認識營養素攝取量的標準及每日建議量

3-1
醣類的分類與生理功能

醣類，又稱「碳水化合物」，由碳（C）、氫（H）、氧（O）三元素構成。依醣類水解產物的化學結構複雜性，可分為單醣、雙醣、寡醣及多醣四大類。

一、醣類的分類

（一）單醣（monosaccharides）

為醣類中最簡單分子，依含碳原子數目的不同，可分為三碳醣、四碳醣、五碳醣及六碳醣；其中以六碳醣為生理上最重要的單醣類，包括以下幾種（圖 3-1）：

1. 葡萄糖（glucose）：人體血液中醣類的主要形式，稱為血糖。正常情況下，人體的中樞神經只能利用葡萄糖做為熱量的來源。
2. 果糖（fructose）：由水果中發現，甜味很高，在體內可轉換成葡萄糖。
3. 半乳糖（galactose）：自然界不存在，而是牛奶中乳糖的水解產物，在人體肝臟中可與葡萄糖相互轉換。
4. 甘露糖（mannose）：來自植物種子中的甘露蜜，天然食品中單醣之含量並不多，葡萄糖和果糖存在水果中。

（二）雙醣類（disaccharides）

由兩個單醣鍵結而成，經水解後會產生 2 分子的單醣，如：蔗糖（sucrose）、麥芽糖（maltose）及乳糖（lactose）（圖 3-1）。雙醣類存在多種天然食物中，也經常作為食品加工的甜味劑。

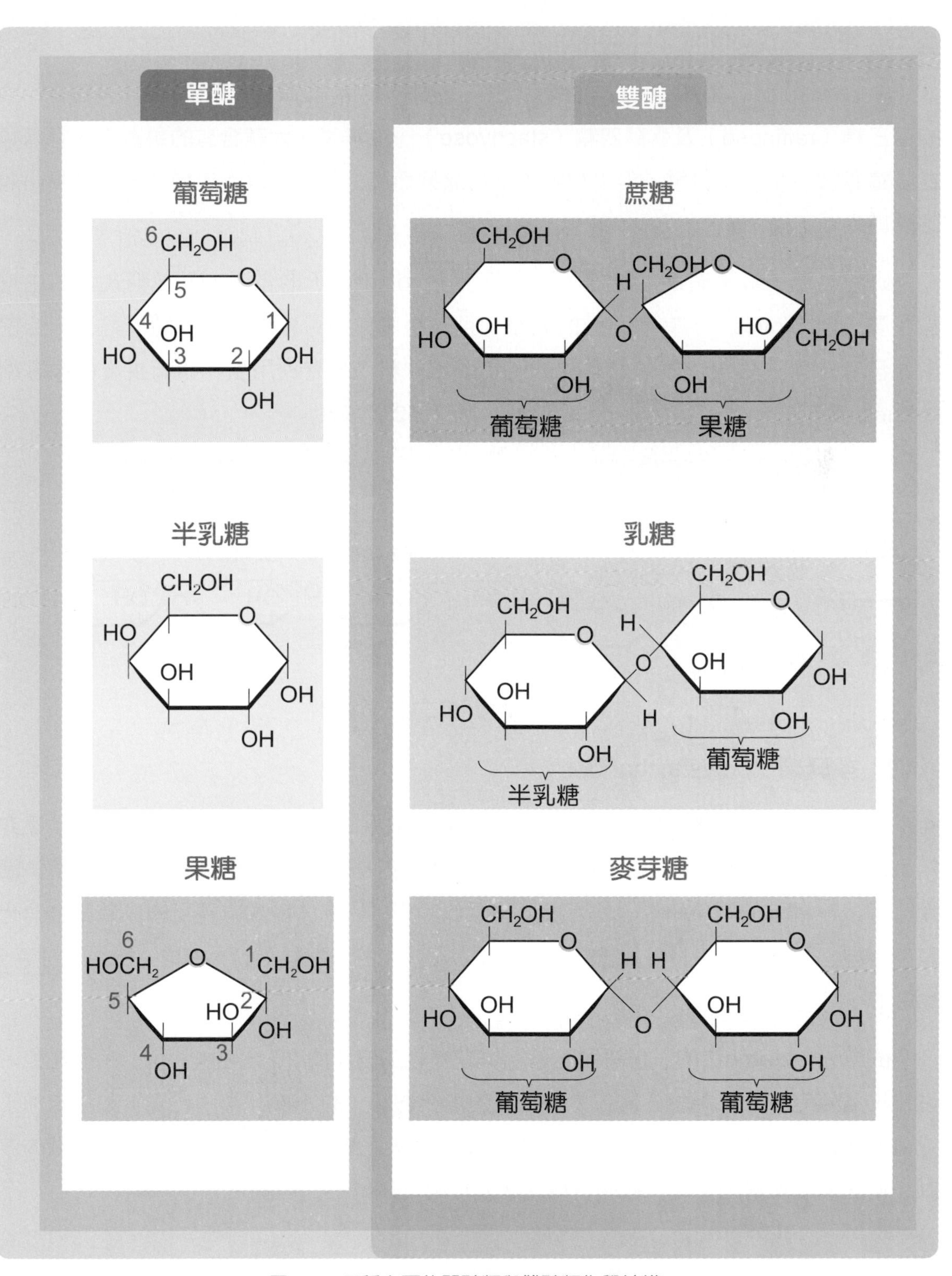

圖 3-1　三種主要的單醣類與雙醣類化學結構

（三）寡醣類（oligosaccharides）

由 3 ～ 10 個單醣構成，在自然界中並不多見，較常見的寡醣類為存在於豆類食品中的蜜三糖（raffinose）及水蘇四糖（stachyose），或洋蔥、大蒜含有的果寡糖。寡醣類在腸道難被消化酵素分解，但易被腸內細菌醱酵而產生氣體，故食用過多的豆類易引起脹氣與腸道不適。

研究發現，寡糖有助於腸道「益生菌」（probiotics）的生長，又被稱為益菌生或益生質（prebiotics），有助腸道的健康，且其甜度與熱量較低，不易造成蛀牙。目前市面已有從大豆抽出之寡醣所製成的膳食纖維飲料，也有利用生物技術生產的果寡糖（fructo-oligo）及乳寡糖（galacto-oligo）（圖 3-2）等。

蜜三糖 (raddinose)

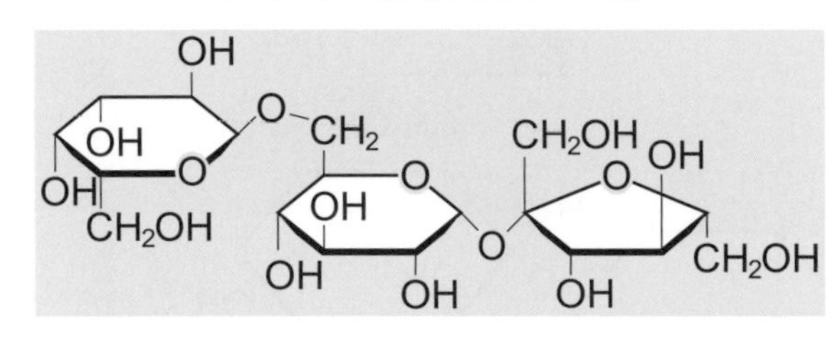

乳寡糖(galacto-oligo)

圖 3-2　寡糖類：蜜三糖、乳寡糖

（四）多醣類（polysaccharides）

由 10 個以上的單醣分子結合而成，通常包含數百個到數千個以上的分子，分子量非常大，又稱為「複合醣類」。多醣類須透過消化道中澱粉酶等分解酵素的作用，使多醣大分子分解為小分子單醣後，才可被人體吸收利用。因此多醣類分為可被人體腸道消化及儲存型態的多醣，如澱粉及肝醣；及不被人體消化的多醣類，如：纖維、抗性澱粉等，見表 3-1。

依澱粉（starch）的消化速度可分為快速消化澱粉（約 20 分鐘內消化），如麵包、蛋糕、薯條等加熱烹調後的澱粉食物；慢速消化澱粉（約 100 分鐘消化），如：未加工或難消化之全穀雜糧類、香蕉、種子、豆類等。快速消化澱粉攝取後較易引起血糖的波動，慢速消化澱粉則反之，較適合糖尿病人食用。

表 3-1 常見多醣類的種類與特性

分類	種類	說明
可被人體腸道消化	澱粉 （starch）	1.為植物組織（種子、根、莖）中儲藏性多醣。 2.澱粉水解後會形成糊精（dextrin），再分解成麥芽糖，最後水解為葡萄糖，提供體內快速的能量來源。 3.澱粉經吸收後每克提供 4 大卡的熱量。
	肝醣 （glycogen）	1.又稱動物性澱粉，主要存在肝臟與肌肉中，為葡萄糖在人體內的儲存型式。 2.體內肝醣總量約 200 ～ 500 公克，相當於 800 ～ 2,000 大卡熱量，容易用盡，並不會長期貯存。 3.肝臟的肝醣負責補充血糖，以維持穩定的濃度。 4.肌肉的肝醣（肌醣）只作為運動時的能量來源，可增加肌肉的耐力，延長運動的時間，分解後會產生乳酸。
不被人體腸道消化	水溶性纖維 （soluble fiber）	1.泛指能溶於水後形成膠狀、有黏性及保水性強的多醣類，包括果膠、植物膠、黏質、β- 葡聚醣、菊糖（inulin）及藻類膠等。 2.多存於水果、全穀類（如：燕麥與糙米等）、大麥、豆類、海藻類和種子類（如：車前子、愛玉子）等。
	非水溶性纖維 （insoluble fiber）	1.泛指不溶於水、弱鹼及弱酸的多醣類，食物營養成份表稱為粗纖維（crude fiber），也是植物細胞壁的主要成分，包括纖維素、半纖維素及非多醣類的木質素（lignin），多存於未加工的麩質、豆類、根莖葉菜類等食物。 2.多存於蔬菜、小麥、穀類、豆類、根莖類等食物。
	抗性澱粉 （resistant starch, RS）	1.泛指能抗拒澱粉分解酵素之水解，不易被小腸吸收，直接到大腸被細菌發酵利用的澱粉類，構成類似膳食纖維之保健功能。 2.抗性澱粉對一般人平均每克提供 2.8 大卡熱量，對高胰島素血症者僅提供 2.2 大卡熱量。 3.將飲食中部份的澱粉類以含抗性澱粉的食物取代，可以增加飽足感，幫助減肥及血糖控制。 4.多存於燕麥、糙米、地瓜、馬鈴薯、隔夜飯、玉米、全麥麵包、義大利麵等全穀類，還有豆類以及香蕉等部份蔬果。

澱粉是人類最主要的熱量來源，由許多分子的葡萄糖連結而成，依結構可分為直鏈澱粉（以 α-1,4 糖鍵結）、支鏈澱粉（分支點以 α-1,6 糖鍵結）。澱粉的結構會影響口感與消化性，不同植物來源澱粉比例不同，例如長糯米高達 95% 為支鏈澱粉，故較不易消化；纖維素（cellulose）是由多個葡萄糖以 β-1,4- 醣苷鍵結組成的立體結構，人體因缺乏分解此鍵結的酵素，故無法將其消化而隨糞便排出，如圖 3-3。

直鏈澱粉分子結構　由很多葡萄糖分子組成的大分子結構，葡萄糖分子一個一個整齊排列連結成線狀，稱為直鏈澱粉，分子內的氫鍵會使其成為螺旋形。

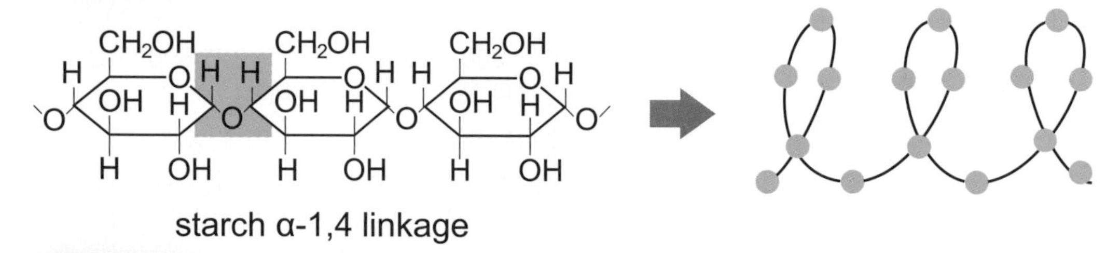

支鏈澱粉分子結構　澱粉的葡萄糖分子連結模式為樹枝狀，則稱為支鏈澱粉，具有黏性較大、較難消化等特性。

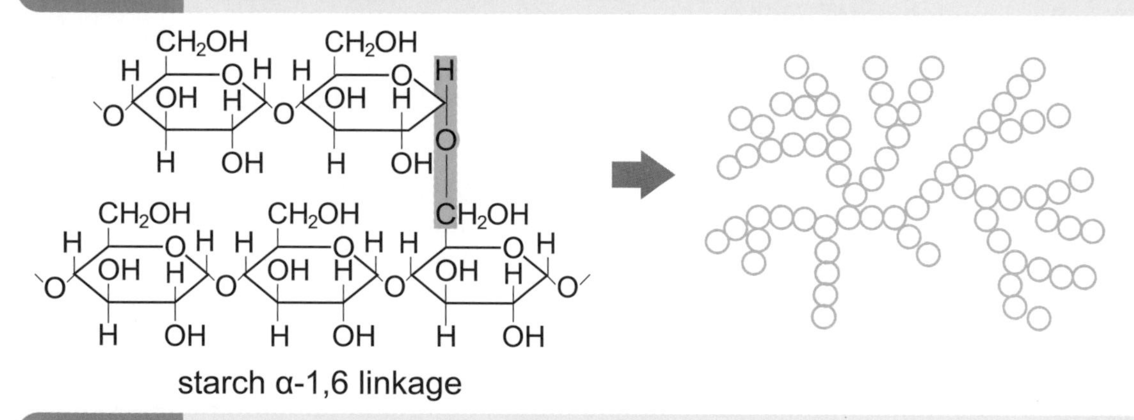

纖維素分子結構　纖維素屬於多醣類的一種，其葡萄糖分子連結成立體網狀結構，人體消化道難以分解，故會隨著糞便排出。

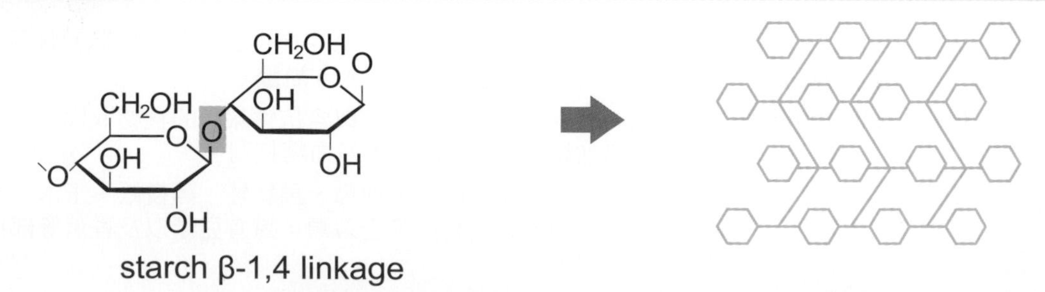

圖 3-3　直鏈澱粉、支鏈澱粉與纖維素分子結構在鍵結方式的差異

二、醣類的生理功能

（一）供應熱量

醣類是人類最重要，也是最經濟的熱量來源，1 公克的醣類平均可產生 4 大卡的熱量。身體各組織皆需要醣類的氧化來供給能量，尤其是心臟、神經系統、肺部。醣類以葡萄糖型式存於血液內，稱為血糖；以肝醣型式存於肝臟及肌肉中，稱為肝醣及肌醣（圖 3-4）。

（二）避免蛋白質的耗損，保護體組織蛋白質

體內的營養素皆以供應熱能為優先，若飲食醣類攝取足夠，則醣類是熱量的優先來源，其次是脂肪，最後才消耗蛋白質。當飲食中醣類和脂肪不足以供給熱量需要，而體內醣類的貯存量亦耗盡時，組織中的蛋白質便會被分解代謝為葡萄糖，以維持血糖恆定並作為能量來源。因此，體內若有足夠的醣類存在，蛋白質即可有效應用於建造、修補身體組織和調節生理機能，也可以保護組織中蛋白質免於分解消耗。

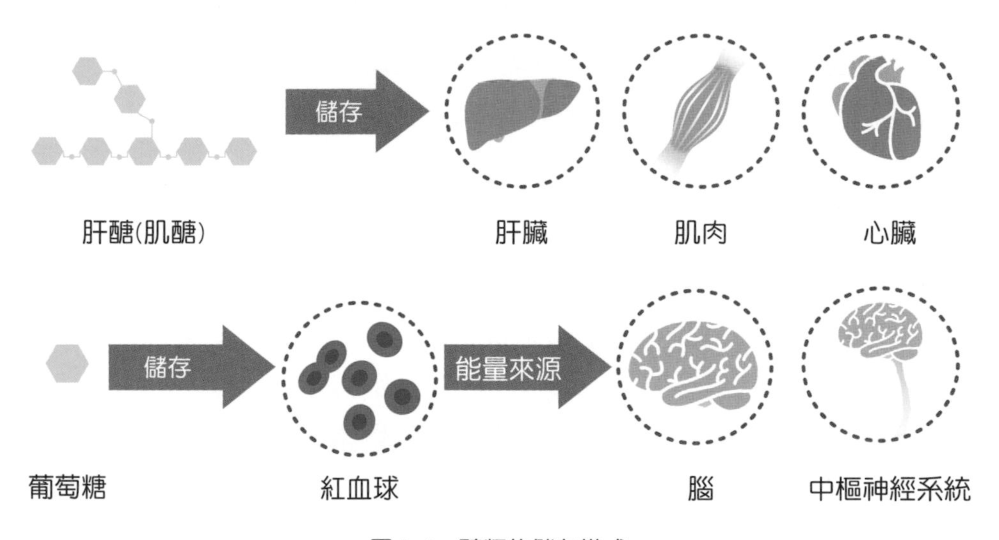

圖 3-4　醣類的儲存模式

營養大補帖

手搖杯加的果糖是哪一種糖呢？

高果糖玉米糖漿（High-fructosecornsyrup, HFCS）是玉米澱粉經酵素水解為葡萄糖，再將部分的糖轉化為甜度更高且果糖含量 40% 以上的混合糖漿，常用在碳酸飲料、手搖杯等嗜好性食品。許多研究指出，過量攝取高果糖糖漿會增加營養不良、氧化壓力（促進老化）、食物成癮性、肥胖及高血糖的風險，應避免攝取。

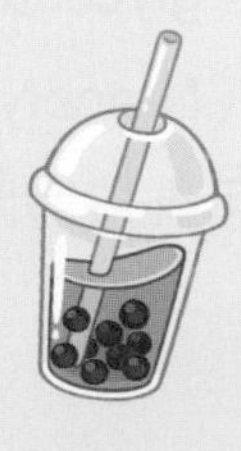

（三）幫助脂肪的代謝

當身體處於飢餓、醣類攝取不足或病理狀態時（如：糖尿病控制不良），體內會以代謝脂肪酸為主要能量來源，加速脂質氧化，而體內葡萄糖不足會使脂肪酸氧化不完全，產生酮體（ketone bodies）。肝臟分解脂肪產生酮體的過程稱為「生酮作用（ketogenesis）」，主要的酮體包括以下三種：

1. 乙醯乙酸（acetoacetic acid）：尿液中主要的酮體。

2. β- 羥基丁酸（β-hydroxybutyrate）：血液中主要的酮體。

3. 丙酮（acetone）：呼吸中主要的酮體。

酮體的產生是人體對飢餓的正常適應機制，逼迫身體把脂肪轉換成「酮體」代替葡萄糖作為能量來源。酮體可由血液送到肝臟以外的心臟、肌肉、腎臟和大腦等部位的細胞，透過轉變為乙醯輔酶 A （Acetyl-CoA）進入粒線體的三羧酸循環（tricarboxylic acid cycle, TCA cycle）代謝產生能量。然而，過多的醣類攝取在體內會轉變成脂質儲存，促進脂肪合成作用，並抑制脂肪酸的氧化。因此，醣類的攝取會調節體內脂肪的正常代謝，見圖 3-5。

研究發現，成人大腦每日平均需要 110-140 公克的葡萄糖，因此建議每天應攝取足夠的醣類。適量的醣類具有抗生酮的效能，有助於促進脂質氧化完全，減少酮體產生。若大量酮體堆積在體內時，身體無法短時間將其代謝，會引起大量陽離子流失、脫水等酸鹼不平衡的現象，稱為酮酸中毒（ketoacidosis）。

（四）合成體內重要成分，如核酸、玻尿酸、軟骨素等

醣類參與體內許多生化反應，包括合成胺基酸、脂質及遺傳物質，如：去氧核醣核酸（deoxyribonucleic acid, DNA）及核糖核酸（ribonucleic acid, RNA）等，也可與其他營養素共同構成身體的結締組織及神經組織，如：腦磷脂（cerebrosides）、軟骨素（chondroitin sulfate）、醣蛋白（glycoproteins）、玻尿酸（hyaluronic acid）等。其中玻尿酸又稱透明質酸，是一種高分子量（105–107 Da）的葡萄胺聚醣（glycosaminoglycan, GAG）。由多個醣醛酸（glucuronic acid）和 N- 乙醯葡萄糖胺（N-acetylglucosamine）組成的多醣類，親水性強，每克可攜帶 500-1000 倍的水分，可維持體內水分（保濕）、潤滑結締組織，並構成黏膜組織。

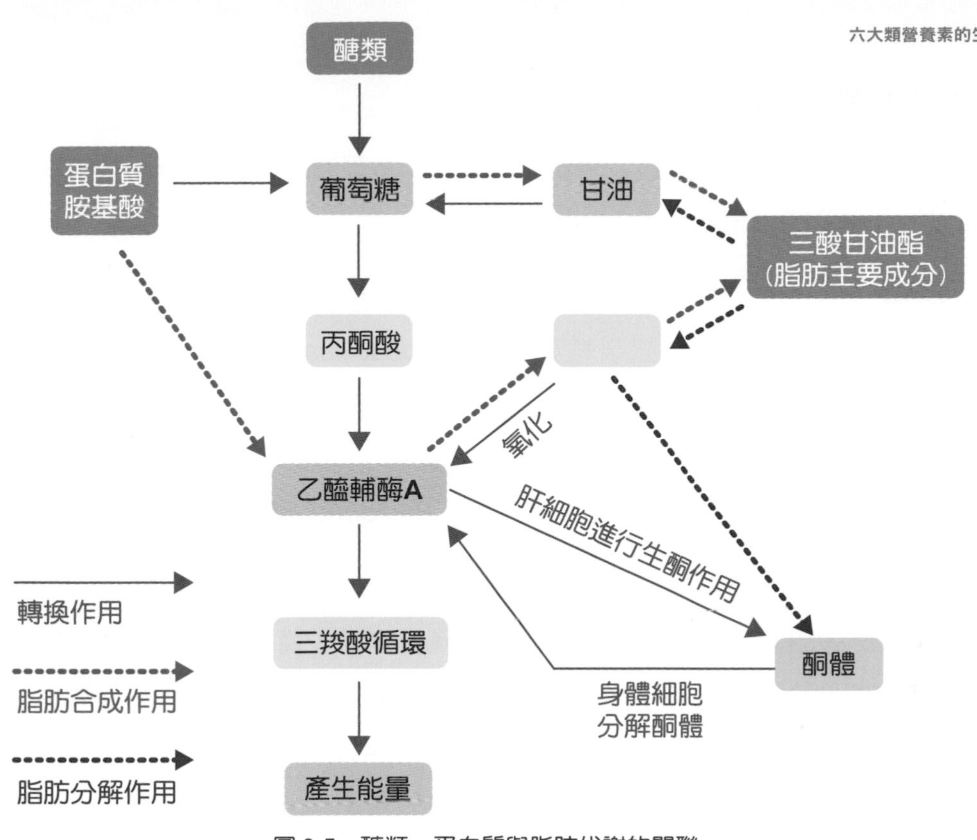

圖 3-5　醣類、蛋白質與脂肪代謝的關聯

（五）增強食品風味

「糖類」泛指有甜味的糖，也是食物口感的來源，依甜度高低排列依序為果糖（170）>蔗糖（100）>蜂蜜（97）>葡萄糖（70）>麥芽糖（46）>半乳糖（35）>乳糖（16）。此外，醣類也可變化食品的質感，例如：羹湯與濃湯的勾芡，是因澱粉吸收水分加熱糊化形成有黏性的芡汁（圖 3-6）；焗烤的顏色與香味是因為起司加熱促進糖脫水聚合的焦糖化反應，以及糖與胺基酸產生褐色聚合物及香氣的揮發物，稱為梅納反應（圖 3-7）。

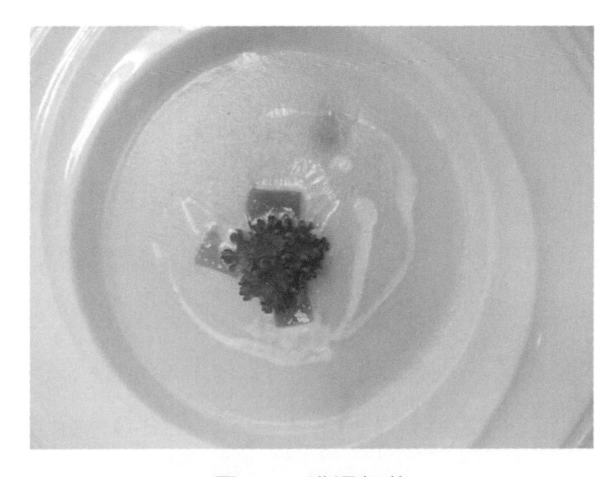

圖 3-6　濃湯勾芡

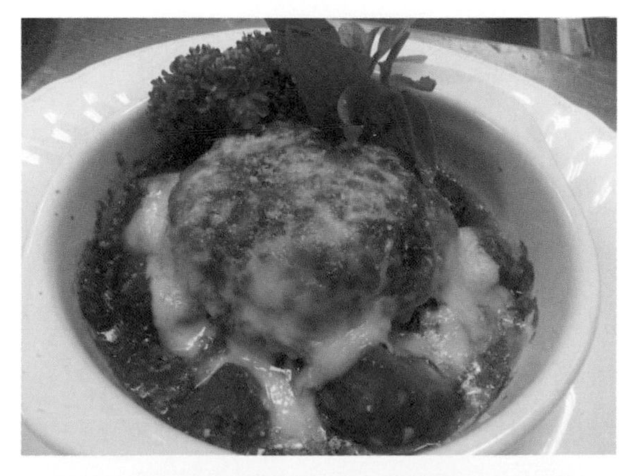

圖 3-7　焗烤的顏色與香味是因為加熱促進的焦糖化反應及梅納反應

（六）提供特殊保健功效

某些醣類具有特殊的保健功效，比如：鮮奶中的乳糖及寡醣、存在菊芋科植物中的菊糖（inulin）以及膳食纖維（dietary fiber）：

1. 乳糖及寡醣

可促進腸內益生菌（好菌）乳酸菌屬（*Lactobacillus spp.*）大量繁殖與發酵，抑制害菌生長並促進腸道的吸收能力，尤其是幫助鈣質的吸收，並產生人體所需的維生素 B 群及維生素 K。此外，鮮奶中含有乳酮糖（lactulose）、海藻糖（L-fucose）等具生理活性的寡醣類，可促進腸內好菌——雙歧桿菌屬（*Bifidobacteria spp.*）的生長。

2. 菊糖（果聚醣）

廣泛存在於穀類及蔬果中，如：小麥、香蕉、洋蔥、蘆筍、韭菜、牛蒡等植物。菊糖由 8~9 個果糖聚合，在結構末端以 β-1, 2 方式鍵結而成的異果寡糖，屬於水溶性膳食纖維，被稱為「菊苣纖維（inulin）」。由於人體並無分解此結構的酵素，菊糖無法被吸收利用，進入腸道後可作為益生菌的食物，促進好菌生長。因此萃取自菊苣球莖中的菊糖，因為具有低糖、低熱量、促進腸道健康的特性，添加於飲料或保健食品中，可增加食品的機能性。

3. 膳食纖維

膳食纖維是植物性食物特有的成分，膳食纖維具有水合作用（包括吸水膨脹、水溶性、保水力等）、吸附力、離子交換、發酵及類似填充劑的容積作用，具有增加飽足感、促進排便、降低膽固醇、調解血糖等養生效益。依其對水的溶解度分為以下水溶性膳食纖維與非水溶性膳食纖維兩大類，具有不同的生理功能。

三、膳食纖維的生理功能

衛福部建議，每千大卡飲食熱量應攝取 14 公克的膳食纖維，例如：2,000 大卡熱量的飲食，至少需攝取 28 公克的膳食纖維，一般成人每日應攝取 25-35 公克。近年國民營養調查顯示，13 歲以上族群每日膳食纖維攝取量皆不足，青少年及成人甚至不足建議量的一半。研究發現，每增加 10 公克膳食纖維的攝取，可減少 10% 罹患大腸直腸腺瘤的機率，其中來自全穀類的膳食纖維更可降低 30% 的罹癌風險，歸功於膳食纖維促進腸道蠕動健康、改變菌叢生態、增加飽足感、降低膽固醇等對健康的正面效益，如圖 3-8 所示。

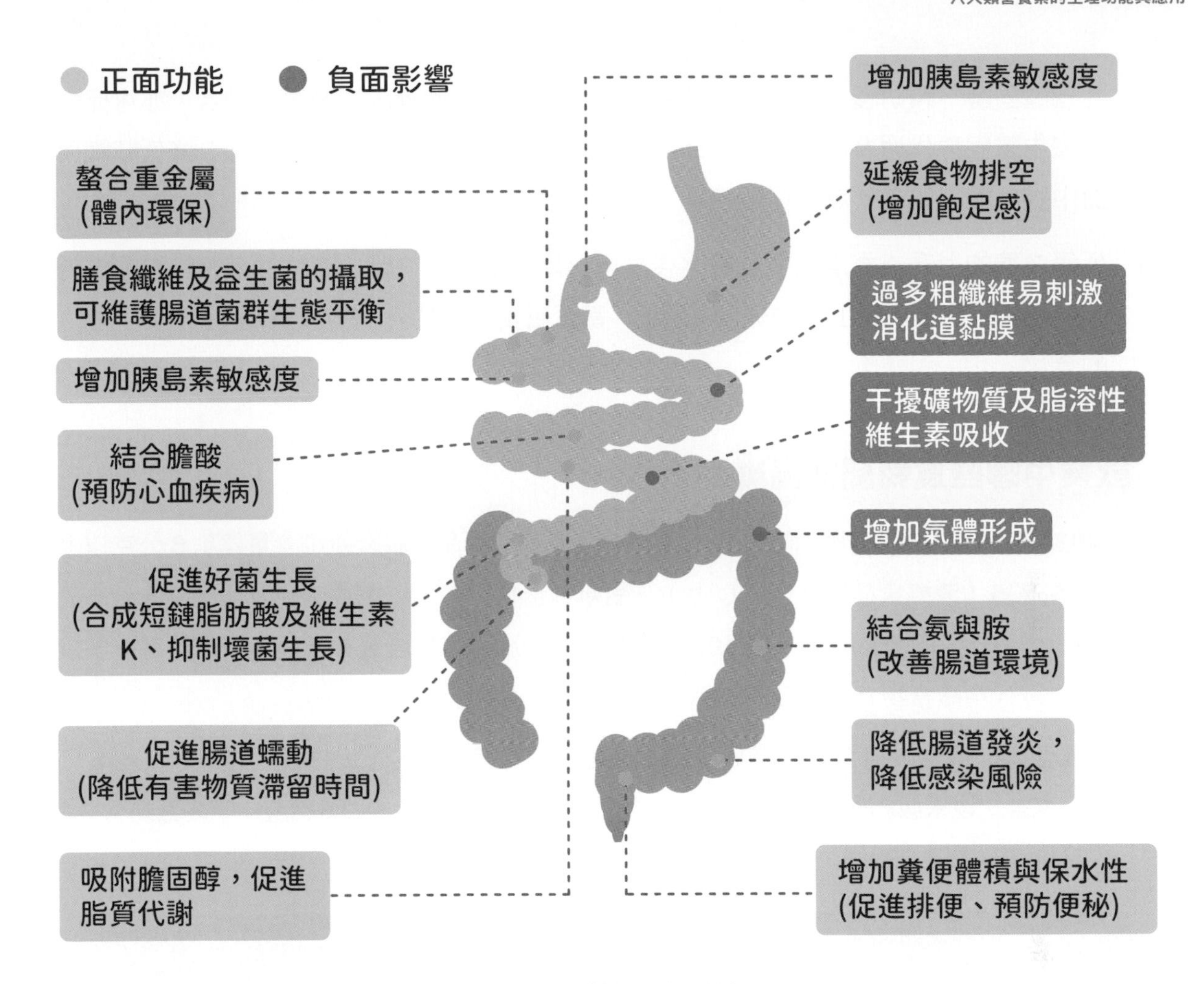

圖 3-8　膳食纖維的生理機能

1. 增加飽足感：膳食纖維體積大且有嚼感，可延長食物在胃中停留時間，延緩胃和小腸的排空，使飢餓感較慢產生，且每公克膳食纖維代謝後產生的熱量約為 1.5-2.5 大卡，低於一般醣類有助體重控制。

2. 促進排便，預防消化道疾病：膳食纖維可促進腸胃蠕動，縮短食物殘渣停留腸內時間，並吸附致癌因子、重金屬等毒素，降低有害物質接觸腸壁的機會，預防便祕、憩室炎及痔瘡，並降低罹患大腸癌的機率。此外，水溶性膳食纖維會吸取消化道內大量水份，幫助糞便成形，有助緩和輕度腹瀉。

3. 改變腸道菌叢生態，維持腸道健康：水溶性纖維可被腸道益生菌發酵為短鏈脂肪酸（如：乙酸、丙酸、丁酸），可作為腸道細胞及好菌能量的來源；亦可降低腸道 pH 值以促進好菌生長，抑制壞菌繁殖。研究指出，短鏈脂肪酸具有調節部分免疫細胞的功能，有助降低體內的發炎反應。

4. 降低膽固醇，預防慢性病：膳食纖維不僅可與腸道中的膽固醇及膽酸結合，亦可促進肝臟中膽固醇代謝為膽酸，阻礙膽酸與膽固醇的再吸收，將其排出體外，降低肝臟與血中膽固醇，改善代謝症候群。

5. 延緩血糖的上升：水溶性纖維吸水後膨脹形成凝膠狀的物質，有助減緩食物中糖份的吸收，進而控制血糖上升的速度。因此，富含膳食纖維的食物也被列為「低升糖指數」的食物。

飲食中哪些食物屬於高纖呢？

根據臺灣衛福部營養標示的規範，每 100 公克包裝食品的膳食纖維含量達到 6 公克以上即可稱為高纖（液態食品為 3 公克以上）。對新鮮食物而言，每 100 公克食物纖維含量高於 2 公克即可列為「高纖食物」。每 100 克食物所含的膳食纖維含量如下說明，除了選擇多以高纖食物取代精緻食物外，提高膳食纖維攝取量的方法包括：

(1) 每天至少一餐主食以全穀雜糧類替代（若能三餐皆選用更佳），每餐約可增加 2 ～ 5 公克的纖維。以米飯為例，白飯一碗纖維為 1.2 公克，而糙米飯為 2.6 公克、燕麥飯約含 6.8 公克，可見選擇全穀類的主食何其重要。

全穀雜糧類之膳食纖維含量（100g）
豌豆 8.6公克
糙米 3.3公克
麥片 2.1公克
蓮藕 3.4公克
全麥麵粉 5.7公克
中筋麵粉 2.8公克
玉米粒 1.7公克
白土司 2.2公克
皇帝豆 5.1公克
馬鈴薯 2.4公克
冬粉 1.4公克
白米 0.4公克
燕麥片 4.7公克
胚芽米 2.2公克
麵條（乾） 0.7公克

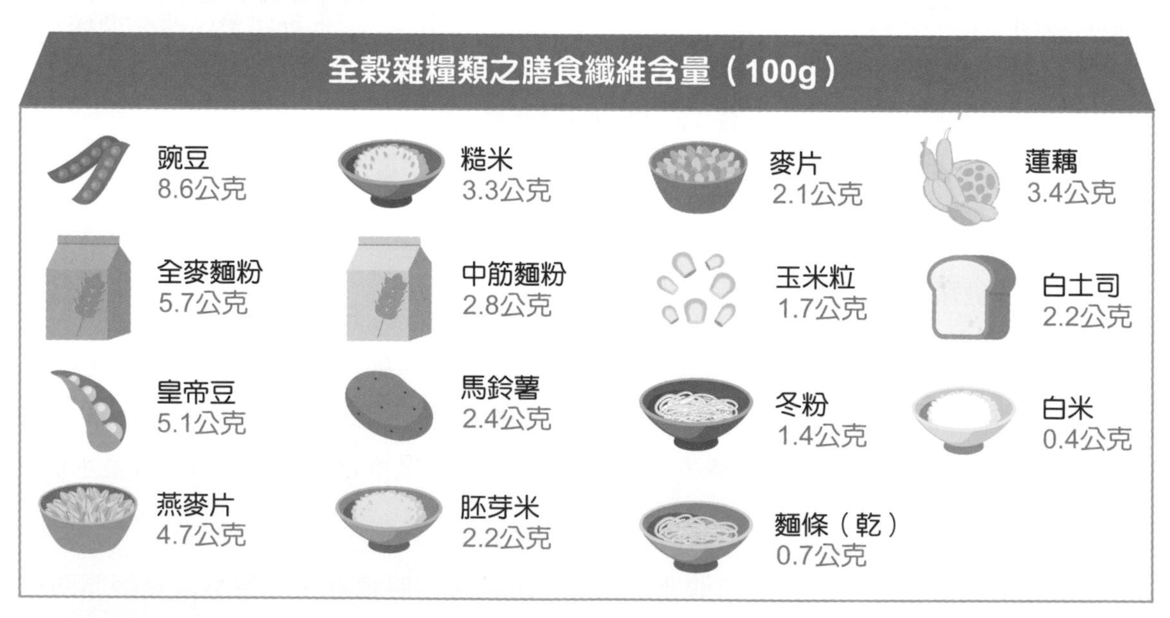

(2) 每餐吃一碟蔬菜（每天至少三份蔬菜），約可獲得 6 公克纖維。除了新鮮蔬菜，各式菇類、藻類及其乾貨皆富含纖維，建議可購買放在家中，隨時備用，如：乾香菇、木耳、海帶芽、金針花等。

蔬菜類之膳食纖維含量（100g）

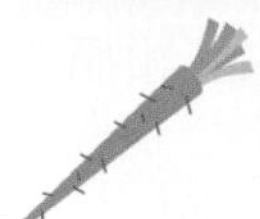
牛蒡 6.7公克

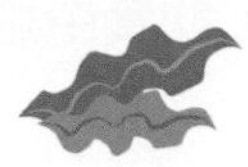
海帶 4.3公克

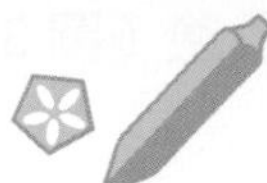
秋葵 3.7公克

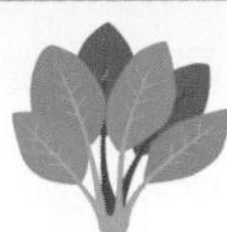
菠菜 2.4公克

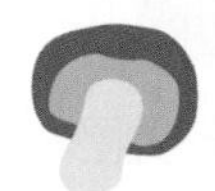
香菇 3.8公克

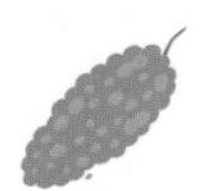
苦瓜 3.2公克

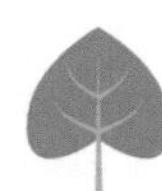
地瓜葉 3.1公克

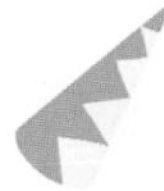
竹筍 2.3公克

(3) 豆類除了提供蛋白質，也是增加膳食纖維的方法，建議入飯或入菜一起烹調，如：黃豆糙米飯、涼拌毛豆等。

豆類之膳食纖維含量（100g）

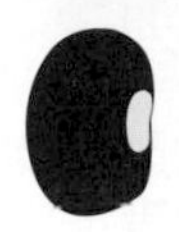
烘烤黑豆 5.3公克

毛豆 5公克

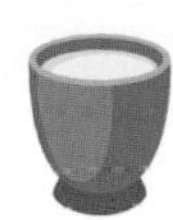
豆漿 4.6公克

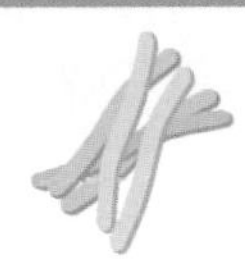
豆干絲 4公克

(4) 每天吃 2 個水果（每天至少兩份不同種類的水果），約可獲得 7 公克纖維。

水果類之膳食纖維含量（100g）

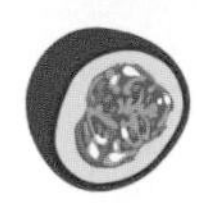
百香果 5.3公克

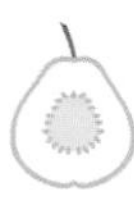
土芭樂 5公克

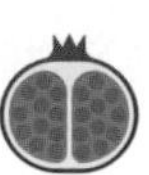
石榴 4.6公克

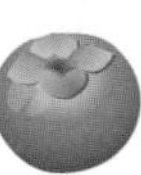
柿子 4公克

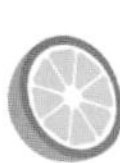
柳丁 2.4公克

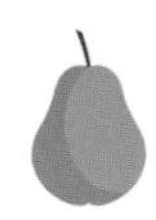
西洋梨 3公克

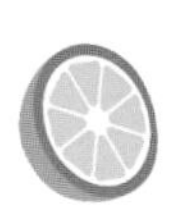
香吉士 3公克

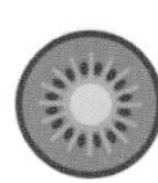
奇異果 2.7公克

桃子 2.4公克

帶皮蘋果 1.5~2公克

(5) 各式堅果、種子類或紅棗、黑棗、枸杞子等食用中藥材，也都可作為膳食纖維的來源。

堅果與種子類之膳食纖維含量（100g）

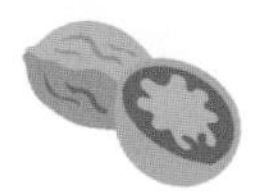
核桃粒 5.5公克

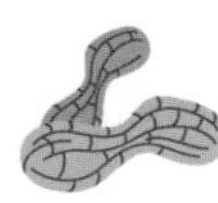
花生 3.0公克

亞麻子 23.1公克

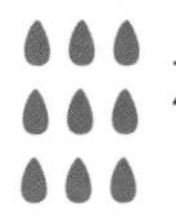
芝麻 15.5公克

然而，膳食纖維的攝取不是越多越好，每天攝取超過 50 ～ 60 公克對健康可能造成負面影響。例如：妨礙鈣、鐵、鋅等礦物質及脂溶性維生素的吸收、造成腸黏膜的刺激或增加腸內氣體的產生，有缺鐵性貧血或消化道症狀者不可輕忽。

醣類不僅提供人體熱量，並參與體內脂肪的代謝，避免蛋白質的耗損。長期的醣類攝取不足會導致細胞能量的失衡，造成低血糖等症狀；飲食中過多的醣類，或缺乏膳食纖維，則容易增加肥胖、便祕的風險（圖 3-9）。因此，飲食中適量不過量的醣類攝取，非常重要。

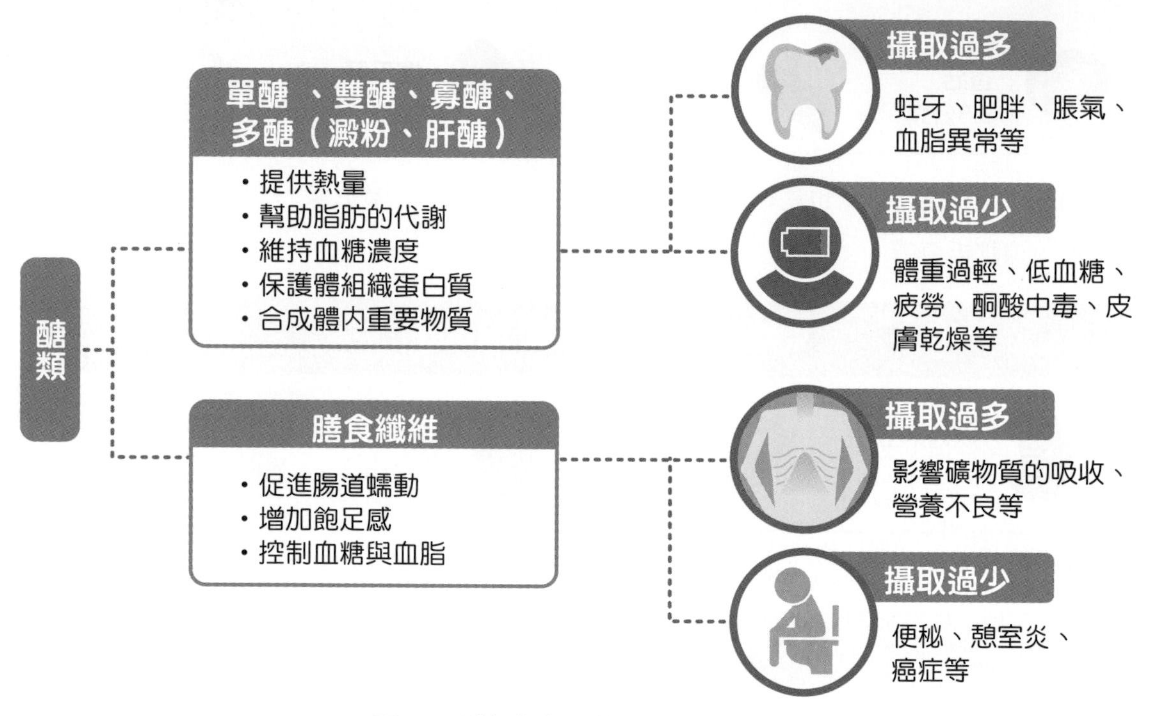

圖 3-9　醣類的生理功能及對健康的影響

3-2 脂質的分類與生理功能

脂質（lipid）由碳（C）、氫（H）、氧（O）等元素組成，以甘油及脂肪酸為主要架構，屬於難溶於水，而可溶於乙醚、氯仿等有機溶劑的物質，因其碳原子含量較醣類高而產生更高熱量。由於各種脂質皆含有甘油，因此脂質的特性決定於其所含的脂肪酸種類。

一、脂質的基本構造－脂肪酸的分類

脂肪酸（fatty acid）是構成脂質最基本的單位，由一長串碳氫鏈所構成，兩端分別為甲基（$-CH_3$）與羧基（-COOH），甲基端又稱 n 端或 ω 端。脂肪酸依照其碳鏈長度、雙鏈數目（即飽和程度）、雙鍵位置及其氫原子幾何型態差異而分類。

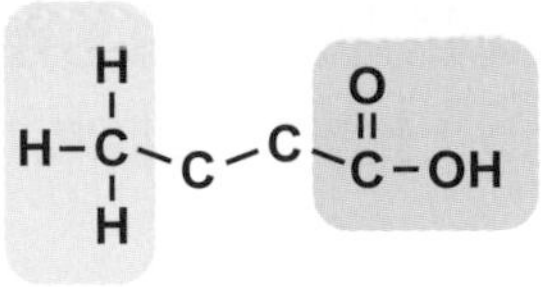

甲基 $-CH_3$

羧基 -COOH

（一）以脂肪酸碳鏈長度分類

以脂肪酸的碳（C）鍵長度區分，可分為短、中、長鏈：

短鏈脂肪酸
碳原子數目4～6個

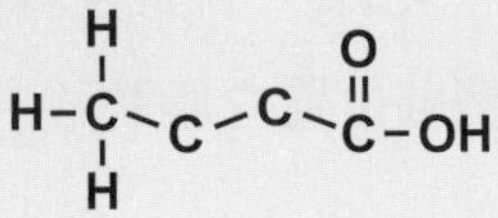

中鏈脂肪酸
碳原子數目8～12個

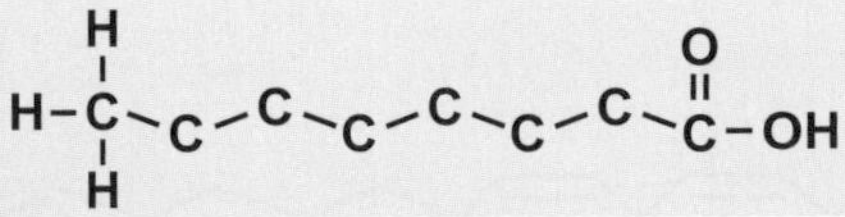

長鏈脂肪酸
碳原子數目14個以上

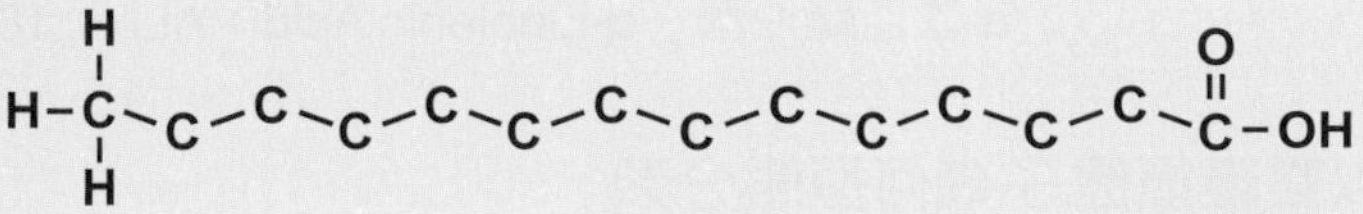

（二）以雙鍵數目（飽和程度）分類

脂肪酸的飽和度，是以碳原子間是否有雙鍵（C=C）鍵結來區分，會以「碳原子數：雙鍵數」來標示：

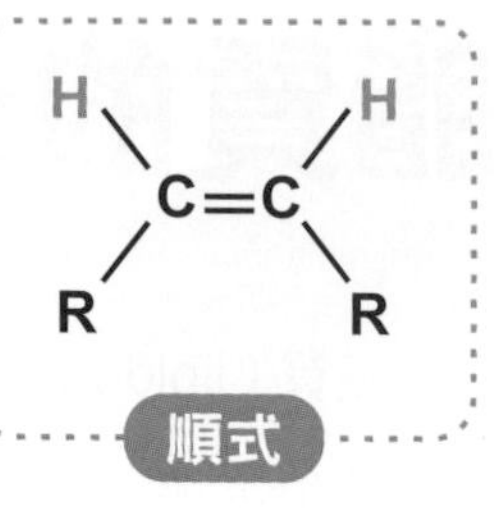

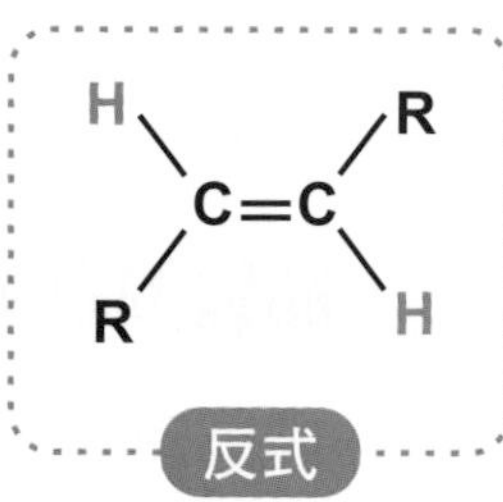

飽和脂肪酸（Saturated fatty acid；SFA）

碳原子間以單鍵（C-C）結合，不含有雙鍵（C=C）者，如硬脂酸（stearic acid；18：0）。

單元不飽和脂肪酸（Monounsaturated Fat；MUFA）

碳鏈中有碳原子以雙鍵結合，僅有1個雙鍵者，如油酸（oleic-acid; 18：1, ω-9）。

多元不飽和脂肪酸（Polyunsaturated Fat；PUFA）

碳鏈中有碳原子以雙鍵結合，且含有2個以上雙鍵者，如亞麻油酸（linoleic acid; 18：2, ω-6）。

（三）以雙鍵位置分類

以第一個雙鍵（C=C）位於從甲基端（$-CH_3$）的第幾個碳位置算起，如：ω-3 族便是指第一個雙鍵位於從甲基端算起的第 3 個碳位置之脂肪酸，以此類推。

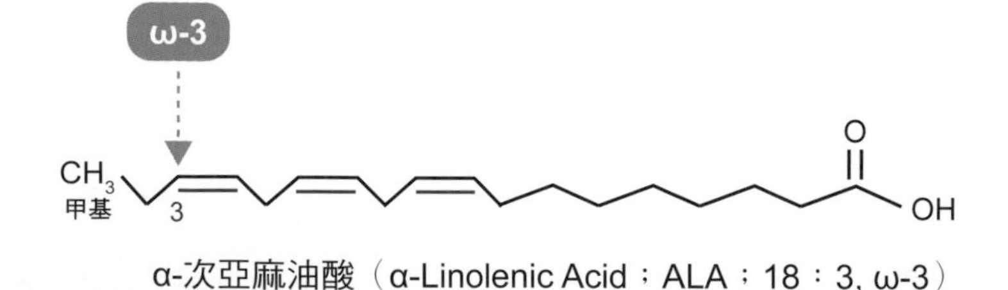

α-次亞麻油酸（α-Linolenic Acid；ALA；18：3, ω-3）

（四）以雙鍵氫原子幾何型態分類

以雙鍵（C=C）上的兩個氫原子（H）是否在同一側來區分，分為：

1. 順式脂肪酸（cis-form fatty acid）：雙鍵上的二個氫原子在同側，天然的不飽和脂肪酸幾乎都是順式鍵結。

2. 反式脂肪酸（trans-form fatty acid）：雙鍵上的二個氫原子在不同側，來自天然乳品、肉類及油脂加工。牛、羊等反芻動物消化植物後會產生天然的反式脂肪，存在肉與乳品中，形式為共軛反式脂肪，例如共軛亞麻油酸（Conjugated linoleic acids, CLA），這些天然反式脂肪對人體無害，須注意的是人工反式脂肪。植物油經過氫化處理後，可提高油脂的穩定度，更耐高溫烘培，但可能因不完全氫化而產生非共軛反式脂肪（又稱部分氫化油，指經氫化處理，但未達完全飽和，不得使用於食品）。此外，油脂精煉及高溫烹調等過程也可能生成反式脂肪，增加罹患心血管疾病的風險。因此，世界衛生組織希望在 2023 年達到全球禁用人工反式脂肪的目標。

根據人體對脂肪酸的生理需要性分類，人體無法自行合成而須依賴食物供給的脂肪酸，且攝取不足易造成缺乏症狀者，稱為必需脂肪酸（essential fatty acid），包括 ω-6 族的亞麻油酸（linoleic acid, LA）及 ω-3 族的 α- 次亞麻油酸（α-linolenic acid, ALA）。而人體可自行合成飽和脂肪酸、單元不飽和脂肪酸，或以兩種必須脂肪酸為原料，生成重要的多元不飽和脂肪酸，如：ω-3 族的廿碳五烯酸（Eicosapentaenoic Acid, EPA）、廿二碳六烯酸（Docosahexaenoic Acid, DHA）或 ω-6 族的 γ- 次亞麻油酸（Gamma-linolenic acid, GLA）、花生油酸（Arachidonic Acid, AA）等，稱為非必需脂肪酸（non-essential fatty acid）。

營養大補帖

哪些食物含有人工反式脂肪呢？

研究發現，限制人工反式脂肪的攝取量，有助降低冠狀動脈疾病的風險。衛福部包裝食品營養標示應遵行事項規定，每100公克（固體或半固體）或每100毫升（液體）食品，反式脂肪量不超過0.3公克得以「0」標示。因此，購買食品除了看標示外，也要多注意內容物來源。以下食物可能潛藏人工反式脂肪的風險，最好少吃：

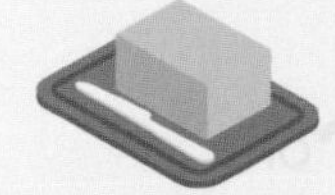

使用人造奶油、酥油、氫化植物油製作的奶精。

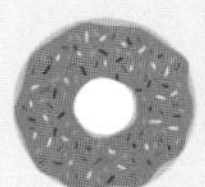

使用人造奶油、酥油、氫化植物油來烘焙、油炸的食品，如蛋糕、麵包、甜甜圈、炸雞等。

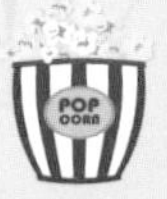

奶茶、洋芋片、爆米花、巧克力等零食或飲料。

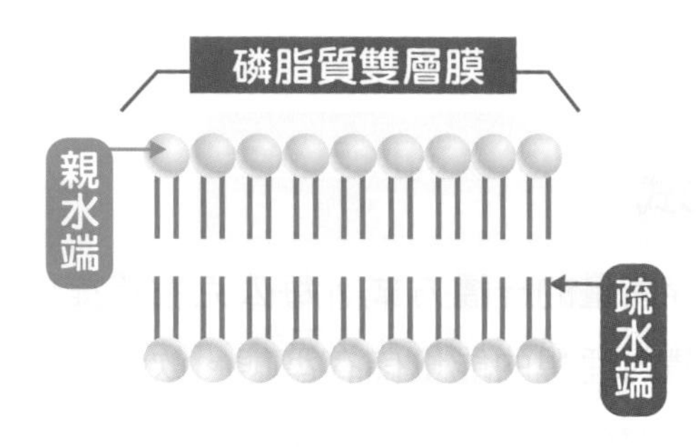

脂質構成角質細胞膜磷脂雙層結構，能限制物質的進出，鎖住水分

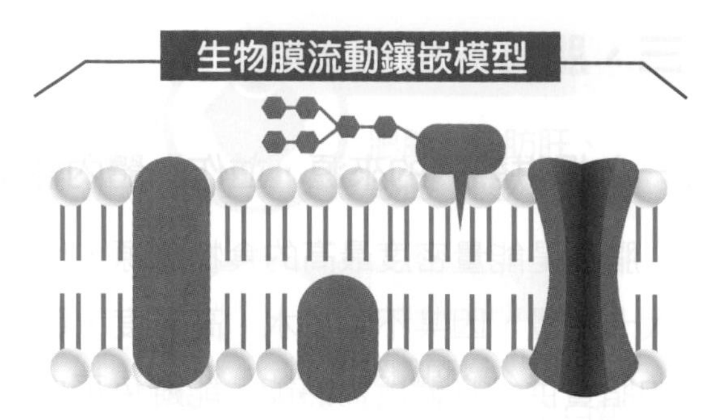

細胞膜磷脂雙層上面鑲嵌各種功能性蛋白質，結構上是流動性的，會選擇性地讓物質通過

圖 3-15　身體細胞的細胞膜磷脂雙層結構

（四）調節身體生理機能

脂肪能夠幫助脂溶性維生素 A、D、E、K 在腸道的吸收，當脂質攝取不足或是吸收不良，容易導致脂溶性維生素的缺乏。例如，花椰菜等深色蔬菜含有豐富的類胡蘿蔔素及維生素 K，添加適量油脂烹調，有助腸道對維生素 A 及維生素 K 的吸收。

研究指出，飲食中的必需脂肪酸會影響脂肪代謝，並參與免疫系統及神經系統運作的調控，包括亞麻油酸（linoleic acid, 18：2, ω-6）及 α- 次亞麻油酸（α-linolenic acid, 18：3, ω-3）兩種。兩種必需脂肪酸分別調控人體的促發炎及抗發炎激素的生成。

磷脂質、膽固醇、必需脂肪酸、多元不飽和脂肪酸及中鏈脂肪酸（Medium Chain Triglyceride, MCT）分別提供人體不同的生理功能，整理如表 3-2。

表 3-2　脂質的生理功用

脂質	生理功用
磷脂質	1.具有乳化功能，有利脂質消化、吸收、運送及利用。 2.構成細胞膜之重要物質，可控制物質進出細胞。 3.構成脂蛋白之成份，幫助脂質運送。 4.神經系統中有大量神經磷脂，存在神經髓鞘中當作絕緣體。
膽固醇	1.可轉變成膽酸、膽鹽，幫助脂質之消化。 2.合成腎上腺皮質激素。 3.在性腺中合成黃體激素及睪丸合成睪固酮。 4.在紫外線的照射下，7- 脫氫膽固醇（7-dehydrocholesterol）可轉變成維生素 D_3。 5.構成細胞膜的重要物質及脂蛋白之成份。
必需脂肪酸（EFA）	1.構成磷脂質成分，調節細胞膜之滲透性，有助於脂質在循環系統中之轉運，幫助膽固醇的代謝。 2.加強微血管及細胞膜的結構，維持皮膚的通透性，幫助大腦與神經細胞的運作。缺乏時，嬰兒皮膚產生溼疹，而且有生長遲滯、認知障礙的現象。 3.轉變成體內調控免疫及脂質代謝的激素，例如：前列腺素（prostaglandin, PG）、白三烯素（Leukotriene, LT），有助促進平滑肌收縮、阻止血小板凝集，並防止其造成血管壁沾黏，促使血管擴張並增加心肌血流量，也會促進鈉的排出而調節血壓。
ω-3 多元不飽和脂肪酸（PUFA）	1.有助增加細胞膜彈性、改善胰島素阻抗，降低血壓及三酸甘油酯，預防心血管疾病，減輕發炎反應。 2.改變腸道膽固醇吸收，增加膽汁中膽酸、膽鹽、膽固醇排泄增加。 3.透過改變血液中脂肪與脂蛋白之組成，相對降低血膽固醇濃度。
中鏈脂肪酸（MCT）	1.因碳鏈長度較短且溶解度佳，較快被人體腸道吸收，可替代較不易消化的長鏈脂肪酸，作為脂肪的熱量的來源，每毫升提供 8.3 大卡的熱量。 2.臨床上用於消化吸收障礙的患者，如：膽囊、胰臟疾病及小腸部分切除的患者。

（二）維持體液與酸鹼平衡

當體內蛋白質不足時會影響血漿蛋白質的製造，其中「白蛋白」負責維持血液滲透壓，身體的水分平衡透過血管與組織之間血漿蛋白產生的膨脹壓、電解質產生的滲透壓，及血流的液體靜壓來維持體液平衡；若白蛋白不足，會導致水分滲出血管，流入組織間隙而造成水腫。「血紅素」具有攜氧及二氧化碳之功能，可以緩衝血液酸鹼度的變化，維持酸鹼平衡。

（三）調節生理機能，參與免疫功能，幫助營養素的吸收與運送

1. 催化作用：蛋白質是構成身體中數千種酵素的原料，可催化多種合成或分解的生化反應，幫助體內多種新陳代謝的過程。
2. 免疫作用：參與血液中的免疫蛋白、抗體、細胞激素的生合成，具有防禦病菌感染的功能。
3. 激素作用：構成體內多種荷爾蒙（如：生長激素、甲狀腺素、胰島素等），以調節多種新陳代謝的過程。
4. 運送作用：構成運送功能之蛋白質，幫助營養素吸收及運輸，如：鈣結合蛋白、脂蛋白運送膽固醇、血紅素運送氧及二氧化碳、鐵蛋白運送鐵質等
5. 收縮作用：肌動蛋白及肌原蛋白，能讓細胞及生物體具有收縮、改變形狀或移動的功能。
6. 調節作用：研究發現，細胞可以透過特定蛋白的作用影響或調節基因的表現及生理作用。
7. 其他生理功能：構成皮膚及毛髮中黑色素的成分，也參與神經傳導物質的合成。

（四）產生熱量

平均 1 公克蛋白質可產生 4 大卡熱量，但以蛋白質作為熱量來源並不經濟，亦會增加肝臟及腎臟的負擔。簡單來說，蛋白質構成了細胞賴以生存的環境及人體的生命現象，攝取不足會造成生長發育遲緩、抵抗力減弱或肌少症等。懷孕期婦女若未攝取足夠的蛋白質，容易導致貧血、流產或導致新生兒體位不足的問題。蛋白質攝取過量會造成肝腎負擔，尤其是牛肉、豬肉等動物性蛋白質攝取過多時，飽和脂肪和膽固醇的攝取量也隨之增加，也提高罹患心血管疾病的機率（圖 3-19）。

蛋白質

簡單蛋白、複合蛋白、衍生蛋白

- 構成皮膚、毛髮、肌肉、血液、抗體等細胞組織成分
- 建造與修補體內組織
- 維持體液與酸鹼平衡
- 幫助營養素的吸收與運送
- 增加免疫力，調節代謝機能
- 產生能量

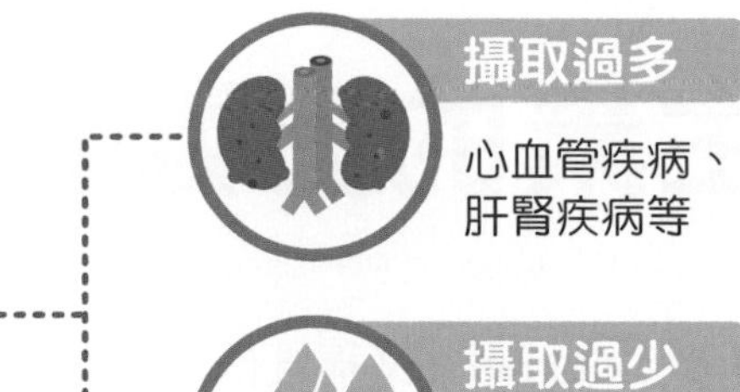

攝取過多

心血管疾病、肝腎疾病等

攝取過少

生長發育遲緩、體重減輕、肌肉萎縮、免疫力下降、皮膚病變、水腫、心智受損等

圖 3-19　蛋白質的生理功能及對健康的影響

營養大補帖

食物互補法有何幫助？

由於每種食物的營養價值皆有不同，長期偏食容易造成特定營養素的缺乏，因此透過「食物互補法」有助於營養的均衡。以蛋白質為例，每種食物中必需胺基酸的含量不同，含量較少的胺基酸，稱為「限制胺基酸」。乾豆類富含離胺酸，甲硫胺酸、胱胺酸較為缺乏；小麥、穀類及堅果種子類富含甲硫胺酸、胱胺酸較多，離胺酸較為缺乏。若利用食材互補的特性，將乾豆類、穀類及堅果種子一起食用，可使其必需胺基酸比例較為完整（圖 3-20），幫助體內蛋白質的生合成，例如：紅豆核桃糙米飯、十穀飯（圖 3-21）、綜合乾果等。

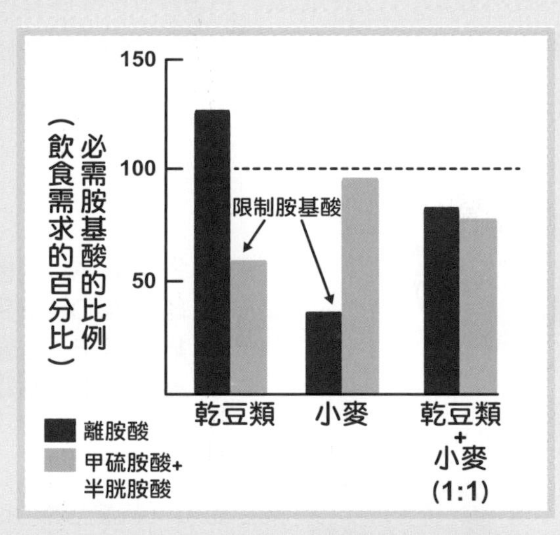

圖 3-20　混合兩種不完全蛋白的食物，可以互補胺基酸的缺乏，使生物利用率提高

再以維生素 C 為例，適量維生素 C 可促進鐵的吸收，若攝取富含鐵質食物後，再攝取柳橙、番茄等富含維生素 C 的水果，可使食物中鐵的吸收率提高 3 ～ 10 倍。此外，以大鍋的水川燙青菜的烹調方式反而容易流失水溶性維生素 B 群與維生素 C；以少量的油與水拌炒青菜，有助保留水溶性營養素，也能增加脂溶性營養素的吸收。

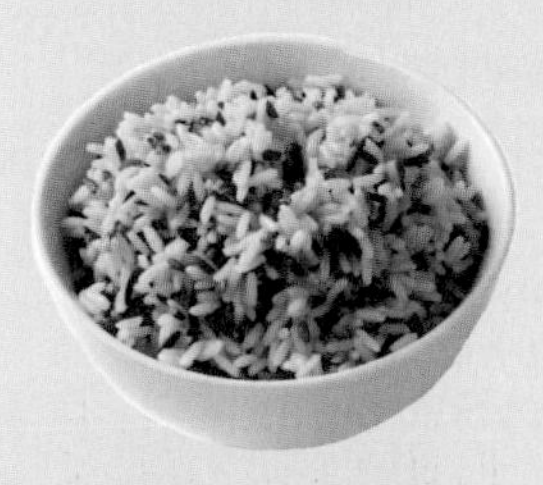

圖 3-21　十穀飯

3-4 維生素的分類與生理功能

維生素（vitamin）又稱維他命，是一群化學結構與特性極不相同的物質。維生素是維持生命的重要營養成分，人體內大多無法自行合成，必須從食物中攝取。維生素在人體的作用，如同機器中的潤滑劑，雖不提供熱量，但在生長發育、能量代謝等生理功能上扮演重要角色。

一、維生素的分類

維生素依據溶解度可分為脂溶性及水溶性維生素，脂溶性包括維生素 A、D、E、K 共 4 種；水溶性包括維生素 B 群及維生素 C 等共 9 種（圖 3-22）。脂溶性及水溶性維生素在人體內的吸收運送、代謝利用過程有所差異，相較於水溶性維生素，脂溶性維生素結構較為穩定，但吸收率較低，並須與特殊蛋白結合才可藉血液輸送至組織利用或儲存（表 3-5）。

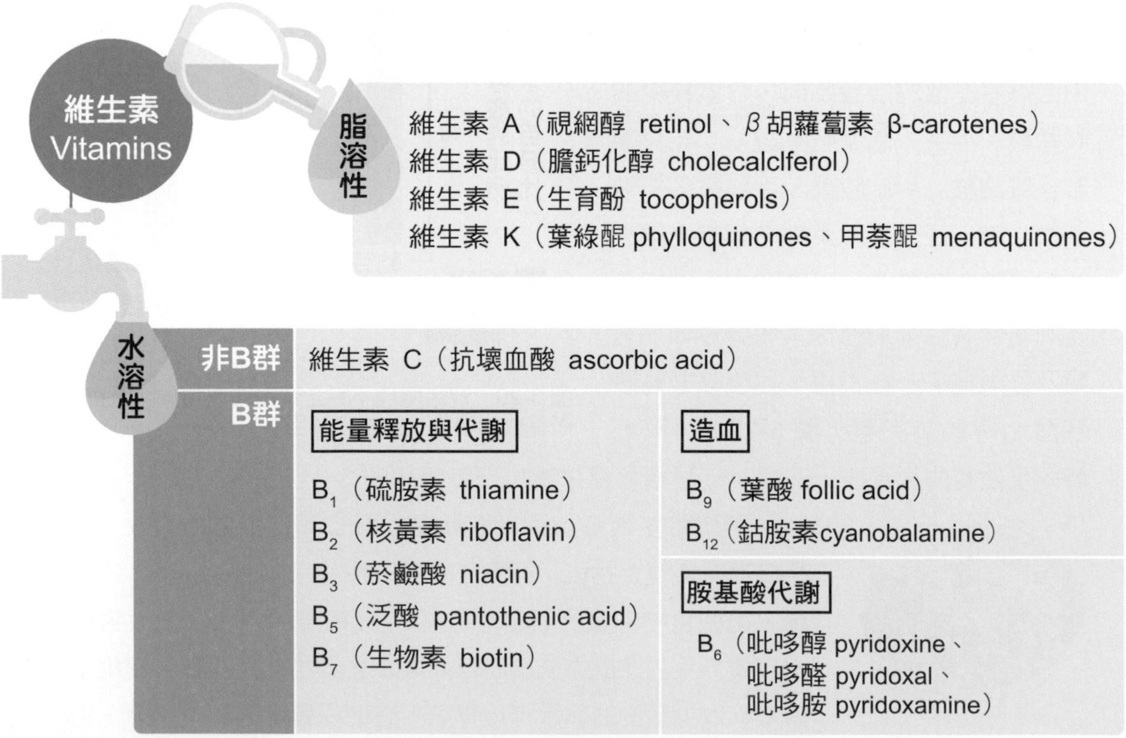

維生素 Vitamins

脂溶性
- 維生素 A（視網醇 retinol、β 胡蘿蔔素 β-carotenes）
- 維生素 D（膽鈣化醇 cholecalclferol）
- 維生素 E（生育酚 tocopherols）
- 維生素 K（葉綠醌 phylloquinones、甲萘醌 menaquinones）

水溶性

非B群
- 維生素 C（抗壞血酸 ascorbic acid）

B群

能量釋放與代謝
- B_1（硫胺素 thiamine）
- B_2（核黃素 riboflavin）
- B_3（菸鹼酸 niacin）
- B_5（泛酸 pantothenic acid）
- B_7（生物素 biotin）

造血
- B_9（葉酸 follic acid）
- B_{12}（鈷胺素cyanobalamine）

胺基酸代謝
- B_6（吡哆醇 pyridoxine、吡哆醛 pyridoxal、吡哆胺 pyridoxamine）

圖 3-22　維生素的分類

表 3-5 維生素的特性

種類	脂溶性維生素（fat-soluble vitamins）	水溶性維生素（water-soluble vitamins）
溶解性	不溶於水，溶於油或有機溶劑	可溶於水
穩定性	較不易受光、熱、氧氣破壞	易被光、熱、氧氣及鹼性物質破壞，容易在加熱烹調中流失
吸收	1.與脂肪的吸收途徑相似 2.先與膽鹽及脂肪形成微脂粒，透過簡單擴散作用進入小腸壁細胞吸收 3.吸收率約 40～80%，油脂可幫助吸收	1.與蛋白質及醣類的吸收相似 2.以主動運輸或促進性擴散進入小腸細胞吸收 3.吸收率約 80% 以上
運輸	進入乳糜管淋巴系統運輸，與血中運輸蛋白結合運送到全身組織利用	進入微血管後經由肝門靜脈至肝臟，在血液中多以游離形式存在
排泄	部分脂溶性維生素可透過膽汁由糞便排出	過量與代謝產物由尿液排出
儲存時間	維生素 A：1～2 年 維生素 D、E、K：2～6 週	維生素 B_1、B_5、B_7：4～10 天 維生素 C、B_2、B_6：2～6 週 維生素 B_9（葉酸）：3～4 個月 維生素 B_{12}：3～5 年
缺乏症狀展現速度	缺乏症狀展現較慢（數月到數年）	缺乏症狀展現很快（數週到數月）
功能	不是輔酶，多以未活化的維生素原（provitamin）或前驅物形式存在	須在體內活化為活性型，以便在酵素系統中作為輔酶，發揮生化功能
毒性劑量	1.超過 6～10 倍每日營養素建議攝取量（RDA） 2.發生的可能性較高	1.大於 10～1,000 倍以上每日營養素建議攝取量（RDA） 2.發生的可能性較低

一般而言，人體對水溶性維生素的耐受性較高，在體內停留時間較短，超過數十倍建議攝取量才可能發生毒性；而脂溶性維生素可儲存於人體，且排泄率較低，例如：維生素 A 及維生素 D 代謝較緩慢，較可能攝取過量而引發毒性問題。

二、維生素的生理功能

維生素具有促進新陳代謝，調節生理機能，幫助脂質、醣類及蛋白質轉化產生能量等生理功能。每種維生素都並非是單一化合物，在體內會以不同的活性形式存在，每種型式皆有其特定的作用，只需要少量維生素就能發揮功用，所以又稱為「微量營養素」，以下將針對脂溶性及水溶性維生素分別加以說明。

（一）脂溶性維生素

脂溶性維生素包括維生素 A、D、E 及 K，脂溶性維生素對人體的生理作用分別與視覺、上皮細胞分化、骨骼發育、抗氧化和凝血等功能有關，長期攝取不足或補充過量都可能對身體產生負面影響。

脂溶性維生素在體內以多種不同的活性型式存在。以維生素 A 為例，其在體內的型式包括視網醇（retinol）、視網醛（retinal）、視網酸（retinoic acid，或稱 A 酸）及視網酯（retinyl esters），且可以互相轉換。視網醇為維生素 A 在體內最主要的型式，因此作為維生素 A 的計量單位標準，稱為視網醇當量（retinol equivalent, RE）。

1. 維生素 A

維生素 A 的食物來源包括動物性及植物性，動物性來源大多以視網酯型式存在；植物性來源則多為類胡蘿蔔素（carotinoids）。類胡蘿蔔素除了具有抗氧化的功能外，在體內可轉換為視網醇，其中以 β- 胡蘿蔔素活性最高，活性轉換率約為 1 / 6；攝取 6 微克的 β- 胡蘿蔔素約等於生成 1 微克的視網醇。

視網醇及視網醛負責視網膜上光感受器細胞中，桿狀細胞之視紫質合成，與視覺健康有關；視網酸則是影響基因表現，進而控制人體上皮組織之細胞分化，包括與皮膚、眼睛、肺、氣管、腸胃道等部位之上皮細胞結構與功能的完整性，可保護皮膚與黏膜的健康，保護人體的第一道防線（圖 3-23）。因此，維生素 A 攝取不足會造成乾眼症、毛囊角化症等缺乏症狀；攝取過量則可能造成皮膚炎、異常脫皮等。β- 胡蘿蔔素攝取過多時，則會因色素沉澱而引起柑黃症，使皮膚變黃；此時只要停止攝取一段時間，症狀自然會消失。

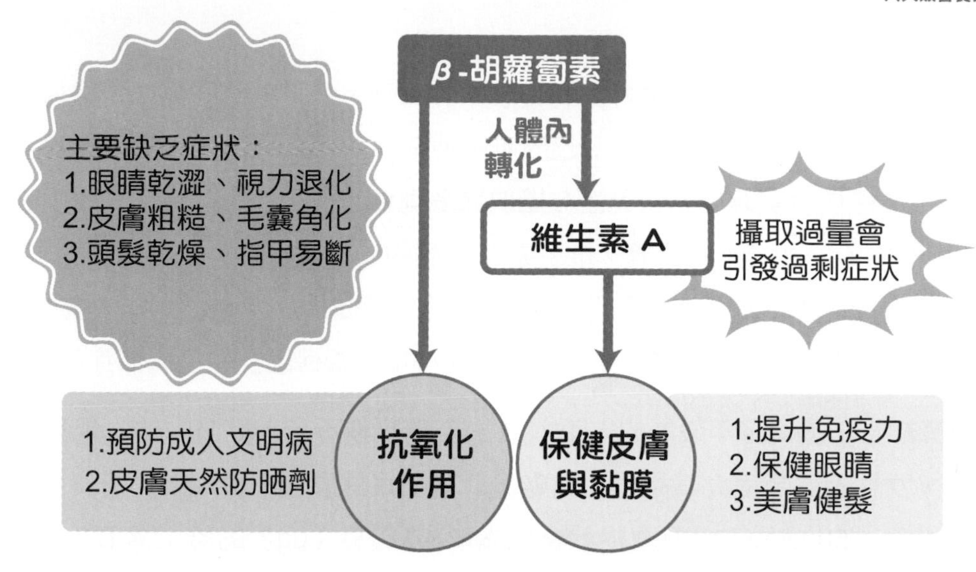

圖 3-23　維生素 A 與 β - 胡蘿蔔素的關係與生理功能

2. 維生素 D

維生素 D 是少數人體可以自行合成的維生素，皮膚表層中 7- 脫氫膽固醇（7-Dehydrocholesterol）經陽光照射後轉換為維生素 D_3，並很快經由肝臟、腎臟轉換成具有活性的維生素 D。國外研究發現，5 ～ 30 分鐘手腳或背部陽光曝曬，相當於從食物攝取 5 微克（200 IU）的維生素 D。人體血液中維生素 D 的濃度會隨季節、日曬時間及食物的攝取而波動，皮膚照射陽光所製造的維生素 D 約占來源之 80%，其他約 20% 來自食物（圖 3-24）。維生素 D 的代謝牽涉到腎臟、肝臟、副甲狀腺及腸道功能的串聯，而在肥胖、更年期、肝硬化、腎病變、糖尿病、癌症等慢性病患者，也是易缺乏維生素 D 的族群。

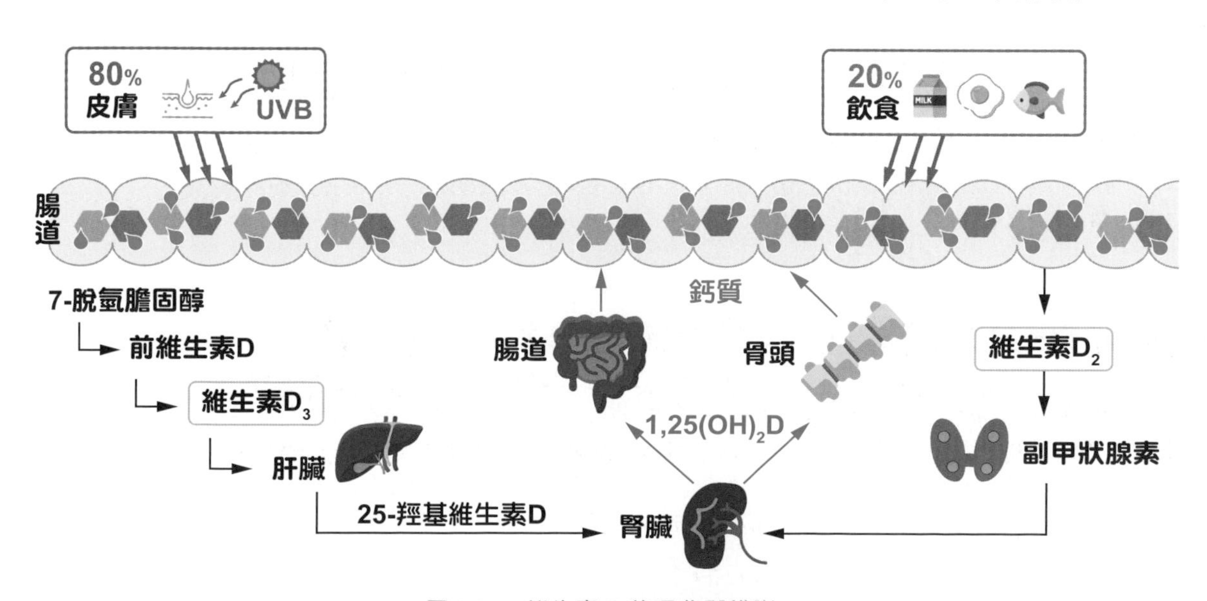

圖 3-24　維生素 D 的吸收與代謝

維生素 D 主要功能是促進小腸對鈣的吸收，調節副甲狀腺素共同促進腎臟對鈣的再吸收，維持血鈣的平衡，預防低血鈣引起的肌肉抽搐，並促進骨骼的生長與重建。維生素 D 缺乏時可能造成骨質疏鬆、軟骨症，攝取過多則會造成高血鈣，導致鈣質囤積血管或其他軟組織的硬化。近年研究證實，維生素 D 在體內的作用機制與固醇類荷爾蒙相似，能作用所有組織的受體，讓細胞發揮正常機能，在慢性病的預防及治療上扮演重要角色，包括維持肌肉及骨骼健康、預防神經退化性疾病、心臟血管保護及免疫調節症等。

根據營養調查，臺灣各年齡層的人都有維生素 D 攝取不足，且血中維生素 D 的濃度過低的情況，女性及高齡者尤其嚴重。有鑑於此，國民健康署「國人膳食營養素參考攝取量」建議，0 ～ 50 歲國人每日要從飲食中攝取 10 微克（μg）的維生素 D（AI）。因老化會造成血清維生素 D 濃度降低，50 歲以上國人維生素 D 建議量提高為每日 15 微克（μg）。自然界含有維生素 D 的食物種類不多，建議可攝取富含維生素 D 的雞蛋、菇菌類（特別是經紫外線照射的洋菇）、海洋動物的肝臟、鯊魚煙、魚肝油、高油脂魚肉，如鮭魚、鮪魚、沙丁魚，每 100 公克含有 5 ～ 15 微克（200-600 IU）維生素 D。衛福部規範營養補充品，每日食用維生素 D 總含量不得高於 800 IU（20 微克）；一般食品及嬰兒（輔助）食品則不得高於 15 微克，須避免過度攝取。

3. 維生素 E

維生素 E 在體內最重要的功能是抗氧化作用，尤其保護細胞膜、脂肪酸、脂蛋白等親脂性成分，避免自由基或氧化壓力對細胞造成傷害。若缺乏則可能造成紅血球破損、神經受損。同樣的，人體內的維生素 E 以 α- 生育醇型式的活性最高，因此評估食物中維生素 E 含量皆須換算成活性相當的 α- 生育醇為單位才能比較，稱為 α- 生育醇當量（α-tocopherol equivalent, TE ）。

4. 維生素 K

維生素 K 主要與凝血功能有關，也參與造骨的過程，缺乏時可能造成血液不凝固、傷口難癒合。維生素 E 及 K 是安全性較高的維生素，過量症狀不常見。

脂溶性維生素的主要功能、參考攝取量、上限攝取量、食物來源、缺乏症狀及過量症狀整理於表 3-6、3-7。

表 3-6　脂溶性維生素的攝取量與食物來源

種類	參考攝取量（DRIs）	上限攝取量（UL）	食物來源
維生素 A（Retinoids）	男 600 μg 視網醇當量 女 500 μg 視網醇當量	3000 μg 視網醇當量	肉類、魚肝油、動物內臟類、蛋類、深色蔬菜
維生素 D（Ergocalciferol）	0-55 歲 10 μg 55 歲以上 15μg	50 μg	魚肝、魚油、蛋黃、奶類、菇類
維生素 E（Tocopherols）	12 mg α- 生育醇當量	1000 mg α- 生育醇當量	小麥胚芽、植物油、豆類、堅果類
維生素 K（Phylloquinone）	男 120 μg 女 90 μg	未定	綠菜蔬菜、肉類、全穀類

註：μg 代表微克，mg 代表毫克，1 mg=1000 μg。

表 3-7　脂溶性維生素的生理功能

種類	生理功能	營養缺乏症	過量症狀
維生素 A（Retinoids）	1. 維持上皮細胞正常生長與分化 2. 維持視覺正常功能 3. 維持生殖、免疫及骨質代謝機能 4. 促進黏膜細胞合成黏液醣蛋白	夜盲症、乾眼症、皮膚角化乾燥、毛囊角化症、皮膚黏膜容易感染、味覺退化、骨骼牙齒發育遲緩	皮膚炎、脫皮、頭痛、肝脾腫大、骨骼關節疼痛、厭食、食慾不振、腸胃不適、孕婦易產畸形胎兒
維生素 D（Ergocalciferol）	1. 維持血中鈣、磷的平衡及骨骼健康 2. 維持神經與肌肉正常的生理功能，保護腎臟、心臟血管及皮膚的健康 3. 調節免疫功能、預防癌症與皮膚炎	兒童佝僂病、成人軟骨症、手足抽蓄、骨質疏鬆、指甲脆弱、皮膚病變、肌少症	高血鈣症、腎臟、心臟、肺臟及動脈血管等軟組織傷害
維生素 E（Tocopherols）	1. 保護細胞膜結構 2. 抗氧化、預防衰老與色素斑生成 3. 預防多元不飽和脂肪酸的氧化 4. 保護紅血球	早產兒易發生溶血性貧血、視網膜退化、神經肌肉失調或功能受損、皮膚老化乾燥、色素沉澱	接受抗凝血劑治療者易發生出血、疲倦、複視、腸胃不適
維生素 K（Phylloquinone）	1. 參與凝血因子合成 2. 與骨骼健康有關	凝血時間延長、紫斑症、新生兒出血症、皮下出血	血球凝集與破裂、貧血、高膽紅質血症、黃疸病、腦損傷

（二）水溶性維生素

水溶性維生素包括維生素 B 群及維生素 C，易受光、熱、氧氣及鹼性物質破壞，因此容易在加熱烹調中流失。水溶性維生素吸收後並不會儲存於體內，攝取過多會由尿液排出體外，少有因過量攝取產生的中毒症狀；然而曾有研究指出，維生素 C 攝取超過 15 ～ 20 倍的建議攝取量（RDA）可能增加腎結石的風險。飲食中水溶性維生素攝取不足或缺乏數週以上，容易出現缺乏症狀，較常發生於長期酗酒，或飲食攝取不均衡的兒童、老人或茹素者。

維生素 B 群在體內主要扮演輔酶（coenzymes）的角色，與酵素結合後可促進酵素的活性，各司其職的催化體內多種生化反應，缺一不可。維生素 B_1、B_2、B_3、B_5 與 B_7（生物素）可參與能量代謝；維生素 B_6 為胺基酸代謝的輔酶；葉酸（B_9）及維生素 B_{12} 為細胞分裂時的輔酶，參與紅血球生成、細胞分化等過程（表 3-8）。因此，維生素 B 群缺乏易有疲勞、嗜睡、食慾不振，甚至皮膚炎、頭暈、貧血、肌肉無力等症狀。

表 3-8　水溶性營養素的生理功能

維生素生理功能	B_1	B_2	B_3	B_5	B_6	B_7	B_9	B_{12}	C
參與醣類、脂質或胺基酸之合成或代謝	★	★	★	★	★	★	★	★	
作為能量代謝及電子傳遞的輔酶	★	★	★	★		★		★	
維持皮膚、神經、心血管、消化道系統的健康	★	★	★	★	★	★	★	★	★
參與核酸合成與細胞分裂及增生	★	★	★		★	★	★	★	★
幫助造血，預防貧血					★		★	★	★
抗氧化、促進膠原生成及鐵吸收、還原黑色素									★

維生素 C 是水溶性的抗氧化成分，參與體內膠原生成、神經傳導物質及腎上腺素的合成，缺乏時可能造成壞血症，例如：牙齦及毛囊周圍出血、傷口不易癒合、血管脆弱、下肢水腫等症狀。維生素 C 可以促進鐵的吸收，攝取不足可能會造成貧血。水溶性維生素的主要功能、食物來源、缺乏症狀及過量症狀整理於表 3-9、3-10。

此外，膽素（choline）、肌醇（inositol）、類脂酸（α-lipoic acid）也是人體所需的營養成分，但由於人體可以自行合成，且需要量甚微，故無法稱為維生素，而被列為「類維生素物質」。膽素可合成體內重要成分，例如：保持細胞膜結構的磷脂質、幫助神經傳導的乙醯膽鹼等，缺乏膽素會引起脂肪存積在肝臟，故與肌醇、甲硫胺酸等成分被稱為「趨脂因子」，常用於脂肪肝的治療。

肌醇與細胞訊息傳遞、神經傳導及酵素活性有關；類脂酸又稱為硫辛酸，可參與體內氧化還原的反應，也與熱量的生成有關。這些類維生素物質廣存於多種食物中，人類較少出現缺乏症狀。

表 3-9　水溶性維生素的生理功能

種類	生理功能	營養缺乏症	過量症狀
維生素 B_1（thiamin）	1.酵素輔酶，參與葡萄糖與能量代謝，以及神經傳導物質合成 2.強化神經系統功能 3.保持心臟正常活動 4.增進食慾，促進腸胃蠕動	腳氣病、水腫、神經炎、便秘、食慾低落、虛弱無力、嗜睡、頭痛、周邊神經病變	過量會由尿液排出體外，體內較不易有過量情形
維生素 B_2（riboflavin）	1.酵素輔酶，參與營養素代謝 2.參與抗氧化反映，維護皮膚健康，促進組織修復 3.維持口腔及消化道黏膜健康 4.維持眼睛視力 5.幫助血球正常增生	生長遲緩、口角炎、唇炎、舌炎、皮膚損傷、眼睛血管充血、生淚、畏光、掉髮、腸黏膜發炎、甲狀腺低下	過量會由尿液排出體外，體內較不易有過量情形
維生素 B_3（niacin）	1.酵素輔酶，參與能量代謝及核酸生成 2.維護消化道、皮膚和神經的健康	癩皮病、舌炎、疲倦、腹瀉、皮膚炎、痴呆、可能致死	蕁麻疹 、胃腸不適、頭暈、嘔吐
維生素 B_5（泛酸）（pantothenic acid）	1.輔酶 A 主成份 2.參與脂肪酸合成與神經傳導物質之合成 3.維護皮膚、黏膜與毛髮健康	腎機能衰退、皮膚老化、疲勞	幾乎不具毒性
維生素 B_6（pyridoal, pyridoxine, pyridoxa-mine）	1.酵素輔酶，參與胺基酸之合成及脂肪酸代謝 2.幫助色胺酸變成菸鹼酸 3.合成荷爾蒙和神經傳導物質 4.幫助造血，促進維生素 B_{12} 吸收 5.維持皮膚及神經系統健康	貧血、皮膚炎、舌炎、口角炎、抑鬱煩躁	失眠多夢，長期攝取 200 毫克以上，可能產生神經傷害
B_7（生物素）（biotin）	1.參與營養素代謝及角蛋白的合成 2.維持毛髮的正常生長，預防白髮及禿頭 3.促進汗腺、神經組織、骨髓、男性生殖系統及皮膚的正常生長	皮膚炎、舌炎、厭食、脂肪肝、頭皮屑多、掉髮、神經症狀（如：抑鬱、嗜睡）	過量會由尿液排出體外，體內較不易有過量情形
B_9（葉酸）（folic acid）	1.酵素輔酶，促成核酸及核蛋白合成，參與細胞增生與分化 2.促進血球增生與胎兒神經發育 3.與維生素 B_6、B_{12} 參與血液中同半胱胺酸的代謝	巨球性貧血、舌炎、神經炎、生長遲緩、心血管病變	毒性極低

種類	生理功能	營養缺乏症	過量症狀
維生素 B_{12}（cyanobalamine）	1. 酵素輔酶，促進核酸的合成與複製 2. 維護細胞正常分裂和增生 3. 對醣類和脂肪代謝，影響血液中麩胱苷肽的濃度 4. 預防貧血及神經系統病症	巨球性貧血、疲倦嗜睡、腹瀉、肌肉無力、憂鬱	毒性極低
維生素 C（ascorbic acid）	1. 抗氧化，保護皮膚降低紫外線傷害 2. 參與膠原蛋白之生成 3. 參與神經傳導物質與腎上腺素之合成 4. 促進小腸對鐵、鈣、葉酸的吸收 5. 維持體內結締組織、骨骼及牙齒的生長	壞血病、牙齦出血、傷口癒合緩慢、指甲週邊或毛囊點狀出血、貧血、疲倦、厭食、下肢水腫及瀰漫性出血	高劑量攝取（1公克以上）易造成胃部發炎、腸胃不適、腹瀉等副作用

表 3-10　水溶性維生素的攝取量與食物來源

種類	參考攝取量（DRIs）	上限攝取量（UL）	食物來源
維生素 B_1（thiamin）	男 1.2 mg 女 0.9 mg	無	廣泛存在於食物中，如：全穀類、堅果類、肉類、莢豆類等
維生素 B_2（riboflavin）	男 1.3 mg 女 1.0 mg	無	奶類、各式肉類及海鮮類、核果類、深色蔬菜等
維生素 B_3（菸鹼素）（niacin）	男 16 mg 女 14 mg 菸鹼素當量	3.5	肉類、魚類、莢豆類、核果類等
維生素 B_5（泛酸）（pantothenic acid）	5 mg	未定	廣泛存在於各種食物，如：肉類、蛋類、全穀類、莢豆類等
維生素 B_6（pyridoal, pyridoxine, pyridoxamine）	1.5 mg	80 mg	廣泛存在於食物中，如：肉類、蛋類、全穀類、堅果種子類、黃豆、花椰菜、菠菜、香蕉等
維生素 B_{12}（cyanobalamin）	2.4 μg	無	僅存於動物性食品，如肝臟、肉類等
維生素 B_7（生物素）（biotin）	30 μg	無	蛋類、肝臟、核果類、優酪乳
維生素 B_9（葉酸）（folic acid）	400 μg	1000 μg	肝臟、酵母、蘆筍、柳丁、莢豆類、葉菜類
維生素 C（ascorbic acid）	100 mg	2000 mg	柑橘類、奇異果、芭樂、番茄、各式瓜類、綠葉蔬菜等

註：菸鹼素當量為計量單位，以 19 ～ 30 歲成人 DRIs 為例。μg：微克。mg：毫克。

3-5 礦物質的分類與生理功能

人體主要由碳、氫、氧及氮元素所組成，約占 96%，其餘的組成元素為礦物質，約占 4%。礦物質（mineral）就是動植物體燃燒後所存留之灰份（ash），人體無法自行合成礦物質，必須由食物供給。礦物質依人體的需要量分為巨量元素（macro-mineral）及微量元素（micro-mineral），巨量元素的人體每日需要量超過 100 毫克（體內含量占體重 0.01% 以上）；微量元素的人體每日需要量低於 100 毫克（體內含量占體重 0.01% 以下）（圖 3-25、3-26）。

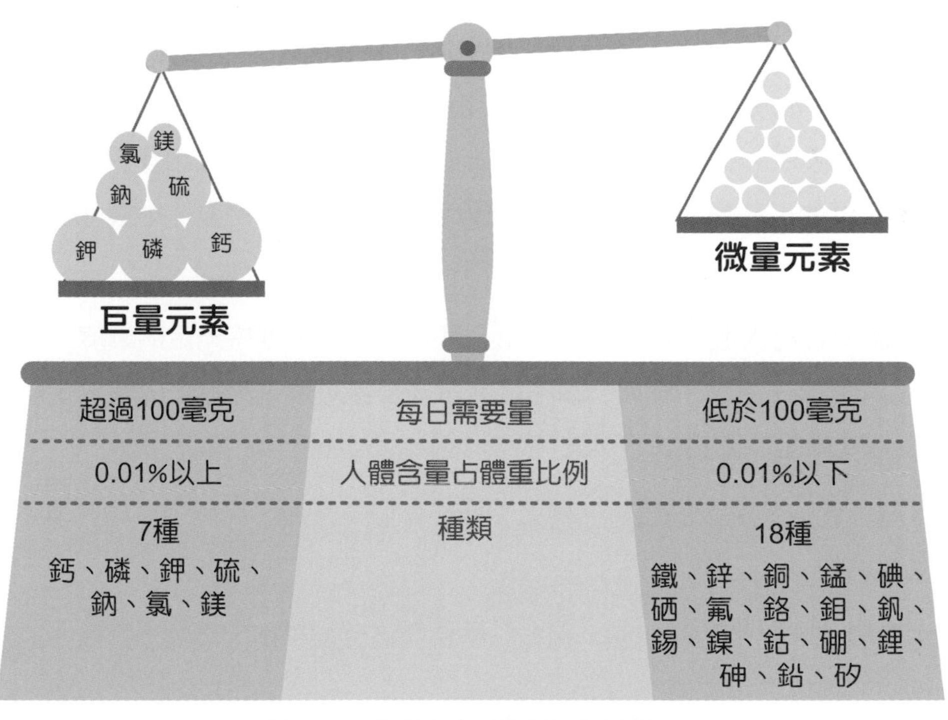

圖 3-25　巨量元素與微量元素的種類

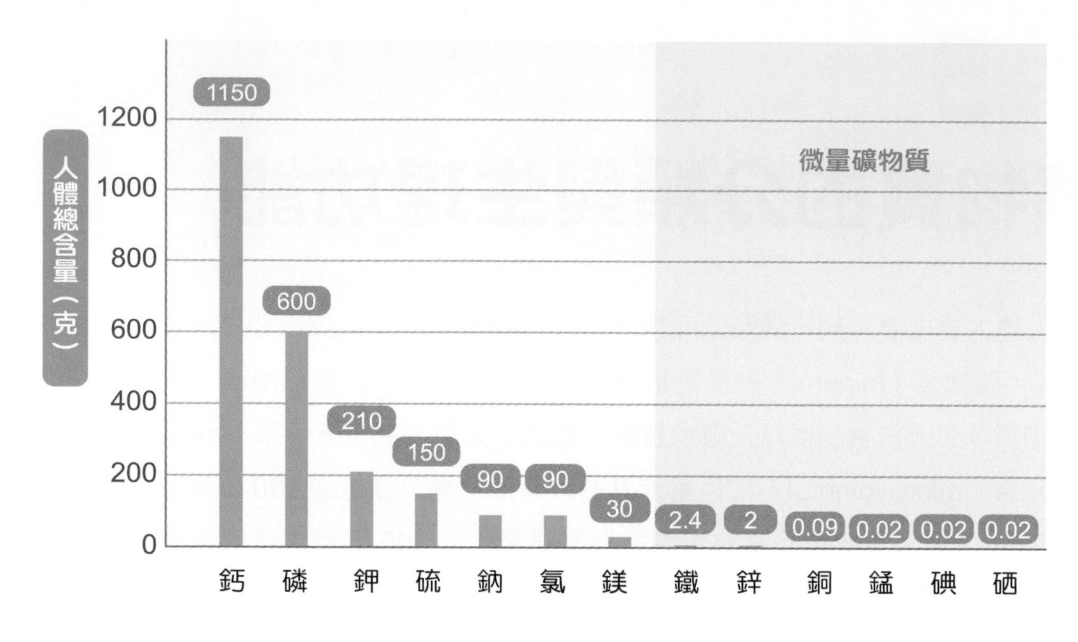

圖 3-26　人體內礦物質的含量（以體重 60 公斤的人為例）

礦物質的吸收率因種類及需求而不同，當生理需求較高時，則吸收率則較高；若身體儲存量充足，吸收率就較低。鈉、鉀、碘、氟等礦物質吸收率約大於 90%、磷約 60%、鈣約 30 ～ 40%、鎂約 25 ～ 75%、鐵約 2 ～ 40%（動物性鐵的吸收率約 20 ～ 40%，植物性鐵吸收率較低，約 2 ～ 10%）。礦物質的吸收容易相互影響，例如：鉀攝取量增加時，也會提高鈉的需要量；蛋白質與膳食纖維攝取過量，則會降低鈣、鐵等礦物質的吸收。

每一種礦物質對人體均有重要的功能，且須在血液中維持一定的濃度，缺乏與過多都可能導致人體影響健康，例如：鈣不足易造成骨質疏鬆，鈣過多易造成便秘等問題。礦物質的生理功能主要包括以下三種：

1. 構成身體細胞或荷爾蒙的原料，例如：構成骨骼、牙齒、肌肉、血球、神經、甲狀腺素之主要成份。
2. 調節生理機能，促進新陳代謝，例如：維持體液酸鹼平衡、調節滲透壓、心臟肌肉收縮、幫助神經傳導等機能。
3. 作為許多酵素反應的催化劑，例如：鋅為細胞內抗氧化酵素的輔酶。

一、巨量礦物質

巨量元素在人體內含量較多，每日需要量也較高，包括骨骼所含之鈣、磷與鎂，體液中的鈉、鉀、氯等電解質，指甲、毛髮、皮膚中之硫等。巨量礦物質的生理功能、食物來源、營養缺乏及過量的症狀，整理如表 3-11、3-12：

表 3-11　巨量礦物質的生理功能

生理功能	鈣	磷	鉀	鈉	氯	鎂	硫
構成骨骼和牙齒的成分	★	★				★	
維持細胞滲透壓與血液酸鹼平衡		★	★	★	★		
幫助神經傳導與肌肉收縮	★		★	★		★	
參與細胞能量代謝（ATP）		★				★	
參與酵素（酶）之活化、輔因子功能		★	★		★	★	★
幫助血液凝固、維持心跳	★						
構成核酸（DNA、RNA）的成分，參與細胞生長		★					
構成毛髮、軟骨、指甲、肌肉之成分	★	★				★	★

表 3-12　巨量礦物質的摘要整理

鈣（calcium, Ca）			
參考攝取量（DRIs）	1000 mg	上限攝取量（UL）	2500 mg
食物來源	乳製品、深綠色蔬菜、堅果類、豆製品		
生理功能	堅固牙齒及骨骼，幫助心臟與肌肉收縮、神經傳導、血液凝結、控制細胞通透性		
缺乏症狀	兒童佝僂病（註 1）、牙齒脫落、骨質軟化、骨質疏鬆、肌肉抽筋、易出血		
過量症狀	便祕、腎結石、腸胃不適、影響部分礦物質吸收、高血鈣（註 2）		

（註 1）兒童佝僂病：維生素 D 的攝取不足，導致兒童骨骼發育異常，同時影響學習能力。
（註 2）高血鈣：血中鈣離子濃度過高，易造成神經、消化系統與腎臟問題。

磷（phosphorus, P）			
參考攝取量（DRIs）	800 mg	上限攝取量（UL）	4000 mg
食物來源	存在於多種食物，如：乳製品、堅果類、加工製品		
生理功能	牙齒及骨骼組成份，平衡體內酸鹼值，參與能量代謝		
缺乏症狀	虛弱、疼痛、骨質流失、早產兒可能有低磷性佝僂病		
過量症狀	鈣質攝取不良（降低鈣吸收）		

鉀（potassium, K）			
參考攝取量（DRIs）	未定	上限攝取量（UL）	未定
食物來源	各式蔬菜與水果類		
生理功能	調節神經感應與肌肉收縮，維持體液平衡與心律機能		
缺乏症狀	嘔吐、噁心、精神不佳、憂慮、心律不整、肌肉衰竭		
過量症狀	高血鉀症、影響心臟功能		

鈉（sodium, Na）			
參考攝取量（DRIs）	未定	上限攝取量（UL）	未定
食物來源	食鹽、醬油、加工食物、調味料等		
生理功能	調節體內水分平衡、參與肌肉收縮與神經傳導		
缺乏症狀	肌肉痙攣、嘔吐、頭暈、昏迷		
過量症狀	高血壓、增加鈣質流失		

氯（cholorine, Cl）			
參考攝取量（DRIs）	未定	上限攝取量（UL）	未定
食物來源	食鹽		
生理功能	維持血液滲透壓及酸鹼平衡、構成胃酸的成分、輔因子		
缺乏症狀	鹼中毒		
過量症狀	先天性纖維囊腫		

鎂（magnesium, Mg）			
參考攝取量（DRIs）	男 380 mg、女 320 mg	上限攝取量（UL）	700 mg
食物來源	全穀類、綠色蔬菜、豆類、堅果類		
生理功能	牙齒、骨骼、肌肉、血清素的成分，調節神經、心臟與肌肉功能、參與醣類及能量代謝		
缺乏症狀	肌肉疼痛或痙攣、吞嚥困難、心跳加速、煩躁不安		
過量症狀	增加鈣質流失、腸胃不適		

硫（sulfer,S）			
參考攝取量（DRIs）	未定	上限攝取量（UL）	未定
食物來源	肉類、十字花科蔬菜		
生理功能	構成含硫胺基酸、維生素 B_1 和軟骨硫酸鹽		
缺乏症狀	指甲與毛髮脆弱、肌肉組織異常		
過量症狀	有機硫未發現有毒性，但無機硫可能有副作用		

二、微量礦物質

微量元素在人體的需要量較低，但在體內的功能無可取代，包括構成多種酵素的輔酶或荷爾蒙的重要成分之一，參與或活化多種生化合成的反應，調節細胞生長與死亡等；缺乏時可能延緩成長與發育，並影響多種生理機能。微量元素包括鐵、鋅等 18 種，在此將常見的八種微量元素之生理功能、食物來源、缺乏或過量症狀整理如表 3-13：

表 3-13　微量礦物質的摘要整理

鐵（iron, Fe）			
參考攝取量（DRIs）	男 10 mg、女 15 mg	上限攝取量（UL）	40 mg
食物來源	紅肉類、蛋黃、核果類、豆類、深色蔬菜		
生理功能	1.構成血紅素及肌紅素，運輸氧與二氧化碳 2.組成含鐵蛋白質和酵素 3.參與氧化還原反應		
缺乏症狀	缺鐵性貧血（小球性貧血）、血紅素減少、免疫功能下降、掉髮、膚色蒼白		
過量症狀	血色素沈著、倦怠、嘔吐、腹瀉，造成心血管、神經及腎臟病變，影響鋅的吸收		

銅（copper, Cu）			
參考攝取量（DRIs）	未定	上限攝取量（UL）	未定
食物來源	肉類、堅果類		
生理功能	構成抗氧化酵素（輔基）及血漿藍蛋白		
缺乏症狀	貧血、白血球過少、生長遲緩、影響免疫系統		
過量症狀	威爾森氏症（註）		

（註）威爾森氏症：一種自體隱性遺傳疾病，銅離子代謝異常，使過多的銅離子沉積在肝，腦、角膜、心臟等處，造成全身性的異常症狀。

鋅（zinc, Zn）			
參考攝取量（DRIs）	男 15 mg、女 12 mg	上限攝取量（UL）	35 mg
食物來源	乳製品、堅果類、肉類		
生理功能	1.生殖與免疫系統的發育成熟，參與精子的生成，調節免疫機能 2.為胰島素及多種酵素的成分，參與能量代謝 3.參與核酸及蛋白質合成，幫助細胞生長發育及皮膚組織修復		
缺乏症狀	生長遲緩、性腺機能減退、缺乏食慾、味覺遲鈍、傷口不易癒合、掉髮		
過量症狀	嘔吐、抽筋，傷害神經、造血及免疫系統，影響銅的吸收		

錳（manganese, Mn）			
參考攝取量（DRIs）	未定	上限攝取量（UL）	未定
食物來源	廣存各式食物，含量不高		
生理功能	1.體內酵素的輔基或活化劑 2.參與醣蛋白、黏多醣、脂多醣的合成 3.構成抗氧化酵素（輔基）		
缺乏症狀	骨骼形成不良、睪丸功能退化、性機能減退、精子不足		
過量症狀	神經性病變、四肢震顫、肌肉僵硬、面部表情呆滯		

碘（iodine, I）			
參考攝取量（DRIs）	140 μg	上限攝取量（UL）	1000 μg
食物來源	海帶、紫菜、貝類等		
生理功能	構成甲狀腺素，調節基礎代謝率、維持正常生長發育		
缺乏症狀	呆小症、地方性甲狀腺腫、兒童生長遲緩、智力低下		
過量症狀	不常見		

硒（selenium, Se）			
參考攝取量（DRIs）	55 μg	上限攝取量（UL）	400 μg
食物來源	海產類、內臟類		
生理功能	1.構成抗氧化酵素 2.維護心血管系統與免疫功能健康		
缺乏症狀	心肌病變、克山症（註）、指關節之大骨節病、免疫力下降		
過量症狀	指甲變形、毛髮脱落、皮膚炎		

（註）克山症：一種心肌病變的疾病，研究顯示與營養缺乏硒，造成心肌代謝異常而損傷有關。

氟（fluorine, F）			
參考攝取量（DRIs）	3 mg	上限攝取量（UL）	10 mg
食物來源	各式蔬菜水果類		
生理功能	1.牙齒和骨骼的成分 2.強化牙齒抗齲能力		
缺乏症狀	齲齒（蛀牙）		
過量症狀	斑齒（牙斑）、衰弱、食物不振、腸胃炎		

鉻（chromium, Cr）			
參考攝取量（DRIs）	未定	上限攝取量（UL）	未定
食物來源	廣存於各式食物，含量不高		
生理功能	構成葡萄糖耐受因子（GTF）的成分，促進胰島素的作用		
缺乏症狀	影響血糖代謝、血中游離脂肪酸增加		
過量症狀	不常見		

3-6 水的生理功能與代謝

水是構成人體組織及器官的重要成分之一，體內水分含量比例因性別與年齡而異，正常體重的成年人身體中所含水分約占體重的60%，嬰幼兒水分約占70～80%，高齡者則會降低至50%。體液主要分布於細胞內與細胞外，成人男性細胞內液約占體重40%、細胞外液約為20%，其中血漿約占體重5%，組織間液約占15%，並有一小部分與全身體液交換緩慢的液體，如：關節液、腦脊液等，稱為第三間隙液，見圖 3-27。

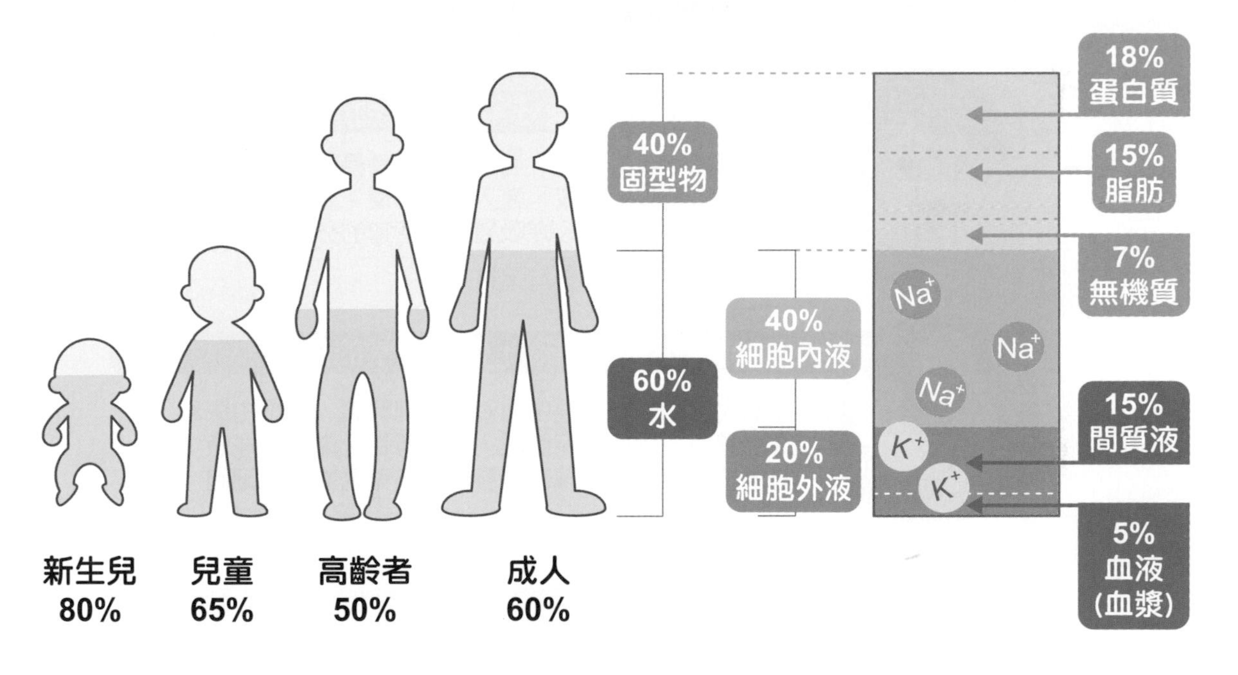

圖 3-27　不同年齡層體內水分占體重百分比的變化

一、水分的生理功能

水具有溶解、輸送、潤滑等作用，因此人體從進食、吞嚥、消化、運送養份乃至排泄廢物等生理機能都需要水的協助。身體每天都會經由呼吸、流汗、解便而流失水分，必須適時適量地補充水分以維持體內含水量的平衡。若水分不足，容易讓皮膚暗沉無光澤、乾燥、毛孔粗大等，也會嚴重影響身體機能。水分的生理功能請見圖 3-28。

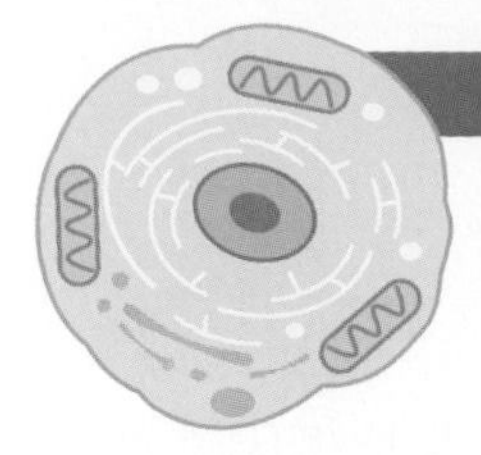

(一)構成人體細胞的主要成份

水是構成細胞間液、分泌液與排出液的成份，如：血液、淋巴液、消化液、膽汁、汗液、尿液等

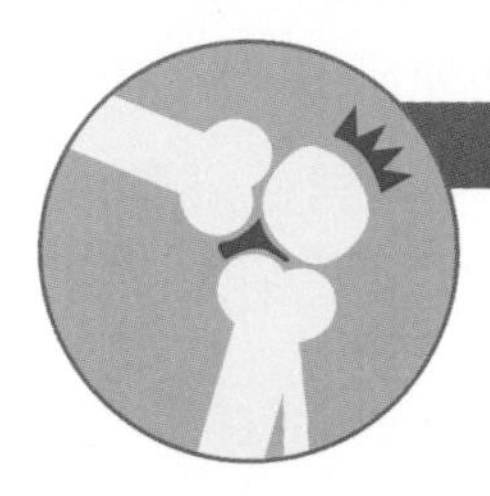

(二)參與細胞的物理及化學反應

細胞內的物理與化學變化,以食物的消化來說，大多是水解反應，細胞內的代謝也需要水解反應。
水份具潤滑、防震、清潔等作用,可避免器官受傷，如：關節間的液體可防止骨骼彼此間的摩擦。

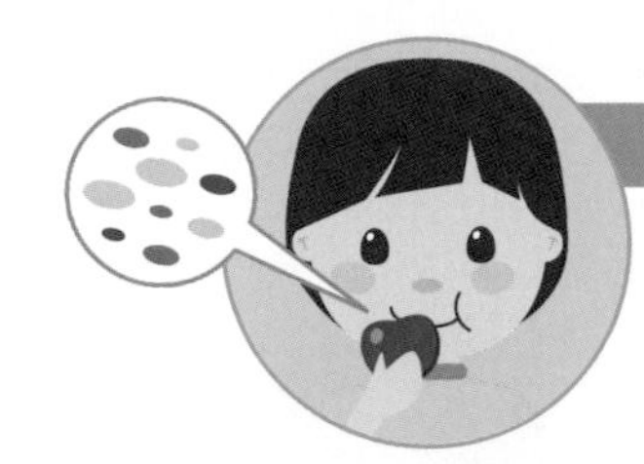

(三) 溶解與運送養分，促進食物消化與吸收

水是體內物質的溶劑，消化後的產物停留在溶液中，才能被小腸絨毛吸收，進入血液循環。如：唾液幫助吞嚥食物，腸胃道、呼吸道、尿管道的分泌液，有潤滑黏膜的作用。

(四)維持正常的循環，促進正常的排泄

細胞代謝的廢物須經由血液運送到腎臟，再經由尿液排出體外，以免殘留體內，造成毒性。糞便與汗液中的水份可溶解及稀釋體內廢物，避免傷害體內細胞。

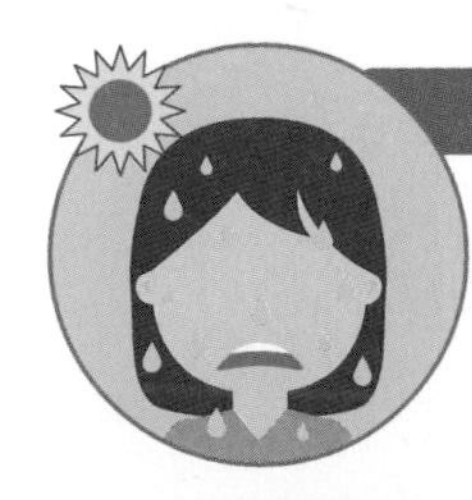

(五)調節體溫

體內所產生的熱量隨體液分散到身體各部分，過多的熱量隨著汗液、呼吸的水份及尿液、糞便排出體外，得以調節體溫。

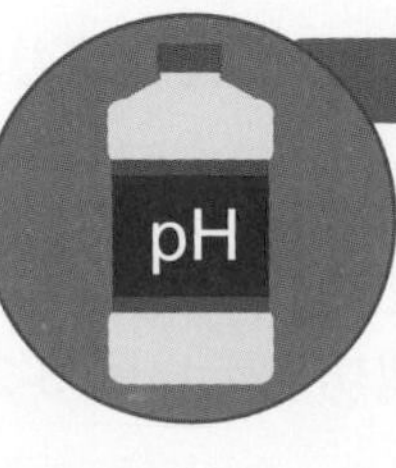

(六) 調節體內酸鹼平衡

平衡酸鹼度對健康和美麗來說極為重要，不僅可調節體內環境，也是維持正常生理活動的重要條件。體液是由水、電解質及蛋白質等成分所組成，透過體內環境的物質交換，將多餘的酸性或鹼性物質排出，達到弱鹼性，以維持身體平衡。

圖 3-28　水的生理功能

二、體內的水分平衡

人體藉由大腦複雜的中樞神經系統調節口渴或排尿反應，以維持體內的水分平衡，每日水分的攝取量須滿足身體由腎臟、肺、皮膚及腸道所排泄的水分。體內水分攝取與排泄的平衡見圖 3-29。水分流失以尿液為最大量，正常成年人每天大約排尿 1,300 毫升，由皮膚與肺部流失的水分雖不易覺察，但約 400 ～ 500 毫升，糞便含水量大約 150 毫升，總計人體每日的排水量約 2,350 毫升。人體每日的進水量約 2,350 ～ 2,450 毫升，包括喝水或飲料的水分約 1,400 毫升，食物約含有 700 毫升的水分，體內也可經由代謝產生 250 ～ 350 毫升的水分。

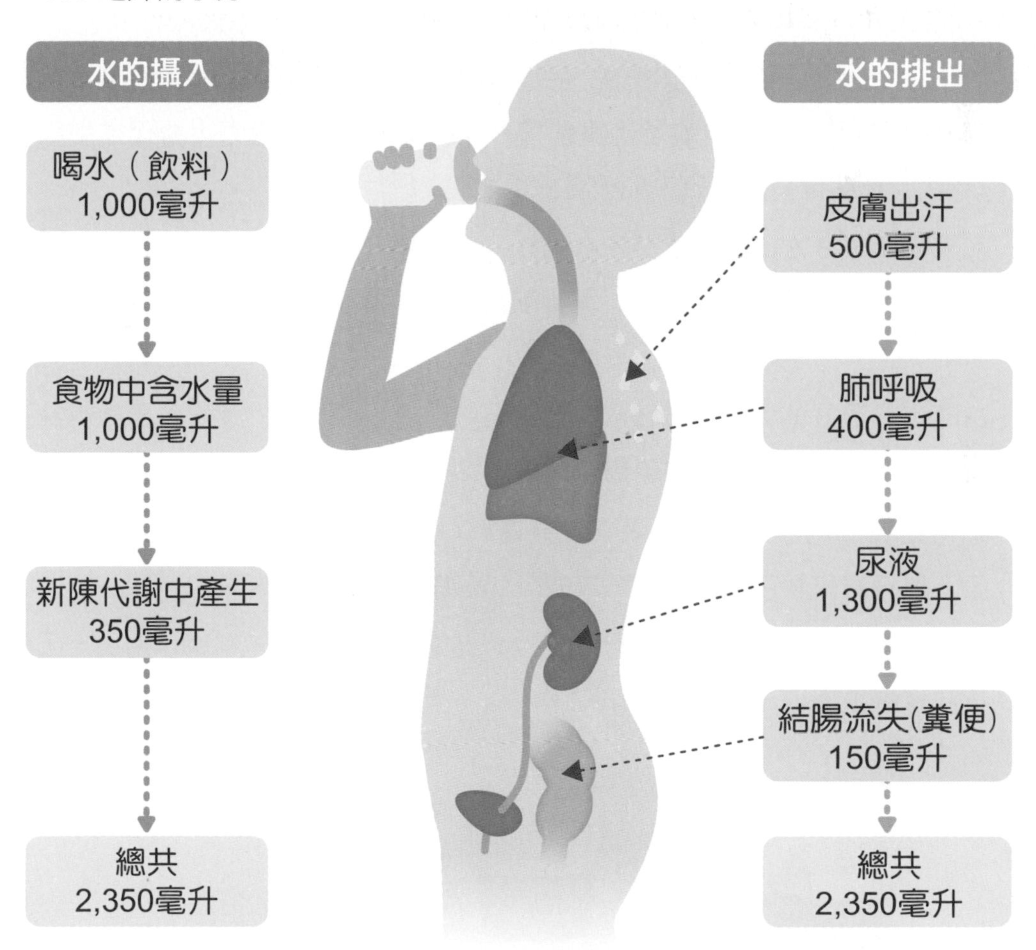

圖 3-29　體內水分攝取與排泄的平衡

營養大補帖

如何喝水才好呢？喝飲料算是喝水嗎？

正常成人一日水分建議量可由每日所需熱量來換算，相當於每 1 大卡熱量需要 1 毫升水分，例如：2,000 大卡的熱量約需 2,000 毫升的水分。另一種簡易的方法是以體重計算，人體每公斤體重大約需要 30 ～ 35 毫升的水分，因此，體重 50 公斤的成人每天需要約 1500 毫升的水分。若有大量運動流汗，則可以每公斤體重 40 ～ 45 毫升的水分來增加水分的攝取。

飲料雖然也是一種增加水分的方式，但是含糖飲料只會帶給身體更多負擔。果糖不僅是熱量，更可怕的是代謝過程對身體造成的氧化壓力，會促進細胞發炎與老化，影響健康與美容。如何健康喝水呢？

1. 每天喝 6 ～ 8 次，建議每次喝水 150 ～ 250 毫升（圖 3-30），如此可以補充多數人一日所需水分。把握「運動前後喝水、睡前少喝、睡後多喝」的飲水原則。
2. 白開水是最好的飲料，含糖飲料會減弱腸胃道吸收水分的速度，建議喝常溫或溫開水較好，不過於刺激腸胃蠕動，也不易造成血管收縮。
3. 記得在口渴前就喝水，口渴就是身體輕微的脫水症狀，當體內的水分減少時，血液變得較為黏稠，易造成疲勞或頭痛等身體不適的症狀。
4. 咖啡、茶、酒精雖然含有水分，但也會促進水分的排泄（利尿作用），因此不建議過量攝取。

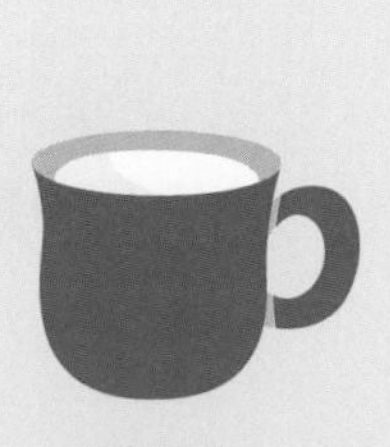
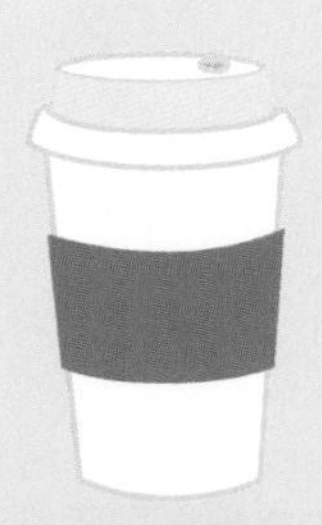

馬克杯	外帶咖啡杯		保溫杯
240 c.c	大杯（grande）	480 c.c =16 oz	約360～480c.c
	中杯（tall）	360 c.c =12 oz	
	小杯（short）	240 c.c =8 oz	

圖 3-30　常見喝水容器容量

3-7 食物的消化、吸收與代謝

人體藉由食物的攝取獲取所需能量及營養素，提供體內細胞進行各種生化反應，促進生長發育及維持生命現象。食物中的營養成分須經消化道分解後，才可被身體利用。營養素之正常的消化、吸收與代謝不僅需要一個健康的消化管道，亦需要神經、內分泌及循環系統對消化系統之共同作用，顯示了營養並不只是吃東西這麼簡單。

一、食物利用的過程

食物利用的過程如圖 3-31，食物進入體內後，必須經過消化道器官及消化腺體作用，分解成可吸收的營養素，再由小腸吸收，經血液或淋巴循環系統運輸這些營養素到全身組織細胞利用。營養素傳送到各細胞的同時，由呼吸作用提供組織氧氣，使得營養素的代謝作用能順利進行，代謝產生有用物質為人體所用，而食物殘渣或廢物則在大腸形成糞便排除，二氧化碳從肺臟排除，礦物質、氮等代謝物則由皮膚或腎臟排出。

二、認識消化系統

「消化」是食物從大分子分解為小分子的過程，由消化道器官和消化腺體組成人體的消化系統（digestive system）。消化道是一條 7.5 ～ 9.5 公尺長的管狀肌肉（約身高的 4.5 ～ 5.5 倍長度），包括上消化道（口、食道、胃）、下消化道（小腸、大腸），及其附屬之消化器官（肝臟、膽囊、胰臟）。

圖 3-31　食物利用的過程

（一）消化道器官與腺體

消化管從口腔開始，經過咽喉、食道、胃、小腸（含十二指腸、空腸、迴腸）、大腸（含盲腸、升結腸、橫結腸、降結腸、乙狀結腸、直腸）到肛門結束。消化道各部位的形狀及功能不盡相同，負責容納、磨碎、攪拌、輸送食糜，並與消化腺體相互配合，完成消化與吸收的功能（圖 3-32）。

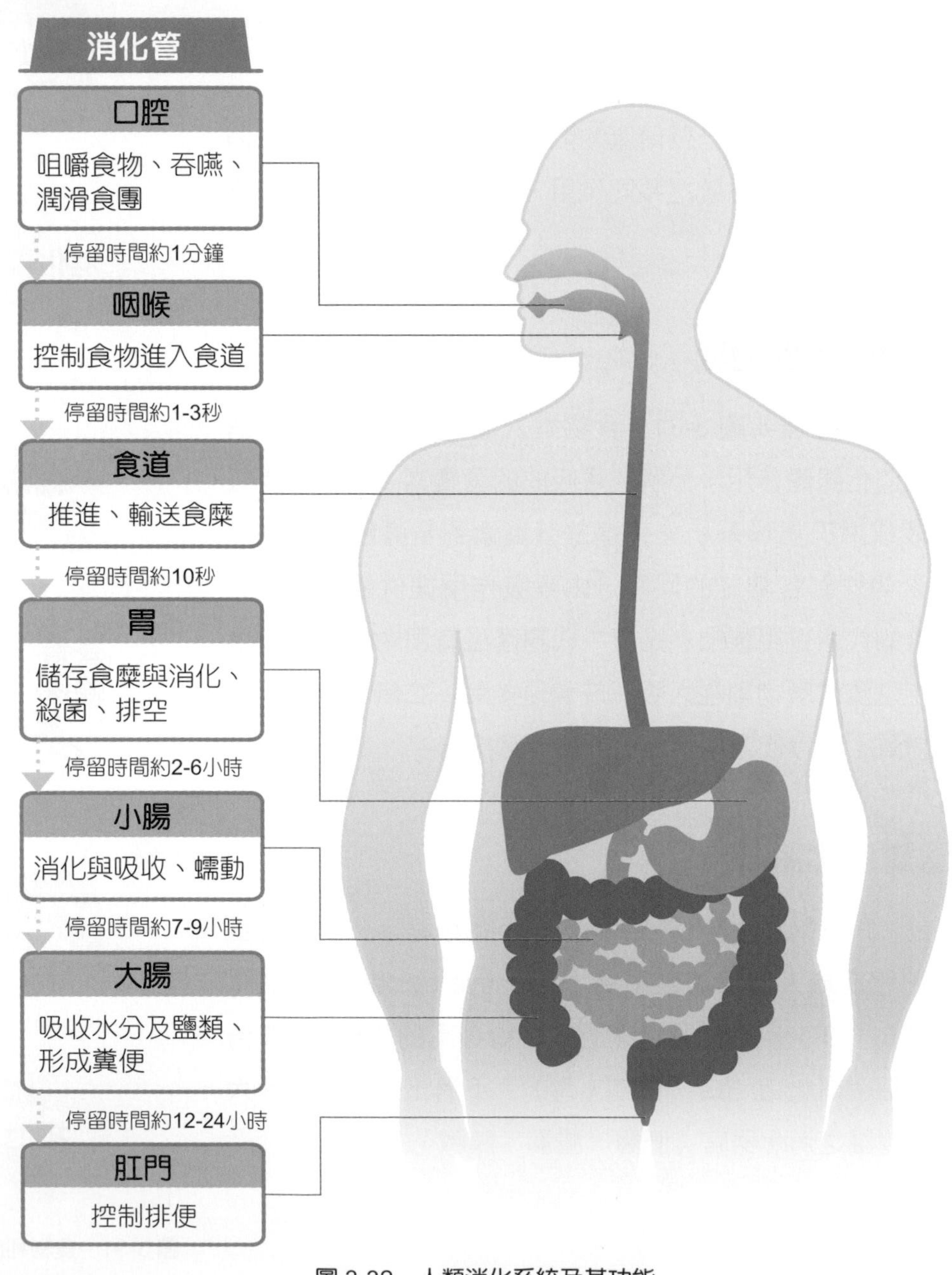

圖 3-32　人類消化系統及其功能

消化腺體包括透過導管將分泌物排入消化道的大消化腺（含唾液腺、肝臟、膽囊與胰臟），及散佈在消化道管壁內的小消化腺（如：胃腺、腸腺等），負責分泌消化液及消化酵素（**酶**），加速食物的分解及吸收（圖 3-33）。

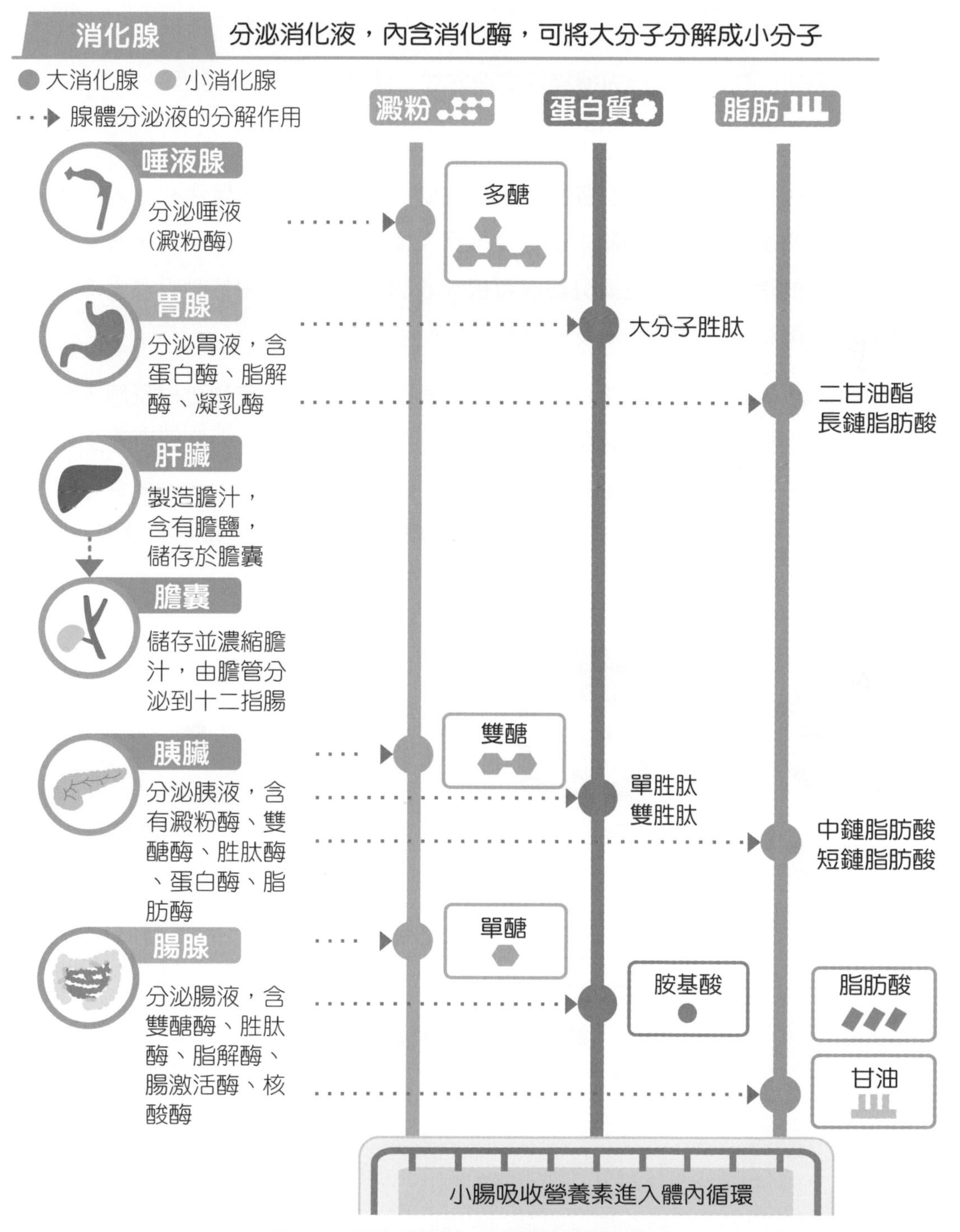

圖 3-33　消化系統對三大營養素的消化作用

（二）食物的消化

食物的消化始於口腔，是將食物由大分子分解為小分子的過程（圖 3-34），包括：

1. 機械性作用

透過咀嚼、軟化、磨碎與攪拌等物理方式，將食團粉碎形成食糜。

2. 化學性反應

利用胃酸、膽酸、膽鹽及各種酵素來幫助消化。當食物與胃液充分混合後，胃的排空作用將食糜送入十二指腸，小腸會進行規律的移動，將食糜與消化液充分的混合均勻，其中的消化酵素將食糜分解成可被吸收的小分子，藉由蠕動吸收大部分的水跟營養素後，再將食物殘渣及未吸收的水分推入大腸。

酵素（enzyme）主要是由蛋白質所構成，負責催化體內特定的化學反應，食物在消化過程中有上百種的酵素參與反應。酵素是具有專一性的觸媒，少量即可產生作用，且只跟特定成分或在特定環境才有作用，如：溫度及酸鹼值（pH），高溫則會破壞酵素的活性。每一類食物消化速度皆不盡相同，其中糖類消化速度最快，澱粉類及蛋白質其次，富含脂肪的食物消化最慢。

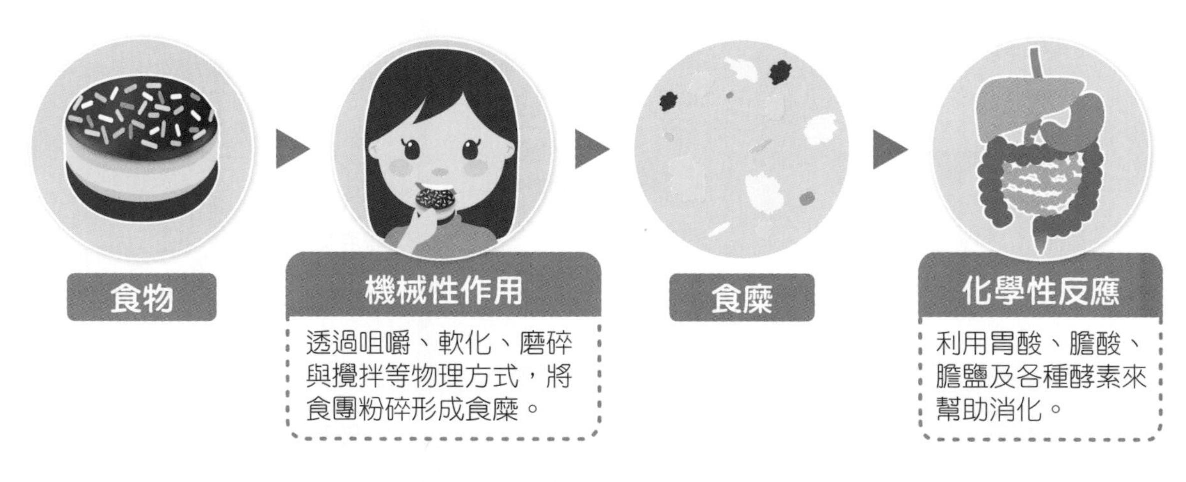

圖 3-34　食物的消化過程

（三）消化過程的調節

消化系統的運作除了咀嚼及排泄可以由大腦意識控制外，其他過程並不被人的意志所控制，而是由中樞神經系統及消化道自主神經系統，自動調節消化管蠕動或分泌的功能。舉例而言，當我們看到或聞到食物香味，唾液跟胃酸很快就會開始分泌。

除了神經反射性的自動調節外，消化道亦受內分泌系統的協調與控制，例如：胃與小腸會分泌「消化道荷爾蒙」（gastrointestinale hormone），包括胃泌素（gastrin）、胰泌素（secretin）、膽囊素（cholecystokinin, CCK）、胃抑制胜肽（gastric inhibitory peptide, GIP）等，經由血液運送，作用於消化道以協調各器官的功能。食物的色香味、情緒壓力狀態、消化液分泌量、腸胃道的蠕動、食糜的酸度與濃度等因素，都會影響消化過程的完整性（圖 3-35）。

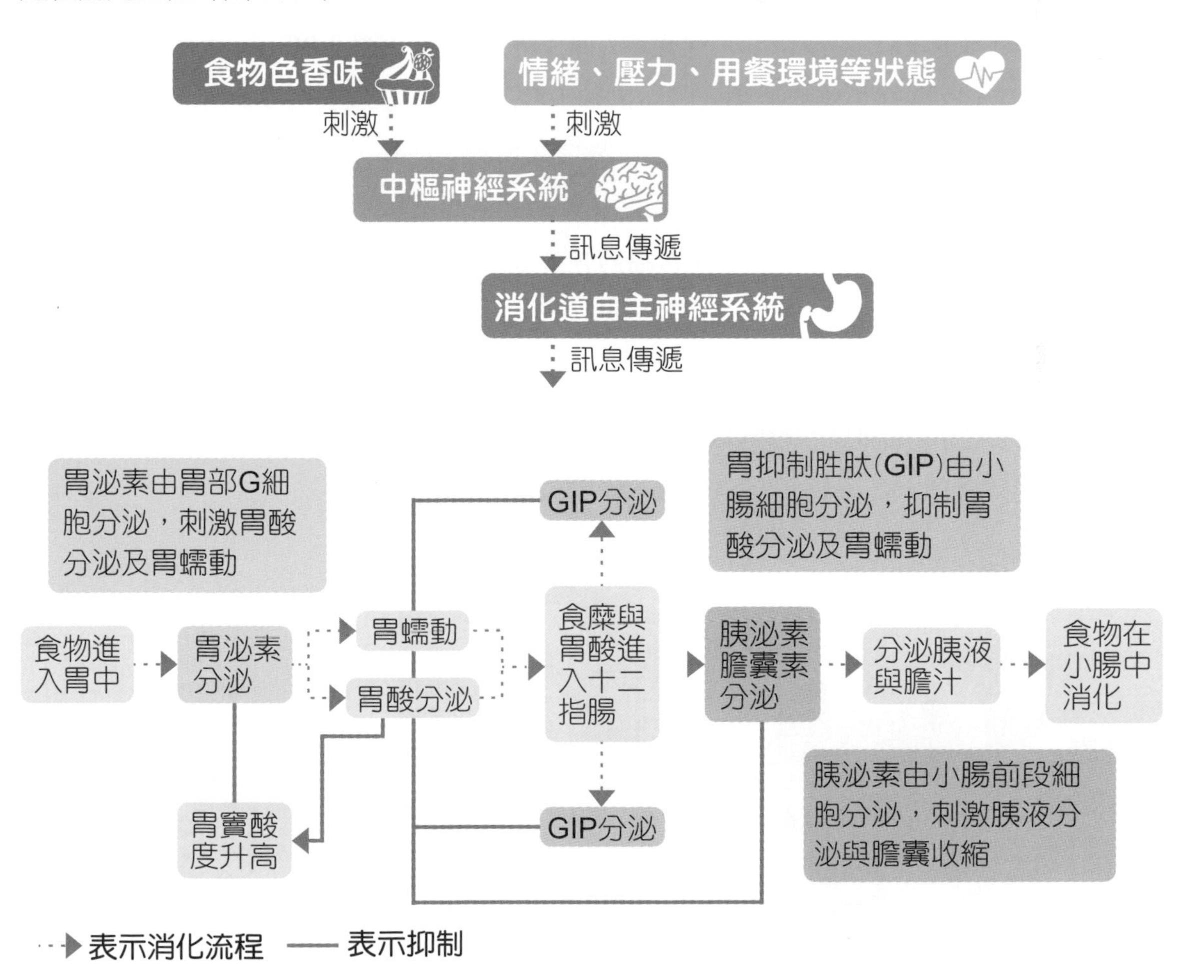

圖 3-35　食物刺激消化道神經系統的反射及荷爾蒙的分泌

三、營養素的吸收、運送及代謝

營養素主要在小腸被吸收，小腸是人體消化道中最長的一段，營養素經擴散作用或主動運輸等方式進入小腸細胞後，再經由血液及淋巴路徑輸送進肝臟代謝後循環全身。

（一）營養素的吸收

消化後的產物（營養素）由小腸絨毛上皮細胞的細胞膜進入細胞，再經由乳糜管進入淋巴系統，或經由微血管進入血液循環系統，此過程稱為「吸收作用」。大多數消化後的產物在小腸前半段的十二指腸和空腸被吸收，如：葡萄糖、胺基酸、維生素、礦物質及脂肪酸；小腸後半段的迴腸負責吸收維生素 B_{12} 和膽鹽。

小腸的吸收作用歸功於其內部有環狀皺褶的表面及絨毛，絨毛的表皮細胞上佈滿微絨毛的結構，又稱為「刷狀緣」，可以增加腸道的表面積（圖 3-36）。大多數熱量型營養素可在 30 分鐘內被小腸的上端吸收，未被吸收的成分可能延長在迴腸停留的時間而增加吸收率。未被吸收的腸道內容物通過迴腸進入大腸，此時，腸道的內容物仍為液態，可增加其在近端大腸的停留時間，以促進水分、鈉、氯的吸收。大腸主要負責吸收水分與電解質，食物殘渣經由水分吸收和大腸內共生細菌的發酵與分解利用，逐漸形成糞便，由肛門排出體外。

腸道中的共生細菌（益生菌）可利用食物中的寡醣類、纖維或短鏈胺基酸，並產生乳酸及短鏈脂肪酸等物質，可降低腸道酸鹼值以促進營養素的吸收，並改變腸道菌叢生態，維持腸道健康。各營養素在消化道的吸收位置請見圖 3-37。

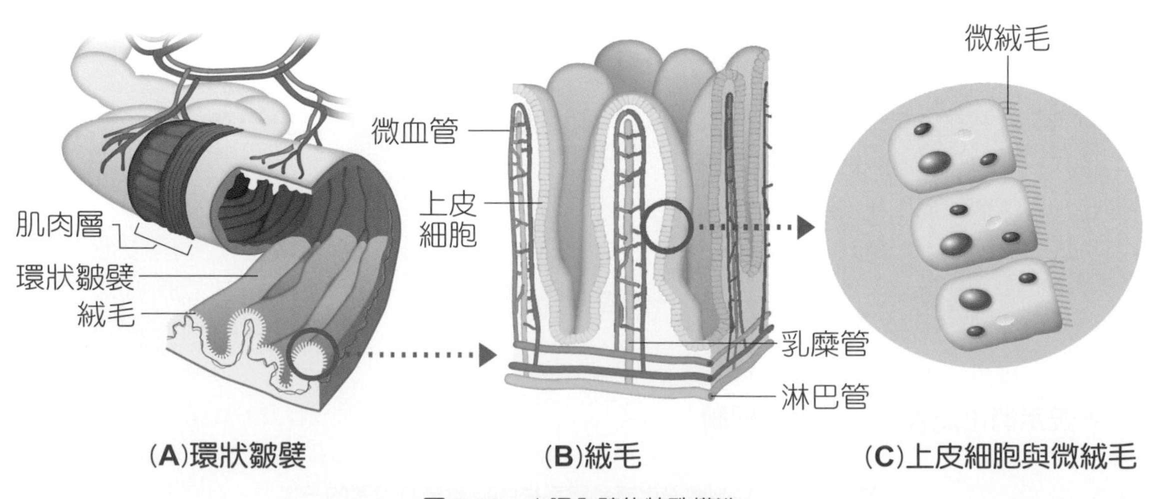

圖 3-36　小腸內壁的特殊構造

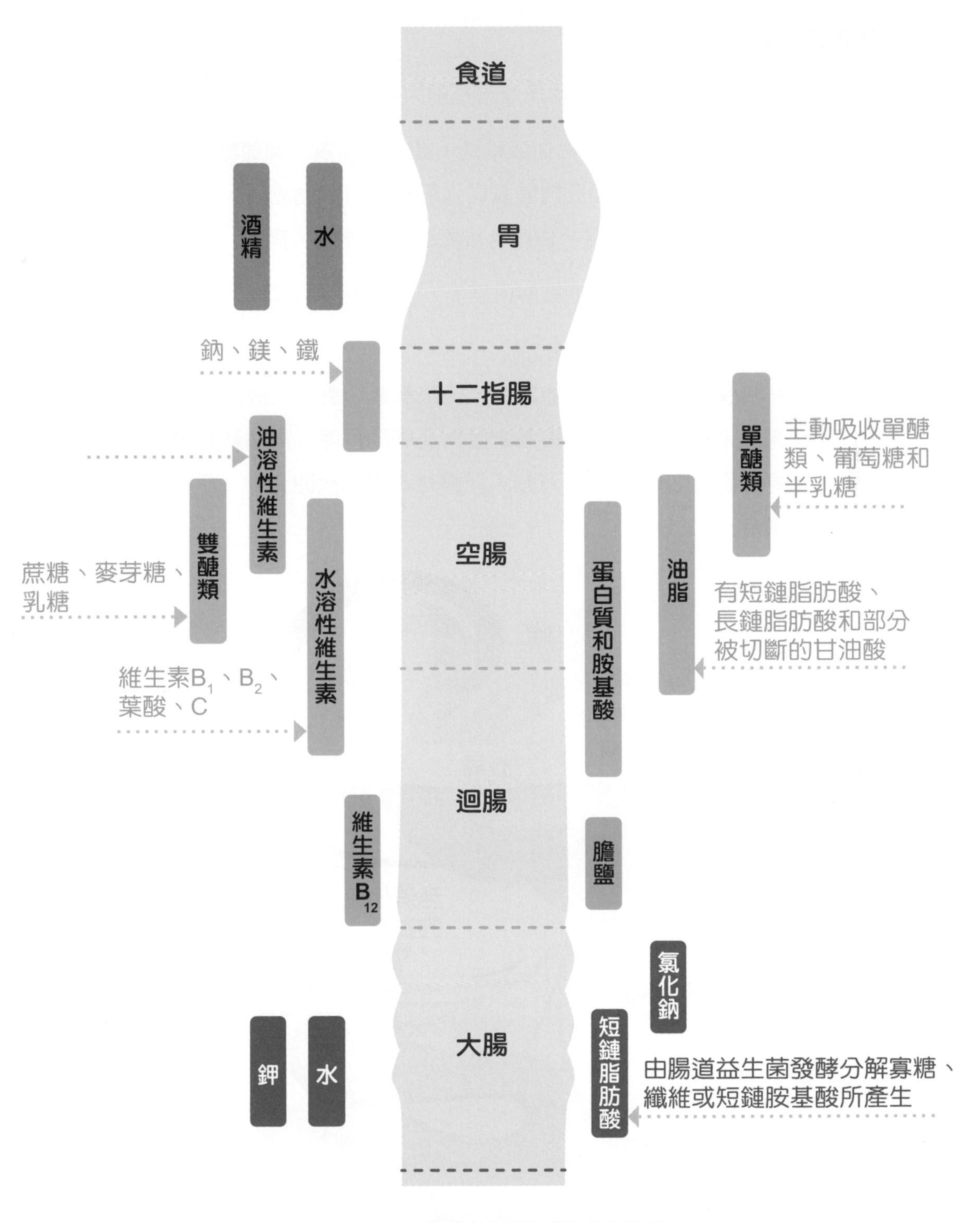

圖 3-37　各營養素在消化道的吸收位置

（二）營養素的輸送

營養素進入小腸的絨毛後，其運輸途徑分為兩大類：

1. 水溶性的營養素：進入微血管，由血液輸送，如：礦物質、葡萄糖、胺基酸、水溶性維生素 B 群及維生素 C 等，經肝門靜脈送入肝臟進行代謝處理，再經由肝靜脈、下腔靜脈匯入心臟，然後循環全身，供應各細胞新陳代謝之所需。
2. 脂溶性的營養素：進入乳糜管（毛細淋巴管），透過淋巴循環運輸，最後再匯入靜脈，回到血液循環。

消化道的器官接受由自心臟輸出的血液，帶來氧氣與養分，經過組織的微血管後，進入靜脈，此時來自消化道吸收的營養素會匯集至肝門靜脈，再送到肝臟處理，並透過循環系統送到全身（圖 3-38）。由此可知，肝臟是人體內代謝食物、藥物、化學物等外來物質的第一道關卡。

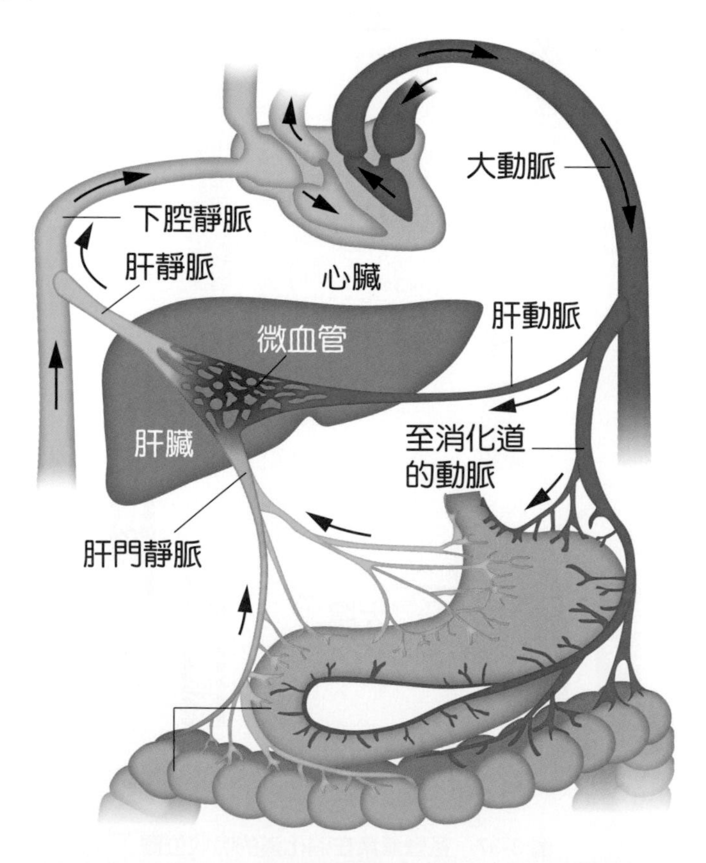

圖 3-38　消化道吸收營養素輸送至肝臟代謝後送至體循環

（三）營養素的代謝

營養素的代謝泛指食物被吸收利用後的全部過程，也是生物體維持生命的化學反應之總稱。代謝過程可分成同化（合成代謝）及異化（分解代謝）兩大作用，舉例來說，人吃食物，透過消化吸收及代謝過程，將食物中的蛋白質分解（異化）為胺基酸，細胞再進行合成（同化）作用，將胺基酸合成建構人體所需的各種蛋白質，如：膠原蛋白、肌球蛋白等（圖 3-39）。

1. 同化作用

指將攝取的營養素轉化為體內所需的物質或儲存能量的化學過程，例如：葡萄糖合成肝臟中的肝醣或肌肉中的肌醣，作為能量儲存的方式。

2. 異化作用

指體內的大分子分解成小分子化合物或能量釋放的化學過程，例如：血糖不足時，肝醣可被分解為葡萄糖以維持血糖的恆定。

同化和異化作用是生物體的生長、繁殖、運動等生命活動的化學變化，亦是生命的基本特徵之一。人類從食物攝取獲得營養物質，藉由一連串生物化學反應持續的進行物質與能量交換的代謝過程；一旦人體的代謝失調，將導致身體不同形式的代謝性疾病，這也是營養與人體健康息息相關的重要原因。

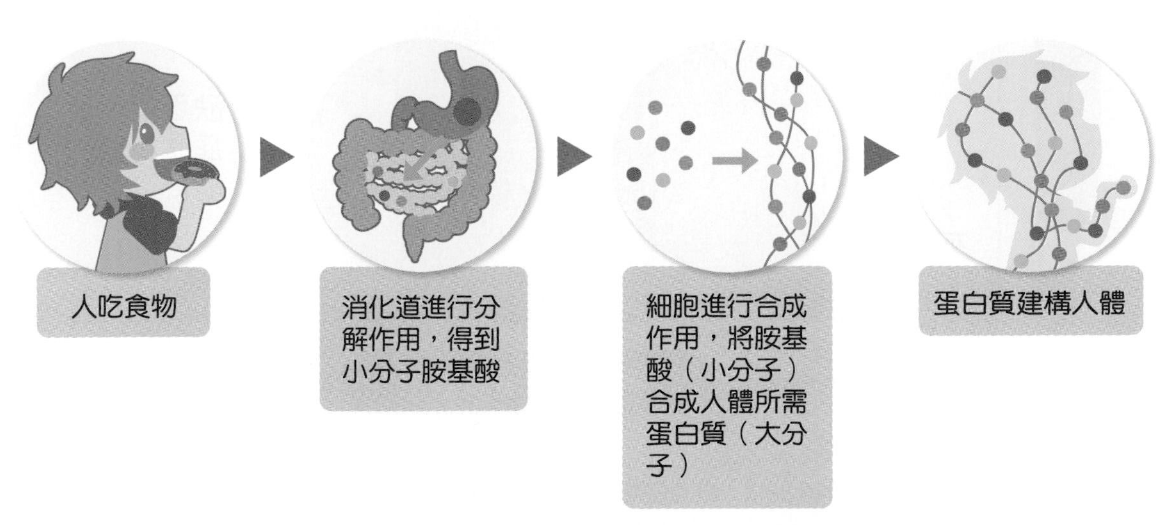

圖 3-39　營養素的代謝 - 同化作用與異化作用（以蛋白質及胺基酸為例）

3-8 營養素攝取量的標準

營養素維持人體生長和健康的過程，都發生在細胞內和細胞之間的體液中，而細胞需要得到充足的營養素才能發揮功能，過量或不足都會干擾細胞的功能。每一種營養素都有最佳攝取範圍，低於或高於此範圍則增加營養缺乏的危險度（圖 3-40）。當察覺身體出現營養缺乏的臨床徵象時，其實在出現症狀表現前，該症狀就已經持續一段時間了。除了抽血健康檢查外，平時多留意皮膚、指甲、頭髮、精神狀況等外在指標，也是自我營養評估的簡易方式。若發生異常的臨床症狀，可能是飲食中的營養缺乏，干擾特定細胞的生長或造成細胞傷害，導致營養缺乏症狀或生理機能障礙。若有身體不適的情況發生，仍應就醫檢查及治療。

營養素缺乏或過量所產生的後果是連續性的變化，身體從營養缺乏到發生臨床症狀，會隨著不同的營養素在體內停留的時間及儲存量的變化而一一顯現，然此階段不容易被診斷出，也不容易有所警覺，稱為「邊緣性缺乏」（marginal deficiency），又稱為隱性營養缺乏症（latent deficiency）。

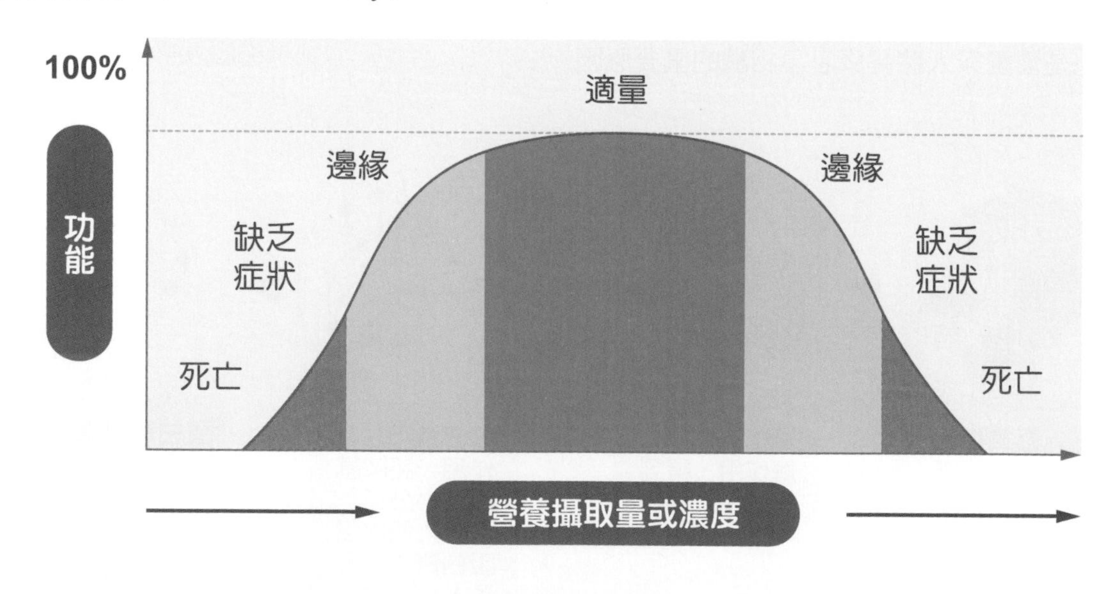

圖 3-40　最適營養攝取量發揮最佳的生理功能

營養素攝取量太低時，人體的適應機制會增加腸道對營養的吸收及保存；體內營養素太高時就會增加其排泄。當攝取量長期或嚴重偏低時，缺乏症狀會逐漸浮現而加重，進而造成終身不可挽回的傷害，例如：在非洲國家有學齡前兒童因長期維生素 A 缺乏而導致失明。營養素攝取量若大幅超過最佳攝取範圍，也會有中毒的危險，輕微的毒性可能沒有明顯的症狀而不易診斷，嚴重的毒性則有可能危害生命；例如：細胞內能量的代謝反應需要礦物質鐵，缺鐵時細胞無法產生足夠的能量，然而細胞內過多的鐵，則會引發氧化反應，進而造成細胞損傷（下頁圖 3-41）。

因應國人飲食、營養、健康狀況與疾病風險的變遷及實證營養科學的證據，臺灣衛福部修訂第八版「國人膳食營養素參考攝取量（Dietary Reference Intakes, DRIs）」，以符合國人當代或未來數年之營養保健需求，也作為評估個人與群體膳食的飲食標準（請見本書所附《營養速查手冊》）。國人膳食營養素參考攝取量（DRIs）是以不同年齡層的健康人為對象，為維持並增進國人健康及預防營養素缺乏而訂定，包含各項膳食營養素參考攝取量標準，如：建議攝取量（RDA）、足夠攝取量（AI）、平均需要量（EAR）、上限攝取量（UL）、巨量營養素可接受範圍（AMDR）（詳見本書所附《營養速查手冊》）。因此，DRIs 是目前較為可靠，且可應用在營養評估及預防慢性病相關的營養計畫與教育，也是現今較常用的飲食標準。

以成人每天維生素 C 的需求為例，DRIs 的建議是每日從飲食中攝取 100 毫克（約 1 顆柳丁維生素 C 含量）。若身體出現壞血病等缺乏症或特殊情況需要加強補充時，則須參考「上限攝取量（UL）」的建議，每日補充最多不要超過 2,000 毫克，避免攝取過量而造成毒性的風險。比如鈣質以足夠攝取量（AI）來表示，目前 DRIs 建議成人每天鈣的攝取量為 1,000 毫克，上限攝取量（UL）則為 2,500 毫克，表示鈣質無論由食物或補充劑獲得，一天的總攝取量不宜超過 2,500 毫克。維生素 D 每日建議攝取量為 10 μg，幫助維持血清維生素 D 濃度，50 歲以上應提高到 15 μg，預防老化造成維生素 D 的缺乏。此外，除一歲以下嬰幼兒外，各年齡層之總碳水化合物以 AMDR 訂定參考攝取量，為每日總熱量的 50-65%。

維生素

重要生理功能

脂溶性
- A 維持眼睛、上皮組織及免疫系統健康
- D 保護骨骼、肌肉及免疫系統
- E 抗氧化
- K 參與凝血

水溶性
- B群 酵素輔酶、參與營養能量代謝、造血及細胞生長，維持皮膚、消化道、神經系統健康
- C 抗氧化、參與膠原生成、促進鐵吸收

過量症狀

脂溶性
- A 高血鈣症
- D 高血鈣症
- E 增加死亡率風險
- K 血球凝集

水溶性
- B群 過量由尿液排出，毒性極低
- C 腸胃不適、增加腎結石風險

缺乏症狀

脂溶性
- A 夜盲症、乾眼症、皮膚乾燥、毛囊角化
- D 軟骨症、肌少症、骨質疏鬆、免疫力差
- E 早產兒易溶血性貧血
- K 紫斑症

水溶性
- B群
  - B_1 腳氣病
  - B_2 口角炎
  - B_3 癩皮病
  - B_5 疲勞
  - B_6、B_{12} 貧血、疲倦
  - 葉酸 貧血、新生兒神經管缺陷
  - 生物素 皮膚炎、掉髮
- C 壞血病、牙齦出血

礦物質

重要生理功能

巨量：鈣、磷、鉀、硫、鈉、氯、鎂

構成骨骼、牙齒、肌肉、指甲、毛髮或體液的成分
維持滲透壓與血液酸鹼平衡
參與能量代謝及催化多種生理反應
調節神經及肌肉作用

微量：鐵、鋅、銅、錳、碘、硒、氟、鉻、鉛、鉬、釩、錫、鎳、矽、鈷、硼、鋰、砷

構成體內組織、輔酶、血液或荷爾蒙的成分
參與體內多種生化代謝
調節細胞生長及死亡

過量症狀

巨量
- 鈣 便祕、腎結石、腸胃不適等
- 鈉 高血壓、增加鈣流失
- 磷 妨礙鈣吸收

微量
- 鐵 肝臟衰竭、倦怠、便祕
- 鋅 腸胃不適
- 硒 毛髮脫落、皮膚炎、指甲變形
- 氟 斑齒

！礦物質攝取過多可能導致噁心、嘔吐、肌肉和神經不正常反應等

缺乏症狀

巨量
- 鈣 骨質疏鬆、掉牙齒、生長緩慢、易抽筋
- 磷 肌肉無力、骨骼脆弱
- 鉀 肌肉無力、骨骼脆弱
- 鎂 肌肉疼痛、煩躁
- 硫 指甲及毛髮脆弱

微量
- 鐵 小球性貧血、免疫力弱
- 鋅 生長遲緩、疲倦、免疫下降、掉髮
- 碘 甲狀腺腫、發育遲緩、呆小症
- 氟 蛀牙
- 硒 心肌病變

水

重要生理功能

構成細胞及體液的成份
參與身體生化反應與代謝
調節體溫、酸鹼平衡及滲透壓

過量症狀

頭暈、低鈉血症、水腫

缺乏症狀

口渴、脫水、虛弱、精神混亂、昏迷或死亡

圖 3-41　保護型營養素的功能及對健康的影響（作者自行整理）

闖關遊戲

保護型營養素查查看

請參考本書所附《營養速查手冊》中的國人膳食營養素參考攝取量（DRIs），查詢自己所需的鈣、鐵、維生素 C 及維生素 D 每日建議攝取量與上限攝取量為何呢？若缺乏這些營養素可能會有哪些臨床症狀呢？可以從哪些食物攝取來改善呢？

營養素	建議攝取量	上限攝取量	臨床症狀	食物來源
鈣				
鐵				
維生素 C				
維生素 D				

專題討論

營養攝取不足會發生什麼事？

國健署 2022 年公佈國民營養健康狀況變遷調查發現，國人全面性的偏離健康飲食，每日六大類食物攝取量與飲食指南的建議相差甚遠，包括：

1. 不論男女或年齡，約有 7 成以上的民眾蔬菜吃不夠，有 8 成以上水果吃不夠，蔬果攝取達 5 份的比例也只有 1~2 成，奶類攝取量不足 1 份的比例高達 8~9 成。
2. 7~64 歲族群外食比例高，特別是兒童與青少年，其一天在外用餐至少一次的人達 7~9 成，各年齡層男性的外食比例均高於女性。請思考國人多種營養素狀況及生活型態皆不符理想，合併運動量不足、陽光曝曬不足的問題，可能會造成哪些營養素的缺乏呢？請依下列關卡分別進行：

第一關｜看圖說故事

請推測可能是何種營養素缺乏呢？要從哪些食物攝取呢？

營養缺乏症	營養素	食物來源
缺什麼礦物質會影響骨質密度？ 正常骨質　骨質流失　骨質流失		
缺什麼維生素會影響骨骼健康？ 囪門晚閉 肋骨串珠 長骨彎曲 佝僂病手、足 O型腿		

營養缺乏症	營養素	食物來源
缺什麼營養素會影響血球健康？ 小球性貧血 正常性貧血 巨球性貧血		

第二關

請分別列出國人飲食中容易缺乏或過量攝取的營養素，可能會引起何種健康危機？

缺乏或過量的營養素	潛藏的健康危機	食物來源

第三關

找出 3 種發生在皮膚、毛髮或指甲的營養缺乏症，並列舉該營養素的食物來源。

缺乏的營養素	皮膚、毛髮或指甲出現的缺乏症狀	食物來源

重點提醒

1. 醣類，又稱「碳水化合物」，分為單醣、雙醣、寡醣及多醣類（含膳食纖維），以血糖、肝醣及肌醣型式提供細胞能量，幫助脂肪的代謝，減少蛋白質的耗損。寡糖類是腸道益生菌的食物，又稱為益菌生，可抑制有害菌生長，維持腸道健康。
2. 醣類的生理功能：(1) 供應熱量、(2) 避免蛋白質的耗損，保護體組織蛋白質、(3) 幫助脂肪的代謝、(4) 合成體內重要成分，如核酸、玻尿酸、軟骨素等、(5) 增強食品風味、(6) 提供特殊保健功效。
3. 膳食纖維的生理功能：增加飽足感、促進排便、促進腸道健康、延緩血糖上升、降低膽固醇及有害物質的吸收，預防心血管及大腸癌。成人每日膳食纖維建議攝取量為 25-35 克。
4. 脂質是熱量的來源，以脂肪酸及甘油為主要結構，與醇類、蛋白質或醣類等分子，構成三酸甘油酯（構成血中脂肪及體脂肪）、脂蛋白（脂肪的輸送與代謝）、磷脂質（細胞膜成分）、醣脂質（腦組織成分）等人體重要物質，並參與體內多種生理代謝過程。
5. 脂質的生理功能：(1) 提供熱量的來源，並作為體內熱量儲存形式、(2) 增進飽足感，提供食物美味、(3) 構成身體細胞與組織，提供保護的作用、(4) 調節身體生理機能。
6. 人體 2 種必需脂肪酸：亞麻油酸 （ω-6 脂肪酸）及 α- 次亞麻油酸 （ω-3 脂肪酸），缺乏容易導致生長遲緩、皮膚濕疹及發炎。飲食中長期缺乏 ω-3 脂肪酸（如 α- 次亞麻油酸、DHA、EPA）易促進發炎反應，與多種慢性疾病有關。
7. 牛、羊等反芻動物消化植物後產生的反式脂肪，為共軛反式脂肪（如共軛亞麻油酸，CLA），對人體無害，而氫化植物油、油脂精煉及高溫烹調生成的人工反式脂肪則有害人體，須避免攝取。
8. 胺基酸是構成蛋白質的基本單位，依人體可否自行合成及合成量，分為必需、半必需及非必需胺基酸。蛋白質是合成人體多種結構性及功能性蛋白的重要成分，可促進生長發育、維持體液及酸鹼平衡，並參與免疫反應、內分泌調節等代謝過程。
9. 人體蛋白質合成遵守「全或無定律」，體內胺基酸須按一定比例同時存在，才能合成蛋白質。每種食物中必需胺基酸含量不同，透過「食物互補法」，將乾豆類、穀類及堅果種子一起食用，使胺基酸完整，幫助蛋白質合成。
10. 蛋白質的生理功能：(1) 結構作用 建造及修補組織，促進生長、(2) 維持體液與酸鹼平衡、(3) 調節生理機能，參與免疫功能，幫助營養素的吸收與運送、(4) 產生熱量。

11. 熱量型營養素的食物來源應多以全穀雜糧類、植物性油脂及蛋白質為優先，攝取過量易造成肥胖、心血管疾病等慢性病；攝取不足會妨礙生長發育，並造成代謝異常。

12. 維生素是維持生命的重要營養成分，人體內大多無法自行合成，必須從食物中攝取，依溶解度分為脂溶性及水溶性維生素。

13. 脂溶性維生素以多種不同的活性型式存在，結構較為穩定，在體內停留時間長，較不易缺乏；維生素 A：維持視覺、上皮細胞分化及調節基因表現。維生素 D：骨骼發育及免疫機能，維生素 E：抗氧化、維生素 K：凝血功能。

14. 水溶性維生素結構較不穩定，吸收後並不會儲存於體內，攝取過多會由尿液排出體外，人體較易缺乏。維生素 B 群：構成輔酶，調節能量及營養素代謝、參與核酸及血液合成與細胞分裂，維持神經、皮膚、消化道、心血管的健康。維生素 C：抗氧化、膠原合成、幫助鐵吸收。

15. 礦物質依人體的需要量分為巨量礦物質 7 種（需要量大於 100 毫克）及微量礦物質 18 種（需要量小於 100 毫克）。主要生理功能：構成核酸、細胞成分或荷爾蒙的原料、維持體液酸鹼平衡、調節滲透壓、幫助心臟肌肉收縮及神經傳導等，並參與許多生化反應，如鋅為細胞內抗氧化酵素的輔酶。

16. 正常成年人身體中所含水分約占體重的 60%，嬰幼兒約占 70 ～ 80%，高齡者則會降低至 50%。人體每公斤體重大約需要 30 ～ 35 毫升的水分。

17. 水的生理功能：(1) 構成人體細胞的主要成份。(2) 參與細胞的物理及化學反應。(3) 溶解與運送養分，促進食物消化與吸收。(4) 維持正常的循環，促進正常的排泄。(5) 調解體溫。(6) 調節體內酸鹼平衡。

18. 食物利用的過程：攝取→消化→吸收→營養輸送→代謝→廢物排泄等過程。

19. 食物消化的過程：口腔→咽喉→食道→胃→小腸（含十二指腸、空腸、迴腸）→大腸（含盲腸、升結腸、橫結腸、降結腸、乙狀結腸、直腸→肛門。

20. 食物消化後主要在十二指腸和空腸吸收，如葡萄糖、胺基酸、維生素、礦物質及脂肪酸，維生素 B_{12} 和膽鹽則在迴腸負責吸收。水溶性營養成分透過「血液路徑」吸收，如單醣類、胺基酸、礦物質、水溶性維生素和水。脂肪酸、甘油、脂溶性維生素等透過「淋巴路徑」吸收。

21. 國人膳食營養素參考攝取量（DRIs）：根據性別、年齡、能量需求的健康人群所設計，用以增進國人健康及預防營養素缺乏。

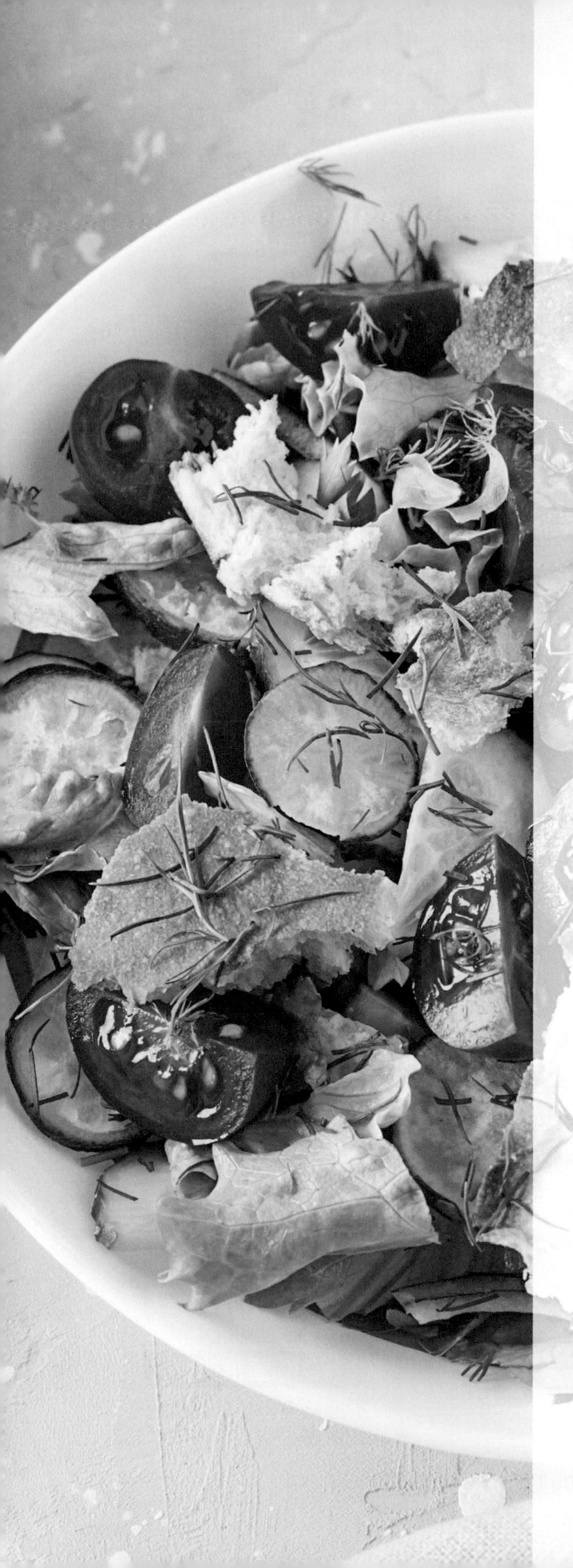

Chapter 4

健康均衡飲食的計畫

飲食營養狀況是影響健康的重要因子，也是國民健康的重要指標之一。每個人對營養素的需求會隨著生命週期的變化而有所差異，現代人飲食生活型態的改變，亦逐漸影響民眾的營養攝取情形。在了解均衡飲食的重要性及每日飲食指南的觀念後，我們可以逐步設計個人的均衡飲食計畫與流程。本章從計算個人每日所需熱量，透過食物代換表認識每類食物的份量，並參考國民飲食指標規劃每日的飲食內容，每餐盡量變換不同的食材，以獲得多種營養素，同時增加飲食的樂趣。

學習目標

1. 瞭解均衡飲食的重要性及臺灣飲食指南的應用
2. 學習食物分類特性及營養價值之應用
3. 理解均衡飲食計畫及健康飲食的指標

4-1 如何計算每日所需的熱量

個人化的飲食計畫是健康美麗的開始，如何由六大類食物中獲取適量的營養素以滿足身體所需，這是均衡飲食的意義，更是維持健康的基礎要件。均衡飲食計畫可以先從體位評估開始，從個人年齡及活動量計算每日所需的熱量後，依據飲食指南的建議規劃與執行。

一、利用身體質量指數（Body Mass Index, BMI）評估體位

臺灣國民健康署參考世界衛生組織（WHO）的建議，以身體質量指數（BMI）來衡量肥胖程度。藉由個人的身高與體重套入下列 BMI 公式，評估自己的體位是否在正常值 18.5 ～ 23.9 之間。國健署將 18 歲以上成人體位依 BMI 分為：過輕（BMI ＜ 18.5）、健康體重（18.5 ≦ BMI ＜ 24）、過重（24 ≦ BMI ＜ 27）及肥胖（BMI ≧ 27)（圖 4-1）。

兒童及青少年的 BMI 標準依據衛福部「兒童及青少年生長身體質量指數（BMI）建議值」，不同性別及年齡之兒童與青少年的 BMI 標準有所差異，可參考圖 4-2 評估自己是體重介於標準值。體重過輕建議須適度增加熱量攝取，均衡飲食，並透過運動增強體能，維持健康。體重過重及肥胖者，建議要適度降低每日熱量的攝取。

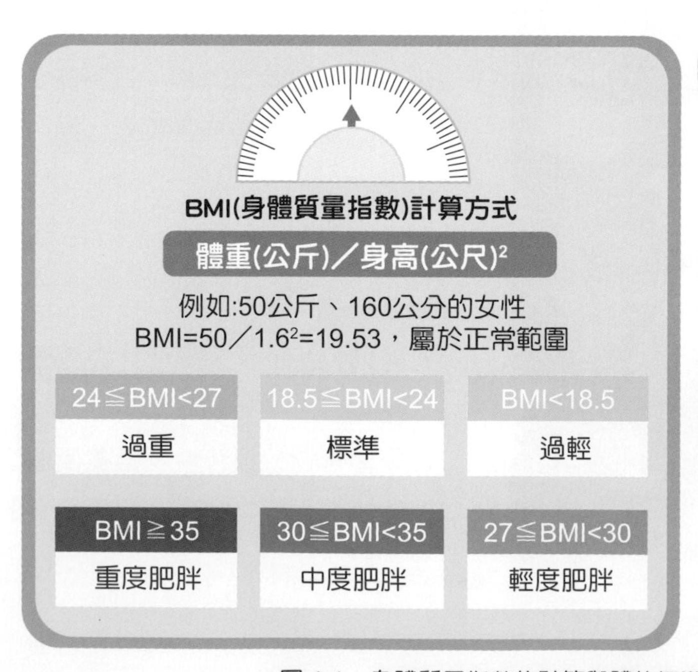

體重過輕

需提高熱量攝取、均衡飲食及適度運動，維持健康。

標準體重

繼續保持。

體重過重

需開始進行飲食控制及運動之體重管理。

輕/中/重度肥胖

須開始全方位的體重管理計畫

圖 4-1　身體質量指數的計算與體位標準值

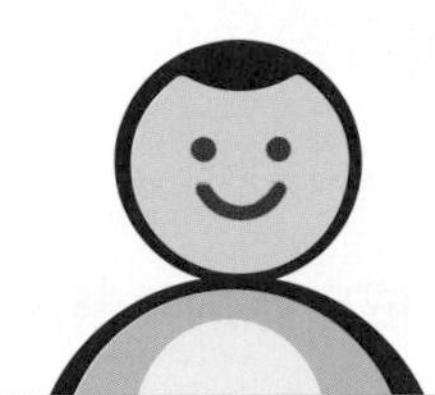

(BMI of Children & Teenger)

兒童與青少年
身體質量指數建議值

資料來源：衛生福利部國民健康署

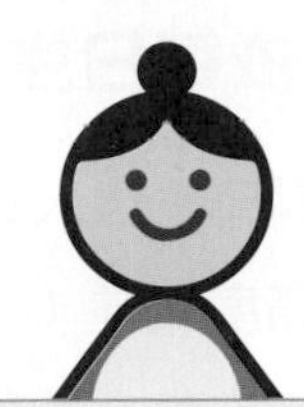

男性			年齡（歲）	女性		
正常	過重	肥胖		正常	過重	肥胖
11.5-14.8	≧ 14.8	≧ 15.8	0	11.5-14.7	≧ 14.7	≧ 15.5
14.8-18.3	≧ 18.3	≧ 19.2	1	14.2-17.9	≧ 17.9	≧ 19
14.2-17.4	≧ 17.4	≧ 18.3	2	13.7-17.2	≧ 17.2	≧ 18.1
13.7-17.0	≧ 17	≧ 17.8	3	13.5-16.9	≧ 16.9	≧ 17.8
13.4-16.7	≧ 16.7	≧ 17.6	4	13.2-16.8	≧ 16.8	≧ 17.9
13.3-16.7	≧ 16.7	≧ 17.7	5	13.1-17.0	≧ 17	≧ 18.1
13.5-16.9	≧ 16.7	≧ 18.5	6	13.1-17.2	≧ 17.2	≧ 18.8
13.8-17.9	≧ 17.9	≧ 20.3	7	13.4-17.7	≧ 17.7	≧ 19.6
14.1-19.0	≧ 19	≧ 21.3	8	13.8-18.4	≧ 18.4	≧ 20.7
14.3-19.5	≧ 19.5	≧ 22.3	9	14.0-19.1	≧ 19.1	≧ 21.3
14.5-20.0	≧ 20	≧ 22.7	10	14.3-19.7	≧ 19.7	≧ 22
14.8-20.7	≧ 20.7	≧ 23.2	11	14.7-20.5	≧ 20.5	≧ 22.7
15.2-21.3	≧ 21.3	≧ 23.9	12	15.2-21.3	≧ 21.3	≧ 23.5
15.7-21.9	≧ 21.9	≧ 24.5	13	15.7-21.9	≧ 21.9	≧ 24.3
16.3-22.5	≧ 22.5	≧ 25	14	16.3-22.5	≧ 22.5	≧ 24.9
16.3-22.9	≧ 22.9	≧ 25.4	15	16.7-22.7	≧ 22.7	≧ 25.2
17.4-23.3	≧ 23.3	≧ 25.6	16	17.1-22.7	≧ 22.7	≧ 25.3
17.8-23.5	≧ 23.5	≧ 25.6	17	17.3-22.7	≧ 22.7	≧ 25.3

說明：

1. 本建議係依據陳偉德醫師及張美惠醫師 2010 年發表之研究成果制定。

2.0-5 歲之體位，係採用世界衛生組織 (WHO) 公布之「國際嬰幼兒生長標準」。

3.7-18 歲之體位，係依據 1997 年台閩地區中小學學生體適能 (800/1600 公尺跑走、屈膝仰臥起坐、立定跳遠、坐姿體前彎四項測驗成績皆優於 25 百分位值之個案) 檢測資料。

4.5-7 歲銜接點部份，係參考 WHO BMI rebound 趨勢，銜接前兩部份數據。

圖 4-2　兒童與青少年身體質量指數建議值

二、依每日生活活動強度及年齡查出自己的熱量需求

衛福部將國人日常活動強度依生活動的時間或工作內容的活動強度，分為低、稍低、適度與高度四種（表 4-1）；確認自己的活動強度後，再參照表 4-2 依自己的年齡層及活動強度查詢每日的熱量需求。

表 4-1　生活活動強度

日常活動強度	平時日常活動的例子		日常生活內容
	生活動作	時間（小時）	
低	安靜 站立 步行 快走 肌肉運動	12 11 1 0 0	大部份時間屬於靜態活動，如：睡覺、靜臥或悠閒的坐著（坐著看書、看電視或欣賞音樂等），較少時間步行。
稍低	安靜 站立 步行 快走 肌肉運動	10 9 5 0 0	有部份時間會站著活動或坐著工作，如：站著說話、開車、做家事、打電腦或短時間的步行。身體活動度程度較低、熱量消耗稍低。
適度	安靜 站立 步行 快走 肌肉運動	9 8 6 1 0	身體活動程度為正常速度，大部份時間是站著工作或須步行，熱量消耗較適度，例如：在公車或捷運上站著、用洗衣機洗衣服、用吸塵器打掃、散步、購物等強度。
高	安靜 站立 步行 快走 肌肉運動	9 8 5 1 1	身體活動程度較正常速度快或激烈，須站立或步行的時間較多的工作，熱量消耗較多，如：搬運、農漁業等工作；或上下樓梯、打球、騎腳踏車、有氧運動、游泳、登山、打網球、運動訓練等運動。

表 4-2　各年齡層每日的熱量需求

性別	年齡（歲）	熱量需求（大卡）					
		身高 **（公分）	體重 **（公斤）	活動強度 *			
				低	稍低	適度	高
男	19-30	171	64	1,850	2,150	2,400	2,700
	31-50	170	64	1,800	2,100	2,400	2,650
	51-70	165	60	1,700	1,950	2,250	2,500
	71+	163	58	1,650	1,900	2,150	-
女	19-30	159	52	1,450	1,650	1,900	2,100
	31-50	157	54	1,450	1,650	1,900	2,100
	51-70	153	52	1,400	1,600	1,800	2,000
	71+	150	50	1,300	1,500	1,700	-

* 活動強度：見表 4-1
** 以 94 ～ 97 年國民營養健康狀況變遷調查之國人平均身高計算身體質量指數（BMI）為 22 時的體重，再依照不同活動強度計算熱量需求。

三、依每日熱量需求，查出自己的六大類食物份量建議

每日飲食指南中，六大類食物的建議量會因個人熱量需求而有所增減。衛福部以老年人、成人男性或女性等適用對象，設計 1200 ～ 2700 大卡熱量為範例，根據個人每日熱量需求在各大類中選擇食物達到建議份量，滿足飲食均衡的目標。以每日熱量 1500 大卡為例，六大類食物攝取種類及份量，包括全穀雜糧類 2.5 碗（其中 1 碗為未精製穀類）、豆魚蛋肉類 4 份、乳品類 1.5 杯、蔬菜類 3 份、水果類 2 份、油脂 4 份（包括植物油 3 茶匙及堅果種子類 1 份）（表 4-3）。

表 4-3　飲食指南推薦每日飲食各類食物份量

熱量（大卡） 食物份量	1,200 大卡	1,500 大卡	1,800 大卡	2,000 大卡	2,200 大卡	2,500 大卡	2,700 大卡
全穀雜糧類（碗）	1.5	2.5	3	3	3.5	4	4
全穀雜糧類（未精緻*）（碗）	1	1	1	1	1.5	1.5	1.5
全穀雜糧類（其他*）（碗）	0.5	1.5	2	2	2	2.5	2.5
豆魚蛋肉類 **（份）	3	4	5	6	6	7	8
乳品類（杯）	1.5	1.5	1.5	1.5	1.5	1.5	2
蔬菜類（碟）	3	3	3	4	4	5	5
水果類（份）	2	2	2	3	3.5	4	4
油脂與堅果種子類（份）	4	4	5	6	6	7	8
食用油（植物油）（茶匙）	3	3	4	5	5	6	7
堅果種子（份）	1	1	1	1	1	1	1

* 未精緻主食品如：糙米、全麥麵包、燕麥、玉米、甘薯等。其他指白米飯、白麵條、饅頭等精緻食品，若能全部換成未精緻類食品更好。

** 高鈣豆製品至少占 1/3、深色蔬菜比例至少佔 1/2。

四、善用食物代換表，飲食內容更加豐富與多樣化，避免營養不均

由於食物代換表各類群食物種類繁多，份量也有所不同，因此透過食物代換表中各類食物份量的概念，屬同類別的食物含有相似營養素，可互相代換，讓攝取均衡的飲食更為簡單。舉例來說，若每日攝取熱量為 1500 大卡，每天全穀雜糧類可以攝取 2.5 碗，每碗 4 份，即是全穀雜糧類 10 份，平均分配在一天可以代換的選擇如圖 4-3。豆魚蛋肉類、蔬果類等其他類食物也是類似的作法代換。

一日攝取全穀雜糧類10份（2.5碗）
代換一
早餐4份
全麥吐司2片
中餐3份
水餃9-10顆
(內料另計)
晚餐3份
炒冬粉1把
+
紅豆湯1小碗
代換二
早餐3份
地瓜稀飯1.5碗
中餐4份
五穀飯1碗
晚餐3份
陽春麵1碗

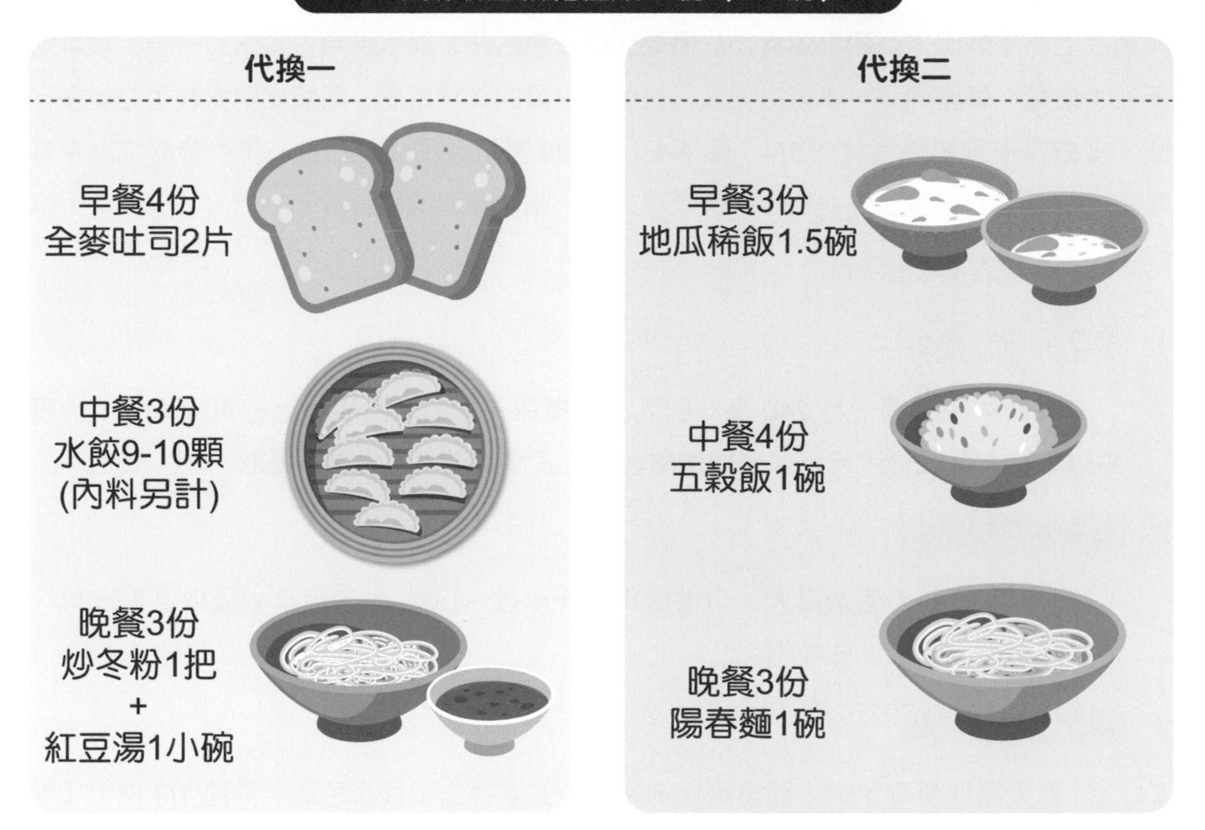

圖 4-3　全穀雜糧類三餐不同食物的代換方式

4-2 建構我的健康餐盤及飲食指標

一、我的健康餐盤

根據國民營養健康狀況變遷調查結果，為了能讓民眾更清楚如何搭配每餐的食物份量，臺灣衛福部將每日飲食指南簡化為「我的餐盤」概念，將六大類食物的飲食建議份數進一步圖像化，教導民眾在用餐前檢查自己的餐盤，迅速瞭解飲食是否均衡。不僅在文字與圖片上簡潔鮮明，凸顯各類食物的攝取比例，包括蔬菜與水果類占餐盤的一半，蔬菜略多於水果類；餐盤的另一半則由穀類與提供蛋白質的食物組成，穀類比例要較蛋白質多一些，蛋白質不宜超過餐盤的 1/4（圖 4-4）。國健署建議民眾在外食、使用餐盒或家中餐盤時，按照我的餐盤比例並結合六個簡單口訣，聰明攝取均衡營養。

我的健康餐盤口訣如下：

1. **每天早晚一杯奶**

   每天早晚各喝一杯 240 毫升的乳品，攝取足夠的乳品以增進鈣質攝取，或於餐中以乳品入菜或食用起士、無糖優酪乳等方式增加乳品類食物之攝取。

2. **每餐水果拳頭大**

   1 份水果約 1 個拳頭大，切塊水果約大半碗 ~1 碗，1 天應至少攝取 2 份水果，並選擇在地、當季、多樣化。

3. **菜比水果多一點**

   青菜攝取量應足夠，體積需比水果多，並選擇當季且深色蔬菜需達 1/3 以上（包括深綠和黃橙紅色）。

4. **飯跟蔬菜一樣多**

   全穀雜糧類之份量約與蔬菜量相同，且盡量以「維持原態」之全穀雜糧為主，或至少應有 1/3 為未精製全穀雜糧，例如糙米、全麥製品、燕麥、玉米、甘藷等。若要控制體重或醣類攝取，每餐的蔬菜份量可以比飯量多一些。

5. 豆魚蛋肉一掌心

蛋白質食物 1 掌心約可提供豆魚蛋肉類 1.5~2 份，為避免同時吃入過量不利健康的飽和脂肪，選擇這類食物之優先順序應為，豆類 > 魚類與海鮮 > 蛋類 > 禽肉、畜肉，且應避免加工肉品。

6. 堅果種子一茶匙

每天應攝取 1 份堅果種子類，1 份堅果種子約 1 湯匙量（約杏仁果 5 粒、花生 10 粒、腰果 5 粒），民眾可於一天內固定時間攝取足 1 湯匙量，或分配於 3 餐，每餐 1 茶匙量（1 湯匙 =3 茶匙）。

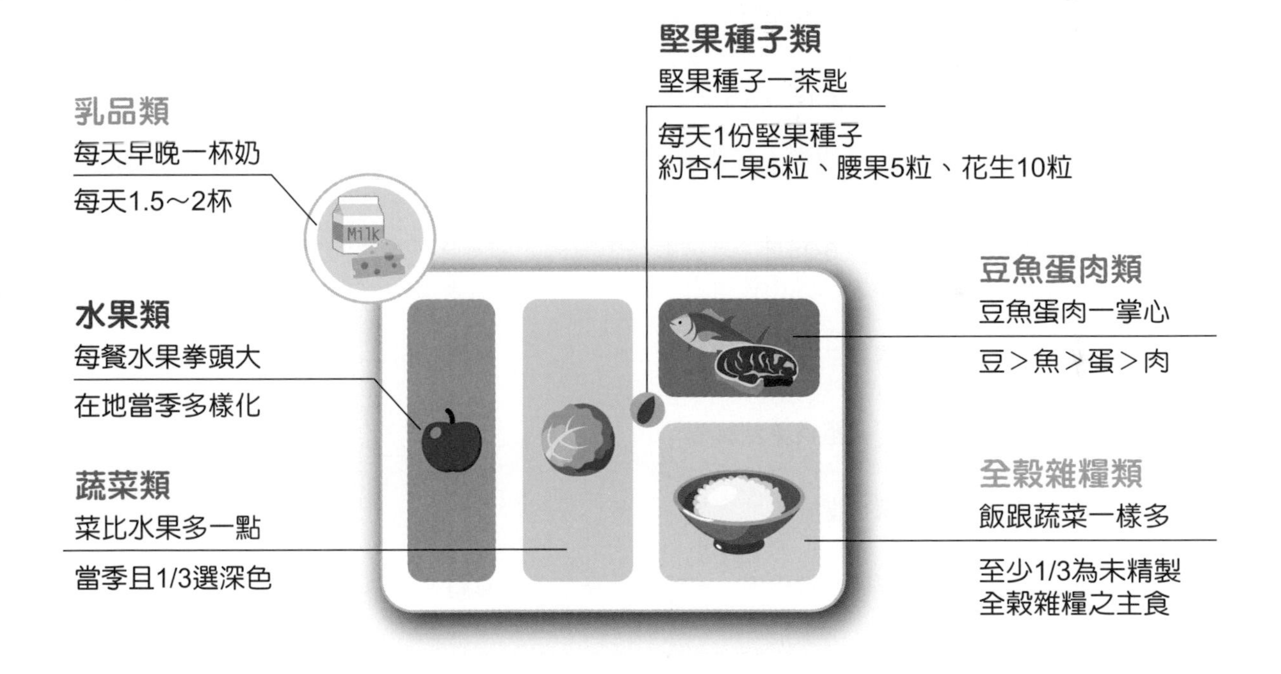

圖 4-4 臺灣－我的餐盤

二、國民飲食指標

除了宣導均衡攝取六大類食物的健康觀念，衛福部公告 12 項「國民飲食指標」作為國人日常飲食的參考依據，以期讓健康飲食成為全民運動。我們可以根據國民飲食指標的重點原則，審視自己的飲食是否有需要改善或調整的地方，例如多一點纖維、多一點蔬菜、少一點葷食、少一點含糖飲料，讓自己的飲食逐漸的在地化、健康化、多樣化，建構自己健康的均衡飲食（表 4-4）。

表 4-4　國民飲食指標

參考國民飲食指標，審視自己的飲食習慣是否符合指標呢？有做到，請打勾。	
□	1.飲食應依『每日飲食指南』的食物分類與建議份量，適當選擇搭配特別注意應吃到足夠量的蔬菜、水果、全穀、豆類、堅果種子及乳製品。
□	2.了解自己的健康體重和熱量需求，適量飲食，以維持體重在正常範圍內。
□	3.維持多活動的生活習慣，每週累積至少 150 分鐘中等費力身體活動，或是 75 分鐘的費力身體活動。
□	4.母乳哺餵嬰兒至少 6 個月，其後並給予充分的副食品。（請回想自己幼時有喝母奶長達 6 個月嗎？）
□	5.三餐應以全穀雜糧為主食。
□	6.多蔬食少紅肉、多粗食少精製。
□	7.飲食多樣化，選擇當季在地食材。
□	8.購買食物或點餐時注意份量，避免吃太多或浪費食物。
□	9.盡量少吃油炸和其他高脂高糖食物，避免含糖飲料。
□	10. 口味清淡、不吃太鹹、少吃醃漬品、沾醬酌量。
□	11. 若飲酒，男性每日不宜超過 2 杯，女性每日不宜超過 1 杯（每杯酒精 10 公克）。但孕期絕不可飲酒。
□	12. 選擇來源標示清楚，且衛生安全的食物。

（一）飲食應依「每日飲食指南」的食物分類與建議份量，適當選擇搭配特別注意應吃到足夠量的蔬菜、水果、全穀、豆類、堅果種子及乳製品

人體的營養需求包括熱量共約 40 種的必需營養素，由日常飲食中攝取足量才不致發生營養缺乏。為使營養均衡，應依「每日飲食指南」的食物分類與建議份量（參閱第 2 章圖 2-1），選擇食物搭配飲食，可減少罹患多種慢性疾病的危險。每日攝取的蔬菜水果中應至少 1/3 以上是深色（包括深綠和黃橙紅色等）。

（二）了解自己的健康體重和熱量需求，適量飲食，以維持體重在正常範圍內

熱量攝取多於熱量消耗會使體內囤積過多脂肪，增加罹患慢性疾病的風險。了解自己的健康體重和熱量需求，並將飲食熱量攝取控制於需求範圍內，以維持體重在正常範圍內（身體質量指數在 18.5~23.9）。

健康體重目標值 =【身高（公分）/100】×【身高（公分）/100】×22。

（三）維持多活動的生活習慣，每週累積至少 150 分鐘中等費力身體活動，或是 75 分鐘的費力身體活動

維持健康必須每日進行充分的身體活動，並可藉此增加熱量消耗，達成熱量平衡及良好的體重管理。「中等費力身體活動」是指持續從事 10 分鐘以上還能正常的對話，但無法唱歌之身體活動，例如：快走。培養多活動生活習慣，活動量調整可先以少量為開始，再逐漸增加到建議活動量。例如：可從每次 10 分鐘開始，結合日常生活作息（通勤、購物等），運用分段累積的方式，達到每天 30 分鐘的身體活動量（見表 4-1）。

（四）母乳哺餵嬰兒至少 6 個月，其後並給予充分的副食品

全母乳哺餵嬰兒至少六個月，對嬰兒一生健康具有保護作用，可減少嬰兒感染的機率，且降低其未來罹患過敏性疾病、肥胖及癌症等慢性疾病之風險，亦可降低母親罹患乳癌之風險。嬰兒六個月後仍鼓勵持續哺餵母乳，同時需添加副食品，並訓練嬰兒咀嚼、吞嚥、接受多樣性食物，包括蔬菜水果，並且養成口味清淡的飲食習慣。媽媽哺餵母乳時，應特別注意自身飲食營養與水分的充份攝取。

（五）三餐應以全穀雜糧為主食

全穀類泛指在輾製過程中僅去除外殼，保留麩皮、胚芽及胚乳中營養之完整穀物，如糙米、全麥、燕麥等。三餐盡量維持以全穀類為主食的傳統習慣，不僅可以增加飽足感，避免由飲食中攝入過多的油脂，對血糖值也有較好的穩定作用。

（六）多蔬食少紅肉、多粗食少精製

飲食優先選擇原態的植物性食物，如：新鮮蔬菜、水果、全穀、豆類、堅果種子等，以充分攝取微量營養素、膳食纖維與植化素；亦符合環保原則，為延緩全球暖化、環境永續發展盡一份心力。飲食也要盡量避免攝食以大量白糖、澱粉、油脂等精製原料所加工製成的食品，因其大多空有熱量，而無其他營養價值。健康飲食習慣的建立，可先由一些小的改變開始做起，以漸進方式達成飲食目標。

（七）飲食多樣化，選擇當季在地食材

六大類食物中的每類食物宜力求變化，不宜每餐都吃類似的食物或過於單調，應增加食物多樣性，增加獲得各種不同營養素及植化素的機會，以免造成特定營養素的缺乏或過剩。當季在地食材大多在最適天候下生產（圖 4-6），因為盛產，不但新鮮，營養價值高，較為便宜，品質也好。

（八）購買食物或點餐時注意份量，避免吃太多或浪費食物

買與製備餐飲，應注意份量適中，盡量避免因加大份量或吃到飽的促銷活動，而造成熱量攝取過多或食物廢棄浪費。飲食過度西化不僅容易加大份量，更容易增加蛋白質、飽和脂肪的攝取，或讓膳食纖維不足，如：大塊牛排、義大利麵或速食等。

（九）盡量少吃油炸和其他高脂高糖食物，避免含糖飲料

盡量避免高熱量密度食物，如：油炸與其他高脂、高糖的食物；甜食、糕餅、含糖飲料等也應該少吃，以避免吃入過多熱量。食物烹調應多採取蒸、煮、烤、微波等方法，減少烹調過程外加油脂。每日飲食中「添加糖」攝取量不宜超過總攝取熱量的 10%。「添加糖」是指在製造或製備食物與飲料時，額外加入的糖，例如玉米糖漿、糖霜、蜂蜜、砂糖、黑糖、楓糖、葡萄糖等，不包括自然存在食物內的糖類或醣類。文獻指出，長期攝取添加糖過量，可能與蛀牙、肥胖、代謝症候群、心血管疾病、脂肪肝、三酸甘油酯及膽固醇偏高等問題有關。

當令食材	春季	夏季	秋季	冬季
根莖種子與蔬菜類	甘藍結球白菜（包心白菜、山東白菜、大白菜）、有機紅薏仁、花椰菜、洋蔥、青蔥、香菇、青花菜、胡蘿蔔、牛蒡、彩椒、茄子、韭菜、山藥等	落花生、結球白菜(包心白菜、山東白菜、大白菜)、綠竹筍、山苦瓜、金針、龍鬚菜、芥菜、生薑、蘆筍、南瓜、米、甘藷	蓮子、蓮藕、菱角、橄欖、金針花、毛豆、馬齒莧(豬母乳)、仙草、蘿蔔、油菜、荸薺、薄荷、栗子	高麗菜、紅豆、黑豆、米豆、胡麻愛玉子、花椰菜、大頭菜、山藥、敏豆、葉白菜、青江菜、茼蒿菜、杭菊花、香菜、彩椒、菠菜、西洋芹、豆芽菜
水果類	桶柑、青梅、香蕉、蓮霧、釋迦、桶柑、楊桃、甘蔗、鳳梨、金棗、蓮霧、小蕃茄等	西瓜、荔枝、高接梨、桑椹、釋迦、檸檬、梨、鳳梨、龍眼、洋香瓜、木瓜、芒果、酪梨、火龍果、蓮霧、巨峰葡萄、番石榴等	檸檬、蘋果、番石榴、文旦柚、釋迦、葡萄、酪梨、大白柚、椪柑、木瓜、火龍果等	桶柑、橘子、茂谷柑、大白柚、鳳梨、釋迦、百香果、柳丁、柿子、楊桃、蜜棗、葡萄、火龍果等
全年皆產食材	香菇、茼苣、紫心甘薯、芥菜、秀珍菇、番薯葉、黑木耳、黃秋葵、梨子蒲、杏鮑菇、蔥、絲瓜、山蘇、玉米、韭菜、辣椒			

圖 4-6　臺灣當季在地食材

（資料來源：整理自農業知識網及農糧署 http：//www.coa.gov.tw/info_product.php））

（十）口味清淡、不吃太鹹、少吃醃漬品、沾醬酌量

飲食口味盡量清淡。重口味、過鹹、過度使用醬料及其他含鈉調味料、鹽漬食物，都很容易吃入過多的鈉，而造成高血壓，也容易使鈣質流失。注意加工食品標示的鈉含量，每日鈉攝取量應限制在 2400 毫克以下（約 6 公克鹽）。飲食中約有一半的鈉並非來自鹽和調味料，而是麵包、肉類製品、即食食品等加工食品。因此須盡可能少用醬油和鹽等調味料，並減少外食及降低加工品的攝取量。此外，因國人飲食易缺碘，建議選用加碘鹽。一般的海鹽或玫瑰鹽大多是未添加碘，若使用這類食鹽，則須注意補充含碘的食物，如海帶、紫菜等。

（十一）若飲酒，男性每日不宜超過 2 杯，女性每日不宜超過 1 杯。但孕期絕不可飲酒

長期過量飲酒容易造成營養不均衡、傷害肝臟，甚至造成癌症。酒類每杯的份量是指酒精含量 10 公克，如啤酒約 160 ～ 250 毫升、紅（白）葡萄酒約 66 ～ 100 毫升，威士忌、白蘭地及高粱酒等烈酒約 20 ～ 30 毫升。

（十二）選擇來源標示清楚，且衛生安全的食物

食物應注意清潔衛生，且加以適當貯存與烹調。避免吃入發霉、腐敗、變質與汙染的食物。購買食物時應注意食物來源、食品標示及有效期限。食品標示是提供消費者選購食品時的參考依據，也是業者與消費者溝通的管道。隨著食品安全意識的提高，政府推動包括特定成分或醒語標示（例如：過敏原資訊）、品名及主成分百分比（例如：巧克力標示）等規定，並擴大針對直接供應飲食場所（例如：通路商、飲料店、餐飲場所）資訊的揭露，包括基因改造、重組肉等資訊，讓民眾得以分辨食品標示資訊選購所需產品。

營養大補帖

如何計算酒精的克數與熱量？為什麼喝酒容易胖？

每公克酒精提供 7 大卡熱量，酒精克數 = 酒類容量 × 酒精濃度 × 酒精密度 0.84。以酒精濃度 12% 的紅酒為例，若喝了 100 毫升的紅酒，酒精克數為 100ml×12%×0.84，酒精克數為 10 公克，熱量為 10×7=70 大卡，幾乎就是半條玉米的熱量（圖 4-8）！

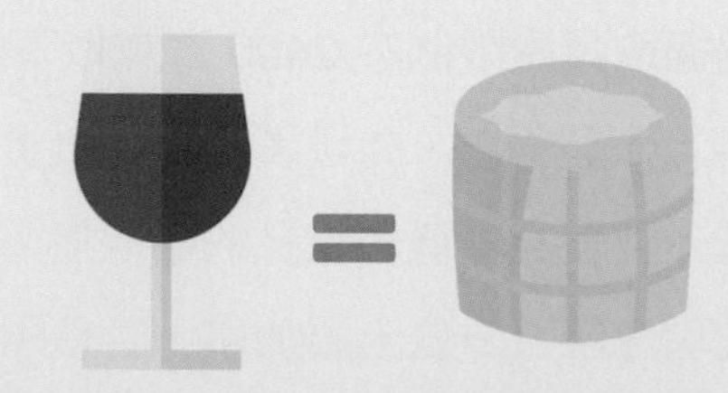

圖 4-8　一杯紅酒的熱量幾乎等於半條玉米

4-3 素食的營養建議

根據世界素食人口報告顯示，臺灣素食人口已達總人口的 13%，突破 300 萬人，已成為全世界素食人口密度較高的地區之一。吃素已經不只是宗教信仰的原因，近年來地球暖化或健康促進的議題，因「環保愛地球」或「自我健康意識」而開始吃素的人也成長許多。

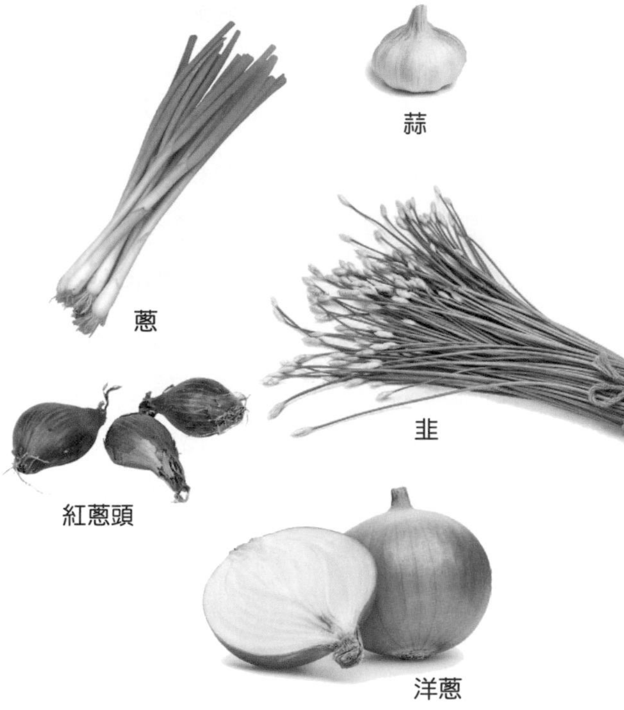

圖 4-9　五辛植物

一、素食的種類與好處

「素食」是多樣性飲食類型中的一類，種類可分為五種：

1. 全素或純素：指食用不含奶蛋，也不含五辛的純植物性食品，五辛是指蔥、蒜、韭、蕎（紅蔥頭）及興蕖（洋蔥）（圖 4-9）。
2. 蛋素：全素或純素及蛋製品。
3. 奶素：全素或純素及奶製品。
4. 奶蛋素：全素或純素及奶蛋製品。
5. 植物五辛素：食用植物性食物，但可含五辛或奶蛋類製品。

許多研究發現素食對健康的正面助益，包括預防心臟血管疾病、大腸癌或骨質疏鬆症、幫助體重控制等。素食者以豆類為蛋白質的主要來源，而豆類不僅含維生素 E、異黃酮素等抗氧化劑及膳食纖維等營養成分，更特別是豆類不含膽固醇，而是含分子構造與膽固醇相似的植物固醇類（phytosterols），其在小腸中會與膽固醇競爭，而能抑制膽固醇的吸收。

研究指出，每天攝取 1.5 ～ 1.8 克的植物固醇，有助膽固醇吸收降低 30 ～ 40%，因而降低血液中低密度脂蛋白膽固醇（LDL-c）含量，保護血管和心臟；小麥胚芽、玉米油、芥花油、麥麩、花生、杏仁、夏威夷豆等，都是富含植物固醇的食物。然而，全素飲食只能以植物性醣類及蛋白質、油脂、豆類或蔬菜水果為主，食物來源過於單一或限制，容易造成營養攝取不均衡或缺乏的狀況。

二、素食者常見的營養問題

一、醣類及熱量攝取過多

許多素食者為了有飽腹感以及食用的便利性，或擔心營養不良的問題，可能過量攝取醣類而造成熱量過剩，例如饅頭、麵包、米飯、地瓜、玉米、餅乾等。

二、鈣質及鐵質攝取不足

魚、肉、蛋類及奶類是鈣、鐵、鋅等礦物質的重要來源，尤其是鈣質。國人的飲食習慣不管葷食或素食者，鈣質攝取量普遍都不足，有些族群缺鈣嚴重，甚至不到建議量的一半。因此每日飲食指南把乳品類獨立出來，提醒民眾每日須攝取 1.5 ～ 2 杯牛奶或優酪乳，而純素者只能從植物性食品攝取鈣質，因此更容易缺乏，需要注意增加含鈣豐富的食物，包括深綠色蔬菜、堅果類、小魚乾、豆製品等（表 4-5）。一般豆類等植物性食品或蛋奶類所含的鐵質多為吸收率較低的非血基質鐵（non-heme iron），因此無論是純素或蛋奶素食者都較容易缺乏鐵質，建議應多注意全穀類、黑棗等乾果類、乾豆類等食物的攝取，並搭配番茄、柳橙或甜菜跟等富含維生素 C 的食物一起食用，加強鐵的吸收，預防缺鐵性貧血。

表 4-5　鈣質豐富的動植物性食品與含量

動物性食品		植物性食品	
食物	含量（毫克 /100 公克食物）	食物	含量（毫克 /100 公克食物）
小魚乾	2,213	黑芝麻	1,456
脫脂奶粉	1,261	海帶	737
羊奶粉	1,069	髮菜	699
全脂奶粉	905	小方豆干	685
乳酪	574	白芝麻	440
煉乳	264	海菜	311
蝦米	250	九層塔	320
牡蠣乾	227	莧菜	300
魚脯	223	干絲	287
烏魚	198	芥藍菜	230
龍蝦	191	黃豆	217
雞蛋黃	124	枸杞	213
全脂鮮乳	85	金針	208
		香菇	190
		蕃薯葉	153

三、蛋白質攝取不足

有部分的植物性蛋白質必需胺基酸含量較低，如：支鏈胺基酸、離胺酸，若有偏食習慣的素食者，容易造成某些胺基酸的缺乏。由於人體蛋白質合成須遵守「全或無定律」，也就是體內的胺基酸須按一定比例同時存在，才能合成蛋白質。若缺乏任一胺基酸，都會影響人體內蛋白質的製造。因此，素食者要善用食物互補法的原則，均衡攝取來自大豆類、堅果種子類、豆類蔬菜、菇類等來自不同食物的蛋白質，每次盡量選擇幾個不同類別的食物搭配食用，以預防必需胺基酸攝取不足。

四、脂質比例太高

有些加工食品為了使素食模擬葷食一樣的外觀與口感，例如素雞、素排骨等，選用油炸、油煎等方式烹調，而增加油脂含量及含鈉量，長期食用易造成身體負擔。傳統素食烹調多半採取油炸、高油量快炒的方式，導致油脂攝取占熱量攝取比例太高，且多元不飽和脂肪酸明顯多於其他脂肪酸。

五、維生素 B_{12} 攝取不足

維生素 B_{12} 通常存在於動物性食品中，如動物肝臟、紅肉類、蛋、牛奶、乳酪等。國人膳食營養素參考攝取量建議，成人每天至少需攝取 2.4 微克的維生素 B_{12}。一般蛋奶素食者大多可攝取適量的維生素 B_{12}。然而，全素者則較容易缺乏。因為植物性食品幾乎不含或僅含少量的維生素 B_{12}。建議全素食者攝取豆類應包括發酵性豆製品，因部分發酵性豆製品被發現含有維生素 B_{12}，如味噌、納豆、臭豆腐、天貝（圖 4-10）等，並建議食用添加了維生素 B_{12} 的豆奶、穀物，或使用營養補充劑來彌補不足。

三、素食者的飲食建議

臺灣衛福部針對素食者訂定八項飲食指標（表 4-6），幫助素食民眾擁有多樣化的飲食，以攝取充足且均衡的營養，預防營養素不足或過量。素食者的主食應以全穀類為主，特別注意蛋白質、維生素 B_{12}、維生素 D、鈣及鐵的攝取是否足夠，並選擇適量的豆製品、蔬菜、水果、烹調用油與堅果種子。

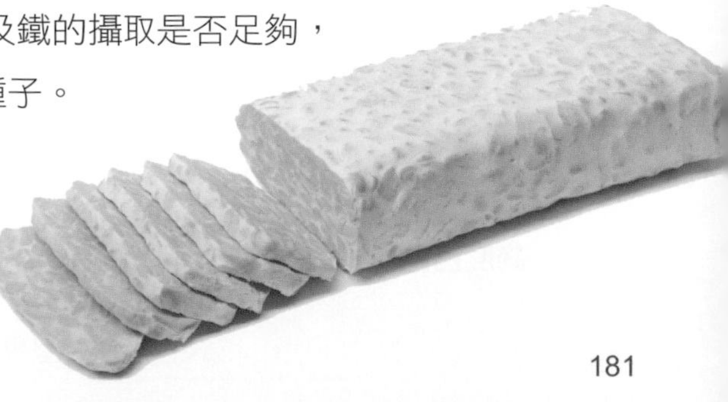

圖 4-10
天貝（tempeh），又稱天培、丹貝，是一種以大豆為主原料的發酵品，起源於印尼，具有高營養價值

表 4-6　八項素食飲食指標

素食飲食指標	說明
依據指南擇素食，食物種類多樣化	1. 每日飲食應依據「素食飲食指南」之食物分類與建議份量，選擇食物搭配飲食，以達營養均衡。 2. 每大類食物中宜力求變化，增加食物的多樣性，以增加獲取各類營養素及植化素的機會。
全穀雜糧為主食，豆類搭配食更佳	1. 建議每日攝取全穀雜糧類至少 1/3 以上為未精製之全穀雜糧類。 2. 熱量攝取在 1,200 卡以下的素食者易有營養素缺乏的現象，建議將未精製全穀雜糧類比例提升至 2/3 以上。 3. 豆類和全穀雜糧類蛋白質組成不同，兩者一起食用能達到「互補作用」，避免必需胺基酸缺乏的情形發生，因此建議每餐應有全穀雜糧類和豆類的互相搭配組合。
烹調用油常變化，堅果種子不可少	1. 注意飲食中油脂攝取量，及攝取油脂之品質（脂肪酸組成），減少「飽和脂肪酸」，增加「單元不飽和脂肪酸」以及適量「多元不飽和脂肪酸」之攝取。 2. 各類油脂中橄欖油、芥花油、苦茶油單元不飽和脂肪酸含量較其他種油類高；葵花油、大豆沙拉油等則含有較高之多元不飽和脂肪酸，椰子油和棕櫚油為植物油，其所含飽和脂肪酸比例高。 3. 建議每日應攝取一份堅果種子類食物，同時多樣化選擇以達到均衡營養，如黑芝麻、核桃等。
深色蔬菜營養高，菇藻紫菜應俱全	1. 深色蔬菜含較多維生素與礦物質，建議每日至少一份深色蔬菜。 2. 藉由藻類（如：海帶、紫菜）增加維生素 B_{12} 的來源，如：一份乾紫菜（約 10 公克，3 張海苔壽司皮）可獲得 6 微克維生素 B_{12}，即攝取約 1 張海苔壽司皮就可獲得一天所需的維生素 B_{12}。 3. 香菇、杏鮑菇、鮑魚菇、喜來菇、珊瑚菇等菇類，在栽培過程能形成維生素 D，建議素食者每日至少選擇一份深色蔬菜外，應包含各種菇類與藻類。
水果正餐同食用，當季在地份量足	1. 素食者可由水果獲得維生素 C，體內維生素 C 含量增加，可促進食物中鐵質的吸收。 2. 建議素食者於三餐用餐，不論餐前、餐中、餐後同時攝食水果，且每日攝取應達 2 份以上，並選擇當地當季的盛產水果。
口味清淡保健康，飲食減少油鹽糖	1. 日常烹調時應減少使用調味品，並多用蒸、煮、烤、微波代替油炸的方式減少烹調用油量。 2. 建議民眾平時少吃醃漬食物、調味濃重、精製加工、含糖高及油脂熱量密度高的食品，減少油、鹽、糖的攝取，養成少油、少鹽、少糖的飲食習慣。
粗食原味少精緻，加工食品慎選食	1. 素食食品多以大豆分離蛋白、麵筋、蒟蒻或香菇梗等製成的仿肉食品，製程中可能使用食品添加物，增加口感，過度加工過程容易造成營養流失。 2. 多選擇新鮮食材，少吃過度加工食品及精緻食物，多攝取「粗食」，也就是保持食物完整、原味、無化學添加物、加工層次愈少的自然食物。 3. 多使用當季新鮮食材，不僅能吃到食物的原汁原味，更能享受當季食材的鮮美。
健康運動 30 分，適度日曬 20 分	1. 適量熱量攝取配合體能運動可增加新陳代謝率，建議持續健康多活動，每日至少 30 分鐘。 2. 每天日曬 20 分鐘，足以在體內產生充足的活化型態維生素 D 來幫助鈣質吸收，素食者適度進行戶外體能活動，能幫助消耗熱量，並避免維生素 D 缺乏問題。 3. 純素者須注意多攝取含鈣豐富的植物性食品，預防鈣質缺乏，如：高鈣豆製品、深色蔬菜、堅果類及海藻類等。

闖關遊戲

營養素含量分析

請查詢本書所附《營養速查手冊》，回答下列問題：

1. 請找穀物類及澱粉類，同樣 100 公克的食物，何種食物單位熱量最高呢？何種膳食纖維含量最高呢？
2. 請找出蔬菜水果類中，何種維生素 C 及膳食纖維含量最高呢？
3. 請比較飲料類、糕餅點心及蔬菜類的營養價值有何差異？
4. 請比較肉類、蛋類、魚類與加工製品的營養價值有何不同？

闖關遊戲

一日健康飲食菜單

請填寫自己的基本資料後，練習計算自己每日的熱量需求，並查出相對應的六大類食物份量建議，為自己設計一日健康飲食菜單。

<table>
<tr><th colspan="3">基本資料</th></tr>
<tr><td>身高：______</td><td>體重：______</td><td>BMI：______</td></tr>
<tr><td colspan="3">生活活動強度：______（查閱表 4-1）</td></tr>
<tr><td colspan="3">熱量需求：______（查閱表 4-2）
（蛋白質佔熱量 10-15%、脂質佔熱量 20-30%、醣類佔熱量 50-60%）</td></tr>
<tr><td colspan="3">六大類食物的食物份量分配（查閱表 4-3）：
全穀雜糧類______份、豆魚蛋肉類______份、乳品類______份、
蔬菜類______份、水果類______份、油脂與堅果種子類______份</td></tr>
<tr><th colspan="3">健康飲食菜單設計</th></tr>
<tr><td>早餐</td><td colspan="2"></td></tr>
<tr><td>午餐</td><td colspan="2"></td></tr>
<tr><td>晚餐</td><td colspan="2"></td></tr>
<tr><td colspan="3">蛋白質總量 (g)：______
脂 肪 總 量 (g)：______
醣 類 總 量 (g)：______</td></tr>
</table>

4-4 食材選購、保存與製備

若要吃的健康，應從選購新鮮、衛生、安全、品質合格的安心食材開始。隨著時代的進步，一般人每天餐桌上所吃到的食物，普遍皆由農場採收後，歷經食品加工、運送、銷售等過程才在貨架讓消費者買回。食品工業的發展，不僅讓食物從「從農場到餐桌」的生產歷程變得更為複雜，也潛藏了食品安全的危機與風險。因此，食材的正確採購、儲存及注重膳食製備的衛生安全，是健康飲食的不可忽視的要素之一。

一、食材採購

食品種類及形態日益多元化，選購包裝食品須把握「四大要」及「五不買」的原則（圖4-11）。

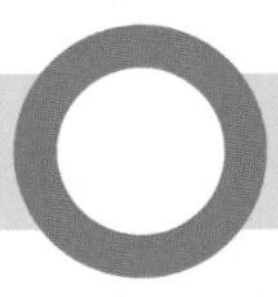

四大要原則

- 要在保存期限內：無過期。
- 要包裝完整無破損：罐頭食品不可凹罐或凸罐、生鏽或有刮痕、封口緊密、真空包裝食品要維持真空及緊實狀態。
- 要有清楚食品標示：選購時認清包裝上的食品資訊，包括品名、成分（含食品添加物）、有效日期、負責廠商（名稱、地址及電話）、原產地（國）及必要的警語。
- 要注意食品販售環境：熱食應保持在60℃以上；冷藏食品須置於4℃冰箱；冷凍食品應儲存於-18℃以下冷凍庫一般食品應置於陰涼處，避免陽光直晒。

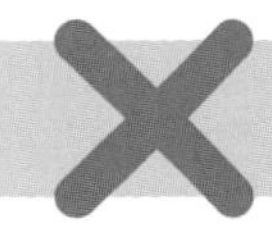

五不買原則

- 來源不明者不買。
- 成分不明者不買。
- 標示醫藥效能者不買。
- 誇大功能者不買。
- 標示不完整者不買。

圖 4-11　「四大要」、「五不買」原則

選購生鮮食品，追本溯源尤其重要，選購具有生產履歷、優良標章或包裝標示清楚且完整的食品，為健康把關。若是購買未包裝的生鮮材料或散裝食品，採購時須利用我們的感官來協助辨識，例如：利用視覺、觸覺和味覺檢查生鮮食品，採購要領包括「看顏色、聞味道、挑外觀」來判斷新鮮程度、挑選自然且有光澤的顏色、形狀正常、無臭味、商家環境乾淨等，且肉、魚類必須放在冷藏庫保存，不能擺置在室溫環境（圖 4-12）。

全穀類	新鮮選購原則	營養選購原則
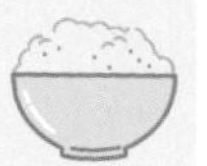	1.應選擇米粒或粒地堅實完整、顆粒飽滿、大小均勻、透明有光澤，無變色、沒有霉異味的產生，不能有參雜異物、沙、蟲等。 2.麵粉及澱粉質地要乾爽、沒有潮濕結塊,無異物無小蟲。 3.顏色呈現略帶淡黃，過白可能經過漂白。 4.馬鈴薯、蕃薯、芋形狀要完好，沒有萌芽乾裂和瘡痂。	全穀類的營養素含量優於精製穀類，例如糙米優於胚芽米，胚芽米優於精白米，過度精碾的穀類，其營養價值較低。

蔬菜類	新鮮選購原則	營養選購原則
	1.選擇表皮形狀完整，顏色呈現自然光澤與保水樣莖葉鮮嫩肥厚，葉脈明顯，無泛黃、斑點、枯萎破損、腐爛及蟲害。 2.瓜果類果型要飽滿完整，有沉重感，表皮無壓傷碰撞、腐爛、凹陷或裂痕刮損。 3.莖部切面不發黑，無爛葉。 4.花蕾均勻細密，鮮綠不泛黃。 5.根莖類蔬菜大多在地底下，選購時要看外皮有無破損或腐爛，觸摸起來水分飽滿、直挺，外觀無發霉或發芽，無腐臭味。 6.芽菜類須鮮嫩，無泡水過久發軟、發爛或變色的情形。 7.菇類選擇菇傘緊密，觸感肉質肥厚、保水度夠，無水傷、壓傷、受潮或產生黏液黏液。	1.深色蔬菜的營養價值高於淺色蔬菜。 2.根莖類、瓜果類蔬菜存放時間較長。 3.每日三餐蔬菜宜多變化，選擇當季在地新鮮蔬菜為佳。 4.豆芽或菇類顏色微褐色為正常，過白可能經漂白劑或螢光劑處理。 5.發芽或變綠的馬鈴薯因含有龍葵素，不能食用。

水果類	新鮮選購原則	營養選購原則
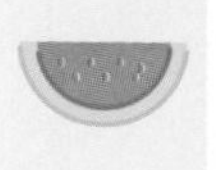	1.選擇果實完整、顏色鮮豔、大小及成熟度適中，沒有斑痕、壓傷、碰傷及蟲害。 2.選購當季在地盛產的水果，品質優良，價錢也便宜。	1.瓜類含水量較多，柑橘類維生素C含量較高。 2.甜度較高的水果，熱量也會較高。

圖 4-12　生鮮食品選購原則 -a

類別	新鮮選購原則	營養選購原則
豆類	1.色澤鮮嫩、外型飽滿,無病蟲害或蟲蛀為佳。 2.豆製品(如豆漿、豆皮、豆腐、豆乾)無酸味,觸摸時不會黏滑,顏色呈淡黃色。	1.同樣是蛋白質的來源,豆類等植物性來源因脂肪含量較低,且具膳食纖維及植化素,優於動物性食品。 2.深海魚類較牛肉等紅肉類提供較高的多元不飽和脂肪酸,飽和脂肪酸的含量也較低。 3.奶製品是鈣質及維生素D優質來源。 4.蛋類含豐富維生素A、D及B群、卵磷脂,是極佳的營養來源。
魚類海鮮類	1.魚身表面完整無黏液,肉質有彈性,內臟完整,腹部堅實,魚鰓鮮紅,眼睛澄清有光澤,鱗片完整無腥臭味。 2.海鮮類肢體完整,頭腹部緊實,蝦頭不變黑,貝類應選擇殼完整,貝肉沒有外露,兩個貝殼互敲聲音響亮清脆。	
蛋	外殼粗糙無光澤,蛋殼完整、乾淨,光照下會透光,搖晃時蛋內部沒有搖晃的感覺,打蛋後觀察蛋黃完整不易散開。	
肉類	外觀顏色富有光澤、紅潤、結實有彈性,無流汁、無腥臭味、無黏性。依肉的不同,豬肉呈淡紅色,牛肉呈鮮紅色,油脂分布均勻。	
奶類	有淡淡乳香味,沒有分離沉澱、凝固、參雜異物或酸敗臭味。奶粉粉粒均勻、無異物、變色或受潮結塊、無不良氣味和異物的參雜,奶粉罐頭外觀要完整。	

MILK

圖 4-12　生鮮食品選購原則 -b

二、食物處理與儲存環境

食物營養素的含量與新鮮度有絕對關係,食物儲存愈久,愈會受空氣氧化、光、熱、酵素分解等影響,進而使營養含量降低,甚至腐敗。因此,選購時需考量冰箱或庫房的儲存量、用餐人數的需求量,再決定採購的數量。最好以「當次用完」為考量,若需大量購買,則需適當儲存,以維持食品的新鮮度。

世界衛生組織(WHO)統計,全球每年有幾十億人口受到食源性疾病的危害,透過食品供應鏈傳播的疾病高達 200 多種,例如:細菌、病毒、寄生蟲、化學品、重金屬及天然毒素，造成噁心、嘔吐、腹瀉等急性症狀或癌症等慢性傷害，嚴重可能因此喪命。因此，WHO 提出食品安全五大要點（Five keys to safer food），預防食源性疾病對全球人類的危害。

（一）保持清潔（Keep clean）

食品製備的器具、設備使用前後須清洗和消毒，保持廚房及用餐環境的乾淨。處理或接觸食物前應先洗手，再依序洗滌餐具→鍋具→烹調用具→刀具→砧板→抹布。配製食物期間應要勤洗手。

（二）生熟食分開（Separate raw and cooked）

肉類、禽類和海鮮等新鮮食材可能帶有致病性微生物，或在儲存食物的過程中可能會汙染其他食物，故每類食材所使用之刀具、砧板及容器等器具均應分開，避免食材交叉汙染。例如家用砧板至少 2 塊，淺色砧板處理熟食，深色砧板處理生食。

（三）澈底加熱（Cook thoroughly）

適當烹調可殺死幾乎所有致病性微生物，食物達到 70° C 以上的溫度，有助確保食品安全。絞肉、烤肉、大塊的肉及整隻的禽類必須特別注意的是否澈底加熱。

（四）保持食物於安全溫度（Keep food at safe temperatures）

7 ～ 60° C 是最有利於病原菌生長的溫度，被稱為「危險溫度帶」。食品存放於室溫下，即是微生物快速繁殖的溫床。因此，熟食在食用前應保持較高的溫度（60° C 以上）。熟食或易腐壞的食物切勿置於室溫下超過 2 小時，應及時冷藏（7° C 以下為宜）。冰箱內部存放食物容積以 60% ～ 70% 為宜，定期用溫度計檢查冰箱內的溫度，確保冷藏溫度保持在 7° C 以下 ; 冷凍庫溫度保持在零下 18° C 以下。

（五）使用安全的水和原物料（Use safe water and raw materials）

原物料（包括水和冰塊）可能被致病性的微生物或化學物質所汙染。受損或發霉的食品可產生有毒的化學物質，故選購有食物生產履歷的食材及經安全加工的食品可降低風險，並按照先進先出（First in, First out）的原則貯存食物。

營養大補帖

魚丸、黑輪、甜不辣，食品添加物知多少？

關東煮、魚丸、黑輪、甜不辣等魚漿加工已成為許多民眾的食物選擇（圖 4-13），但從原料採購（採肉）、漂洗、絞碎、成形到最後的加熱等加工製成也可能潛藏食安危機，例如業者可能選魚肉碎肉製成魚漿，再加入澱粉、凝固劑等食品添加物，包括：

1. 澱粉：常用的種類有馬鈴薯粉、樹薯澱粉、玉米澱粉等，澱粉類與水加熱反應後會有糊化作用，可用來增加成品的含水性，增強質感；可改善成品在冷凍狀態下的安定性，但添加太多，會影響彈性及口感。
2. 蛋白質粉：雖魚肉已經含有蛋白質，但各魚種所含的蛋白質成分有所差異，適當添加蛋白質粉讓成品更穩定，以符合營養標示的需求。
3. 食鹽：肉類加工品常需加入鹽類，以溶解肉品中的肌凝蛋白，才能製成有彈性的肉製品。
4. 調味料與其他食品添加物：依口味不同業者添加的調味料內容也會有所不同，如市售的魚丸可能含有蔥油、麻油、胡椒、味醂等調味料。
5. 卡德蘭膠（curdlan gum）是衛生署核定的食品級添加物，屬於菌類發酵後的醣類，熱時具有可塑性，冷卻後凝固有彈性，可以增加食物口感，只需要 1 ～ 2 公克就能做出大量商品，成為不景氣下業者節省成本的利器。吃太多這類膠狀物，可能影響腸胃的消化，導致蠕動障礙，有些人還會因此拉肚子。近年不少魚漿製品會加入卡德蘭膠，合理的比例應為 2-3%，約與食鹽在魚漿製品比例差不多。以健康考量，建議應多選擇原型食物取代過度加工的食品。

（資料來源：衛生福利部食品藥物管理署《食品添加物業者手冊 -104 年版》）

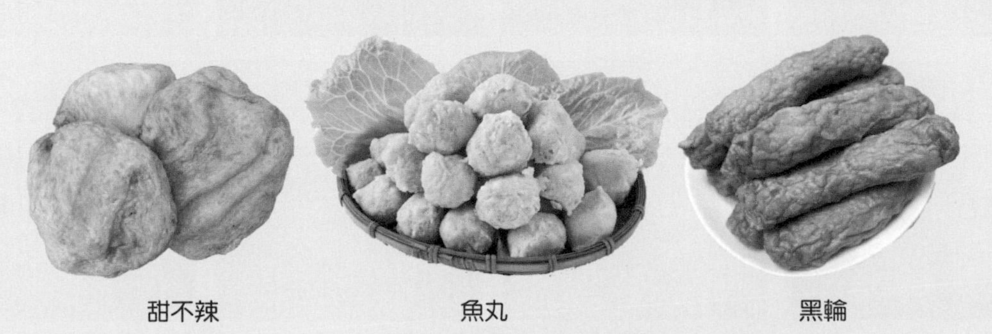

圖 4-13　甜不辣、魚丸、黑輪是常見的魚漿製品

三、膳食製備基本技巧

膳食材料製備之流程為：洗滌→切割→烹調→擺盤，而洗滌、切割生鮮類食物先後處理順序為圖 4-14。不同類食品（例如：蔬果、肉品、魚貝類等），應分時段處理，先調理汙染程度較低之食材（例如：乾貨），再調理汙染程度較高之食材（例如：生鮮肉類、海鮮類）。其先後順序以乾貨、加工食品、蔬果類、肉類、蛋類、魚貝類為原則，且各類食品清洗後，應分類置於盛物盤或容器內。

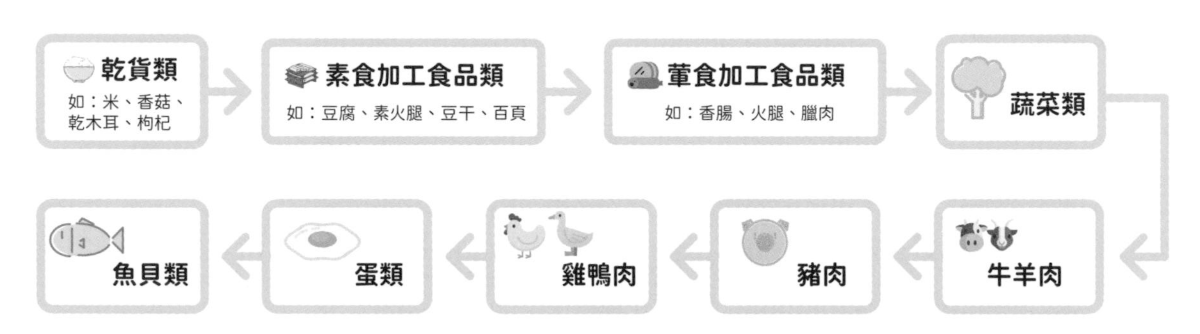

圖 4-14　生鮮食物處理順序流程

主材料與配料之形狀及大小切割是否合宜，直接影響菜餚之外觀及口感，應視菜色需要決定食材切割形狀與用量，配料不能多於主材料，以免混淆主題。食材常見的切割方式，包括：塊、片、條、段、絲、丁、粒、末等（表 4-7），且食材切割之厚薄、大小要一致，以免受熱不均，影響菜餚美觀與風味。

表 4-7　切割形狀示意圖

切方塊	切片	切條	切段
切絲	切丁	切粒	切末

切割時手握刀具應緊握刀柄，以大拇指與食指夾住刀身的後部，刀身與砧板垂直，接觸食材的手掌與四指第一節成水平狀，四指第二節垂直，並使食指與中指第二節靠住刀身，第三節往掌心內縮，如此持刀穩定且安全。 依不同食材的性質，以合宜的方式切割，更能呈現食物之美味，亦不致破碎不成形，例如：豬肉、牛肉要逆紋切（橫紋切）；雞肉、魚肉要順紋切，見圖 4-15。魷魚、花枝等食材可在內面切花（十字形交叉斜切出紋路），但不切斷，燙或炒之後，易熟又美觀。

就衛生安全的角度，烹調最重要功能在於將食品中病原菌減至安全之程度。但就料理角度，透過不同食材混合、配搭或不同的烹調方式，製作各種美味可口的菜餚；而營養的角度，就是如何兼顧安全與美味，提升食物的營養與健康價值，並降低烹調過程可能危害健康的物質。高溫烹調的食物雖然美味，卻是健康的一大隱憂。研究指出，油炸、烘焙、燒烤等長時間的高溫烹調方式，易導致食物成分產生化學變化，例如：油脂氧化變質、醣類與胺基酸的連鎖反應，進而產生丙烯醯胺（acrylamide）、多環芳香族碳氫化合物（PAHs）及雜環胺（HCAs）等致癌物質，與多種器官老化、慢性疾病及癌症有關。因此，控制食物的烹調溫度和時間十分重要。簡單、清淡、低溫的烹調法，反而愈能留住更多營養與食物美味，更不會增加多餘的熱量與負擔。

若為高齡者備餐，則須選擇較軟食材、調整烹調方式及食物質地，提昇高齡者的飲食品質和營養狀態。例如：(1) 在肉品烹煮前，以肉槌充分拍打、切割、細碎，切斷肌肉纖維及筋膜，或以木瓜或鳳梨酵素來醃漬軟化肉質，同時保留肉汁。(2) 使用壓力鍋燉煮肉類，如小排、腱肉時，視覺效果及軟化成效較佳。(3) 糙米、五穀米等質地較硬的米類，清洗後泡水並冷藏一天後烹煮，質地較軟。(4) 纖維多、質地較硬的蔬菜，先切段後冷凍處理 1-3 天，讓蔬菜纖維軟化，不須解凍可直接烹調。(5) 添加番茄、檸檬、九層塔等辛香料調味，運用小量擺盤，讓長者用餐更開心。

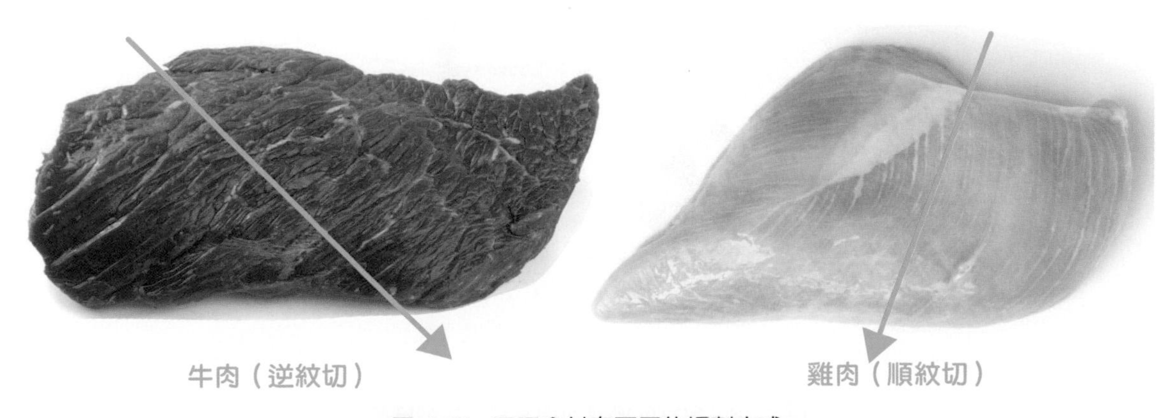

圖 4-15 不同食材有不同的切割方式

四、擺盤

食材烹調完成後，若搭配適宜的餐具、裝飾及擺盤技巧，可增添質感，讓餐點看起來更美味可口。善用擺盤，是美學的應用，也是食物的藝術，只要掌握一些小技巧，將餐桌變成一幅美麗的風景，擺盤技巧如下：

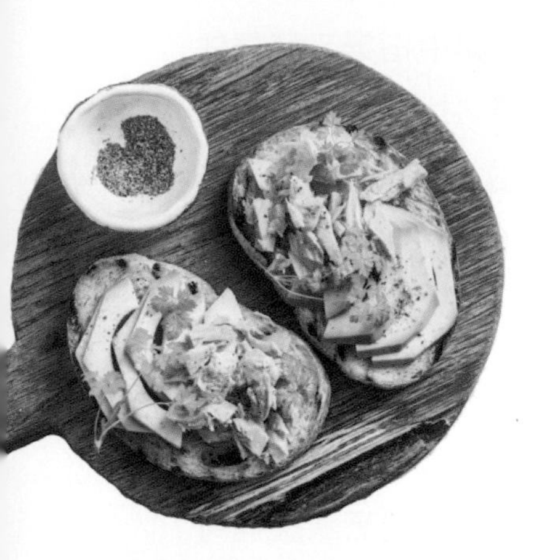

（一）合適的餐具

1. 依不同的料理（如羹、湯、炸物、清炒）及份量選擇大小合宜、深淺適中的器具。
2. 碗盤顏色可襯托突顯美感，料理顏色鮮豔繽紛，則宜選用淺色餐具。若菜色簡單清淡，則選用深色或彩盤來襯托菜色。
3. 食物跟盤子 3：2 是擺盤最佳比例適度，適度留白，讓視覺比較不擁擠是擺盤的重要技巧，讓餐點看起來更精緻（圖4-16）。
4. 顏色漂亮的鑄鐵鍋或琺瑯鍋完成後就能直接上桌，方便美觀。透過木砧板取代瓷盤當作擺盤，營造田園風的質樸感；或以深色系「石板餐盤」增添用餐樂趣（圖 4-17）。

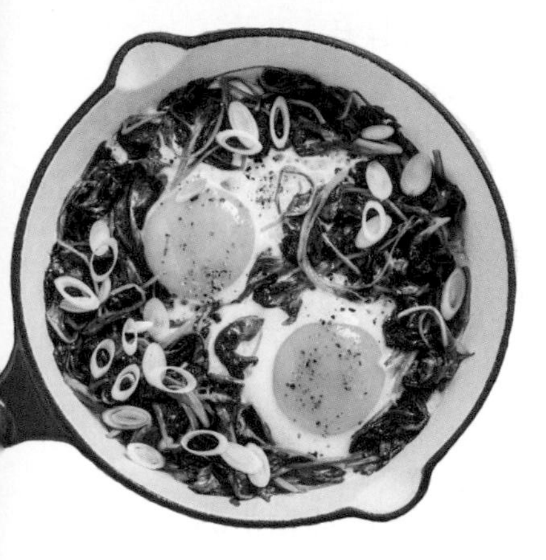

圖 4-17
鑄鐵鍋與木砧板取代瓷盤，會營造出料理的不同風味

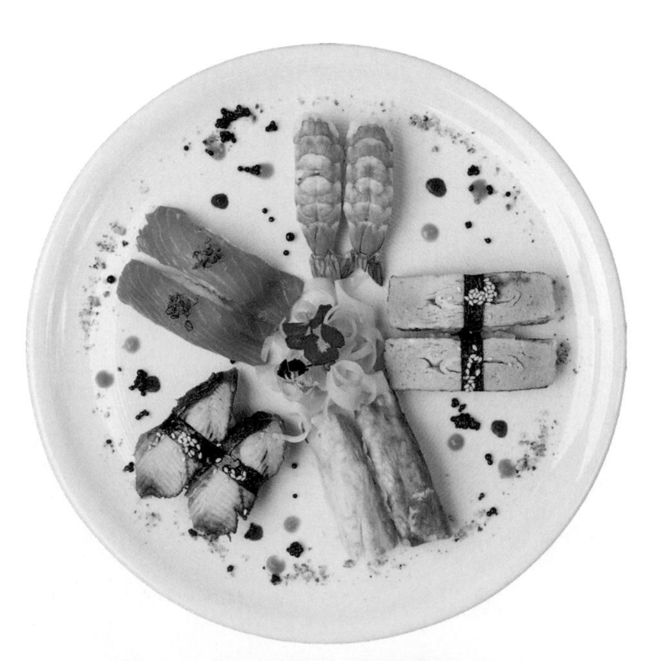

圖 4-16　合宜的擺盤可提升餐點的精緻感

（二）食材色彩搭配

1. 用綠色蔬菜或紅色水果等天然食材，簡單刀工雕刻裝飾或點綴料理，不可搶主菜之風采，適當運用色彩，反而更能突顯食材（圖 4-18）。
2. 常用的盤飾食材，如番茄、柳丁、蘋果、青江菜、胡蘿蔔、白蘿蔔、小黃瓜、花椰菜等。
3. 選擇花樣及顏色好看或不同風格的餐墊或餐巾，隨意摺起或墊在碗盤下，讓料理富有變化。

（三）變化立體結構

1. 將主食集中在餐盤中央最高點，將平面的食物堆成立體，或利用模具堆出半圓或是三角體。
2. 裝盤後將菜湯或肉汁保留一些，上桌前再淋入菜餚表面，可增加菜餚光澤感，使主輔料有更好的融合。
3. 用餐巾紙稍微擦拭周圍的湯汁，確保整體的整潔美觀（圖 4-19）。

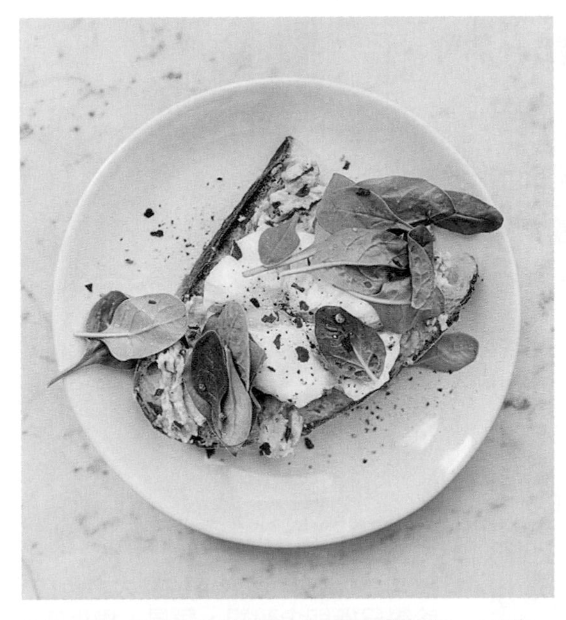

圖 4-18　以不同顏色的食材點綴料理，可突顯料理的美味

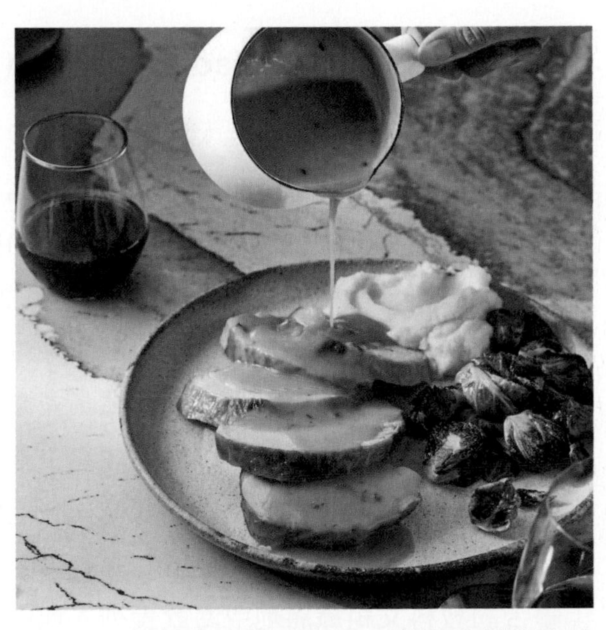

圖 4-19　料理表面淋上湯汁，可增加食材光澤感

4-5 健康飲食趨勢解析

權威雜誌 U.S.News & World Report（美國新聞與世界報導）每年邀請 25 位國際知名營養專家或醫學教授進行評選，綜合分析 35 ～ 40 種不同飲食方式對健康的效益，，目的是確定年度最佳飲食趨勢及排名，幫助人們依照身體狀態選擇適合的健康飲食，而不是盲從流行。

飲食評分標準包括 7 項：1. 計劃實施的可行性、2. 短期減肥的潛力、3. 長期減肥的潛力、4. 營養的完整性、5. 飲食的安全性、6. 預防心臟病的潛力、7. 預防和管理糖尿病的潛力。每年定期公布年度最佳綜合飲食方式，其中地中海飲食（Mediterranean Diet）、得舒飲食（DASH diet）（或稱高血壓控制飲食）、彈性素食飲食（The Flexitarian Diet）連續多年被評為最佳飲食的前三名，對民眾來說，不但容易執行，也可以讓人擁有健康的飲食與生活型態。

一、地中海飲食（Mediterranean Diet）

地中海飲食是希臘、義大利、西班牙等地中海周圍國家的飲食方式。1980 年許多營養學者研究地中海區域七個國家的飲食模式，發現這樣的膳食模式可降低心血管疾病的死亡率，地中海居民的壽命普遍也比較長，直到現在累積了可觀的文獻證明。地中海飲食的特色強調蔬果、全穀類、豆類、堅果類等植物性食物的重要性，以橄欖油為主要油脂，使用草本植物、辛香料作為食物調味，少吃紅肉，而多使用魚、海鮮、雞蛋和禽肉（圖 4-20）。2013 年聯合國教科文組織將地中海飲食列入地中海周圍國家共同擁有的非物質文化遺產，認為地中海飲食是重要的歷史和文化產物，對世界文明的貢獻。

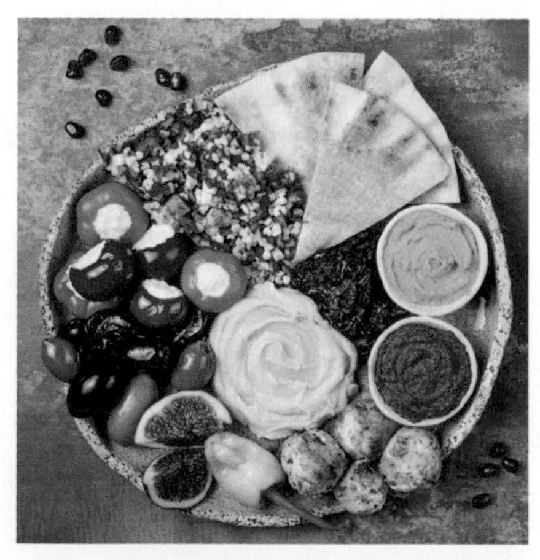

圖 4-20　地中海飲食的最大特色在於每日攝取全穀類、蔬果、橄欖油及乳製品

如圖4-21所示，地中海飲食以食物金字塔的概念來建議食物攝取的頻率，分為每日、每週及每月三個類別。金字塔底部面積最大的是，應每日攝取的全穀類與其製品、蔬果、橄欖油和乳製品；中間為建議每週攝取的是魚類、家禽、橄欖油、豆類、堅果、馬鈴薯、雞蛋和甜點；以及金字塔頂端，面積最小的是，以每月為攝取頻率的紅肉類。金字塔旁邊是建議運動及適度飲酒的圖象。

希臘的每日飲食指南不僅宣導地中海飲食金字塔的概念，並透過十個飲食要點來宣導飲食準則：1. 每天食用各種水果和蔬菜、2. 每天食用各種穀物，尤其是全穀類、3. 挑選低脂乳製品、4. 限制食用紅肉，選擇瘦肉。避免加工肉、5. 經常食用魚和海鮮，選擇脂肪小的魚、6. 經常食用豆類、7. 以橄欖油為主要添加脂肪、8. 限製鹽分和糖的攝入量、9. 每天都要運動，保持健康的體重、10. 多喝水。

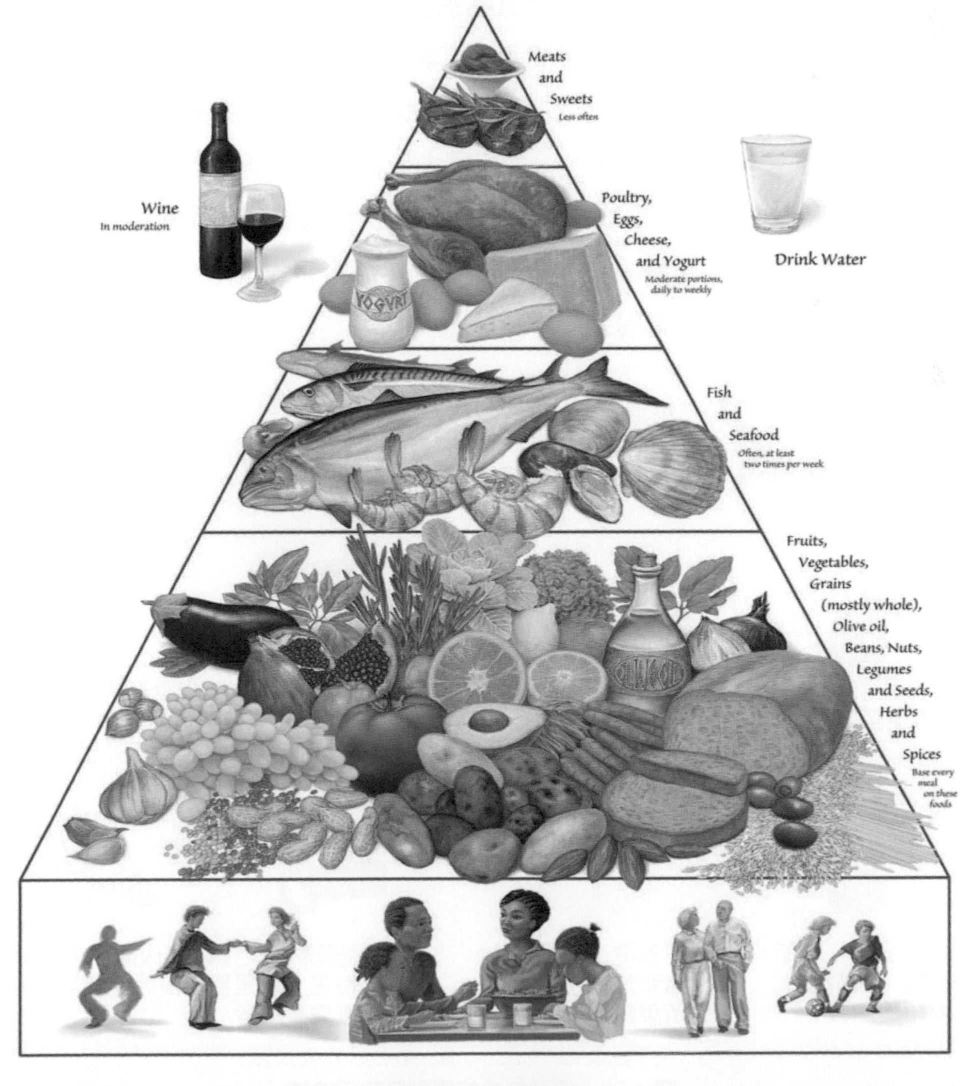

圖4-21　地中海飲食

此外，地中海飲食更重視身心健康的觀念，鼓勵適量運動和社交活動，倡導與親朋好友共享美食。地中海飲食對延長壽命、改善腦部功能、預防心血管疾病、糖尿病、憂鬱症、類風濕性關節炎，以及減少癌症風險、體重管理等對健康的正面效應，被許多營養學家譽為全球最健康的飲食模式。

圖 4-23　得舒飲食的最大特色在於限制肉量的攝取，並以白肉取代紅肉

二、得舒飲食（DASH diet）

得舒飲食（Dietary Approach to Stop Hypertension diet, DASH diet）是美國衛生研究院利用飲食方式來防治高血壓的研究成果，連續 8 週的試驗結果發現，得舒飲食可以有效降低血壓，效果相當於「每天服用一顆降血壓藥」，且無太多風險及限制，是可以長期執行的健康飲食方式。得舒飲食的特色是高鈣、高鉀、高鎂、高膳食纖維、富含不飽和脂肪酸，以及低鈉、少飽和脂肪酸（圖 4-22）。得舒飲食沒有太多的風險與限制，只要根據每日所需熱量攝取各類食物（表 4-8），並把握多吃蔬果、選擇全穀、低脂乳品及瘦肉等原則，就能幫助控制血壓（圖 4-23）。但沒有一種飲食法能適用所有人，得舒飲食須增加水果攝取的份量，可能影響糖尿病人的血糖控制，而腎臟病或消化道疾病患者也須注意高鉀及高纖維的攝取，易增加腎臟及腸胃道的負擔。

如何將飲食調整為得舒飲食？

根據研究，
選用低脂牛奶可能會減少優質的高密度脂蛋白膽固醇HDL-c。

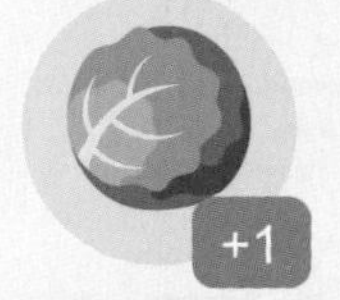

每餐2份蔬菜，增加1份蔬菜攝取

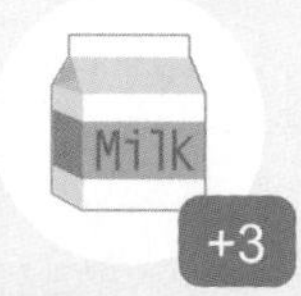

牛奶攝取一天3份，可以增加優格、優酪乳與起司份量

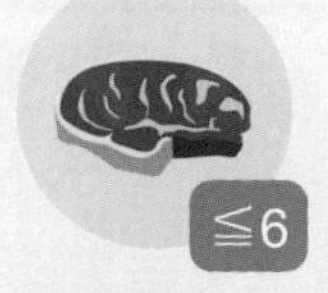

肉類限制一天6份，一餐3份，早餐不吃肉

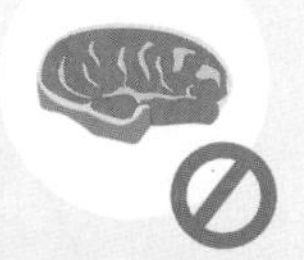

少吃紅肉或以豆製品、魚肉、去皮禽肉等之低脂肉為主

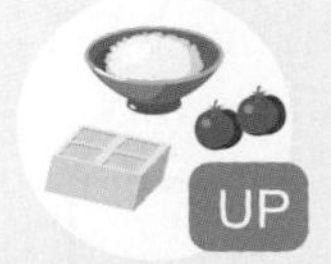

增加全穀類份量、肉加入蔬菜料理、以黃豆製品取代肉類蛋白質

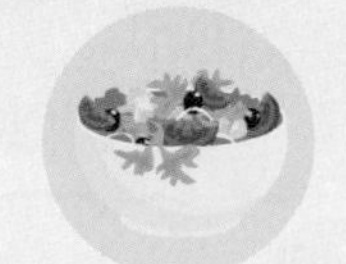

利用各種來源蔬菜，無論新鮮、冷凍或罐頭蔬菜皆可

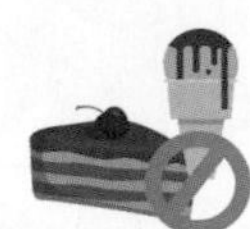
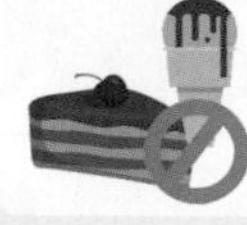
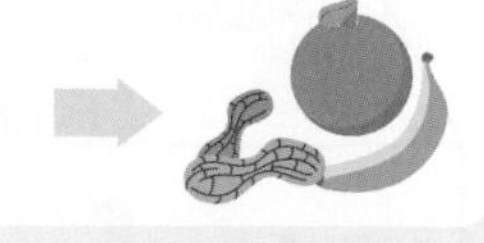

避免油脂與糖含量高的甜點，點心以水果為主，或是無糖餅乾、無調味堅果、無油蔬菜等

圖 4-22　得舒飲食的原則及執行方法

表 4-8　得舒飲食每日建議攝取份量

食物種類	不同熱量需求的每日建議攝取量（份）		
	1600 大卡	2000 大卡	2600 大卡
全穀雜糧類	6	6～8	10～11
蔬菜類	3～4	4～5	5～6
水果類	4	4～5	5～6
乳品類	2～3	2～3	3
瘦肉、家禽與魚類	3～6	6 或更少	6
堅果、種子與豆類	3 份 / 週	4～5 份 / 週	1
脂肪與油	2	2～3	3
甜食與添加糖	0	低於 5 份 / 週	≦ 2

「得舒飲食」曾經連續 8 年蟬聯最佳健康飲食第一名，呼應好的飲食必須是經得起時間的考驗。2022 年臺灣高血壓治療指引中，不僅將高血壓標準下修為「130/80 mmHg」（居家血壓），並建議患者採用得舒飲食及 S-ABCDE 口訣來調整生活型態，改善高血壓。

1. 限制鈉攝取（Sodium restriction）：鈉攝取量應限制在每天 2-4 公克（每天 5-10 公克的鹽），以控制血壓並降低心血管風險。
2. 限制酒精攝取（Alcohol limitation）：

(1) 沒有飲酒習慣的人不應以任何理由開始飲酒。

(2) 沒有乙醛去氫酶（$ALDH_2$）基因功能障礙的族群，男性酒精攝取量應限制在每週小於 100 公克，女性則應限制在每週小於 50 公克。

(3) 乙醛去氫酶（$ALDH_2$）基因功能障礙的族群，男性酒精攝取量應限制在每週小於 64 公克，女性則應限制在每週小於 28 公克，以改善血壓控制並降低死亡風險。

3. 減輕體重（Body weight reduction）：維持身體質量指數（BMI）在 20-24.9 kg/m^2，可改善血壓控制及降低死亡風險。
4. 戒菸（Cigarette smoke cessation）：戒除傳統香菸或電子煙，降低心血管風險。
5. 飲食調整（Diet adaptation）：建議採用得舒飲食、飲用綠茶或紅茶，可降低舒張壓和收縮壓。得舒飲食的重點，包括：

(1) 每天三餐中有兩餐儘量選用未精製、含麩皮的全穀類或雜糧根莖類取代精製穀類。

(2) 每天攝取 5 份蔬菜及 5 份水果，每餐 2 份蔬菜，以水果當點心。

(3) 每天至少 2-3 份奶製品，或以添加芝麻的無糖豆漿增加鈣質攝取。

(4) 以白肉取代紅肉，少吃紅肉及內臟。

(5) 每天吃一湯匙核果或種子，以植物油取代動物油。

(6) 推行無肉餐或無肉日，偶爾少吃一半的肉或以豆製品取代肉製品。

(7) 肉類限制一天 3-6 份，以半葷素料理取代整塊肉（圖 4-22）。

6. 運動採用（Exercise adoption）：規律地進行有氧運動（每週 5-7 天至少 30 分鐘的中等強度運動），搭配或不搭配阻力運動，以改善血壓控制並降低心血管疾病死亡率。進行神經運動或訓練，例如：太極拳、瑜珈和冥想，以降低血壓。針對血壓控制不良的患者（收縮壓大於 160 mmHg），不建議進行高強度運動。

三、彈性素食飲食（The Flexitarian Diet）

彈性素食飲食法是由彈性（Felxible）以及素食（Vegetarian）兩個字組成，也就是一套強調具備彈性的素食健康飲食法。簡單來說，彈性素食法把食物分成五類，包括：1. 新肉類，如豆腐、豆類、雞蛋等非肉類蛋白質、2. 蔬菜與水果、3. 全穀類、4. 奶類、5. 糖類與香料。

每一餐都需要有五大類的食物組合而成，並以蔬果及全穀類為主要食物，以豆類、奶類與雞蛋作為蛋白質的主要來源，但不像素食（Vegetarian）或全素（Vegan）全然放棄吃肉，可以偶爾吃肉、蛋、魚和海鮮。這套飲食法有「3-4-5 守則」：早餐 300 大卡、午餐 400 大卡、晚餐 500 大卡，兩次 150 大卡的零食，並可依照身高體重及活動量做調整（圖 4-24）。

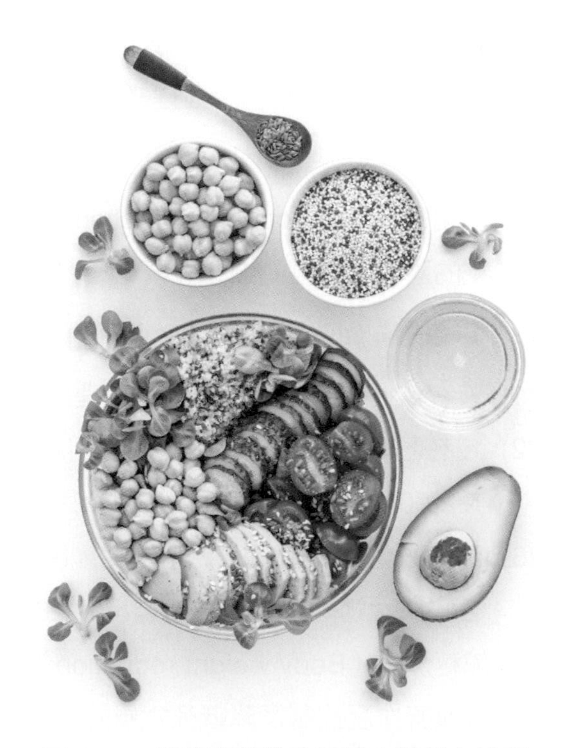

圖 4-24　彈性素食飲食的最大特色在於每一餐都要有五大類的食物組合

彈性素食法建議可由一週兩餐無肉開始，或選擇一天午餐或晚餐以素食取代肉食，也降低加工食品、添加糖的攝取，以及少吃精製澱粉如白米、白麵。相比肉類，植物性食物中的脂肪和膽固醇含量更低，並且含有更多的膳食纖維，因此不僅可幫助減重，還可以更健康。

四、維根飲食（Vegan Diet）

Vegan 又稱「純素飲食」，但與宗教中所說的不食肉、蛋、奶和植物五辛的純素食（Vegetarian Diet）有所不同。Vegan 中心理念是以「愛護動物」為出發點，因此，不單單只限於不吃任何動物相關製品的飲食層面，並反對任何剝削動物權益的行為，例如不使用動物毛皮，生活中不使用任何含動物成分或以動物測試的產品。因此，與其說 Vegan 是純素飲食，不如說是一種純素的生活態度。

Vegan 飲食不僅是「不食用動物本身器官或部位」製成食品的飲食法則，「動物相關食品」也被歸在此類之內。除了較為熟悉的蛋奶製品，像是起士、優酪乳、冰淇淋、蛋糕以外，被廣泛應用於一般素食菜單中的蜂蜜也屬於此類。常見於軟糖、棉花糖裡的吉利丁，也因為提煉自動物組織，而不會出現在餐桌上。純素料理的食材除了蔬菜類、蕈菇類、豆類製品如豆漿和豆腐以外，純素食物也常以堅果奶代替牛奶，紫紅色的甜菜根也因為其營養價值和甜味受到青睞。另外，純素甜點也不像一般甜品使用大量的蛋奶，取而代之的是植物奶和水果，像是以椰奶、腰果奶製成的的蛋糕，或是在甜點中添加花生醬和燕麥粉（圖 4-25）。

Vegan 在歐美與世界各地帶動一股健康飲食的風潮，強調以大量蔬食、穀物與豆類做為食材基礎，不食用含有魚、肉、蛋、奶製品及蜂蜜的食物，沒有不食植物五辛的限制，享受食物的美味與健康。

五、麥得飲食（MIND Diet）

美國洛許大學醫學中心（Rush University Medical Center）於 2015 年發表一個針對 960 位老年人追蹤 4.7 年研究發現，實行麥得飲食的老年人，他們的認知功能退化速度較慢，而且相對年輕 7.5 歲之多，適用於對抗失智症或神經性退化等認知功能疾病，可以預防腦力衰退及失智，取名為 Mediterranean-DASH diet Intervention for Neurodegenerative Delay，英文縮寫為 MIND，又稱為心智飲食。近年研究更發現，麥得飲食可能有助於減少情緒低落等老年憂鬱症狀，非常適合老年人食用。

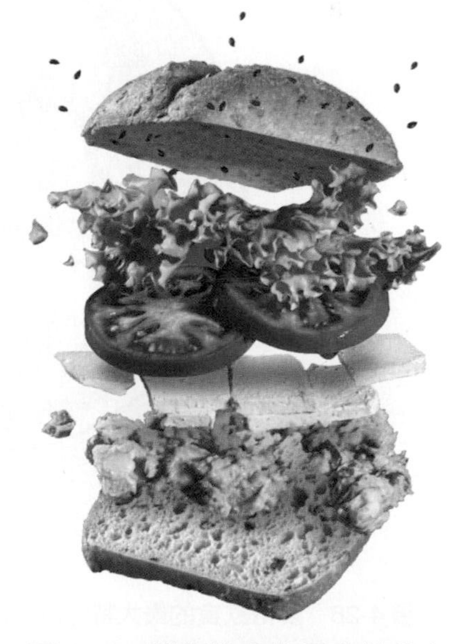

圖 4-25　維根飲食的最大特色在於不食用肉類，如圖中漢堡以豆腐取代肉排

由表 4-9 可知，麥得飲食的優勢是擷取地中海飲食和得舒飲食的特色，多數食材採用未經加工的食物，並詳列橄欖油等十種多吃對大腦有益的食物種類（可放心吃），及紅肉、奶油、全脂起司、甜點、油炸物及速食等五種傷腦食物（要少吃）。麥得飲食並沒有限制總熱量或一天吃多少食物，而是調整選擇食物比例，例如同樣強調多吃蔬果，但水果最好改為花青素豐富的漿果（莓果）類；以植物性食物取代肉食，例如黃豆中的卵磷脂有助腦神經傳導，但還是建議吃深海魚及海鮮等富含 DHA 等 ω-3 脂肪酸；並將紅肉改為較低脂的家禽肉。紅酒可適量攝取，抗氧化的多酚類有助減緩腦部損傷，但若原本沒有喝酒習慣者，則不須特別養成喝酒的習慣（圖 4-26）。

然而，對老年人而言，實施麥得飲食較不容易的是，天然未經加工的食材，可能因粗纖維較多，咀嚼較費力，或魚類刺較多，食用不易；或者味道烹調法過於清淡簡單，不易引起老年人的食慾。因此，老年人實施麥得飲食需要選擇經處理過的無刺魚肉塊較為便利，食材前處理也較注意適口性，不可太大塊，並多採燉煮方式，蔬果泥或果汁、果凍、煮粥、全穀粉沖泡等方法也比較適合老年人。

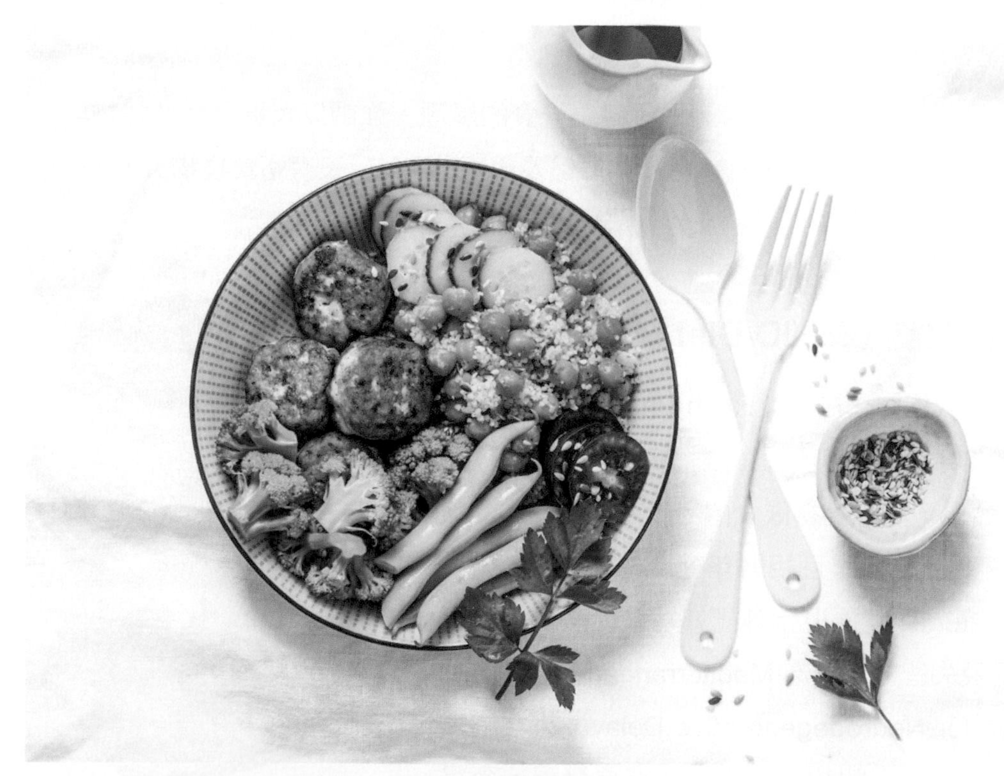

圖 4-26　麥得飲食的最大特色在於擷取地中海飲食與得舒飲食的特點，多數食材採用未經加工的食物

表 4-9　地中海飲食、得舒飲食、麥得飲食共通處的比較

飲食種類	地中海飲食	得舒飲食	麥得飲食
放心吃 High amounts	橄欖油	-	橄欖油
	魚類	-	魚類
	全穀類或全麥麵包	穀類	全穀類
	水果	水果	漿果（莓果類）如草莓、桑椹、藍莓、蔓越莓等
	蔬菜	蔬菜	綠葉蔬菜如菠菜、青江菜、空心菜等
	-	-	其他蔬菜如茄子、胡蘿蔔、彩椒等
	豆類	豆類	-
	堅果類	堅果類	堅果類
	豆子	-	豆子
	種子類	種子類	-
	-	低脂乳製品	-
	-	-	家禽類
適量吃 Moderate amounts	乳製品	-	-
	家禽類	家禽類	-
	酒精	-	酒精 / 葡萄酒
	-	魚類	-
要少吃 Restricted amounts	紅肉	紅肉	紅肉及其製品
	加工肉製品	-	-
	糖果	糖果	糕點和糖果
		飽和脂肪	-
	-	總脂肪	-
	-	膽固醇	-
	-	鈉	-
	-	-	起司
	-	-	奶油 / 人造黃油
	-	-	西式速食（油炸食品）

營養大補帖

有機飲食（Organic diet）與生機飲食（Vitality diet）有何不同？

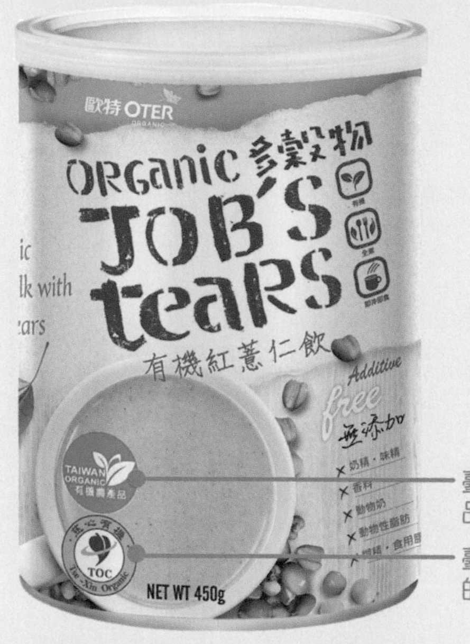

圖 4-27　購買有機食品時，需認明有機雙標章，如此圖左下角的上標章為「臺灣有機農產品標章」，下標章則為「臺灣各驗證機構的驗證標章」。

這兩種飲食看起來相似，但其實有些微的差異。有機飲食重視食材來源，必須不使用農藥、化肥、抗生素及不破壞生態的產銷過程，並經合格單位認證之有機產品（圖 4-27）。「生機飲食」以非加工、非加熱的天然植物性食品為主食，取代現代人過多動物性食品、過度烹調或精緻加工的飲食文化，主要強調以植物性食物、低溫烹調或不烹調的方式來料理食物，藉以保存食物的天然酵素，例如：生菜沙拉、蔬果汁、精力湯等。在食物的選擇上，不吃動物性食品、不吃被汙染的食物，只吃新鮮、有機、潔淨的食物，以最天然的方式食用。

「生機飲食」依採用生食的比例可分為完全生機（完全素食與生食）、部分生機飲食（完全素食，但不刻意強調生食）及中庸式生機飲食三種。中庸式生機飲食較容易執行，因其不強調素食，而重視選用無污染的動植物性食物，如：深海魚及少量有機肉、有機蛋或乳製品；並改用清蒸、水煮或涼拌的方式來降低用油量。不論採用生機飲食或有機飲食，都要先評估自己的體質是否合適以及飲食衛生。生食最擔心吃進細菌、病毒、寄生蟲卵，而造成腸道感染、刺激發炎與過度的免疫反應，飲食上要特別注意（圖 4-28）。

圖 4-28　生機飲食中的生食比例高，購買前需確定食材來源是否可靠，食用前需仔細清洗乾淨

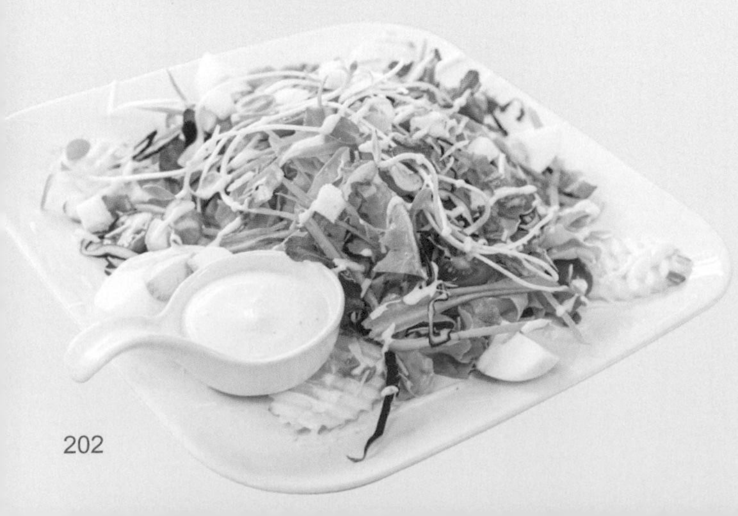

專題討論

假日為家人製作午餐，請選擇任一健康飲食的特色來設計餐單吧！

利用假日幫忙媽媽為一家四口準備午餐，現有菜單包括白米飯、酥炸豬排、小番茄炒蛋、芹菜炒甜不辣、魚丸紫菜蛤蜊湯。請同學們分組討論下列問題：

1. 請寫出本次午餐生鮮食材的清洗順序？
2. 搭配現有菜單，牛肉、小番茄等生鮮食材該如何切割呢？
3. 從健康考量，爸爸有血脂肪太高、媽媽有便祕的問題，若重新設計菜單，應如何調整或烹調較為健康呢？
4. 請參考食物代換表（參考本書所附《營養速查手冊》），為家人設計一些高纖低油之健康食材、烹調方法及菜單。

專題討論

重點提醒

1. 如何開始每日均衡飲食的計畫及善用國民飲食指標：

   (1) 利用身體質量指數（BMI）評估體位是否標準。

   (2) 依每日生活活動強度及年齡查出自己的熱量需求。

   (3) 依每日熱量需求，查出自己的六大類食物份量建議。

   (4) 善用食物代換表及國民飲食指標，讓飲食內容豐富多樣，避免營養不均。

2. 我的健康餐盤口訣：(1) 每天早晚一杯奶、(2) 每餐水果拳頭大、(3) 菜比水果多一點、(4) 飯跟蔬菜一樣多、(5) 豆魚蛋肉一掌心、(6) 堅果種子一茶匙。

3. 衛福部明訂添加糖的攝取上限，限制添加糖攝取量應低於每日總熱量 10% 以下。以女性一天建議熱量 1,600 大卡為例，10% 的糖為 160 大卡，每公克糖 4 大卡，糖限制量則為 40 公克，約 8 顆方糖（1 顆 5 公克）。

4. 注意加工食品標示的鈉含量，每日鈉攝取量應限制在 2400 毫克以下（約 6 公克鹽）。飲食中約有一半的鈉並非來自鹽和調味料，而是麵包、肉類製品、即食食品等加工食品。

5. 素食種類分為五種：全素（純素）、蛋素、奶素、奶蛋素、植物五辛素（蔥、蒜、韭、紅蔥頭及洋蔥等植物性食品或奶蛋類製品）。

6. 全素飲食者較常見的營養問題，包括：醣類及熱量攝取過多、油脂攝取占熱量攝取比例較高，必需胺基酸、維生素 B_{12}、維生素 D、鈣質及鐵質較容易缺乏。

7. 維生素 B_{12} 存在於動物性食品，如動物肝臟、紅肉類、蛋、牛奶、乳酪等。成人每天至少需攝取 2.4 微克的維生素 B_{12}。蛋奶素者大多可攝取適量維生素 B_{12}，全素者則較易缺乏。

8. WHO 食品安全五大要點：(1) 保持清潔、(2) 生熟食分開、(3) 澈底加熱、(4) 保持食物於安全溫度、(5) 使用安全的水和原物料。須注意食品販售環境，熱食應保持在 60°C 以上；冷藏食品須置於 4°C 冰箱；冷凍食品應儲存於 -18°C 以下冷凍庫。一般食品應置於陰涼處，避免陽光直晒。

9. 膳食材料製備之流程為：洗滌→切割→烹調→擺盤。清洗及切割順序應以乾貨、加工食品、蔬果類、肉類、蛋類、魚貝類為原則。豬肉、牛肉要逆紋切（橫紋切）；雞肉、魚肉要順紋切。食品處理後，應分類置於盛物盤或容器內，且食材切割形狀要一致，以免受熱不均，影響菜餚美觀與風味。

10. 油炸、烘焙、燒烤等長時間的高溫烹調方式，易導致食物成分產生化學變化，例如：油脂氧化變質、醣類與胺基酸的連鎖反應，進而產生丙烯醯胺、多環芳香族碳氫化合物及雜環胺等致癌物質，與老化、慢性疾病及癌症有關。

11. 料理擺盤技巧：(1) 合適的餐具、(2) 食材色彩搭配、(3) 變化立體結構。

12. 地中海飲食強調蔬果、全穀類、豆類、堅果類等植物性食物的重要性，以橄欖油為主要油脂，使用草本植物、辛香料調味，少吃紅肉，而多使用魚、海鮮、雞蛋和禽肉，重視運動和社交活動。

13. 得舒飲食（DASH diet）特色是高鈣、高鉀、高鎂、高膳食纖維、富含不飽和脂肪酸，以及低鈉、少飽和脂肪酸的飲食。美國衛生研究院利用此飲食連續 8 週，有助防治高血壓，效果相當於服用一顆降血壓藥。

14. 2022 年臺灣高血壓治療指引建議患者採用得舒飲食及 S-ABCDE 口訣來調整生活型態，改善高血壓。包括 (1) 限制鈉攝取、(2) 限制酒精攝取、(3) 減輕體重、(4) 戒菸、(5) 飲食調整、(6) 運動採用。

15. 彈性素食飲食將食物分成五類：(1) 新肉類，如豆腐、豆類、雞蛋等非肉類蛋白質。(2) 蔬菜與水果。(3) 全穀類。(4) 奶類。(5) 糖類與香料。每餐由五大類食物組成，以蔬果及全穀類為主要食物，搭配豆類、奶類與雞蛋為蛋白質的來源，可由一週兩餐無肉開始，或選擇一天午餐或晚餐以素食取代肉食。

16. 維根飲食（Vegan），又稱「純素飲食」，以「愛護動物」為出發點的飲食生活態度，不食用動物本身器官或部位製成的食品，包括蛋奶製品，如起士、優酪乳、冰淇淋、蛋糕及蜂蜜。

17. 麥得飲食（MIND Diet）擷取地中海飲食和得舒飲食的特色，多數食材採用未經加工的食物，並詳列橄欖油等十種多吃對大腦有益的食物種類（可放心吃），及紅肉、奶油、全脂起司、甜點、油炸物及速食等五種傷腦食物（要少吃），可能有助減少情緒低落等老年憂鬱症狀，適合老年人食用。

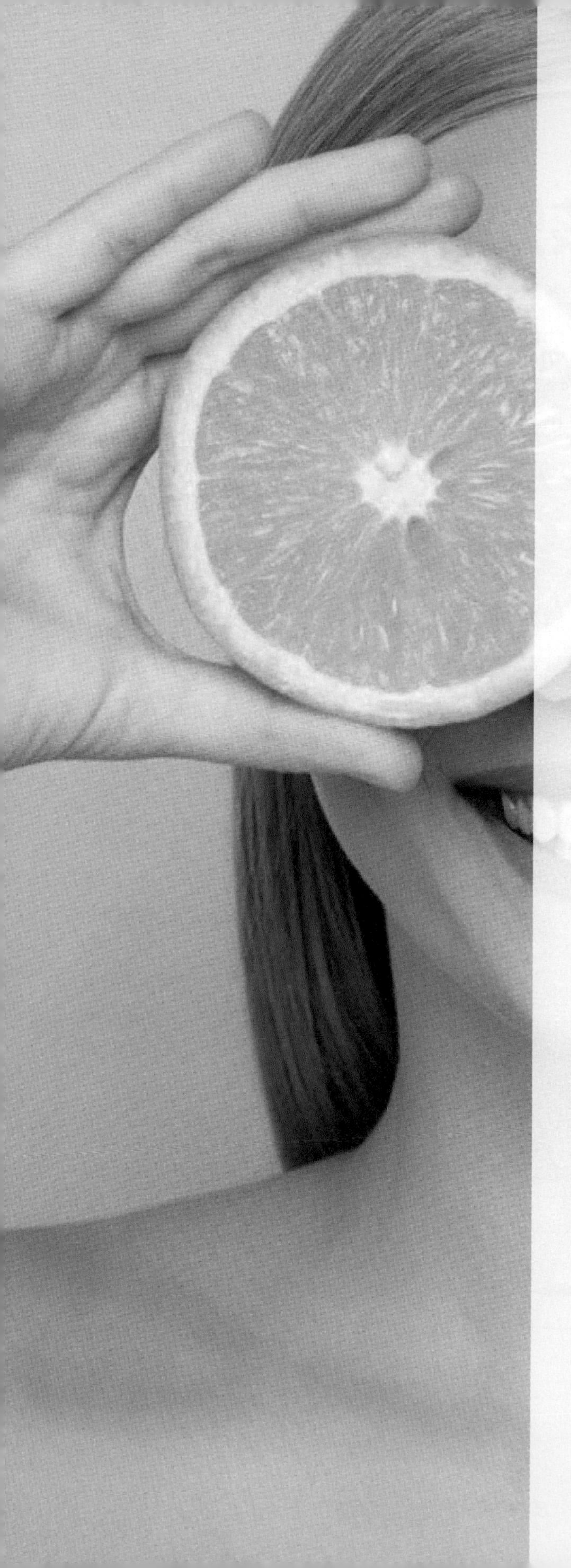

Chapter 5

美容營養學實務應用

人類對「美」的追求從不停歇，隨著壽命延長，除了健康，保持年輕、逆齡、不顯老也是眾人追求的目標。飲食營養與健康皮膚密切相關，透過均衡飲食的型態，有助預防發生在皮膚、毛髮與指甲的營養不良症狀。本章簡述皮膚健康及老化的特徵，剖析發生於皮膚的營養問題，探討飲食營養對美容保健的重要性，從日常飲食落實逆齡抗老化的生活。

學習目標

1. 理解皮膚的結構及生理功能
2. 瞭解飲食營養對皮膚保健的重要性
3. 認識維持皮膚健康所需的營養素
4. 認識植化素的種類與生理功能
5. 建立美容保健與抗老化的養生觀念

5-1 關於皮膚，你該知道的事

皮膚是人體面積最大且具有多種生理功能的器官，覆蓋於全身各個部位。成人體表面積約 1.5～$2m^2$，總重量約占體重的 16%。人體約有 1/3 的血液會流經皮膚代謝，因此，皮膚不只是身體自我防護的第一道屏障，也是反應體內健康狀態的一面鏡子；皮膚不會永遠維持同一狀態，而是隨著年齡、環境、氣候、飲食與生活作息等因素呈現動態變化。

一、皮膚的結構與功能

皮膚是由表皮、真皮與皮下組織之三層結構，以及毛髮、指甲、皮脂腺、汗腺等附屬結構所組成（圖 5-1 ～ 5-2）。皮膚的厚度（不含皮下組織）約 0.5 ～ 4 mm，因年齡及部位而有所不同，例如：老化會使皮膚變薄。眼瞼的皮膚最薄，手掌及腳掌皮膚最厚，背部的真皮層最厚。

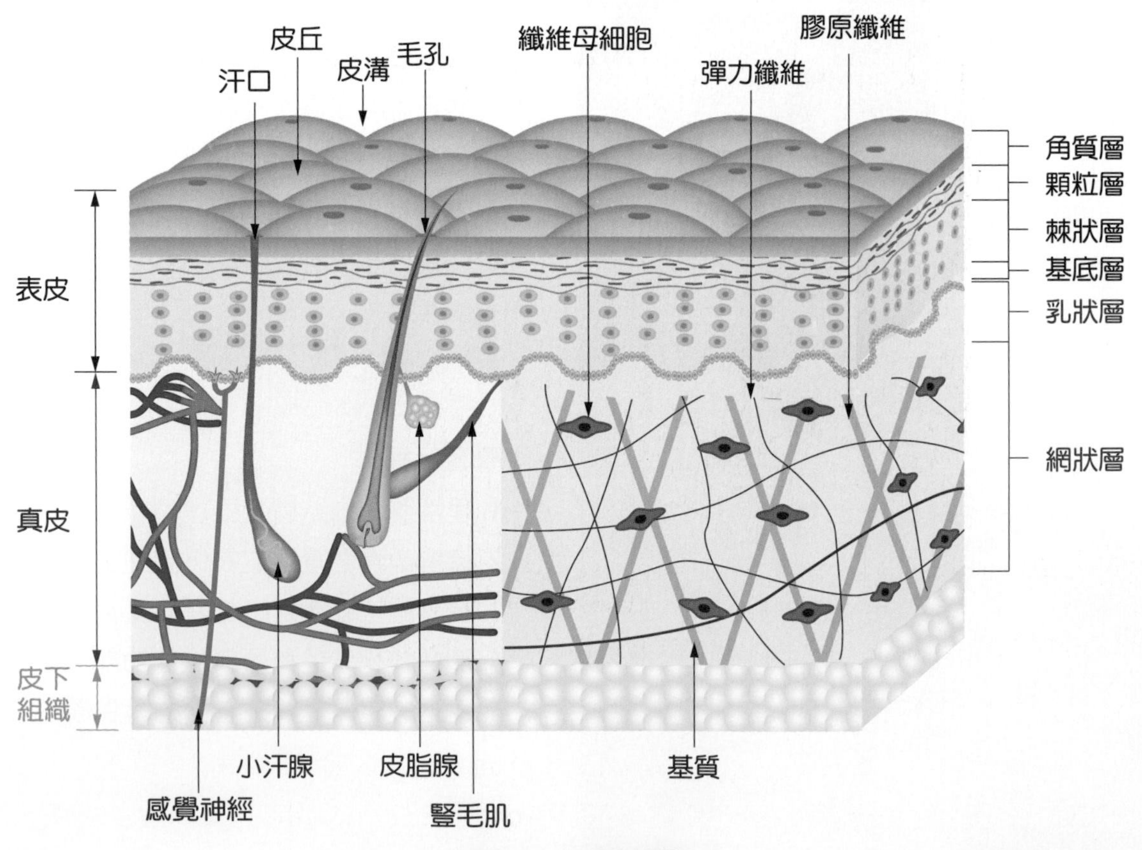

圖 5-1　皮膚的結構

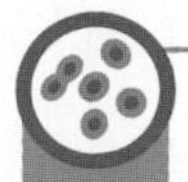

表皮層

角質層
1.由扁平死細胞堆疊而成的天然屏障，最終形成老廢角質而自然脫落。
2.抵抗摩擦，防止體液外滲及化學物質內侵。
3.含有天然保濕因子，維持水分含量。

透明層
只存在手掌及腳掌部位。

顆粒層
保護細胞，參與角蛋白合成。

棘狀層
1.角質細胞間以胞橋小體(desmosome)相互連接，使結構穩定並形成空隙讓組織液及養分流通。
2.為表皮中最厚的一層，與基底層共稱為生發層。

基底層
1.含角質細胞及黑色素細胞，細胞分裂與分化的起點。
2.促進皮膚細胞再生與角質更新，修復受傷皮膚。
3.基底膜是連接與支撐結構表皮層的結構，並負責真皮及角質細胞之間的營養代謝。

真皮層

乳狀層
1.連接表皮底部，內含豐富毛細微血管、淋巴管、游離神經末梢及觸覺小體，負責提供基底層細胞養分。
2.表皮與真皮的界線呈乳突狀，隨著年齡的增長，此界線會逐漸平坦，看起來較不明顯。

網狀層
1.富含較大血管、淋巴管、神經及豎毛肌，毛囊、汗腺及皮脂腺等附屬構造。
2.由膠原纖維、彈力纖維及網狀纖維組成的網狀構造，空隙填滿玻尿酸等黏多醣類，支撐皮膚的結構、彈性與濕潤，扮演緩衝的角色。

血管及淋巴液
1.與汗腺共同調節皮膚的溫度，維持恆溫。
2.血液透過乳狀層微血管迴路，供應表皮基底層細胞所需養分。
3.淋巴管負責運送對抗感染的免疫細胞及乳狀淋巴液，並幫助清除細胞代謝廢物。

神經
1.感受環境的冷、熱、痛、癢、觸及壓等感覺。
2.傳遞外界接受的訊息反應，調控汗腺及皮脂腺的分泌及豎毛肌的收縮。

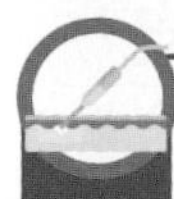

皮下層

脂肪層
1.含有疏鬆性結締組織及脂肪組織，保護臟器，降低撞擊傷害。
2.臉部及人體曲線塑造，如乳房、臀部部位較厚，眼瞼及耳廓部位較薄。老化會造成皮下脂肪的流失，改變臉部輪廓。

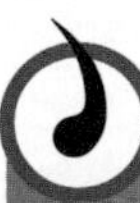

附屬結構

毛髮
保護皮膚、維持體溫，並具美髮造型功能。

指甲
保護手指與腳趾，並具美甲造型功能。

汗腺
分泌汗液，具散熱作用，幫助體溫調節。

皮脂腺
其分泌的油脂與汗液會組成皮膚表面呈弱酸性的皮脂膜，可潤滑皮膚，降低水分流失，抑制皮膚上微生物過度生長。

圖 5-2　表皮層、真皮層、皮下層及附屬結構的生理功能

皮膚中含多種不同功能的細胞，包括角質細胞、黑色素細胞、纖維母細胞等（圖5-3），涵蓋人體上皮、結締、神經及肌肉四大組織，具有保護、感覺、體溫調節、分泌、吸收、合成、排泄等多種生理功能。

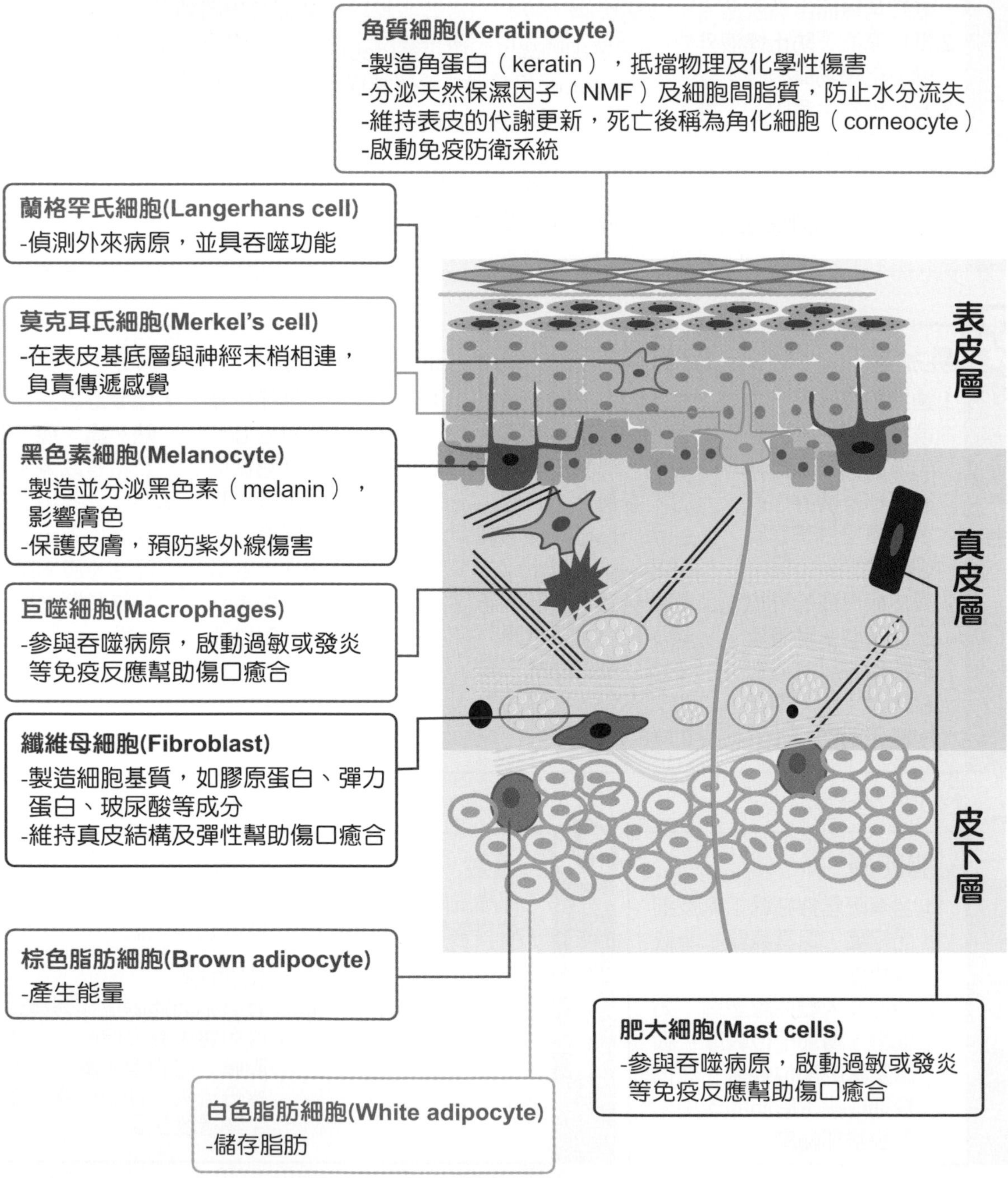

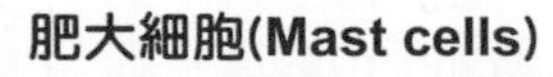

圖 5-3　皮膚的細胞與其功能

二、健康皮膚的營養素

營養是建構皮膚組織及參與代謝的重要成分，飲食的營養均衡不僅是健康的基礎，也是維持皮膚健康年輕的要件。皮膚組織內含多種營養成分，其中水的組成約占60～75%、蛋白質占30～35%、脂肪占2.5～3%、醣類占2%、礦物質與維生素占0.3～0.5%。營養不良會直接影響皮膚細胞生長、新陳代謝、生理功能或組織結構，有些營養缺乏症會表現在皮膚，會引發常見的皮膚病變。

（一）水：皮膚含水量

皮膚是儲存水分的重要器官之一，表皮層從真皮微血管壁獲得水分，體溫較高時也會透過流汗或蒸發的方式將水分排出體外，藉此保持水分的動態平衡。皮膚正常的角質層含水量約10～20%，藉以維持皮膚的柔軟與彈性。

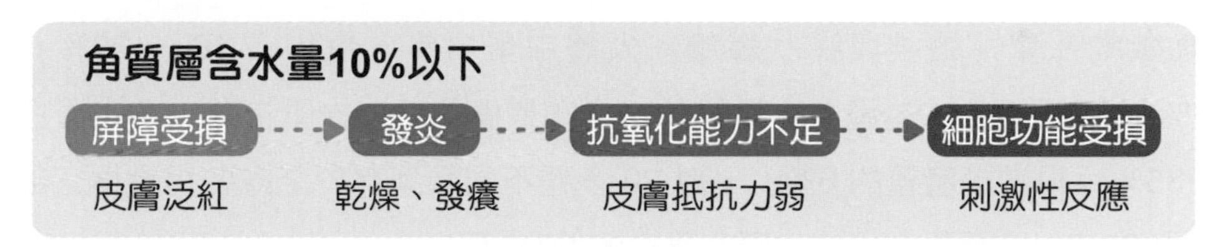

長時間飲水不足容易造成脫水現象，輕微的體內缺水則容易出現口渴、皮膚缺乏光澤、乾燥搔癢、嘴唇龜裂、眼睛乾澀、血液循環不良等症狀，因此補充水分對維持皮膚的濕潤度相當重要（圖5-4）。

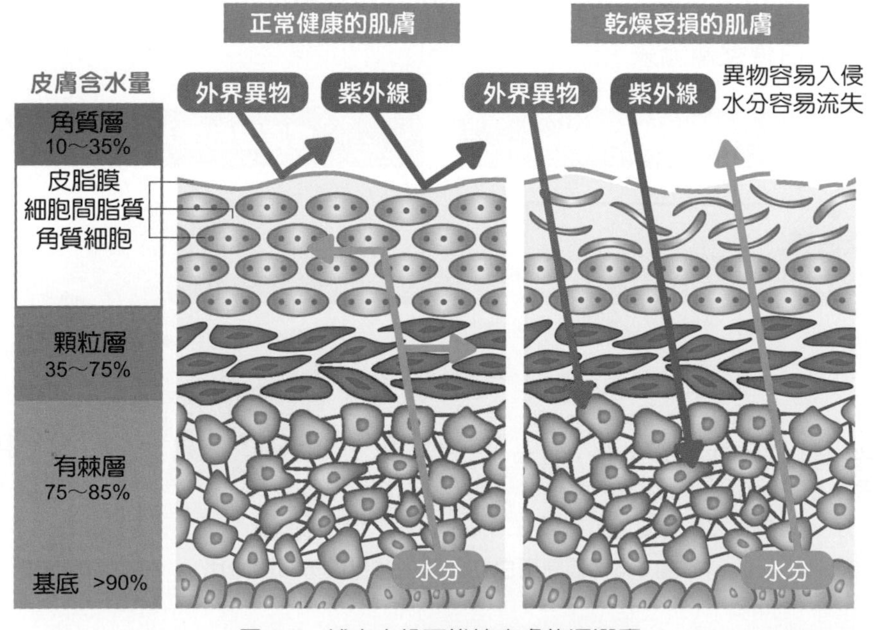

圖5-4　補充水份可維持皮膚的濕潤度

（二）蛋白質：膠原蛋白與角蛋白

蛋白質是建構皮膚、頭髮和指甲生長的原料與組成物質（圖 5-5）。表皮及真皮層的蛋白質可分為「球狀蛋白」與「纖維蛋白」兩大類，影響皮膚的結構與生理功能。

1. 球狀蛋白

球狀蛋白與體內肌肉組織、抗體、荷爾蒙或血液的組成有關，包括：肌紅蛋白（myoglobin），又稱肌紅素、血紅蛋白（hemoglobin），又稱血紅素。熱量或蛋白質長期攝取不足，不僅體內脂肪會分解以產生熱量，肌肉組織中的蛋白質亦會分解以維持生命現象，一旦皮下脂肪與肌肉被過度耗損，皮膚會變得粗糙、鬆弛、缺乏彈性與光澤。

2. 纖維蛋白

包括膠原蛋白（collagen）與彈力蛋白（elastin），兩者共同組成支撐真皮層結構的膠原纖維、彈性纖維與網狀纖維。人體中蛋白質含量約占 16 ～ 20%，其中有 30 ～ 40% 為膠原蛋白，為體內含量最多、分布最廣的功能性蛋白質，約占蛋白質重量的 25 ～ 35%（相當於體重的 6%），以 20 多種不同類型存於全身各組織器官部位，並以第一型及第三型含量最多，約占膠原蛋白的 90%。

膠原蛋白是 18 種不同的胺基酸所構成，並以甘胺酸（約占 27%）、羥脯胺酸（約 13%）、脯胺酸（約 10%）及丙胺酸（約 9%）含量最高。膠原蛋白對於皮膚和骨骼的生長、修復與再生相當重要，並能促進傷口癒合與組織修護、提高免疫力等，但隨著年齡增加，膠原蛋白會逐漸流失。

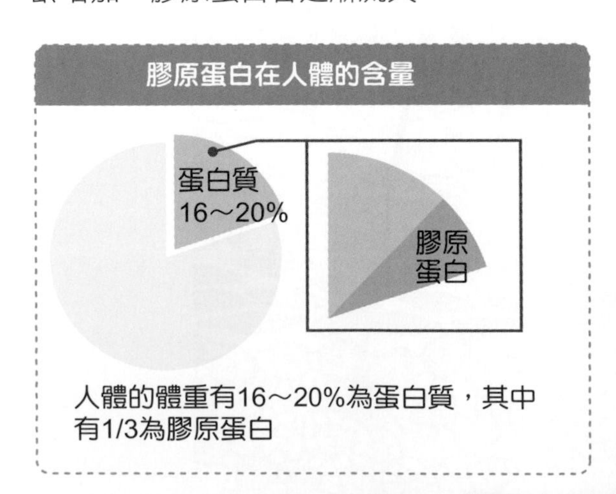

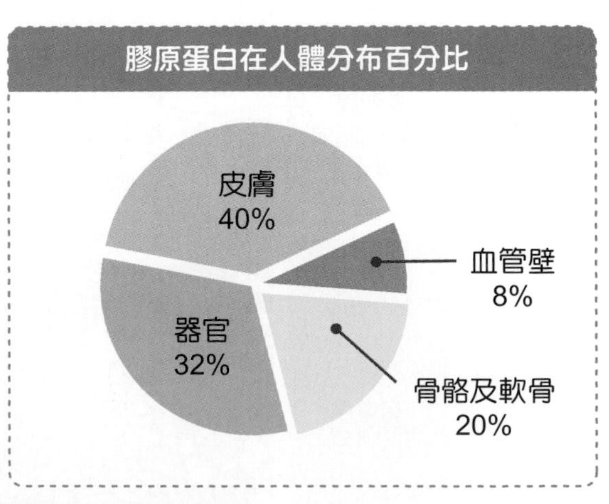

圖 5-5　膠原蛋白在人體的含量與分布百分比

胺基酸與維生素 C 是合成與維持體內膠原蛋白的重要原料（圖 5-6）。這些胺基酸在體內共同組成三條胜肽鏈及三股螺旋結構（圖 5-7），賦予膠原蛋白伸展的能力與彈性，也是皮膚真皮層、血管、肌腱及韌帶的重要成分。胺基酸缺乏則會影響膠原蛋白的合成，直接影響皮膚、血管、關節等部位的健康。

纖維蛋白中還有一種蛋白質稱為角蛋白（keratin），由長鏈胺基酸組成，具有不溶於水、保護與支援各組織結構的功能。角蛋白是構成頭髮、指甲與角質層的重要成分，含 16 種胺基酸，其以半胱胺酸（含硫的胺基酸）含量最多，分子硫原子可連接成雙硫鍵（S=S），使角蛋白的結構更為緊密。若飲食中長期缺乏蛋白質或特定胺基酸，容易造成頭髮乾燥脆弱、毛髮顏色變淡、無光澤，甚至容易掉髮；也會影響指甲的外觀型態及生長速度，以及皮膚角質層的健康狀態。

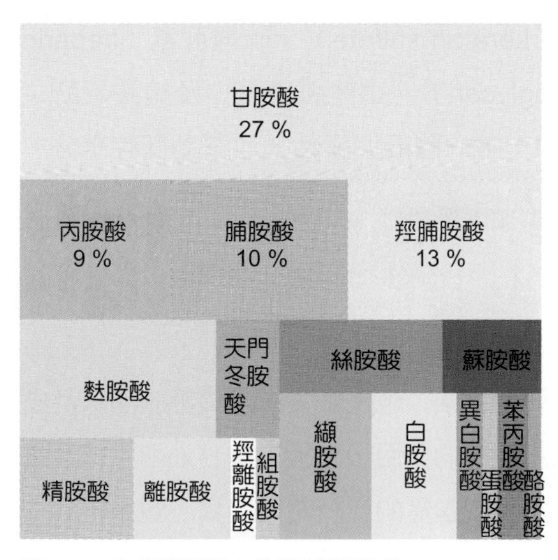

圖 5-6　合成膠原蛋白的胺基酸組成

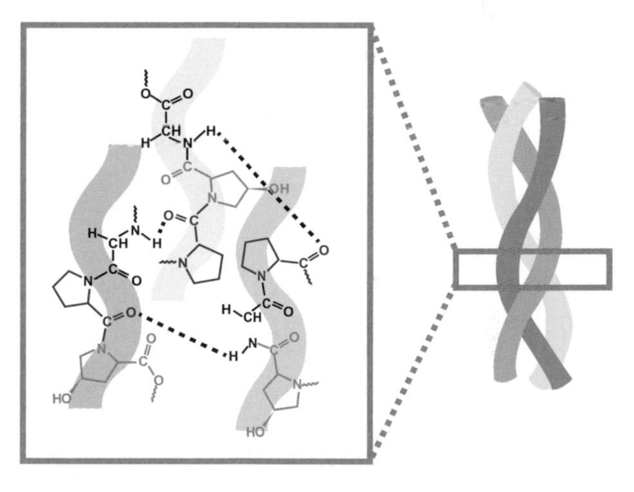

圖 5-7　膠原蛋白由三條胜肽鏈組成，每條約含 1000 個胺基酸。甘胺酸、脯胺酸及羥脯胺酸為主要胺基酸，以氫鍵結合成穩定的三股螺旋結構

（三）醣類：玻尿酸

「玻尿酸（hyaluronic acid）」是一種糖胺聚糖（glycosaminoglycans, GAGs），廣泛存在人體多處結締組織，以皮膚組織含量最高，約占體內總量的 50%，其中每克真皮組織約含 0.5 毫克，每克表皮組織約為 0.1 毫克，負責調節皮膚的水份平衡，並穩固細胞外基質的結構。人體內玻尿酸的半衰期很短，在真皮層約 12-24 小時，在表皮層約 2-4 小時，在血液約只有 3 ～ 5 分鐘。動物研究發現，玻尿酸及硫酸軟骨素等保健食品原料，攝取後被腸內菌分解為雙醣及寡醣後，經大腸吸收後分佈於體內各組織，約有 80% 發現在皮膚及關節中。

真皮層中纖維母細胞負責製造膠原蛋白、彈力蛋白及多種糖胺聚醣，共同構成細胞外基質（extracellular matrix, ECMs），如玻尿酸、硫酸軟骨素（chondroitin sulfate）、硫酸皮膚素（dermatansulfate）、硫酸角質素（keratan sulfate）、硫酸肝素（heparin sulfate）及肝素（heparin）等蛋白多醣（proteoglycan）。這些纖維蛋白及糖胺聚醣共同組成的細胞外基質，支撐真皮層的結構，增加皮膚的體積與彈性，並幫助儲存水分。因此，飲食中適量的寡醣類及蛋白質的攝取，是提供體內細胞合成膠原蛋白、玻尿酸等細胞外基質的原料。

（四）脂質：皮脂膜與皮下脂肪

脂質是建構皮膚表皮、皮脂與皮下組織的重要營養素，也是表皮層角質細胞間隙及皮脂膜的成分，共同組成皮膚屏障，具有保護與滋潤皮膚的作用，包括三酸甘油酯、神經醯胺、角鯊烯、脂肪酸類及膽固醇等成分，在皮脂及表皮脂質的比例略有差異（圖 5-8）。

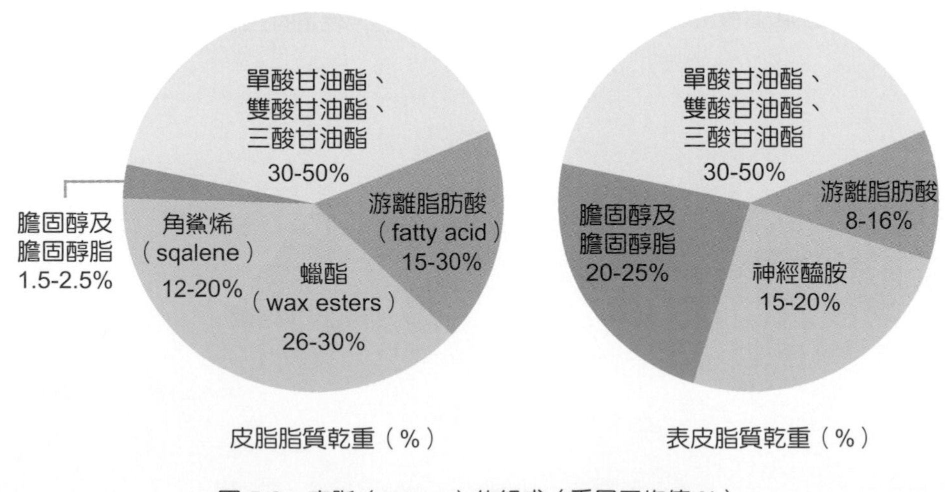

圖 5-8　皮脂（sebum）的組成（重量平均值 %）

此外，表皮層中不飽和脂肪酸占25%，負責維持表皮層的濕潤度，減少水分的散失，其中亞麻油酸（linoleic acid，ω-6）、α-次亞麻油酸（α-linolenic acid，ω-3）兩種必需脂肪酸是構成皮脂膜的必要成分，可降低外在刺激對皮膚的傷害。飲食中長期缺乏這些不飽和脂肪酸，容易使皮膚中脂肪酸含量減少而降低皮膚的保護力，引起皮膚乾燥、出現細紋或過敏。皮下脂肪在特定的區塊與表皮及真皮共同支撐臉部的結構，皮下脂肪過少或萎縮，容易導致皮膚出現深層皺紋或雙頰凹陷、臉部下垂等老化問題。

（五）維生素與礦物質：維護皮膚細胞代謝

雖然維生素與礦物質在皮膚組織中的含量很少，但對皮膚細胞的代謝與組織的功能運作極為重要，例如：維持細胞正常生長與分化、參與抗氧化及免疫防禦系統、幫助酵素、荷爾蒙與膠原蛋白的生合成等。當飲食長期缺乏某種維生素或礦物質時，首先消耗體內組織中的含量，進而出現生化或生理功能改變。皮膚是臨床營養評估的重要指標之一，例如在皮膚、指甲或毛髮等不同部位觀察到皮膚乾燥、毛囊角化、異常掉髮、指甲脆裂、膚色蒼白等情形都可能是某種營養缺乏的問題（圖5-9）。

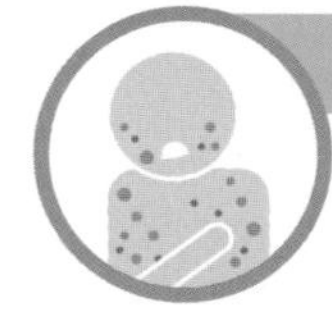

缺乏維生素C
影響膠原蛋白的合成使傷口不易癒合

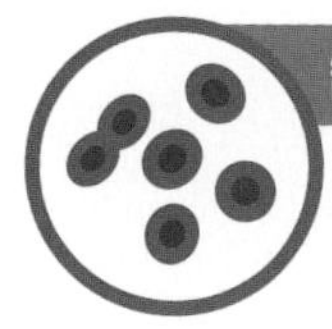

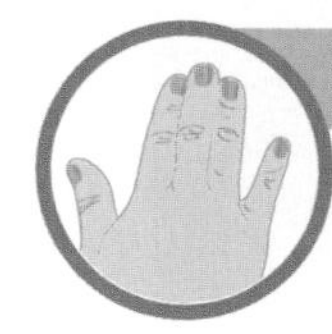

缺乏鋅
影響皮膚細胞的免疫機能，導致皮膚炎、掉髮及傷口不易癒合

缺乏維生素D
與老化造成的系統性免疫失調、腸道及脂肪組織的慢性發炎有關

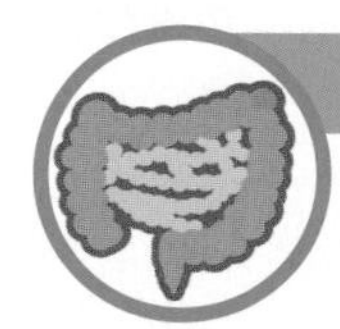

圖5-9　當飲食長期缺乏某種維生素或礦物質時，對於美容的影響

營養大補帖

玻尿酸、膠原蛋白可以食補嗎？

玻尿酸結構帶有負電而具有保濕功能，經常添加於化粧品或美容保健食品。目前玻尿酸的來源，包括：雞冠萃取物及微生物發酵兩種方法。前者玻尿酸含量濃度約為 80% 以下，流行鏈球菌發酵的玻尿酸濃度多在 95% 以上，然而以安全性考量，目前衛生福利部法規規範，口服玻尿酸保健食品建議攝取量每日上限為 80 毫克。

膠原蛋白對皮膚和骨骼的生長、修復與再生相當重要，並能促進傷口癒合與組織修護、提高免疫力等。坊間將白木耳、燕窩、山藥等富含植物膠食物稱為植物性膠原蛋白的說法，並不正確。因天然的膠原蛋白只存在於動物性食品，尤其在動物的皮膚及軟骨中，含量最為豐富，如：豬皮、魚皮、豬腳等食物。不論動物性或植物性蛋白質，人體能轉化製造出所需要的膠原蛋白，素食者則建議多攝取各種豆類、堅果與全穀雜糧類，預防人體製造膠原蛋白所需的胺基酸不足（圖 5-10）。

▼膠原蛋白充足的皮膚

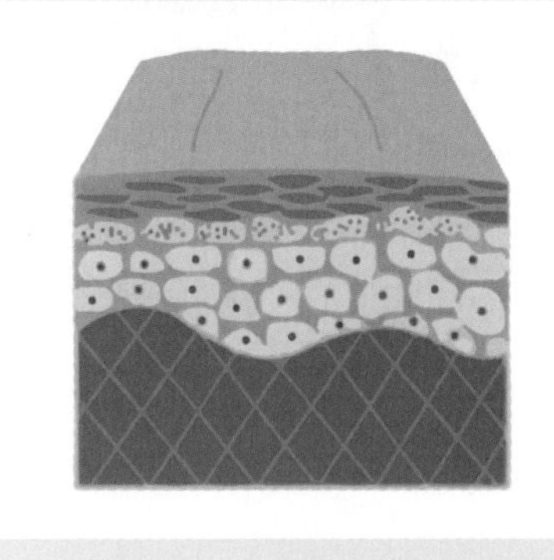

▼膠原蛋白不足的皮膚

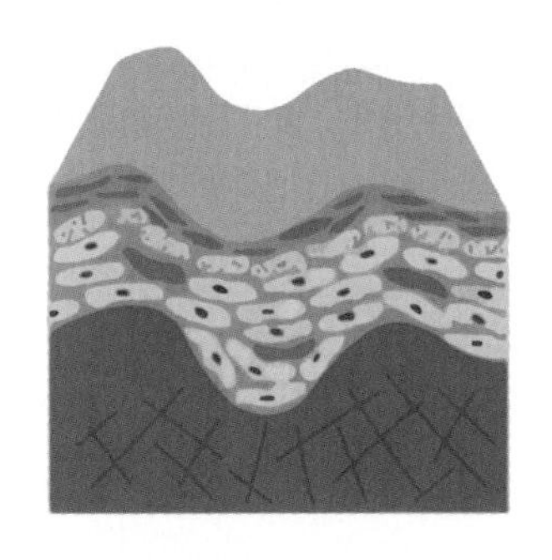

圖 5-10　皮膚膠原蛋白充足與不足示意圖

5-2
美麗肌膚不等於健康肌膚

很多人認為皮膚白皙有光澤、緊緻有彈性，就是健康的皮膚，殊不知看起來美麗的皮膚，卻可能飽受過敏之苦。例如在乾冷的冬季，皮膚油脂分泌量降低，皮脂膜的屏障機能因過度乾燥受損，容易誘發皮膚過敏或發炎等問題。氣候、性別、遺傳、年齡、內分泌、飲食生活習慣、壓力等因素，都可能影響皮膚狀態。健康的皮膚關鍵在於表皮屏障功能的完整性，其中皮脂與汗水構成的皮脂膜、角質細胞的代謝更新、角質層的結構健全，以及皮膚表面微生物菌群生態的平衡等因素，都可能影響皮膚屏障的機能與健康狀態。

一、表皮屏障功能的完整性

皮膚屏障是由表皮的角質細胞及細胞間脂質（intercellular lamellar lipid bilayer）共同組成人體的第一道防線，就像是磚塊和水泥砌成的城牆，預防外物入侵。磚塊是指富含角蛋白的扁平狀死細胞及角質細胞，細胞外包覆著一層蛋白質外殼與神經醯胺（ceramides）；而由表皮顆粒層角質細胞所分泌細胞間脂質，就像水泥一樣填充在角質細胞之間，維持細胞緊密的防護結構（圖 5-11）。

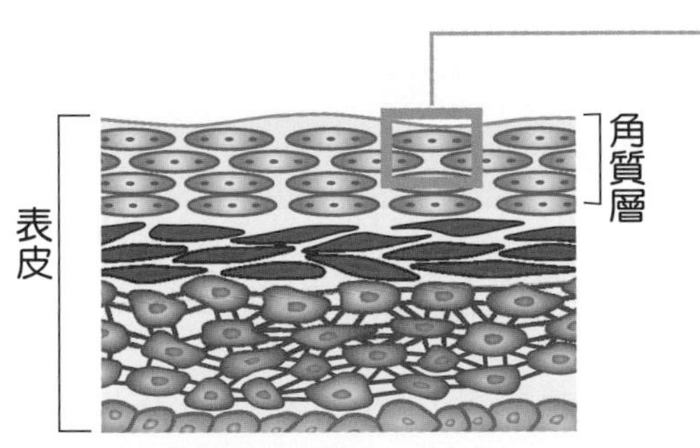

細胞間脂質就像水泥一樣填充在角質細胞之間，維持細胞緊密的防護結構。細胞間脂質能鎖住水分，避免皮膚水分散失。

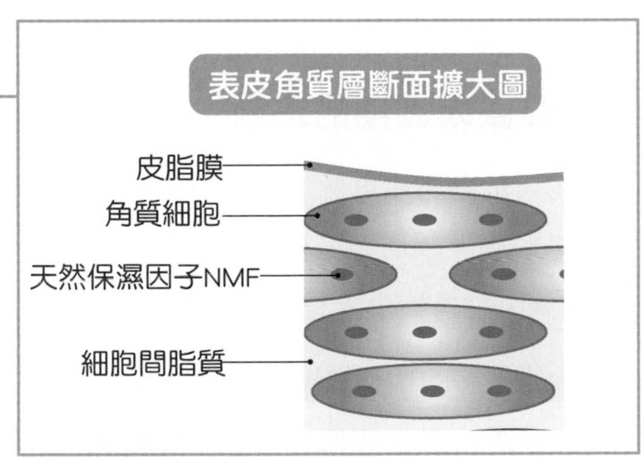

細胞間脂質的成分與重量(%)：
－神經醯胺（ceramide）40～50%
－膽固醇（cholesterol ）20～25%
－游離脂肪酸（fatty acid）15～25%
－膽固醇硫酸鹽（cholesteryl sulfate）5～10%

圖 5-11　角質層與細胞間脂質

角質細胞會製造水溶性的天然保濕因子（Natural Moisturizing Factor, NMF），具有吸水功能，與細胞間脂質共同維持表皮層的油水平衡（圖 5-12），尤其防止經皮水分散失（Transepidermal Water Loss, TEWL）。當角質層的含水量或細胞間脂質含量降低，導致皮膚屏障結構的破壞，皮膚可能出現粗糙、脫屑或裂紋，若過敏原或有害成分滲入肌膚，易造成皮膚敏感或濕疹等問題。

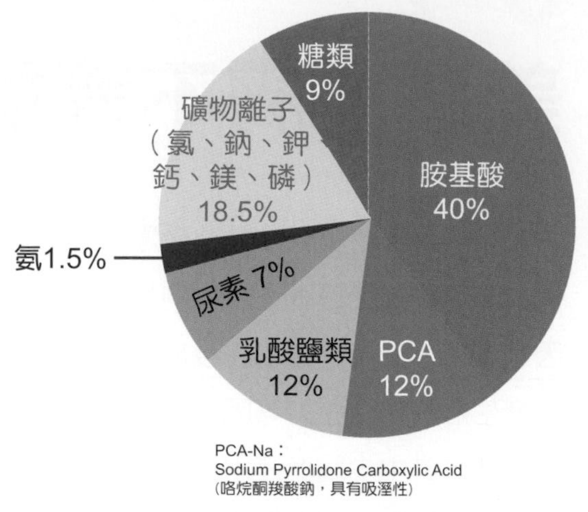

圖 5-12　天然保濕因子 NMF 的組成

二、適量的皮脂分泌及皮脂膜的健全

汗腺與皮脂腺分泌汗液及皮脂，讓皮膚表面覆蓋一層弱酸性的皮脂膜（正常酸鹼值 pH：4.5-6.5），內含氯化鈉、尿素、乳酸、硫化物、氨、尿酸、肌酸酐、胺基酸、脂肪酸等成分，可防止水分蒸發，抑制某些微生物的生長。

衛生習慣不良、過度清潔、皮脂腺分泌過量或過低等因素，都可能破壞皮脂膜的平衡，影響皮膚酸鹼值及菌群生態，易造成青春痘、酒糟性皮膚炎、過敏或皮膚感染等問題。

三、角質更新週期的正常

正常成人皮膚角質更新（keratinization）的代謝周期約 3-5 週，平均 28 天，包括角質細胞由基底層開始增殖分化，逐漸往表層轉移分化到角質層變為扁平狀死細胞到自然剝落約 14 天；從角質最外層的老廢細胞到自然剝落約 14 天（圖 5-13）。

皮膚角質更新的代謝週期隨著年齡變化，嬰幼兒更新週期約 15 天，成人約 21-30 天，60 歲後約 45 天以上。由此可知，老化會使表皮角質更新的速度變慢，容易造成皮膚乾燥暗沉，缺乏光澤。而角質更新異常是問題皮膚的特徵，例如乾癬（psoriasis）的病理症狀是角質細胞增殖分化的速度過快，角質層更新週期從 28 天縮短為 4 天，導致患者皮膚大量的脫屑。

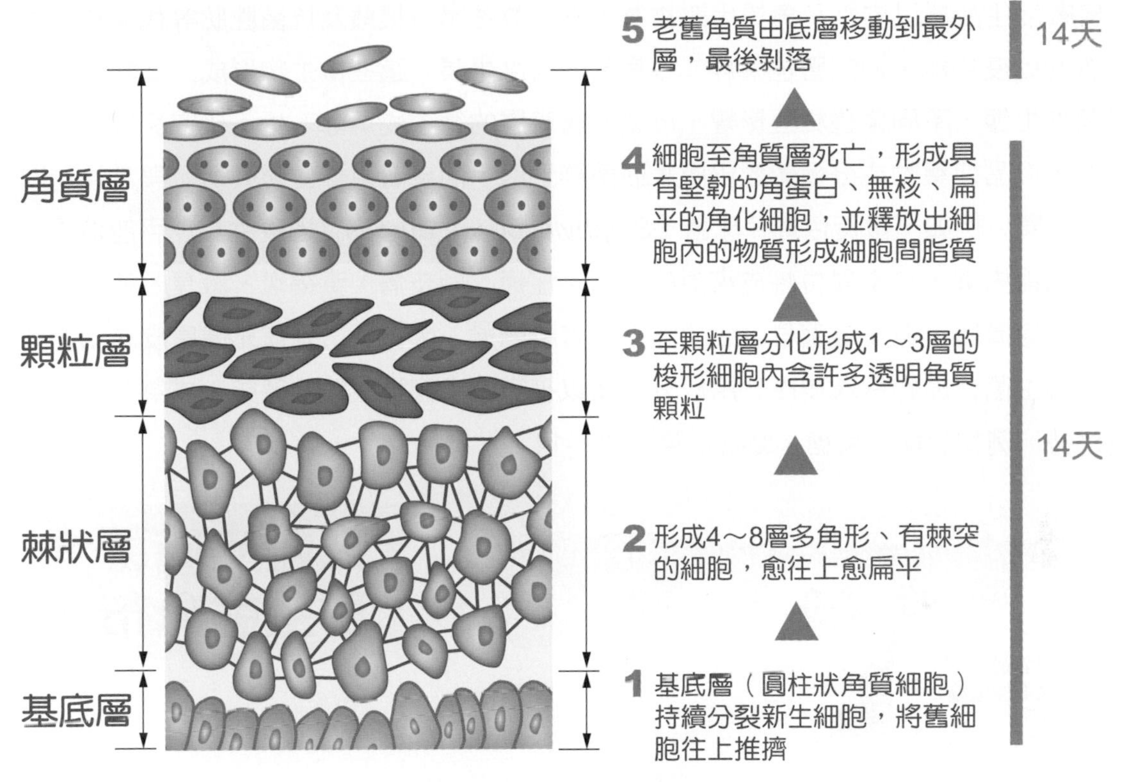

圖 5-13　表皮層的角質更新過程

四、皮膚菌群生態（skin microbiota）的健康

如同人體腸道，皮膚表面存多達 200 種以上不同種類的微生物，數目約每平方公分 10^7 個菌落單位（CFU/cm^2）。人體各部位皮膚菌群生態略有不同，且不同皮膚深度的菌群分布也有所差異，約 85% 的細菌分佈在角質層表層的 2～6 層，約有 25% 的菌種源於毛囊（圖 5-13），隨著深度的增加菌種逐漸減少。皮膚表面菌群分為常住菌群（resident microbiota）及暫住菌群（transient microbiota）；丙酸桿菌屬（*Propionibacterium spp.*）及葡萄球菌屬（*Staphylococci spp.*）是皮脂腺周圍為主要菌群；棒狀桿菌屬（*Corynebacterium spp.*）多在皮膚濕潤處，如腋窩或關節周圍。在皮膚濕潤或乾燥部位多混合各種菌群，例如：表皮葡萄球菌（*Staphylococci epidermidis*）、痤瘡桿菌（*Cutibacterium acnes*）等細菌，皮屑芽孢菌（*Malassezia furfur*）等真菌。

皮膚常住菌群以皮脂及角質代謝物為食物，並透過有機酸及抗菌胜肽等代謝物，提升皮膚的免疫功能，抑制暫住菌群或致病菌的過度生長。這些微生物形成一個類似生態圈的菌群生態，不同菌種相互影響，形成皮膚表層的微生物屏障。近年研究發現，個人美妝清潔用品或藥物成分會影響皮膚表面菌群生態，而皮膚菌群生態失衡可與常見的問題皮膚有關。例如，金黃色葡萄球菌（*Staphylococcus aureus*）過度生長，可能造成皮膚免疫功能失調，加重異位性皮膚炎的症狀。痤瘡、頭皮屑、黃褐斑、腋臭、乾癬、泌尿道感染等問題，與皮膚菌群生態的不平衡有所關連。因此，透過補充健康皮膚的優勢菌群或益生菌代謝物做為皮膚外用成分，藉以平衡皮膚菌群生態的健康，成為美容保養的新趨勢，例如乳酸、菊糖、優格粉等（圖 5-14）。

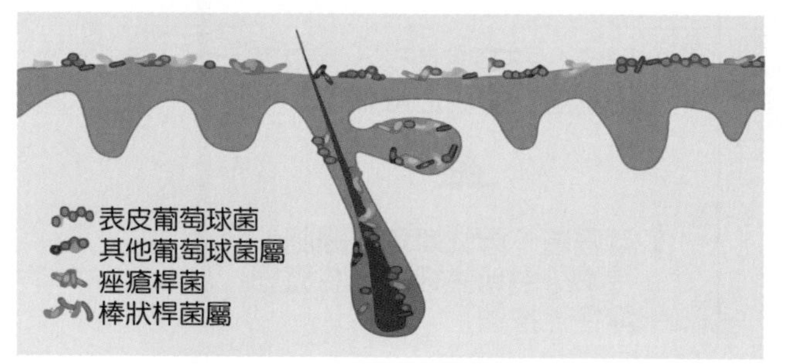

人體皮膚菌群生態分布

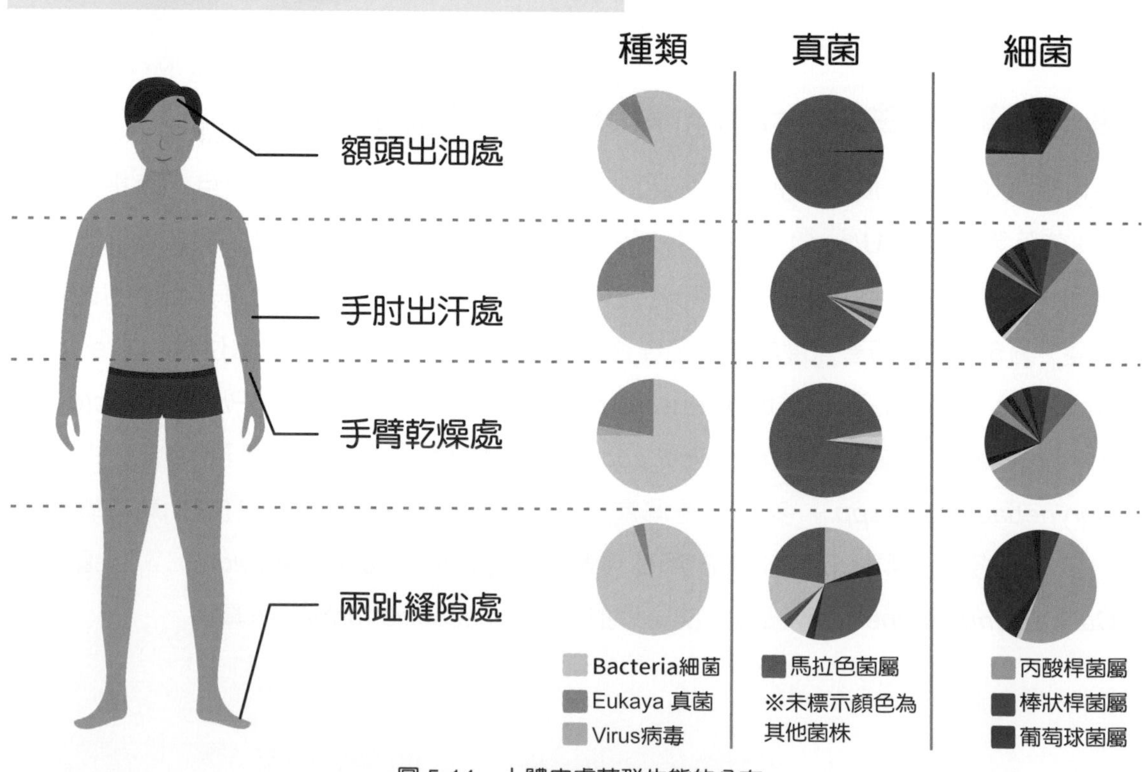

圖 5-14　人體皮膚菌群生態的分布

5-3 從皮膚健康談老化

在器官老化過程中，皮膚的老化特別引人注意，也被認為是最能反映人體衰老的器官之一。皮膚老化不僅造成外觀的改變，也牽涉一系列細胞與組織學複雜的生理變化與臨床表現，並受遺傳基因、環境、荷爾蒙等內在與外在因子的影響。皮膚約在 25 歲時逐漸步入老化，老化程度會隨個體與部位的不同而有所差異，包括皮膚外觀變化（外顯性）及生理結構與功能（內隱性）之變化，例如皺紋的生成、老舊角質的堆積及製造膠原蛋白的能力減弱等變化（圖 5-15）。

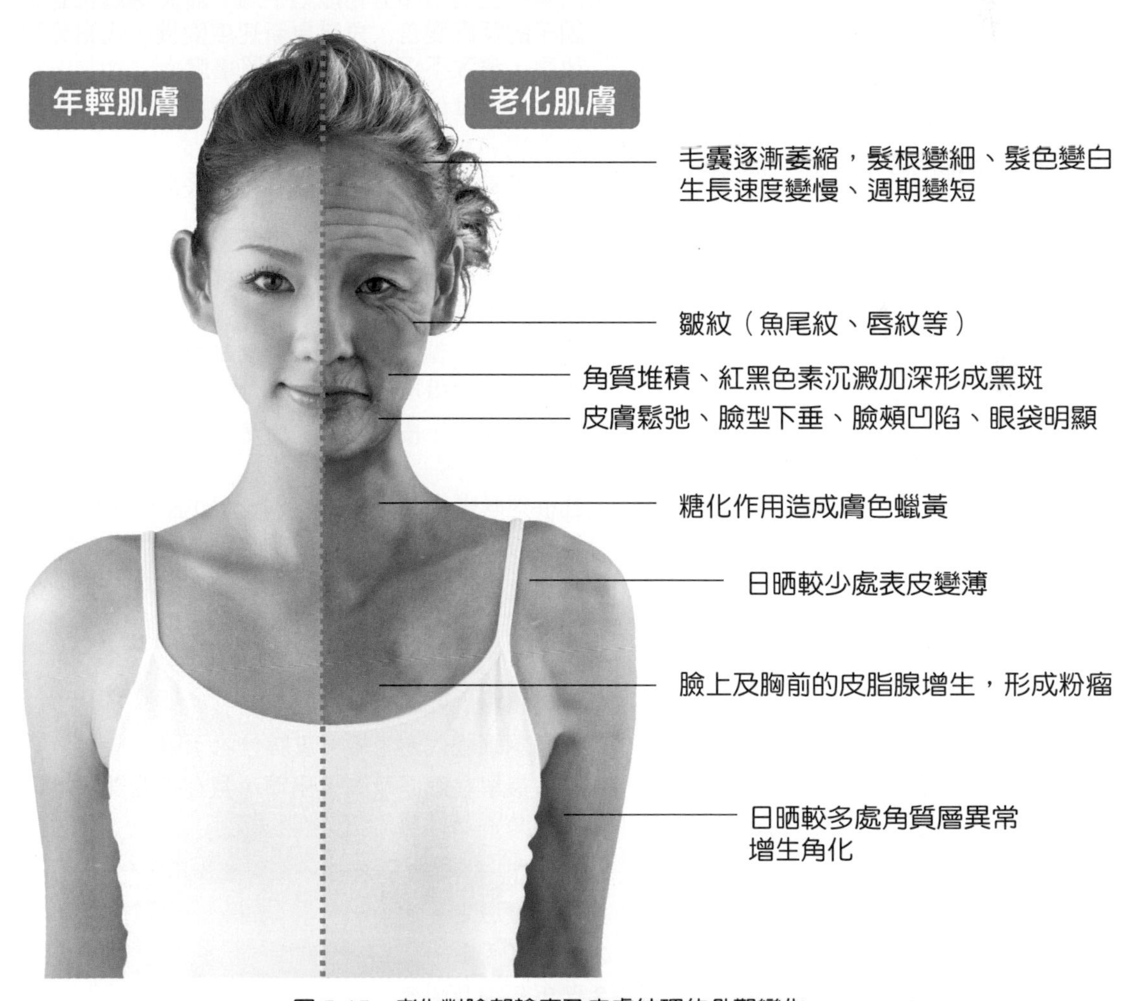

圖 5-15　老化對臉部輪廓及皮膚紋理的外觀變化

一、皮膚老化對生理結構及功能的改變

一般人最容易被發現老化的痕跡就是容貌的改變，其特徵包含：臉型五官的改變、皮膚紋理的紊亂、表情紋路的加深、頭髮數量與髮線位置的變化等，皆為皮膚老化的特徵。臉部的骨骼就像衣架，支撐整張臉才有線條，分布在臉部的皮下脂肪與皮膚共同支撐臉部結構。老化會造成臉部骨質及皮下脂肪的流失，特別是眼周部位。皮膚各種細胞更需要血液循環來供應營養，關於皮膚生理結構與功能的老化，見表 5-1。

表 5-1　老化對皮膚生理結構及功能的影響

皮膚組織	老化影響皮膚生理結構	皮膚功能變化
表皮層	1.表皮變薄（日晒較少處）。 2 角質層異常增生角化（日晒較多處）。 3.基底膜變薄，表皮與真皮連接皺摺的程度降低，變得較為平坦。	1.角質細胞增殖和分化能力下降，訊息傳遞和對生長因子的反應變差，角質更新速度變慢，代謝分裂的改變，導致不正常增生及角質增厚。 2.角質層保濕能力減低，導致角質層乾燥，皮膚屏障功能變弱。 3.表皮與真皮密合度下降使其接觸表面積減少，養分傳輸力下降。
真皮層	1.彈性纖維及膠原纖維變性退化，細胞基質明顯減少，結締組織支撐變差。 2.糖化作用造成膚色蠟黃。 3.彈性度及緊實感、真皮形變回復力下降。 4.微血管脆弱、擴張扭曲，易受外力因素而出血，微血管機能減退、循環變差。	1.纖維母細胞胞外基質的合成與降解，降低細胞數目及其對生長因子的反應。 2.膠原蛋白、彈力蛋白及真皮層基質流失，造成真皮層變薄，組織再生功能下降，傷口復原力下降。 3.微血管減少，皮膚周邊血流量下降，造成代謝能力下降。 4.降低網狀纖維的含量，失去張力和彈性，形成皺紋、鬆弛、老年性紫斑或血管擴張或蜘蛛狀的血管痣。 5.基質金屬蛋白酶抑制因子保護膠原蛋白和彈力蛋白的功能下降，含水量降低而逐漸萎縮。
皮下層	1.皮下脂肪萎縮及凹陷。 2.皮下脂肪分布改變。 3.皮下脂肪萎縮，結締組織失去彈性與支撐力 。 4.重力作用造成皮下脂肪位移。	1.皮膚鬆垮、乾扁。 2.皮脂腺細胞代謝減緩、皮脂分泌下降。 3.皺紋最早在眼眶及嘴邊出現，且在下腹部、下巴等處脂肪容易堆積。
毛髮	1.製造黑色素的酵素減少或黑色素細胞死亡。 2.毛囊逐漸萎縮，髮根變細、生長速度變慢、週期變短。	1.白頭髮滋生。 2.掉髮、禿髮。 3.體毛萎縮及脫落。

皮膚組織	老化影響皮膚生理結構	皮膚功能變化
其他組織	1.皮脂腺及汗腺功能衰退，對環境適應力變差。 2.皮脂腺細胞更新速度變慢。 3.黑色素細胞代謝失調。 4.骨骼結構改變、骨質流失。	1.皮膚乾燥，易產生缺脂性皮膚炎。 2.皮脂腺增生，易造成脂漏性皮膚炎或皮脂腺囊腫（粉瘤）。 3.晒斑、老人斑、白色的脫色斑。 4.皮膚蒼白或蠟黃。 5.臉型改變、眼眶凹陷，形成眼袋。

皮膚的老化會影響表皮屏障功能、角質更新的速度、皮脂膜的健全及皮膚微生態的平衡。例如老化會改變皮膚紋理、老舊角質堆積、加深紅黑色素沉澱，也因皮脂腺及汗腺功能衰退，而導致皮膚容易乾燥缺水。除了肉眼觀察外，科學上常用皮膚影像拍攝評估膚質狀態，如粉刺、皺紋、斑點密度、斑點色澤深淺與面積、皮膚表面粗糙度、毛孔大小等指標；或以皮膚監測儀分析皮膚生理狀態，如皮膚彈性測試、黑色素、紅色素、經皮水分散失量、表皮水分含量、皮膚酸鹼值、表皮油脂量等指標，評估皮膚的健康情形及老化程度（表 5-2）。

表 5-2　膚質狀態的評估

皮膚影像分析	皮膚生理指標檢測	皮膚老化的狀態評估
皮膚粗糙度	表皮水分含量	皮膚紋理紊亂、角質更新變慢（皮膚粗糙）、表皮含水量過低
皮膚敏感、紅斑	經皮水分散失量	經皮水分散失量偏高（保水力不足）是皮膚屏障受損的指標、皮膚容易敏感或發紅
有無粉刺、粉瘤、眼袋	皮膚酸鹼值 表皮油脂量	皮膚感染、出油過度可能影響酸鹼值 老化皮膚在眼周易生粉瘤及眼袋
斑點面積	皮膚紅／黑色素	皮膚色素沉澱、斑點明顯及或數量增多
皺紋深度、毛孔大小	皮膚彈性	老化造成皮膚彈性變差、皺紋深度與長度增加、明顯毛孔明顯

二、皮膚老化的因素

醫學上將皮膚老化分為「外因老化（extrinsic aging）」與「自然老化（intrinsic aging）」，其中有80%的臉部皮膚老化是紫外線所造成，又稱「光老化（photoaging）」。皮膚科學雜誌指出，生理因子（年齡、性別、荷爾蒙、遺傳）、環境因子（紫外線、氣候、汙染），生活型態因子（運動、營養、睡眠、抽菸、情緒狀態、保養習慣）皆可能影響皮膚健康及皮膚老化（圖 5-16）。

許多研究指出，皮膚老化是多種因子交互作用的結果。紫外線、抽菸、環境汙染、飲食不當等外源性刺激，以及人體內呼吸、發炎、代謝的內源性壓力，都會誘發細胞產生「自由基（free radical）」。自由基是帶有不成對電子的化學中間產物，相當不穩定，藉由搶奪其他物質的電子，使自己原本不成對的電子變得穩定，而被搶走電子的物質也可能變得不穩定，因而再去搶奪其他物質的電子，稱為自由基的連鎖反應，加速細胞活性氧自由基的生成。一旦體內的抗氧化防禦系統不足以平衡，就會造成體內更多細胞及組織受損，醫學界稱為「氧化壓力（oxidative stress）」。

人體內產生的自由基及氧化物質可分為活性氧分子（Reactive oxygen species, ROS），例如：超氧自由基（superoxide anion, O_2^-）、氫氧自由基（hydroxyl radical , OH^-）、過氧化脂質（peroxyl radical）及過氧化氫（H_2O_2）等；另一種是活性氮分子（Reactive nitrogen species, RNS），例如：過氧化亞硝酸離子（peroxynitrite, $ONOO^-$）、一氧化氮（Nitric oxide, NO）等。

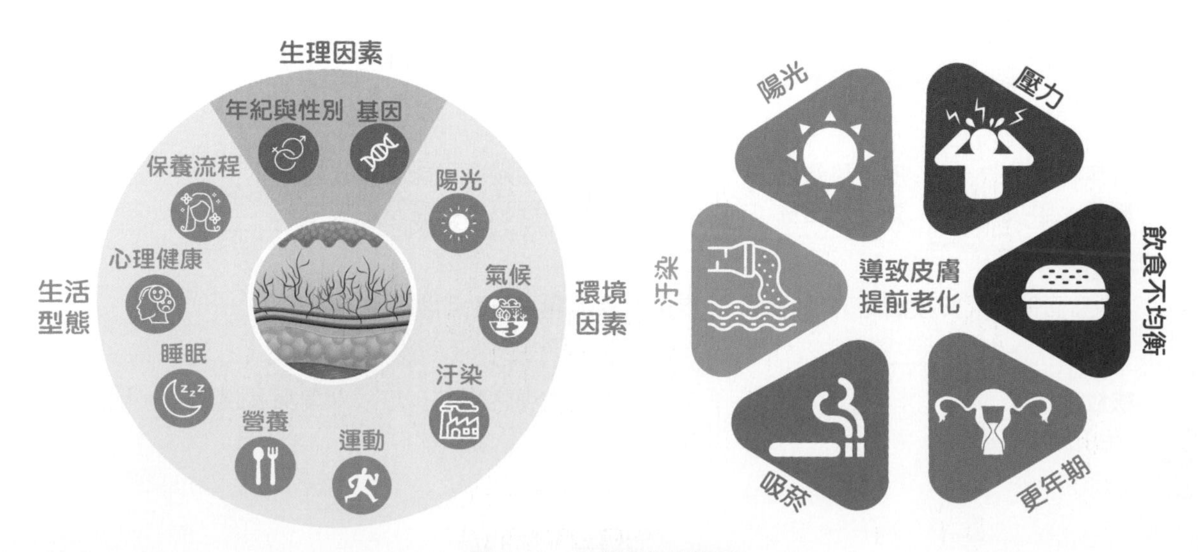

圖 5-16　皮膚老化的原因

活性氧分子及氮分子會在體內造成一連串的氧化壓力，攻擊細胞膜、DNA、蛋白質、脂質、醣類等結構分子，誘發細胞傷害與基因突變，引起細胞的老化、癌化和病變。近年研究發現，人體內的還原糖（如葡萄糖、果糖等）容易與特定的胺基酸，以及過氧化脂質發生糖化反應（glycation），形成多種的「糖化終產物」（Advanced Glycation End Products, AGEs），也是催使細胞老化的關鍵因素（圖 5-17）。

由於生理因子、外界環境及個人生活習慣等多重因子，都會交互影響皮膚的健康與老化狀態，因此美容保健須從飲食型態、皮膚基礎保養、運動休閒等層面多管齊下。研究指出，睡眠不足與熬夜等不正常作息會增加皮膚問題的發生機率，且可能會使免疫系統失調或促進身體的慢性發炎。攝取均衡營養及美容食物、減少紫外線曝晒、塗抹防晒劑、不抽菸、正確的皮膚保養習慣、充足的睡眠等良好的生活習慣，幫助維持皮膚健康及延緩老化，其中建立抗老化的飲食型態尤其重要。

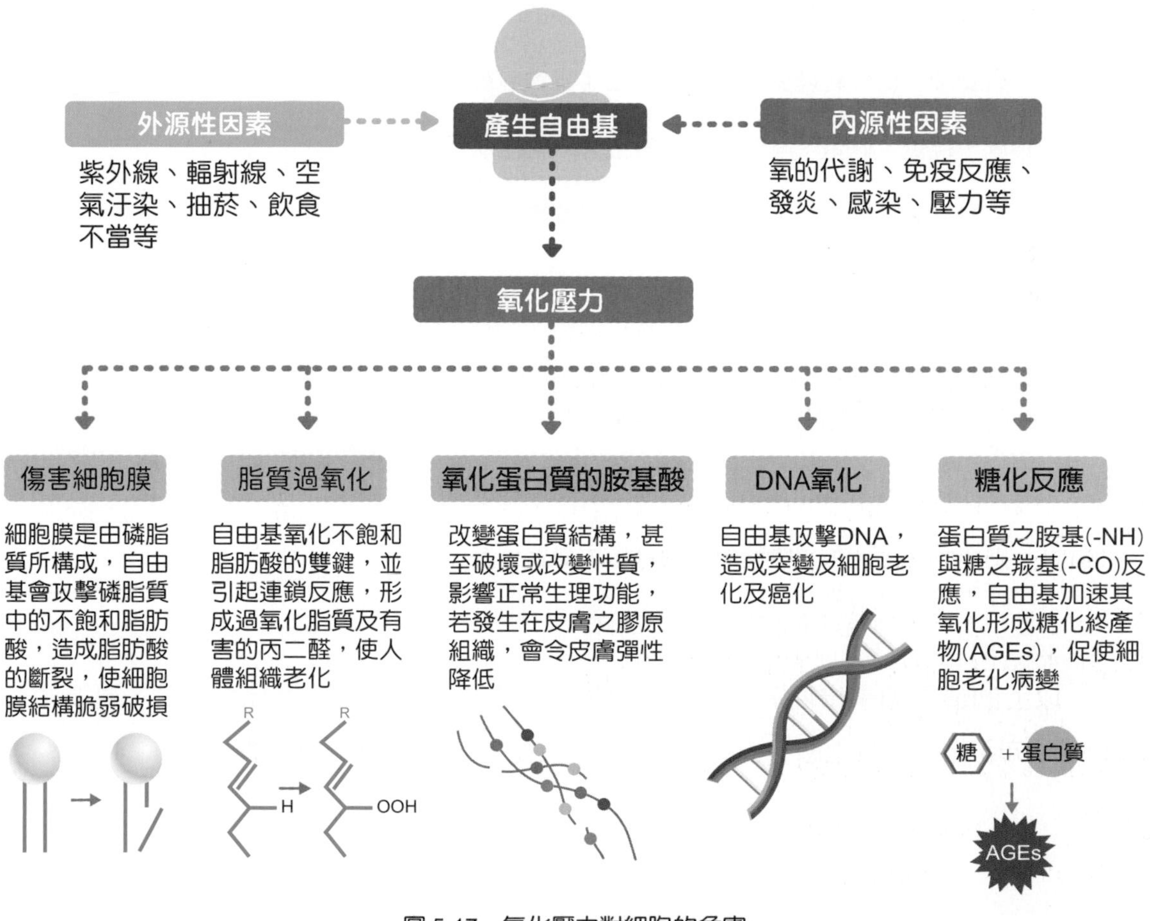

圖 5-17　氧化壓力對細胞的危害

闖關遊戲

你的身體是「年輕」還是「初老」？

檢查看看，你的身體最近是否出現下列情況，有的話請打勾。	
□	臉部、眼周或頸部出現皺紋
□	肌膚容易乾燥、敏感或傷口較不易癒合
□	髮質乾燥變細、白髮變多，掉髮增加，髮際線後退，頭皮看得清楚
□	指甲的顏色不再偏粉紅色，指甲表面出現縱紋或白色斑點
□	出現雙下巴、腹部凸出或手臂肌肉鬆垮（蝴蝶袖）
□	下半身鬆弛肥胖或臀部、大腿脂肪囤積
□	身高變矮，比年輕時少了 3 公分以上（骨質疏鬆）
□	聽覺、視覺、味覺、嗅覺、觸覺等五大感官機能逐漸退化
□	走路變慢，爬樓梯易喘，柔軟度及平衡感變差（肌肉減少、關節退化）
□	記憶力衰退，經常忘東忘西
□	容易消化不良、便祕或脹氣
□	睡眠習慣改變，不易入睡或太早醒來
□	覺得缺乏體力或免疫變差，做事提不起勁或常感冒
□	一喝水就想上廁所（中醫角度認為頻尿是腎氣虛的表現）
□	發現自己的外觀與年老的父母愈來愈像

以上的情形如果出現 7 項以上，可能代表你的身體正處於老化進行式，更要注意做好抗老化的飲食型態，也要從生活中開始建立美容保健的好習慣。

5-4 延緩老化的飲食型態

人體在 20 ～ 30 歲是生理的高峰期，之後平均每年以 0.75 ～ 1% 的速度逐年衰退，體內清除氧化壓力、糖化終產物等代謝廢物，以及自我調節與修復能力也逐漸退化，影響身體各系統的生理機能（圖 5-18）。如何抗緩老化一直是科學家致力研究的主題。國外研究發現，成人外表年齡看起來比實際年齡老 10 歲以上者，身體健康狀態也較同齡者來得差；營養不良、貧血、糖尿病、肥胖的患者更容易顯現容貌或形體的衰老病態。相反的，若看起來比實際年齡年輕 10 歲，表示身體狀態比較健康，這與中醫理論「皮膚與內臟互為表裏關係」不謀而合，可見延緩衰老最好的方法就是不要太早生病。

多數人的飲食常以「方便」、「飽餐」為主，若沒有注意自己的飲食型態，每天在吃的可能是「促進老化」的飲食，在過「加速老化」的生活。國外研究發現，飲食攝取頻率及營養素的攝取量可能影響皮膚老化的程度及身體機能的健康。由此可知，美容保健的關鍵在於建立健康化的飲食型態，在此藉由「調、節、補、抗」四個關鍵字説明營養美容的概念。

皮膚系統 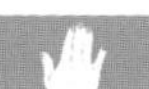

髮質變細、掉髮或髮色改變
皮膚乾燥、變薄、出現皺紋及斑點
皮下組織萎縮、流失
指甲生長慢、指甲變厚、變硬

肌肉骨骼系統

骨骼肌萎縮、肌力下降
關節僵硬、行動緩慢
骨質流失、骨密度降低
體態改變、身高變矮

呼吸系統 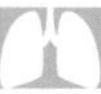

肺活量減少
呼吸肌萎縮、肋軟骨鈣化

泌尿系統 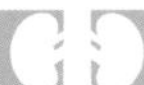

腎臟過濾功能降低
膀胱肌肉彈性變低
維持體液及電解質平衡的能力下降

神經系統 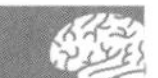

神經細胞減少、神經傳導變慢
記憶力與學習力降低
視力減退、聽力下降
味覺嗅覺及觸覺敏感度降低

消化系統

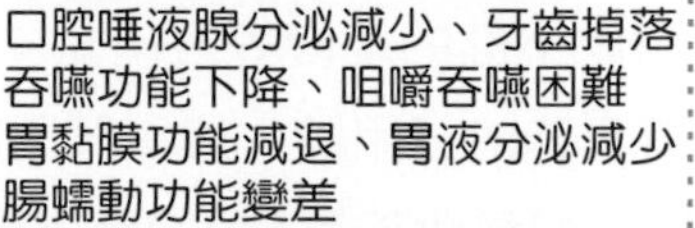

口腔唾液腺分泌減少、牙齒掉落
吞嚥功能下降、咀嚼吞嚥困難
胃黏膜功能減退、胃液分泌減少
腸蠕動功能變差
維生素及礦物質的吸收降低

造血及免疫系統 

容易貧血
免疫功能衰退、抗體產生減少

內分泌系統 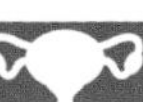

荷爾蒙分泌量減少、糖耐受力下降
調控身體活動的作用失能
睡眠障礙

生殖系統

女性更年期及停經
陰道變狹窄、分泌物減少
男性攝護腺腫大、性功能障礙

循環系統 

血管彈性降低、靜脈曲張
心肌萎縮、心臟功能變差

圖 5-18　老化造成的生理改變

一、調整消化道健康，高纖、益菌是關鍵

中醫認為脾胃為後天之本、氣血生化之源，從現代醫學來看，有其根據。消化系統負責人體的營養吸收與調節，腸道是營養吸收的大門，腸道菌群生態（gut microbiota）對人體健康扮演關鍵的角色。人類的糞便中發現至少有上千種的腸道細菌，平均每公克腸道內容物之菌數可高達 10^{14} 個以上。腸道菌群生態如同代謝器官，從飲食中醣類及蛋白質獲取能量，並參與胺基酸、維生素與膽酸的合成，影響鐵的吸收及多酚化合物的轉換等生化機制。

腸道不只是消化器官，也是人體重要的免疫器官，腸道菌群平衡有助維持腸道黏膜的屏障機能。當腸道老化或長期的飲食失調，腸內有害菌過多及益生菌過少，引起腸道菌群生態失衡（dysbiosis），不僅會增加腸道的通透性，導致過敏原或病菌容易進入腸細胞，刺激免疫系統造成發炎；有害菌製造的有毒代謝物，如硫化氫（hydrogen sulfide, H_2S），可能促使腸細胞的癌化。許多研究發現，腸道菌群的代謝物可能透過「腦腸軸線」（gut-brain axis）神經訊號的傳遞，和腸道與大腦相互聯繫，因此有「第二個大腦」之稱。免疫失調、大腸激躁症、憂鬱、慢性疲勞等高盛行率之身心失調疾病，都可能腸道菌群生態有關（圖 5-19）。

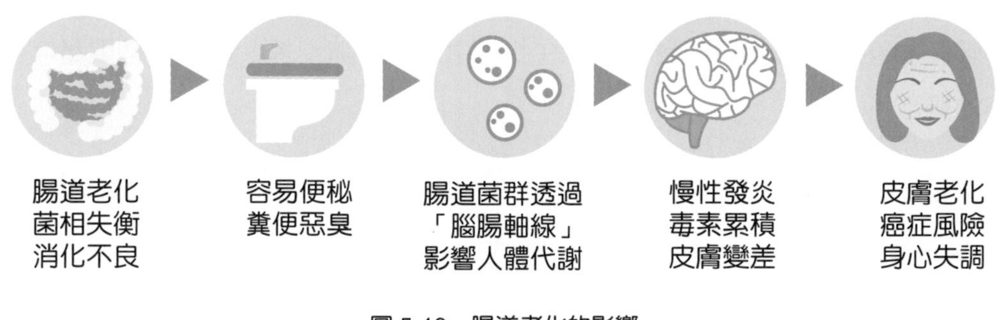

圖 5-19　腸道老化的影響

營養大補帖

腸道不健康，會「壞」心，果真是心腸不好！！

氧化三甲胺（trimethylamine N-oxide, TMAO）是海鮮產生腐臭味的源頭之一。近年研究發現腸道菌某些菌種會將吃下肚的紅肉等含肉鹼（carnitine）與膽鹼（choline）食物，在腸腔內代謝產生成具有臭味的三甲胺，經由肝門靜脈進入肝臟被黃素單氧化酶（flavin monooxygenase）作用形成氧化三甲胺，會經血管壁巨噬細胞堆積、促進血小板凝集等機轉，可能導致粥狀動脈硬化、心肌梗塞及中風的風險。因此，從腸道菌群生態的角度，吃葷比吃素更容易罹患心血管疾病，也提醒我們重新思考所攝入的食物是否能為身體帶來健康，建議少吃高脂飲食，多吃蔬果等高纖飲食，可幫助腸胃養好菌。

皮膚是內臟器官的反射鏡，皮膚可能透過荷爾蒙分泌或神經作用，詳實反應內臟器官的異常變化。腸胃功能紊亂、血管老化、血流循環不佳、荷爾蒙失調等因素，都可能使皮膚變粗糙或出現症狀。皮膚跟腸道一樣，屬於血管密集、高度受神經內分泌系統的支配，也是人體與外界環境接觸的器官，皆在免疫功能扮演重要的角色。腸道菌群生態也可能透過「腸皮膚軸線」（gut-skin axis），藉由體液、神經傳導與內分泌系統交互聯繫，影響皮膚屏障功能的完整性。

愈來愈多研究支持，腸道菌群失衡與代謝紊亂之間存在因果關係。腸道菌群生態可能透過腸器官軸線（gut–organ axis）多種機制，調控身體多系統的代謝與運作，攸關人體一生健康（圖 5-20）。腸道菌群失衡可能通過「腸脂肪軸線」（gut-adipose axis）及「腸肝軸線」（gut-liver axis）影響脂質代謝、胰島素敏感性及發炎反應，促進飲食失調誘發的肥胖、糖尿病等代謝性疾病及肝損傷，甚至藉由「肝心軸線」（liver-heart axis）增加動脈粥狀硬化及心肌梗塞等心血管疾病的風險。此外，腸道菌群生態透過「腸骨軸線」（gut-bone axis）參與調節骨質代謝，以及「腸腎軸線」（gut-kidny axis）影響毒素的代謝，可能與腎功能衰竭或尿毒症（uremia）有關。由此可知，腸道菌群生態影響與一生的健康，並與個人的飲食型態息息相關。目前已知攝取過多紅肉及加工肉品、低纖維、高脂肪飲食是促使腸道菌群失衡的原因。

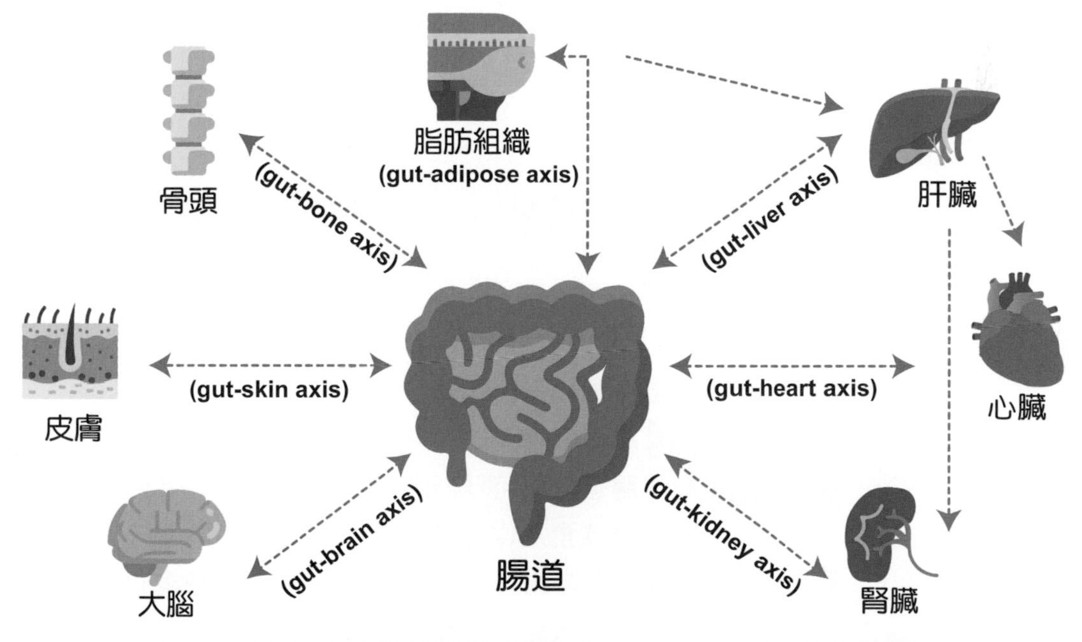

圖 5-20　腸道菌群生態透過腸器官軸線（gut–organ axis）影響人體健康

闖關遊戲

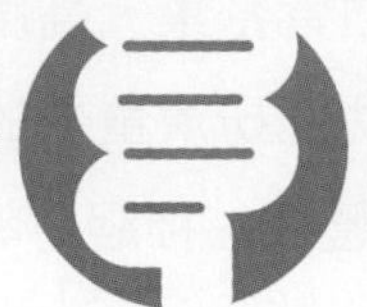

腸道年齡小測驗
你的腸道幾歲了？

測驗看看 若符合請打勾，最後需統計打勾的數量

飲食型態

- ☐ 吃飯時間不固定
- ☐ 不喜歡吃蔬菜水果
- ☐ 喜歡吃肉
- ☐ 不喜歡吃奶製品
- ☐ 每週外食四次以上

排便狀況

- ☐ 不用力就很難排便
- ☐ 如廁後覺得排不乾淨
- ☐ 糞便是一顆顆的
- ☐ 有時排便很稀或腹瀉
- ☐ 糞便的顏色很深
- ☐ 排便很臭
- ☐ 排便時間不定
- ☐ 放屁很臭
- ☐ 糞便都沉到馬桶底部

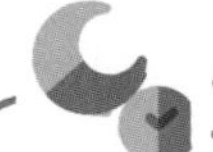

生活習慣

- ☐ 常抽菸
- ☐ 臉色不好看
- ☐ 常長痘或皮膚乾燥
- ☐ 不常做運動
- ☐ 不容易睡著
- ☐ 常睡不飽
- ☐ 常感覺到壓力
- ☐ 早上通常慌張匆忙

資料來源：日本理化學研究所微生物機能分析室室長辨野義已博士的腸道年齡評估表增修版

圈選0個 腸道年齡比實際年齡年輕，理想健康的腸道狀態

圈選4個以下 腸道年齡=實際年齡+5歲。腸道年齡比實際年齡稍高。

圈選 5 ~ 9 個 腸道年齡=實際年齡+10歲。腸道已有老化情況，要注意飲食及作息 之正常。

圈選10~14個 腸道年齡=實際年齡+20歲。 腸道已老化並走下坡，要徹底改變飲食及生活習慣。

圈選15個以上 腸道年齡=實際年齡+30歲。腸道健康狀況非常糟，應找醫師檢查一下腸胃道功能。

許多文獻已經證明攝取膳食纖維及益生菌在調節消化道機能，及改善身體代謝性相關疾病的功能，對人體具有正面效益，包括：維護腸道菌群生態、促進維生素 K、短鏈脂肪酸的合成，產生酵素及抗菌物質，增強宿主免疫力產生，抑制腸內病原菌的生長，減少腸道發炎，預防大腸癌等癌症，並可促進脂質代謝，增加胰島素的敏感性，降低膽固醇含量等。因此，攝取蔬果、豆類及全穀類中的膳食纖維及寡糖類之外，適量飲用優酪乳、優格、發酵植物奶等製品，增加腸道益生菌，健全腸道屏障及免疫的機能，有助於預防老化。

世界衛生組織對益生菌的定義，是指特定活的微生物，當給予人（宿主）足夠的量，可以改善腸道菌群生態的平衡，進而改善健康。目前研究最多的益生菌，包括嗜酸乳酸桿菌（*Lactobacillus acidophilus*，A 菌）、雙歧桿菌（*Bifidobacterium lactis*，B 菌）、酪酸乳桿菌（*Lactobacillus casei*，C 菌）、保加利亞乳桿菌（*Lactobacillus bulgaricus*）、嗜熱性鏈球菌（*Streptococcus thermophilus*）等；除了作為保健食品的原料外，這些益生菌經常用來發酵乳品、豆製品或蔬果類，製成優酪乳、乳酪、乳酸飲料、發酵豆奶或各式點心，增進食品的營養品質。

二、節制飲食不過量，控制每日熱量攝取

老祖先流傳「吃飯七分飽」的觀念，講的是一種「飲食有節」的道理，科學上也獲得相關驗證。知名科學期刊（Science）2009 年發表關於限制飲食熱量（calorie restriction, CR）、長達 20 年的研究發現，相較於自由進食，給予限制飲食熱量減少 30% 且營養均衡的猴子較為長壽，不僅外觀年輕許多，肌肉量、血膽固醇及血糖也較能維持正常，且死於心臟血管病、癌症、糖尿病和大腦萎縮的機率大為降低，由此可知，減少進食確實有助改善健康及延緩衰老。

日本厚生勞動省公佈沖繩地區居民的飲食，以海鮮產品、紅薯、豆腐等天然食物為主，每日熱量攝取比日本的其他地區低 20%，慢性病罹患率也相對低 30 ～ 40%。限制飲食熱量的關鍵不僅是減少熱量的攝取，食物的種類與營養價值有決定性的影響。選擇天然食物，提供足量的蛋白質、維生素及微量元素，攝取符合身體基本需求的均衡營養；其作用機制可能與改善體內細胞代謝的負擔、活化「長壽基因」並修復體內受損的細胞、增加對胰島素的敏感性及增強抗氧化能力有關。

三、補充身體所需食物，延緩營養流失

人體的骨質量、肌肉量及膠原蛋白含量等身體組成會隨著年紀增長逐漸流失，不僅影響外觀，也影響活動能力。根據統計，60 歲以後，肌肉量會以每年 1 ～ 2% 的速度流失，肌肉強度以 1.5 ～ 3% 下降。中年以後，骨質每年約減少 0.3%~0.5%，停經後婦女流失速度更為顯著。老化也會延緩皮膚細胞增殖的能力，降低玻尿酸等細胞外基質的合成效率，且細胞對紫外線的防禦能力也變差，誘發真皮層中各種基質金屬蛋白酶（matrix metalloproteinases, MMPs）的活性增加，使得皮膚膠原及彈力纖維的數目變少。人體中膠原蛋白在25歲後平均每年減少1.5%，造成皮膚皺縮、皺紋、鬆垮等老化現象（圖5-21）。

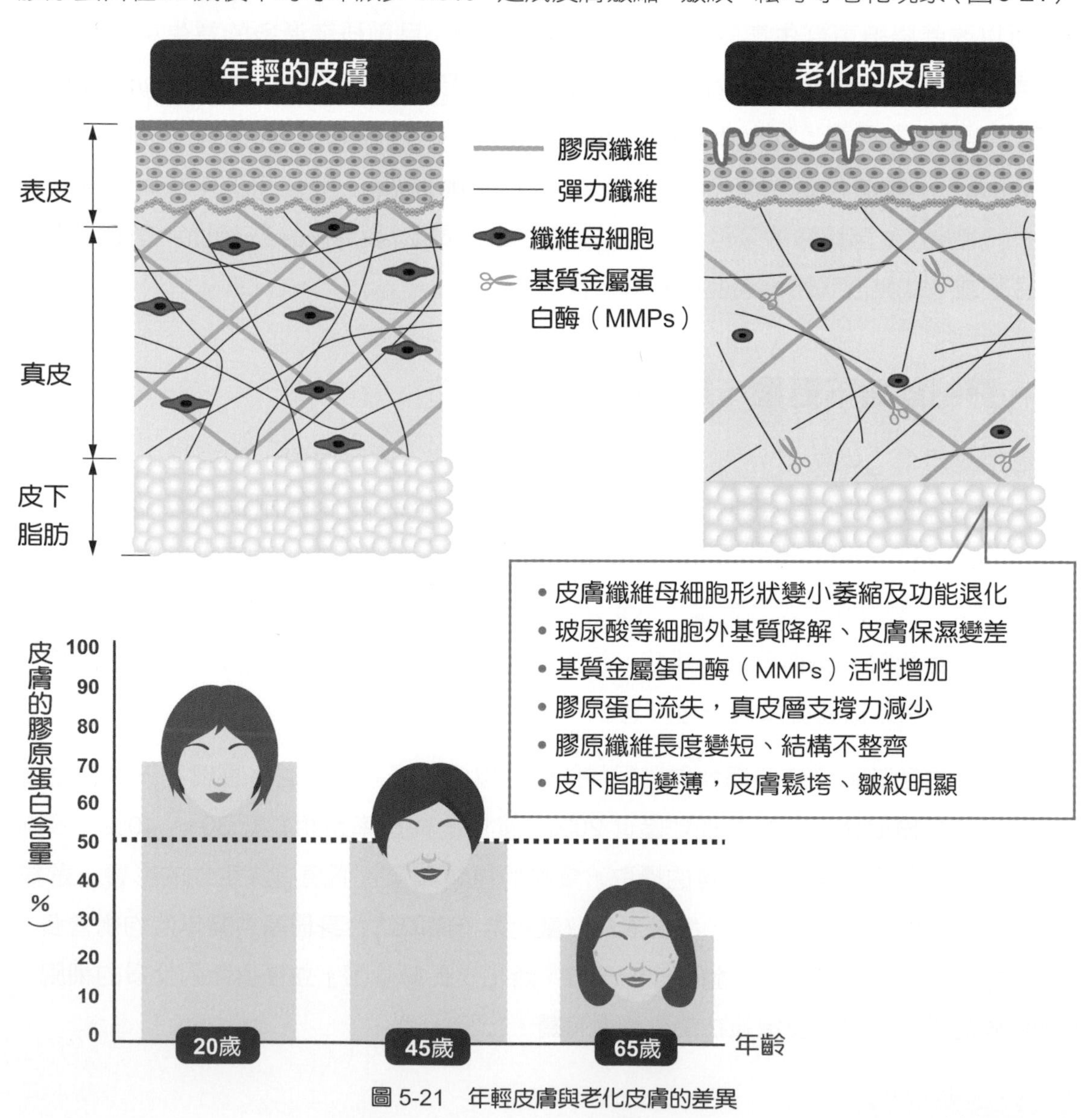

圖 5-21　年輕皮膚與老化皮膚的差異

美國針對四千多位 40 ～ 74 歲婦女的營養調查指出，飲食中維生素 C 與必需脂肪酸（如亞麻油酸、α- 次亞麻油酸等）攝取量較高的婦女，臉部皮膚乾燥、皺紋與老化的情況明顯較少，皮膚狀態也較佳；而攝取過多的脂肪及醣類可能會促使皮膚顯老，包括：皺紋形成、皮膚萎縮、乾燥等現象。文獻指出，年長者須注意飲食中維生素 C、D、B_1、B_6、B_{12}、葉酸，以及礦物質鈣、鐵、鋅、硒的攝取，一旦攝取不足，會增加營養不良、身體機能衰退，並降低生活品質。牙齒、口腔及消化道機能的退化，不僅影響食慾，也妨礙咀嚼及營養素的吸收。臺灣約有 5-7 成老人有飲食中熱量、鈣、維生素 E、維生素 D、鋅及鎂攝取不足的問題；其中維生素 D 缺乏症被發現不僅是老年人的問題，也是全球共同面臨的問題。

飲食攝取頻率、飲食型態與營養素攝取量，不僅與預防營養缺乏症及慢性病有關，也影響成人的皮膚狀態與老化程度。過量的紅肉類、全脂牛奶及精緻糖類會促進皮膚老化；反之，經常食用蔬菜、橄欖油、全穀類、豆類可能有益於延緩皮膚老化（圖 5-22）。飲食均衡且多選用新鮮的植物來源是健康美容養生飲食的關鍵，例如：以富含膳食纖維與維生素 B 群的全穀雜糧類為主食，搭配適量的蔬果類、優格等乳製品、堅果種子類、豆類、海鮮類等食物，從飲食中補充優質蛋白質、礦物質、維生素等身體所需成分，延緩體內營養的流失，對抗衰老。

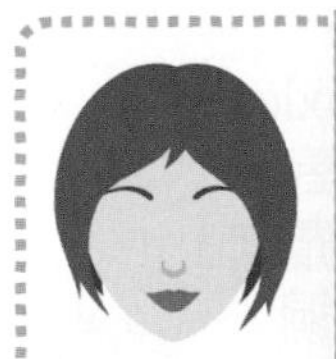

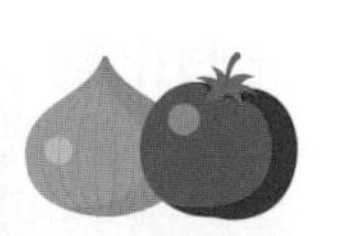

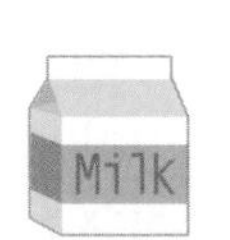

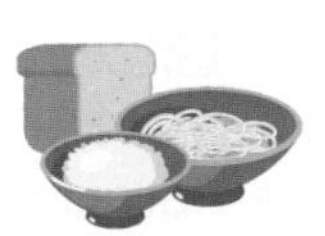

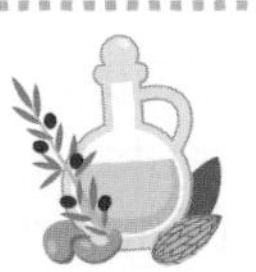

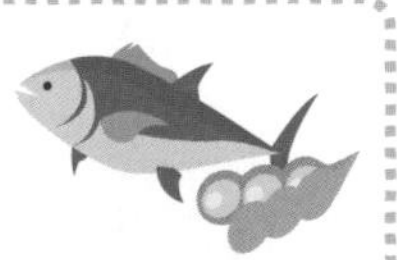

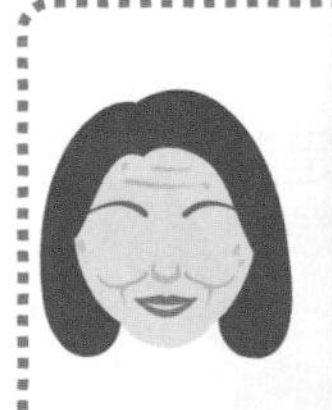

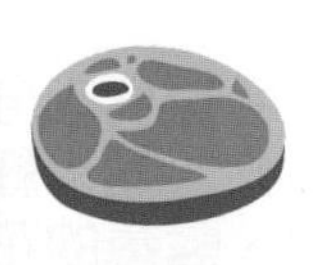

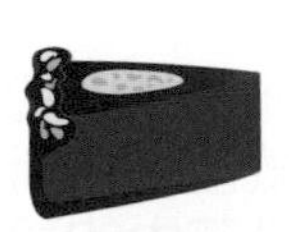

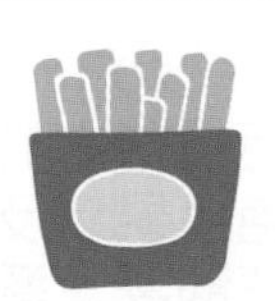

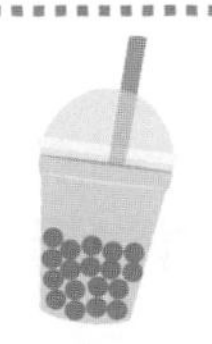

圖 5-22　延緩老化與促進皮膚老化的飲食型態

四、抗氧化 + 抗糖化 + 抗發炎，吃對食物，延緩老化

曾有科學家研究，在相同熱量的飲食攝取條件下（每種食物熱量約為 300 大卡），攝取不同食物後在體內產生自由基的情形。結果發現，有些食物吃完後易產生大量自由基，尤其是含大量「糖」和「脂肪」的食物；而柳橙汁內含維生素 C 反而有助降低體內自由基。自由基是造成皮膚老化、記憶力與視力減退及癌症的催化因素。人體的抗氧化防禦系統簡單分類為「酵素型」與「非酵素型」，老化或營養不足會導致人體自行合成抗氧化酵素的功能減弱，誘發氧化壓力的生成。

（一）抗氧化維生素、酵素與植化素

食物中含有多種具抗氧化作用的物質，可預防或還原氧化反應而減少自由基的生成，降低自由基引發的氧化壓力或細胞傷害，也被認為是抗老、抗癌、抗發炎或抗病的健康成分（圖 5-23）。

抗氧化維生素	維生素C：存在於柑橘、芭樂、櫻桃等水果。 維生素E：存在於各種堅果類或含胚芽的豆類等食物。
抗氧化酵素	人體可以製造多種抗氧化酵素，如：超氧化歧化酶（Superoxide Dismutase, SOD）、觸酶（Catalase, CAT）、穀胱苷肽過氧化酶（Glutathione Peroxidase, GPx）等。這類酵素的結合需靠飲食中足夠的胺基酸及礦物質才可以作用，如：含硫胺基酸、銅、鋅、硒、鐵等成分；蒜、洋蔥、十字花科蔬菜及堅果類等食物都是良好的來源。
植化素	泛指存在於天然蔬果等各種植物中的天然色素或成分，尤其是深色蔬果以及帶有酸味或微微苦味的新鮮食物。如：紅蘿蔔的類胡蘿蔔素、番茄的茄紅素、綠茶中的兒茶素、藍莓的花青素等。

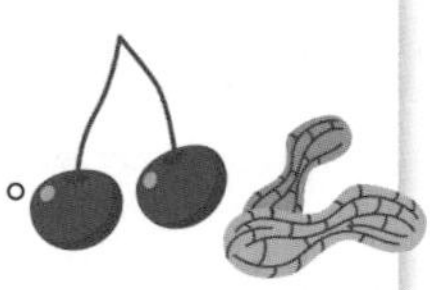

圖 5-23　食物中的抗氧化劑

人體內可自行合成抗氧化酵素，存在於各種組織細胞中，藉由鋅、銅、鐵、硒等輔因子的協助，清除自由基，主要有超氧歧化酶（superoxide dismutase, SOD）、觸酶（catalase, CAT）與榖胱苷肽過氧化酶（glutathione peroxidase, GPx）等（圖 5-24、表 5-3）。非酵素型抗氧化劑能夠預防自由基形成和清除氧化物，包括維生素 C、維生素 E、β- 胡蘿蔔素、榖胱苷肽（glutathione, GSH）及植化素等。麩胱苷肽是由麩胺酸、半胱胺酸和甘胺酸及金屬硫蛋白（metallothionein）所組成的三胜肽，在肝臟的解毒與抗氧化功能扮演重要角色。

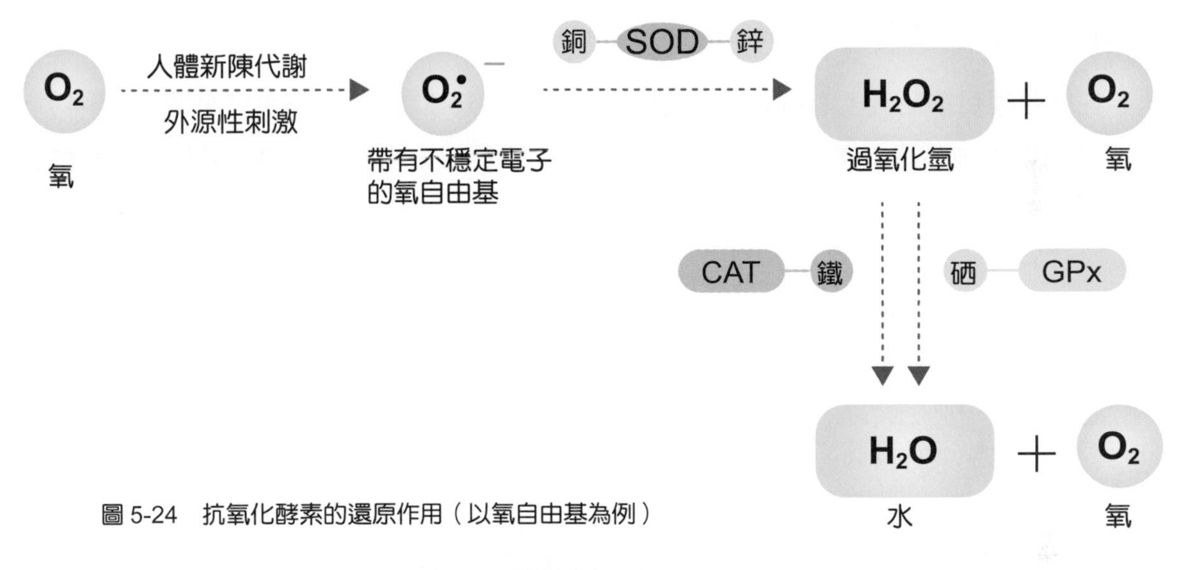

圖 5-24　抗氧化酵素的還原作用（以氧自由基為例）

表 5-3　氧化酵素及其輔助因子

抗氧化酵素	輔因子	營養素每日建議攝取量（成人）	主要食物來源
超氧歧化酶（SOD）	鋅	女－12 毫克 男－15 毫克 最多不超過 50 毫克	海產、肉類、肝臟、蛋、黃豆、堅果類
	銅	2 毫克	肝臟、肉、魚、蝦、堅果類
麩胱苷肽過氧化酶（GPx）	硒	女－55 微克 男－70 微克	海產、蔥、洋蔥、蒜
觸酶（catalase）	鐵	女－15 毫克 男－10 毫克	肉、奶類、魚、深色蔬菜、豆類

人的衰老過程中，體內「氧化損傷和發炎」在誘發老化性疾病的發展扮演關鍵角色，以皮膚為例，紫外線照射會誘發細胞的 DNA、膠原蛋白及脂質的氧化損傷及慢性發炎，造成皮膚老化，甚至皮膚癌（圖 5-25）。研究發現，以攝取番茄、橄欖油、辛香料、蔬果為主的地中海飲食族群，其皮膚癌的罹患率較低於其他國家。許多科學家不約而同進行近萬種不同植化素的研究，並依其化學結構分類，例如：多酚類（（polyphenols）、類黃酮素（flavonoids）、酚酸類（phenolic acid）、類胡蘿蔔素（carotenoids）、有機硫化物（organosulfur compound）、植物性雌激素（phyto-estrogens）、類化合物（terpenoids）、甜菜色素（betalains）等。

在此整理目前研究上有益於預防皮膚老化的植化素種類、功能與食物來源（表 5-4），很多植化素也被萃取為美容保健食品，甚至是化粧品成分或芳香精油，可見植化素對抗老的重要性。

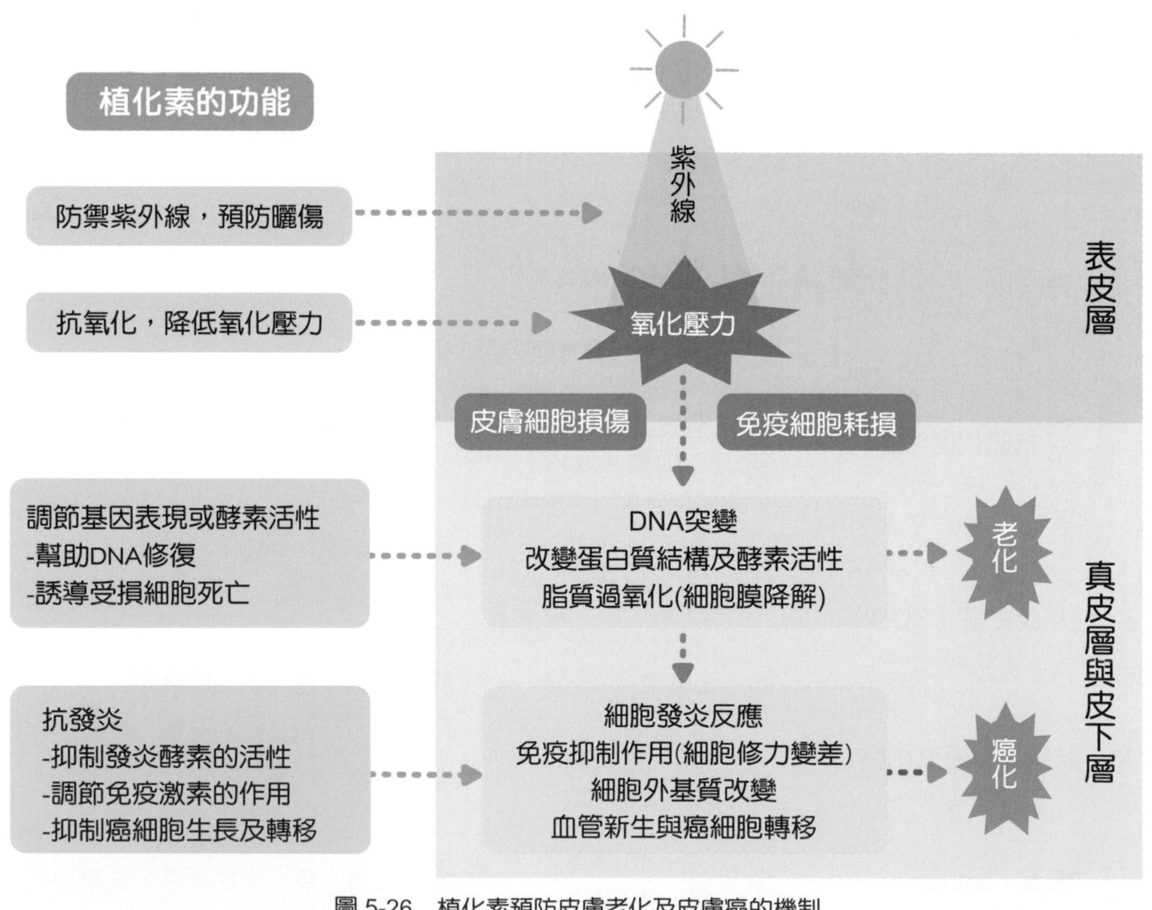

圖 5-26　植化素預防皮膚老化及皮膚癌的機制

表 5-4　有益皮膚抗老的植化素

代表植化素	美容保健功能	食物來源
異黃酮素（Isoflavones）	結構類似雌激素，可藉抗氧化作用，抑制紫外線誘發 DNA 的損傷及皮膚癌。	黃豆、毛豆、黑豆、山藥、當歸、黃耆
兒茶素（Catechins）	屬於多酚類的黃酮素，有類似防晒劑的作用，可減少紫外線的傷害，且有抗菌、抗發炎、抗過敏、抑制黑色素生成的活性。	綠茶、紅茶、可可、黑巧克力、櫻桃
原花青素（Proanthocyanidins）	屬多酚類，可清除自由基，降低高血糖對血管內皮細胞的損傷，預防系統性的發炎。	葡萄皮、蘋果皮、花生皮、紫高麗菜、紫山藥
花青素（Anthocyanidin）	屬類黃酮素，是植物顏色的來源，在酸性為紅色，鹼性則為藍色。具抗氧化作用，可刺激纖維母細胞分泌膠原蛋白。	石榴、藍莓、櫻桃、黑醋栗、桑葚、蝶豆花、蔓越莓
有機硫化物（Organosulfur compound）	具揮發性味道，可轉換成多種含硫化合物，構成人體肝臟中的解毒酵素，具抗氧化、抗菌、抗發炎等作用。	大蒜、花椰菜等十字花科蔬菜、洋蔥、韭菜花、山葵、蔥
蘆薈多醣（Aloe polysaccharide）	為傷口修復及舒緩皮膚炎之傳統抗發炎成分，用於舒緩乾癬及晒傷症狀。	蘆薈與其他多醣類如：銀耳、木耳、菌菇類
蝦紅素、藻紅素（Astaxanthin）	來自大海的類胡蘿蔔素，具有抗氧化、抗發炎、抗過敏、修護受傷組織的作用。	紅藻、褐藻等各式食用藻類
酚酸類（Phenolic acid）	屬多酚類，具對抗紫外線及清除自由基的作用，如：綠原酸（chlorogenic acid）、鞣花酸（ellagic acid）等。	可可、咖啡豆、石榴、草莓、核桃、枸杞
玉米黃素（Zeaxanthin）	屬於一種類胡蘿蔔素，具抗氧化、維持上皮分化、調節基因表現、抑制癌細胞生長、預防眼睛黃斑部病變等作用。	胡蘿蔔、南瓜、地瓜、甜玉米、柑橘、金針花
薑黃素（Curcumin）	屬多酚類，具抗發炎、抗氧化活性及調節免疫的作用，並稱為草本的阿斯匹靈。	薑黃、咖哩、嫩薑
人參皂苷（Ginsenoside）	具免疫調節、抗氧化、抗發炎、抗過敏、抗疲勞等多重抗衰老作用。	西洋蔘（花旗蔘）、刺五加、三七蔘

許多人因外食或喜好精緻美食，疏忽飲食中膳食纖維及植化素的攝取。衛福部國民營養調查發現，每天有達到攝取至少五份以上蔬果的人，比例不到兩成，令人憂心，因此推出彩虹飲食的建議，鼓勵民眾多攝取各種不同顏色的食物。蔬果富含水分、維生素、礦物質與膳食纖維，可調節皮膚的代謝能力、抗氧化力與免疫力；每天攝取深綠色或深紅色等多種顏色的蔬果、豆類、草本類等植物，補充植化素及抗氧化成分可幫助清除體內自由基及糖化終產物的累積。

某些特定植化素具有類似「天然防晒劑」的保護力，藉由清除自由基、降低皮膚氧化壓力與抗發炎的免疫調節作用，預防紫外線造成的皮膚紅斑與色素沉澱，可能有助延緩光老化及預防皮膚癌。每種天然植物中所含的植化素有所不同，包括綠茶兒茶素、紅石榴多酚、大豆異黃酮、蕃茄紅素等，都是目前常被研究的美容保健成分。營養學家也根據蔬菜水果的顏色加以歸屬分類，可分為七種顏色的食物及其所代表的植化素，為飲食加點顏色，也讓健康抗老的生活更出色。營養學家根據蔬菜水果的顏色加以歸屬分類，可分為七種顏色的食物，各顏色所代表的植化素如下：

綠色

常見蔬果
菠菜、芹菜、空心菜、A菜、地瓜葉、青椒、綠茶、檸檬、花椰菜等

生理功能
預防血管硬化、抗老化、預防癌症、強壯骨骼牙齒、降低消化性潰瘍的機率

代表植化素
葉綠素(chorophyll)
兒茶素(catechins)
芹菜素(apigenin)
檸檬苦素(limonin)
硫代葡萄糖苷(glucosinolate)
異硫氰酸鹽(isothiocyante)
吲哚(indoles)

橘色

常見蔬果
胡蘿蔔、南瓜、柑橘、芒果、葡萄柚、薑黃等

生理功能
預防乾眼症
預防黃斑部病變及白內障
維持上皮組織及黏膜健康
抗衰老、改善消化系統
保護心血管、強化免疫力

代表植化素
茄紅素 (lycopene)
葉黃素(lutein)
玉米黃素 (zeaxanthin)
檸檬黃素(hesperetin)
β-胡蘿蔔素 (β-carotene)

紅色

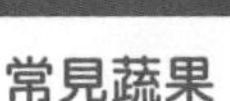

常見蔬果
番茄、櫻桃、草莓、西瓜、葡萄、蔓越莓、紅甜椒、石榴、甜菜

代表植化素
β-胡蘿蔔素(β-caotene)
茄紅素(lycopene)
辣椒紅素(capsanthin)
鞣花酸 (ellagic acid)
甜菜色素(betalains)

生理功能
保護心臟、
預防心血管疾病、
抗老化、
抗癌、
維護呼吸道及泌尿道健康

營養大補帖

蝶豆花，美麗又健康？

從泰式飲料興起的蝶豆花含有大量花青素與維生素，被許多女性當作是美容聖品，但蝶豆花其實含有「抗血小板凝集」與「促進子宮收縮」的作用，所以正在月經週期中且流量較大，以及懷孕的女性都不建議過量食用（圖 5-27）。

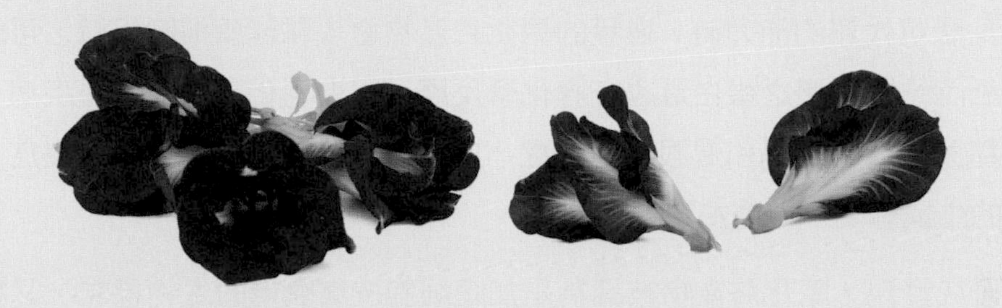

圖 5-27　蝶豆花外觀色澤獨特，含有大量花青素與維生素

黃色

常見蔬果
大豆、鳳梨、玉米、地瓜、薑黃

生理功能
維護視力健康、預防心血管疾病、保護胃黏膜

代表植化素
葉黃素(lutein)
芸香素(rutin)
薑黃素(curcumin)
大豆異黃酮(isoflavones)
綠原酸 (chlorogenic acid)
隱黃素(β-cryptoxanthin)

藍紫色

常見蔬果
紫色山藥、紫高麗菜、桑葚、茄子、紫葡萄、藍莓

代表植化素
鞣花酸(ellagic acid)
前花青素(proanthocyanidines)
花青素(anthocyanins)

生理功能
增進記憶力、維護尿道健康、養顏美容、抗發炎、保護動脈血管

黑色

常見蔬果
菇菌類、黑棗、黑芝麻、海帶、黑木耳、牛蒡、褐藻等

生理功能
提升免疫力、防治癌症、維護皮膚健康

代表植化素
木質素(lignin)
三萜類(triterpenoids)
植物固醇(phytosterol)
槲皮素(quercetin)
多醣類(poly saccharides)
藻褐素(fucoxanthin)
藻紅素、蝦紅素(astaxanthin)

白色

常見蔬果
山藥、洋蔥、青蔥、大蒜、苦瓜、白蘿蔔

生理功能
強化肝臟解毒功能、降低膽固醇、調節血糖、提高免疫力、預防癌症、消除疲勞、抗發炎

代表植化素
蒜素 (allicin)
皂素 (saponin)
苦瓜苷 (charantin)
蘿蔔硫素 (sulforaphane)

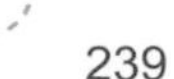

（二）抗糖化飲食（Anti-glycation diet）

抗糖化飲食聽起來像是不要吃糖的飲食法，實際上並非限制糖的攝取，而是將飲食重點放在減少體內糖化反應及糖化終產物（AGEs）的累積，也是抗老化的一種健康飲食型態。糖化終產物是人體內葡萄糖或果糖，與蛋白質、核酸或脂質一連串反應，不須酵素催化，發生在各組織器官與細胞中。一般人的身體可以靠代謝正常地清除糖化終產物，但當超過身體可代謝的能力時，過量的糖化終產物會攻擊健康細胞組織，可能會與血管內壁、腦細胞、水晶體之蛋白質起交聯化學反應，促進老化和多種慢性疾病。例如：控制不良的糖尿病病患容易引起眼睛、神經、皮膚、腎臟功能的衰退或併發症，即是與糖化終產物的生成有關，也會加速老化。

近年研究發現，糖化終產物被認為是加速細胞皮膚衰老的生物標誌，又稱為老化毒素（gerontoxinxins），也可能會來自錯誤的飲食與烹調方法。以食物種類來說，植物性食物中糖化終產物的含量遠低於動物性食物。許多食材原本是健康的，例如馬鈴薯、雞肉等，但經過高溫油炸後不僅容易產生反式脂肪酸、過氧化脂質，熱量與糖化終產物也隨之增加，因此應盡量避免高溫油炸方式。

營養大補帖

抗糖化飲食，降低糖化終產物烹調小技巧

1. 食物多以低溫、短時間的烹調，降低高溫及長時間烹調所產生的糖化終產物。
2. 避免熱鍋爆香，多以冷鍋冷油的方式：熱鍋下油會加速油脂氧化，過氧化脂質容易與催化糖與蛋白質發生反應。
3. 少用醬油、糖等調味料來醃製或烹調食物，研究發現，改用檸檬汁醃肉，可降低烹調過程中所生成的糖化終產物。
4. 多以番茄、洋蔥、香辛料等植物性食材入菜或熬湯，其所含的抗氧化營養素不僅可減少料理過程中糖化終產物的生成，攝取後有可抑制體內糖化終產物的生成。
5. 降低可樂、茶、咖啡等經高溫烘培或含糖量較高的飲料。

由圖 5-28 可知，以水煮或清蒸的方式料理食物所生成的糖化終產物，遠低於燒烤或油炸，且烹調時間愈長，生成量也愈多。因此，經常攝取過度烹調、加工或富含糖、高油脂的食物，易增加體內自由基或糖化終產物的含量，導致皮膚老化，不利於美容保養，例如：過多的糖類、紅肉類、油炸（尤其是回鍋油）、煙燻、醃製、菸酒等加工或刺激性食物。愈來愈多研究證實，原態食物植物性飲食型態（Whole-food, Plant-based Diet, WFPB）可以增加飲食中抗氧化劑的含量，有助消除血液中有害的致癌物，並減少老化毒素的含量，有助於防止細胞損傷，延緩衰老。

新鮮蔬果
花椰菜(100g)
226 ku
蘋果(100g)
13 ku
番茄(100g)
23 ku

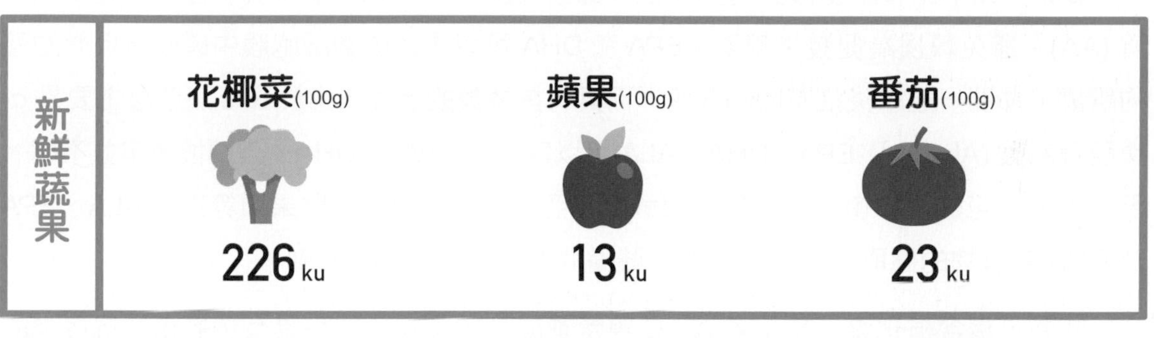

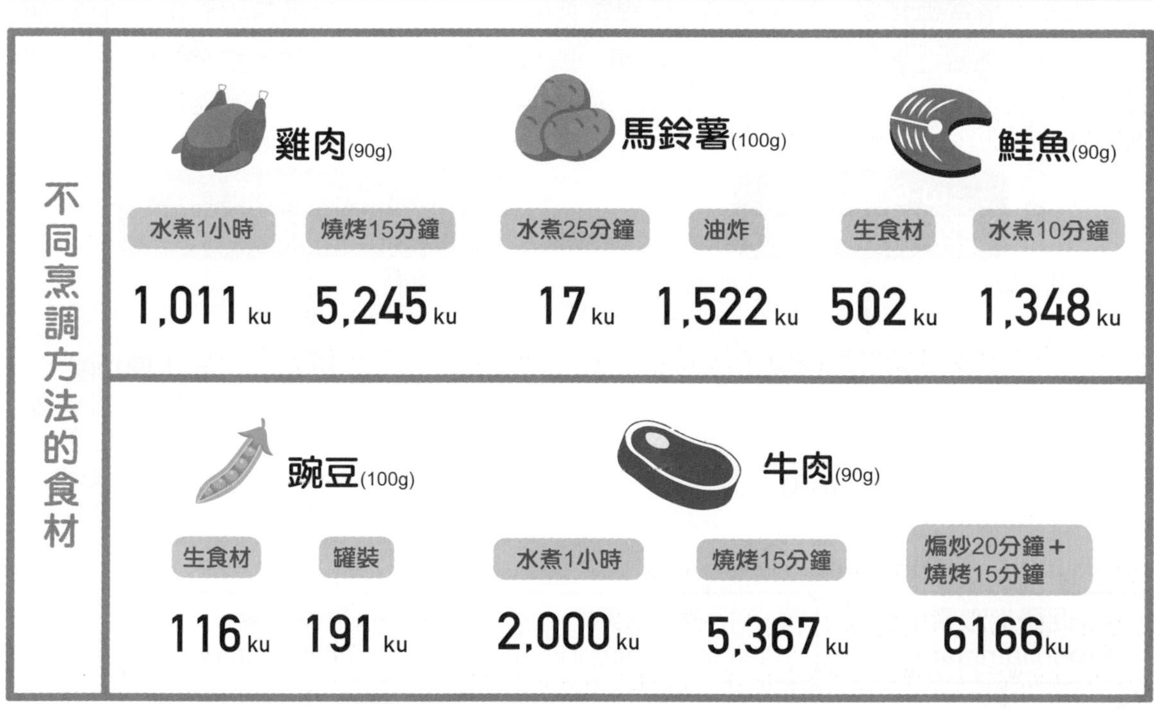

圖 5-28　食物中糖化終產物（AGEs）的含量

（三）抗發炎機制

發炎是人體啟動免疫系統的正常機制，然而，身體過度的發炎或無法控制的慢性發炎可能誘發人體的疾病，例如肥胖、心血管疾病、癌症、機能退化、失智、情緒問題、過敏及免疫失調等。因此建議飲食中ω-6脂肪酸與ω-3脂肪酸攝取比例應維持1：1～4：1的平衡。研究發現，現代人的飲食型態容易傾向於ω-6脂肪酸食物攝取過多，ω-6與ω-3脂肪酸的比值約為10：1～25：1，而嚴重失衡的脂肪酸比例在人體的生化代謝傾向於促發炎反應（圖5-29）。

ω-3多元不飽和脂肪酸具有抑制或調節發炎反應的功能，並可競爭性抑制花生四烯酸(AA)，避免轉換為促發炎激素。EPA和DHA可以透過改變細胞膜中磷脂質與脂肪酸的組成，抑制一連串炎症基因的表達，而具有抗發炎的活性。由於ω-3脂肪酸主要是α-次亞麻油酸(ALA）及EPA、DHA，ALA可以轉換成EPA及DHA，但轉換效率並不高。因此，飲食可透過均衡深海魚類、海鮮類、亞麻仁油、海藻與堅果類等富含ALA、EPA及DHA等食物的攝取，預防ω-3脂肪酸攝取不足或脂肪酸的失衡。

此外，富含植化素、維生素A、C等營養成分的食物，同時具有抗氧化及抗發炎的作用，這些隱藏在各類蔬果、豆類、菇類、藻類、穀類及草本植物的抗發炎成分，有助避免體內的慢性發炎，達到延緩老化及疾病防治的作用。

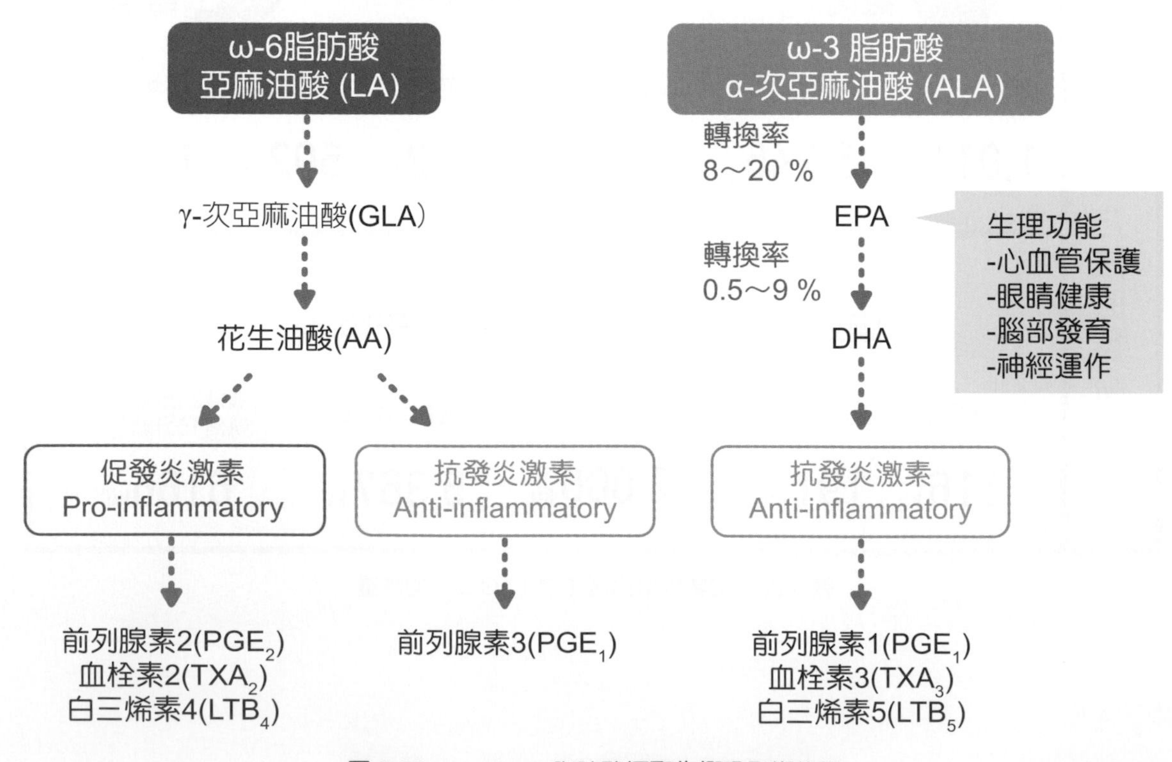

圖5-29　ω-6/ω-3脂肪酸攝取失衡恐影響代謝

五、抗老化營養餐點示範

養顏美容餐點須建立在均衡飲食的基礎，包括：

1. 每餐涵蓋六大類食物且滿足成人一餐的營養需求。
2. 多以未加工的原態健康食物為食材，烹調盡量簡單，保持原味，符合高纖、低脂、低糖與低鹽的原則。
3. 蔬菜水果及各類食物的種類與顏色盡量多樣化。
4. 選擇具抗氧化成分或營養密度高的食材，如 ω-3 脂肪酸、必需胺基酸、鈣質、鐵質、膳食纖維、維生素 B 群、維生素 C、維生素 E 等營養素。

以下提供抗老化訴求之營養餐點範例（圖 5-30），菜單作法及營養含量分析請見表 5-5、5-6。

櫻花蝦干貝飯糰、彩椒杏鮑菇、雙色花椰鮭魚佐起司、青醬鮮蛤蠣、海藻水果沙拉、黑芝麻鮮乳酪

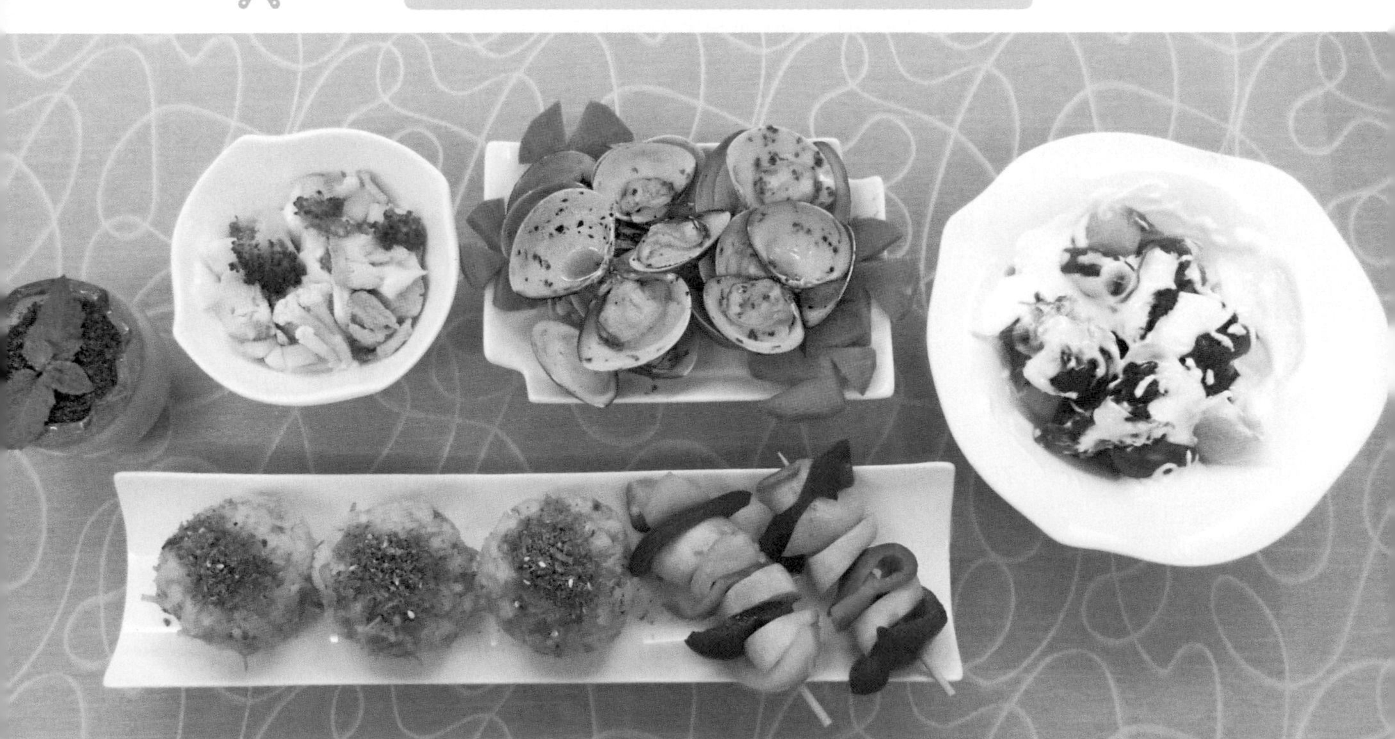

圖 5-30　抗老化訴求之營養餐點範例
（食譜設計製作：陳亭瑋／指導老師：汪曉琪）

表 5-5　抗老化訴求之營養餐點製作重點

菜單	內容
菜名、用量	1.櫻花蝦干貝飯糰：糙米飯 150 公克、櫻花蝦 5 公克、熟干貝 30 公克、四季豆 5 公克、橄欖油 1 茶匙、鹽少許。 2.彩椒杏鮑菇：三色椒 90 公克、杏鮑菇 40 公克、鹽少許。 3.雙色花椰鮭魚佐起司：鮭魚 35 公克、綠白花菜 60 公克、蘋果丁 20 公克、起司 1 片。 4.青醬鮮蛤蠣：蛤蠣 250 克（約 12 顆）、青醬 1 茶匙、羅勒葉適量、橄欖油 1 茶匙。 5.海藻水果沙拉：柳丁 1 顆、小番茄 5 顆、葡萄 5 顆、海藻 10 公克、優格 1/2 杯。 6.黑芝麻鮮乳酪：低脂鮮奶 50c.c、即溶吉利丁粉 5 公克、黑芝麻粉 5 公克、蜂蜜適量。
作法	1.將櫻花蝦、糙米飯加油拌炒，待米均勻散開後，加入四季豆丁、剝絲干貝，加少許鹽調味後拌炒均勻，起鍋待稍微降溫後，捏成飯糰即可。 2.將青椒、紅甜椒、黃甜椒及杏鮑菇切成菱形狀後，以少量的水川燙後，以乾淨竹籤將彩椒杏鮑菇串好即可。 3.將鮭魚塊以電鍋蒸熟後，連同川燙後的花椰菜及蘋果丁、鮭魚及起司放入烤杯，放入烤箱以 180 烘烤 5 分鐘即可。 4.炒鍋加少許油，放入蛤蠣翻炒，待蛤蠣全開時，加入青醬拌炒均勻，最後灑上少許羅勒葉即可。 5.柳丁切小丁，將小番茄、葡萄、海藻（川燙過）加入，最後淋上優格即可。 6.將黑芝麻粉、鮮奶放入鍋內，以小火烹煮，加入吉利丁煮至溶解即熄火，倒入模型中等待冷卻。放入冰箱冷藏，食用時再灑上少量黑芝麻粉。

表 5-6　營養含量分析（Nutrition Facts）

每份含量		每日參考值百分比（%）*	每份含量		每日參考值百分比（%）*
熱量	757 大卡	37.8	維生素 E	3.68 毫克	28.3
蛋白質	40 公公克	66.7	維生素 B_1	0.49 毫克	35
脂肪	20 公克	33.3	維生素 B_2	0.59 毫克	36.9
醣類	104 公克	34.7	菸鹼酸	12.21 毫克	67.8
膳食纖維	13.3 公克	53.2	維生素 B_6	0.43 毫克	26.9
鈉	1235 毫克	61.8	維生素 B_{12}	21 毫克	8.8
鈣	338 毫克	28.2	維生素 C	192 毫克	192
鐵	6.8 毫克	45.3	亞麻油酸	2.32 公克	-
維生素 A	4162 毫克	59.4	次亞麻油酸	0.19 公克	-

* 每日參考值：熱量 2000 大卡

5-5 逆齡餐桌一日菜單設計

「健康的食物就是美容的食物」。養顏美容的食物的重點並非針對特定食物，而是要認識哪些食物是健康的食物，如何搭配這些健康的食物，逐步建立良好的飲食型態。食物的選擇重點在於控制食物的「份量」，及講究「品質」，以「質量並重」為最佳。「美容營養」的重點在於是否願意每天花一點時間選擇好的健康的食物與生活的保養，不僅是塗塗抹抹或妝扮的五顏六色，而是要吃的色彩繽紛，符合身體的需求。如何啟動美容保健的飲食型態呢？在此以一日健康美容的飲食為設計，作為居家料理或外食用餐選擇參考。

一、以營養均衡為優先，規劃熱量、三大營養素及各餐點食物份量

在此以每日熱量 1700 大卡為目標（可視個人熱量需求規劃），參考每日飲食指南建議，三大營養素占總熱量比例設計為蛋白質 16.5%、脂質 30%、醣類 53.5%，以少量多餐的方式規劃 5 餐，並計算每餐各類食物供應份數，如表 5-7。

表 5-7　每日總熱量、三大營養素及各類食物分配表

餐別					食物營養成分（營養素以公克計算）						
早餐	早點	午餐	午點	晚餐	食物類別		份數	蛋白質	脂肪	醣類	熱量
0.5					奶類	全脂	0.5	4	4	6	75
	1					低脂	1	8	4	12	120
1		1.2	0.5	1.3	蔬菜類		4	4	0	20	100
	1		1.5		水果類		2.5	0	0	37.5	150
3	0.5	3.5		3	全穀雜糧類		10	20	0	150	680
					豆魚蛋肉類	高脂					
		1.3		0.2		中脂	1.5	10.5	7.5		112.5
1.5		1.2		1.3		低脂	4	28	12		220
2		2		2	油脂與堅果種子類						
					三大營養素總計 (g)			74.5	57.5	225.5	
480	215	526	102.5	418	熱量（大卡）			298	517.5	902	1717.5

營養均衡餐食的設計原則：

1. 涵蓋全穀雜糧類、豆魚蛋肉類、乳品類、蔬菜類、水果類、油脂與堅果種子類六大類食物。每餐至少六種以上營養素密度高之原態食物，提高微量營養素與植化素攝取量。
2. 全穀雜糧類設計每日 10 份，平均分配在三餐及早點，並加入 7 種未精製全穀雜糧與白米共煮，達到每日主食 1/3 為未精製全穀雜糧之目標。善用食物互補法，在米飯中加入豆類及堅果種子類，彌補穀類之限制胺基酸（離胺酸）之不足。
3. 豆魚蛋肉類設計每日 5.5 份（中脂肉 1.5 份、低脂肉 4 份），以豆、魚、蛋、海鮮、雞肉、低脂豬肉類、奶製品作為優質蛋白質、維生素 D 及 B_{12} 的來源，充足適量的分配到三餐及早點中，達到每公斤體重約 1.2 克蛋白質的攝取，避免過多油脂及飽和脂肪酸的攝取，提供優質胺基酸，預防膠原蛋白及肌肉量的流失。
4. 乳品類設計每日 1.5 份（全脂 0.5 份、低脂 1 份），種類包括鮮乳、低脂無糖優酪乳、起司片，提供豐富的鈣質及乳酸菌，彌補現代人鈣質攝取不足的問題，並維持腸道健康。
5. 蔬菜類設計每日 4 份，多使用臺灣當令在地的蔬菜，增加維生素、礦物質、膳食纖維及植化素的攝取，中和主食和肉類在體內所產生的酸性，維持體內酸鹼平衡。
6. 水果類設計每日 2.5 份，多使用未後熟或後熟程度較低的水果，以降低醣類的攝取，並連果皮一起食用，增加膳食纖維、維生素 C 及植化素的攝取。
7. 油脂與堅果種子類設計每日 6 份，選擇富含不飽和脂肪酸的優質油為油脂來源，烹調方法多以低溫清炒為主，並攝取 1.5 份來自原態的芝麻、核桃、腰果等堅果種子類，以提高維生素 E、鈣、鋅等營養素攝取。

二、美容保健飲食設計理念，參考「調、節、補、抗」關鍵字

1. 吃得繽紛多彩絕對是美容保健飲食重點原則，花青素、含硫化合物、類胡蘿蔔素、類黃酮、多醣體等健康有益的植化素，存在於多種不同顏色的天然蔬果或草本植物中，這些成分具有抗發炎、抗糖化、抗癌、抗老化等活性，同時攝取更可發揮加成效果，降低皮膚細胞的氧化壓力，延緩老化。

2. 膳食纖維可增加飽足感，維持腸道的健康。深色蔬菜也可作為鈣質及葉酸的良好來源。以各種菇類溶出的水溶性纖維來料理食物，可提高每餐膳食纖維的含量。膳食纖維也是腸道好菌的益生原，可以促進健康的腸道微生物群生長，越來越多的研究證實腸道與皮膚的健康息息相關，有利於某些皮膚發炎疾病。

3. 乳製品不只是鮮奶，添加多種乳酸菌製造的優格、優酪乳也是極好的選擇，幫助鈣質、維生素 D 及好菌的補充，維持腸道菌群生態。

4. 避免使用精製糖或過多含鈉調味料等加工品，善用天然香辛料，增添食物本身風味，例如以洋蔥、鳳梨、枸杞等蔬果甜味，並以海帶、香菇、蝦及蛤蜊等食材的鮮味，以及九層塔、香菜、蒜頭、青蔥等天然辛香料之自然風味取代調味料，為餐食增添風味。此外，咖哩、檸檬汁、番茄、九層塔、薑、蒜、昆布、蝦米、干貝等食材，都是天然的提味方式。

5. 搭配多元豐富的新鮮食材，以蒸、煮、燙、炒、燉等低油烹調的方保留食物原味，避免油炸、燒烤、糖醋等作法，以精緻擺盤、五餐供食、多變的料理方法、鮮艷顏色及軟嫩的口感。

6. 可採用耐放的根莖類、果菜類、菇類、堅果種子類，搭配海帶芽、乾香菇、枸杞、薑黃等乾料，配合各種當季當地食材，可降低食材成本。

7. 選擇高營養密度的食材，以自然食物風味為健康調味，提高每一口的營養價值，降低健康風險。例如：選擇菠菜、綠花椰菜、蘿美生菜及燕麥等富含葉酸高的食材；選用維生素 E 高的優質葵花油作為烹調用油。

8. 美容保健飲食並非只吃某種特定食物或營養素，而是強調健康均衡的飲食型態。每天要吃到多種類、多顏色、多原態的食物，才能攝取足夠的膳食纖維、鈣、鐵、鋅及維生素等營養素。現在時興的「正念飲食（mindful diet）」，就是要覺察「身體的需要」，帶著「正確知識」及「健康信念」用餐。

三、逆齡餐桌一日菜單設計實例

早餐（圖 5-31）	食材營養種類
(1) 南瓜堅果芝麻 (2) 牛奶燉飯 (3) 菌菇溫沙拉 熱量：480 大卡	全穀雜糧類：南瓜、白米、糙米 豆魚蛋肉類：雞胸肉 乳品類：全脂鮮奶、全脂起士片 蔬菜類：蘑菇、洋蔥、杏鮑菇、玉米筍、秋葵、黑木耳 油脂與堅果種子類：核桃、熟芝麻粉、油醋醬
甜點（圖 5-31）	食材營養種類
(4) 水果優格 熱量：215 大卡	全穀雜糧類：燕麥片 乳品類：無糖低脂優格 水果類：奇異果、蘋果、香蕉、葡萄
午餐（圖 5-32）	食材營養種類
(1) 薑黃紫地瓜飯 (2) 鳳香魚片 (3) 營養毛豆蛋捲 (4) 塔香彩椒炒青花 (5) 枸杞山藥香菇雞湯 熱量：526 大卡	全穀雜糧類：紫地瓜、白米、糙米、山藥 豆魚蛋肉類：鯛魚片、嫩豆腐、毛豆、雞蛋、雞胸肉 蔬菜類：薑黃、洋蔥、大蕃茄、金針菇、蒜頭、綠花椰菜、紅甜椒、黃甜椒、黑木耳、九層塔、乾香菇、薑、香菜 水果類：鳳梨、枸杞 油脂與堅果種子類：優質葵花油

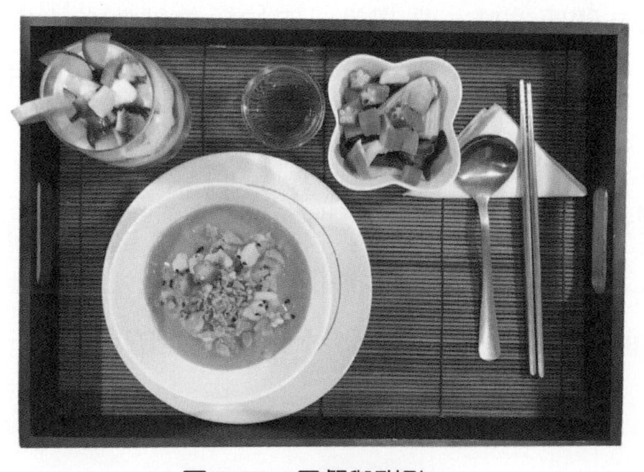

圖 5-31　早餐與甜點

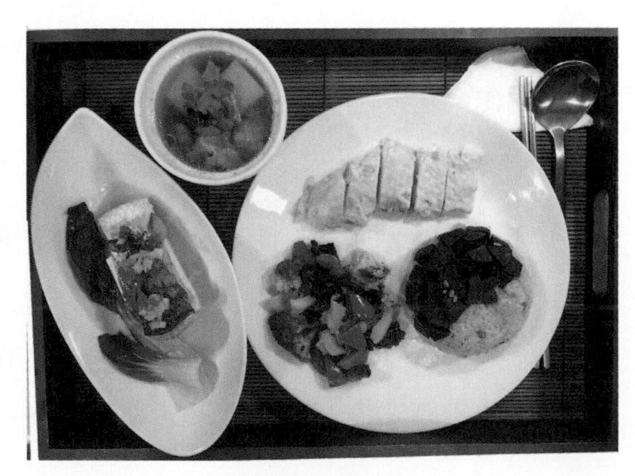

圖 5-32　午餐

午點（圖 5-33）	食材營養種類
五行蔬果汁 熱量：102 大卡	蔬菜類：青江菜、西洋芹 水果類：蘋果、香蕉、葡萄、鳳梨、小蕃茄
晚餐（圖 5-34）	**食材營養種類**
(1) 綠豆地瓜飯 (2) 蔥香蒸肉餅 (3) 蘿美蝦鬆 (4) 芝麻菠菜 (5) 海芽綜合菇菇湯 熱量：418 大卡	全穀雜糧類：黃地瓜、白米、糙米、綠豆 豆魚蛋肉類：低脂豬絞肉、蝦仁、蛤蜊 蔬菜類：洋蔥、大蕃茄、青蔥、黑木耳、紅蘿蔔、蘿美生菜、菠菜、杏鮑菇、金針菇、乾香菇、海帶芽、薑片、香菜 水果類：枸杞 油脂與堅果種子類：優質葵花油、熟芝麻、核桃、腰果、白芝麻醬

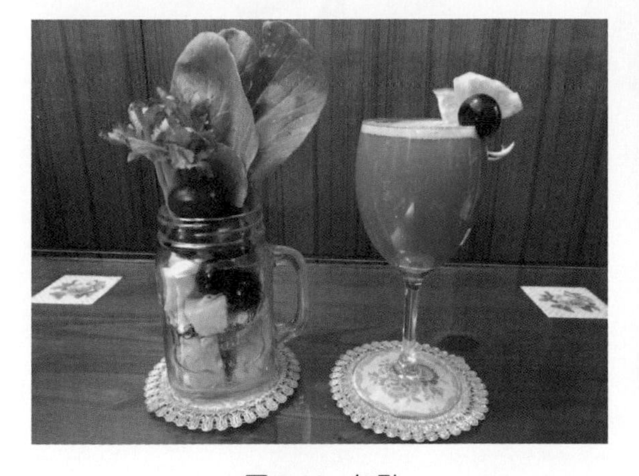

圖 5-33　午點

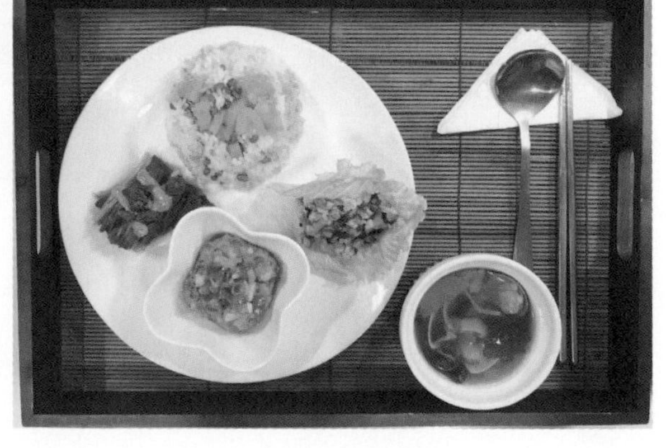

圖 5-34　晚餐

（逆齡餐桌一日菜單設計：賴冠菁、汪曉琪、林琪凰、李麗美營養師）

專題討論

「逆齡餐桌」菜單關鍵字

某餐廳推出一套訴求「逆齡餐桌」的菜單，請思考抗老化的健康餐盤，應該符合哪些關鍵字呢？並舉例可運用的食材或料理有哪些呢？

範例：

關鍵字——1. 抗氧化：以十字花科蔬菜及時令水果打成一杯鮮果汁，如萵苣、西洋芹、葡萄、蘋果等。

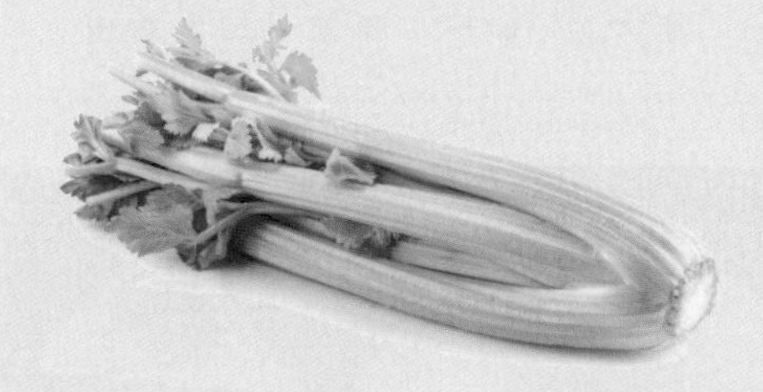

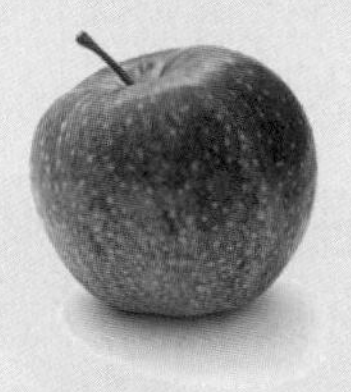

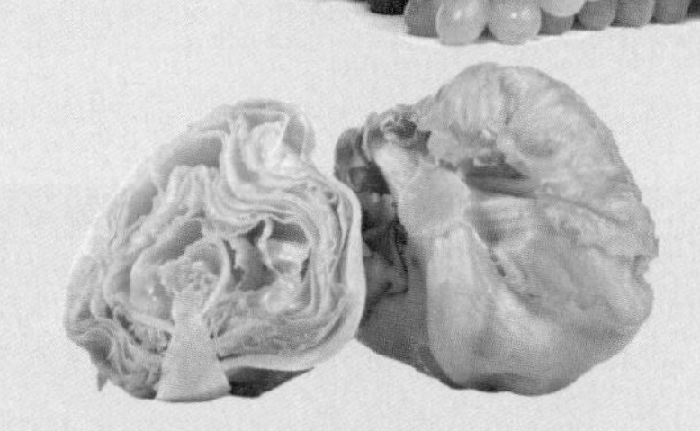

5-6 美髮與美甲的營養保健

頭髮與指甲是皮膚的附屬器，它們構成人類表皮最堅固的部份，具有保護身體的功能，同時也是營養評估的指標。營養缺乏容易造成頭髮與指甲失去原有的光澤和美感，造成生長緩慢、乾燥枯黃或顏色改變等症狀，也可能影響外觀形象或造成社交的問題。

一、頭髮的結構與生長週期

頭髮分為髮根及髮幹兩大部分，根部的毛乳頭是頭髮唯一有生命活性的部位。頭髮的生長與毛囊是分不開的，毛囊的存在是頭髮正常生長、退化、自然脫落再重新生長的關鍵。毛乳頭內的細胞從微血管吸收營養以供應細胞正常分化，向上移位角化後推出頭皮變成肉眼可見的頭髮，並由毛囊旁的皮脂腺供應皮脂，使頭髮亮澤、柔軟。

頭髮的結構由外而內可分為表皮層、皮質層及髓質層（圖 5-35）。表皮層由許多角質化的組織（毛鱗片）形成，幫助頭髮抵抗環境傷害，防止養分及水分的流失。中間為皮質層，含有大量黑色素、水分及必需胺基酸，也是決定髮色或是頭髮健康光澤的主要組織。髓質層是連接頭皮毛囊，可從頭皮中吸取營養成分提供頭髮生長，若髓質層萎縮會造成頭髮掉落的現象。

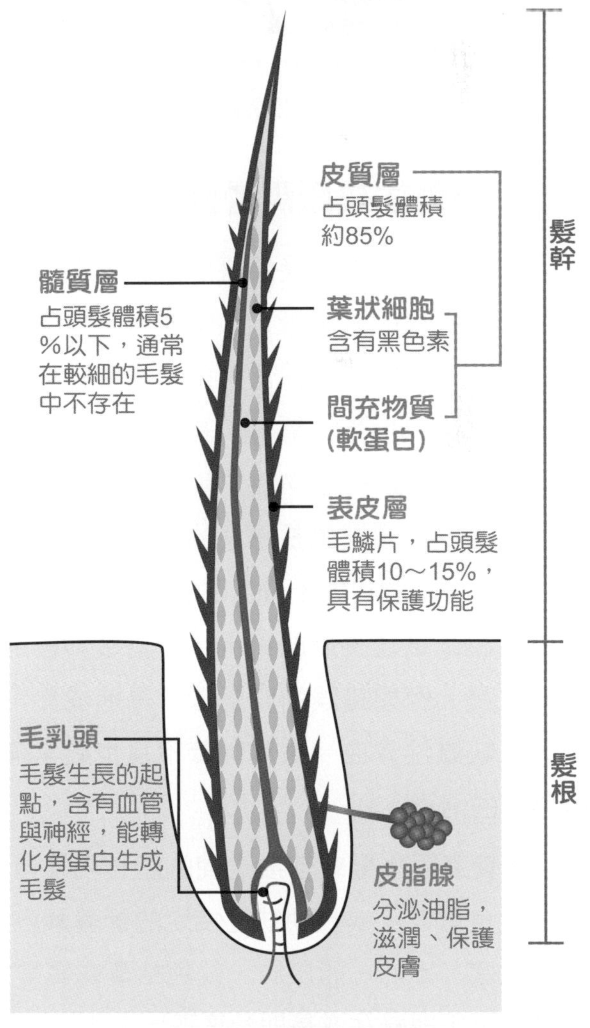

圖 5-35　毛髮的生理結構

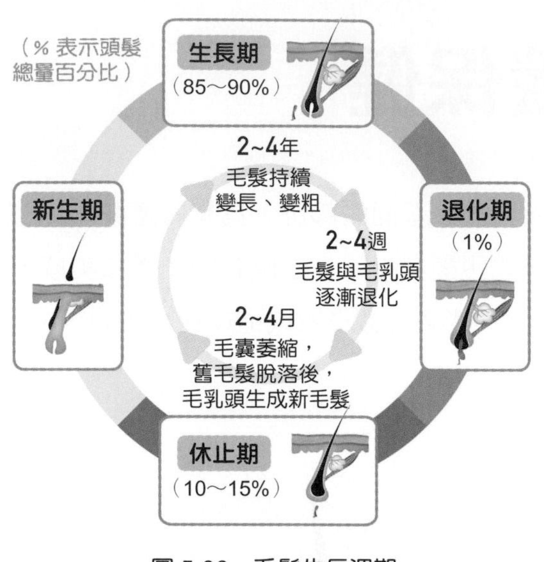

圖 5-36　毛髮生長週期

頭髮生長約以 2 ～ 6 年為一週期，分為生長期、退化期和休止期，為動態平衡的循環。一般人的頭髮約有 85 ～ 90% 處於生長期，生長速度每日約 0.3 公釐，為期 2 ～ 4 年。處於退化期的頭髮約占 1%，約 2 ～ 4 週，之後毛髮停止生長而進入休止期，最後自然掉落。處於休止期的頭髮約占 10 ～ 15%，約 2 ～ 4 個月。正常情況下，每天會因為洗頭、梳頭或撥髮時脫落 70 ～ 100 根頭髮。毛乳頭細胞重新生長出新的頭髮以維持頭髮的數量（圖 5-36）。

二、頭髮生長所需營養

頭髮健康與生長受遺傳、營養、藥物和內分泌等多種因素影響，其中營養扮演關鍵的角色。飲食中許多種營養素是頭髮組成的重要成分，包括蛋白質（胺基酸）、油脂、維生素及鐵、鋅等礦物質（圖 5-37），而許多營養素也與頭髮生長週期的調控有關。頭皮的毛囊是人體代謝十分活躍的部位，熱量、蛋白質和微量營養素的不足，會直接影響到毛髮生長。例如錯誤的減肥法容易造成異常掉髮，缺鐵性貧血、嚴重營養不良也經常伴隨落髮的情形。

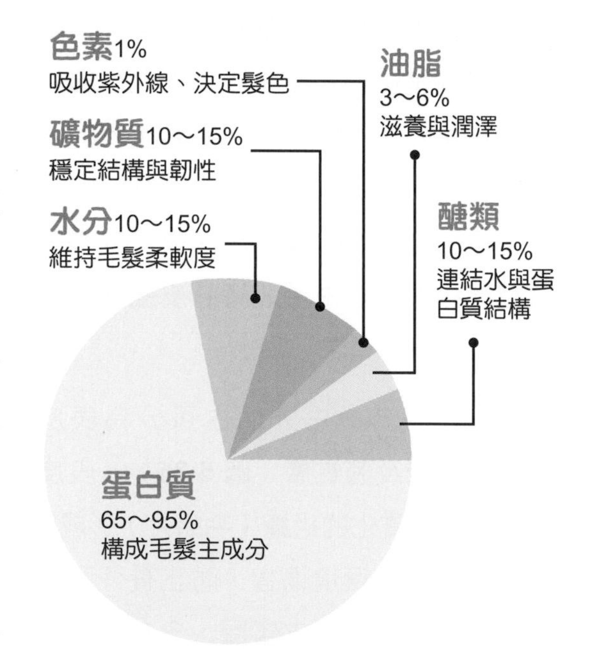

圖 5-37　營養是組成頭髮的重要成分

營養素跟生髮或落髮之間的關聯相當複雜，研究發現，高熱量、高油脂、高糖、高鈉的飲食習慣，或長期缺乏特定的營養素容易影響頭皮健康或髮質改變，例如：頭皮乾燥、敏感、出油、頭皮屑、髮色枯黃或異常掉髮等（圖 5-38），尤其是抽菸者、過度節食者、更年期婦女或長期營養不均衡的族群。

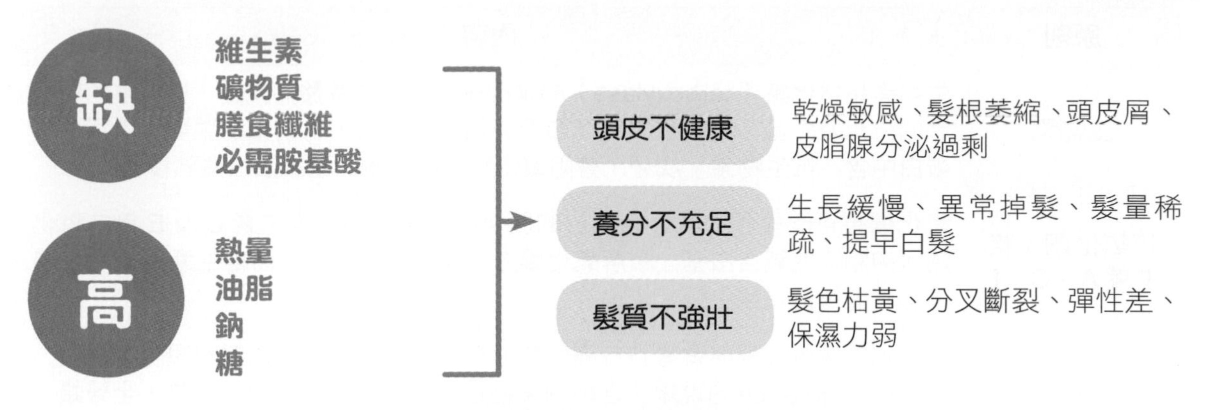

圖 5-38　長期飲食不均衡影響頭髮正常生長

黃帝內經指出：「肝藏血，髮為血之餘」，想要一頭烏黑健康的秀髮，需從調脾胃、養肝血、補腎精及維持頭部的氣血暢通等多方面著手；若腎精不足，頭髮容易失去光澤，提早白髮；肝血虧虛或脾胃氣虛的人則養分吸收與運輸不足，容易掉髮。中醫認為腎主「黑」，日常飲食加入黑色食物，如：黑芝麻、黑木耳、黑豆、桑椹、黑糯米等，幫助補益腎精，預防白髮或掉髮，而這些食物也提供豐富的蛋白質、必需脂肪酸、鋅、鐵等，可見中醫與營養學的觀點不謀而合。美髮保健須由均衡飲食做起，避免與頭髮生長有關的營養素缺乏，預防落髮的問題（表 5-8）。

表 5-8　健髮的營養攝取原則

原則	內容
適量的熱量及蛋白質（胺基酸）	過度節食、極端減肥及長期的熱量或蛋白質攝取不足，容易導致惡性營養不良或消瘦症，可能會造成頭髮變的稀疏或掉髮。離胺酸、甲硫胺酸等必需胺基酸是頭髮生長的成分，攝取高品質的蛋白質，有助頭髮生長、預防斷裂。
必需脂肪酸	亞麻油酸和 α- 次亞麻油酸的缺乏，可能與頭皮和眉毛的髮量減少有關，推測必需脂肪酸可能藉由抑制頭髮毛囊的 5α 還原酶（5-α reductase），調節雄激素的作用，或藉由促進毛囊增殖，提升毛髮生長。
鐵質	鐵是構成血紅素的重要成分，幫助養分運送。長期缺鐵及低血清鐵蛋白濃度易導致非停經女性異常掉髮，也和女性雄性禿有關。良好的鐵質來源包括：肉、蛋、豆類與堅果等。
鋅	在與鋅缺乏有關的遺傳或後天性疾病，大多可以看到休止期脫髮或毛髮脆弱的情形。近年研究也顯示鋅缺乏易導致脫髮或女性雄性禿。含鋅的食物包括：奶、蛋、魚、肉、豆類與堅果、芝麻、全穀類及帶殼海鮮。
維生素 B 群	缺乏維生素 B_3 容易出現落髮現象；維生素 B_6、B_{12} 及葉酸不足易造成貧血，影響紅血球將氧氣及營養物質帶到毛囊，妨礙頭髮的生長。B 群有助蛋白質的合成，維護皮膚及頭髮生長及修復。食物中的糙米、豆類、青菜、肉類及酵母等食物皆為 B 群的良好來源。

原則	內容
生物素	生物素是羧化酶（carboxylase）的輔因子，參與胺基酸的代謝，並促進角質細胞的分化及角蛋白的合成，強健頭髮與指甲的結構，有助預防脫髮及白髮。生蛋白中含「抗生物素」成分，會阻礙生物素的吸收，建議蛋白煮熟後再吃。
抗氧化劑：維生素 A、C、E	氧化傷害可能與圓形禿患者頭皮的脂質過氧化有關，維生素 C 及 E 等抗氧化劑可中和活性氧自由基，緩解氧化壓力可能造成的落髮，而維生素 A 缺乏或過量都可能影響頭髮生長。
銅	缺乏銅的遺傳性疾病會導致皮膚較白而鬆弛、髮色變淡、頭髮粗短容易扭曲、斷裂與串珠狀毛髮的現象。含銅的食物包括：豆類、堅果類、蝦蟹、全穀類、巧克力、蕈菇類等。
碘	碘是甲狀腺激素的重要成分，碘缺乏可能導致甲狀腺機能不足，而影響毛母細胞的生長與代謝。檢測毛髮中碘的含量可評估評估是否有碘缺乏的症狀。海帶與紫菜類含有豐富的碘，有助健髮。
維生素 D	維生素 D 可調節皮膚角質細胞的增殖和分化、保持皮膚屏障的完整性，並維持皮膚免疫系統的平衡。研究發現，血液中維生素 D 過低與斑禿（又稱鬼剃頭）、乾癬、系統性紅斑狼瘡等多種免疫性皮膚病有關。維生素 D 被應用於斑禿患者的輔助醫療。

三、指甲的結構與生長

黃帝內經指出：「肝藏血、主筋，其華在爪」，爪即指甲，表示指甲的色澤和形態外觀可以反映人體氣血的盛衰、肝臟與身體基本的健康狀況，被稱為健康的指南針。正常的指甲表面光滑圓潤有光澤，厚適中，無斑點凹陷及縱橫溝紋，指甲根部的半月弧呈乳白色，甲緣整齊無缺損。

甲板鑲嵌於甲溝內，貼附於甲床上，從根部「甲母質」開始向前生長，可分為甲根、甲體和甲板遠端的游離緣。甲床含有豐富血管，使甲板看起來略帶粉紅色，游離緣呈白色或灰色（圖 5-39）。當人體血液循環供應正常，指甲末梢供血充足，甲母細胞不斷分裂與角化，向上移動形成層狀堆積的角蛋白，也是構成指甲的主要成分。指甲的生長速度約每天 0.1 公釐，平均約每月 0.3 公分，受個人營養及血液循環狀況、季節、基礎代謝等因素影響。

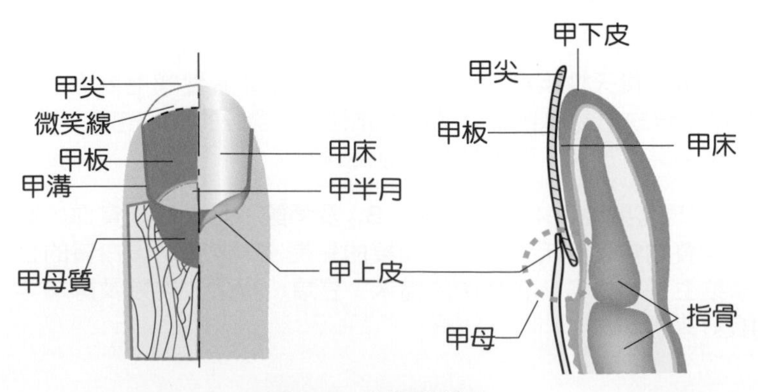

圖 5-39　指甲的構造

指甲生長過程中，如甲母質受到外力或外傷可能造成甲板有白點，隨著指甲的生長，白點會逐漸向外推，修剪後即可消失。然而，指甲若受到細菌或黴菌感染，容易造成甲溝炎或灰指甲；慢性心肺系統性疾病患者可能因甲母質營養吸收障礙而形成「杵狀甲」；乾癬、濕疹等患者指甲容易出現「點狀凹洞」，若指甲出現上述病變須立即就醫治療。此外，營養不良也容易導致指甲發生變化，例如指甲呈現慢性分層的小斷裂或易碎、匙狀甲或表面縱紋等，請參見表 5-9。

表 5-9　營養不良導致的指甲變化

圖例 1		
指甲變化	指甲中間凹陷，似湯匙狀（匙狀甲）	指甲顏色過白、無光澤
可能原因	缺鐵性貧血	貧血、茹素、身體虛弱、營養不良
圖例 2		
指甲變化	指甲過軟、偏薄易裂、乾燥有橫紋或凹痕（脆性指甲綜合症 Brittle nail）	指甲出現一條或數條突出的縱紋，40 歲後會逐漸明顯，尤其大拇指
可能原因	缺乏鋅、鐵、銅、碘、硫、鈣等礦物質，維生素 D、維生素 B_6、生物素與蛋白質攝取不足或腸胃疾病	衰老、營養不良、嚴重睡眠不足或過度操勞
圖例 3		
指甲變化	指甲上有明顯的橫向溝槽，類似洗衣板，又稱博氏線（Beau' s lines）	指甲周圍點狀出血
可能原因	手術、重大疾病、營養不良、心臟病、缺乏鋅等	缺乏維生素 C

四、指甲生長所需營養

以營養學觀點來說，營養不良會妨礙血液循環及營養的代謝，而使指甲生長速度緩慢，並影響指甲的外觀型態。指甲主要由蛋白質、水分及少量的油脂與礦物質組成，健康美甲須從營養均衡做起，包括：

（一）蛋白質

指甲所含的蛋白質中以硬角蛋白含量最高，決定指甲的硬度（占 80 ～ 90%）、軟角蛋白影響指甲的彈性（約占 10 ～ 20%），並以含硫胺基酸（如胱胺酸、甲硫胺酸等）為最重要的成分，幫助指甲強壯堅固。如果指甲脆弱易裂、有明顯紋路或生長較慢等情況，則顯示體內的蛋白質攝取不足。

（二）礦物質

指甲內含有微量的鎂、鈣、鐵、鋅、鈉、硫、碘和銅等礦物質，指甲的硫含量以重量計約占 10%，鈣含量約為 0.2%。缺乏這些礦物質容易影響指甲的生長及型態，例如缺鐵會導致貧血而妨礙指甲的生長，導致指甲變薄、凹陷及匙狀甲；低血鈣症易造成指甲變脆、出現橫縱向紋路、甲板和甲床的分層剝離等情形；缺硫、缺鋅可能影響指甲的硬度與彈性而造成脆性指甲。

（三）油脂與脂肪酸

適量的油脂有助指甲的防水性與光澤感，必需脂肪酸可保持指甲中的水分，預防乾燥。

（四）維生素

維生素 A 不足，指甲容易出現生長遲緩的情形；維生素 C 不足易造成微血管脆弱而在指甲周圍形成點狀出血。缺乏生物素會影響指甲細胞的生長及角蛋白的合成。研究證實，每日補充 2.5 毫克的生物素，有助改善脆性指甲，幫助甲板增厚。臨床上也有醫師使用維生素 E 來改善指甲偏黃的情形，或以維生素 B_6、B_{12}、葉酸、A、D 等營養素來改善指甲病變。

（五）水分

正常指甲的含水量約為 18%，當指甲的水含量低於 16% 時，指甲容易變脆；高於 25% 時，指甲容易過軟。無論中醫或西醫的臨床應用上，經常會以頭髮及指甲的狀態來觀察一個人健康情形。長期的營養不良容易在頭髮或指甲的生長狀態出現異常變化或缺乏症。因此，除了飲食均衡外，胺基酸、礦物質鈣、鐵、鋅、硫、鎂、碘、銅等，以及維生素 A、C、D 及 B 群等營養素的攝取尤其重要。此外，應避免過度頻繁的改變髮型或指甲造型，尤其頭皮油膩、過度敏感、乾燥或皮膚炎都可能是頭皮不健康的症狀，容易引發異常掉髮，選擇適合的清潔及保養用品也很重要。以下提供養髮美甲餐點膳食設計範例（表 5-10）。

美容膳食設計：養髮美甲餐點

表 5-10　食物份量及營養設計重點

六大類食物	食物份量	營養特色解析與美容保健重點
全穀雜糧類	2.5 ～ 3 份	將地瓜、豆類（豆漿）或堅果加入糙米飯或蕎麥麵中，或使用紅藜麥等全穀類，增加必需脂肪酸及胺基酸、維生素 B 群、鈣質與膳食纖維的含量。
豆魚蛋肉類	1.5 ～ 2 份	以牛肉、雞蛋、蝦仁、鮭魚、黃豆為蛋白質來源，提供必需胺基酸、ω-3 脂肪酸及鈣、鋅、硫、鐵等礦物質。
蔬菜類	1 ～ 2 份	善用中醫「黑入腎」的理論，善用黑豆、黑木耳、香菇、髮菜等黑色食材，補肝腎，益氣血，幫助頭髮生長。搭配深色及海帶芽等藻類蔬菜，更可增加鈣、鎂、碘等礦物質的攝取。
水果類	0.1 ～ 0.5 份	莓果等彩色水果可入菜、餐後點心或做為每餐之間的點心使用，可補充植化素、維生素 C 等抗氧化營養素。吃牛肉後攝取含維生素 C 的水果可幫助鐵的吸收。
乳品類	0 ～ 1 份	正餐不一定要攝取乳品，可以在每餐之間攝取鮮乳、優酪乳等奶製品，或搭配新鮮蔬果製成飲品亦可。
油脂與堅果種子類	1.1 ～ 2 份	每天攝取一把堅果類，或將芝麻等堅果、酪梨等食材加入乳品或正餐料理中，提供養髮美甲所需必需脂肪酸及礦物質。

早餐	
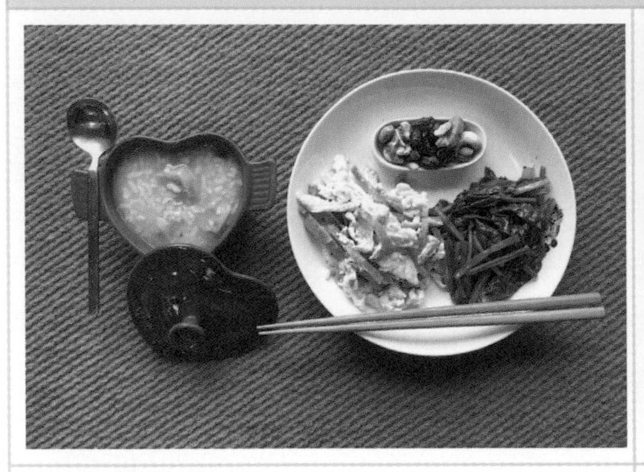	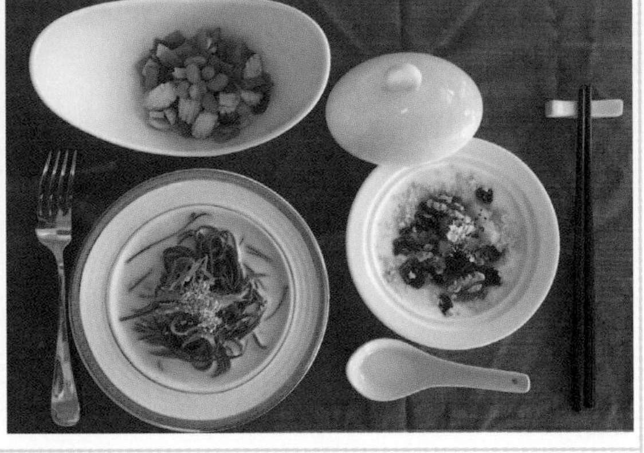
地瓜黑豆糙米粥 紅蘿蔔炒蛋 蒜炒菠菜 綜合堅果果乾 熱量 402 大卡	白芝麻豆漿拌麵 什錦蔬菜 溫沙拉 燕麥莓果優格 熱量 600 大卡
正餐	
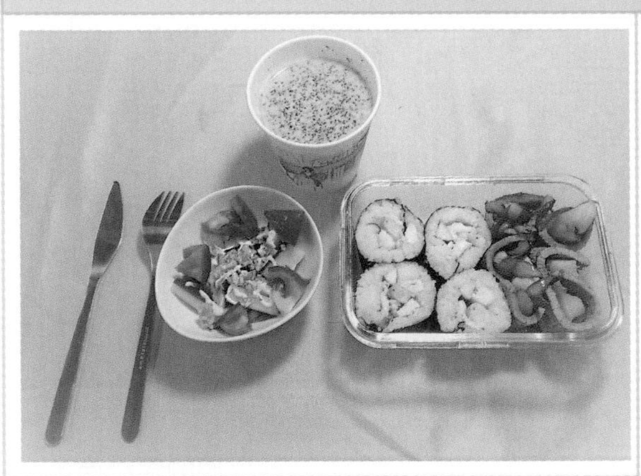	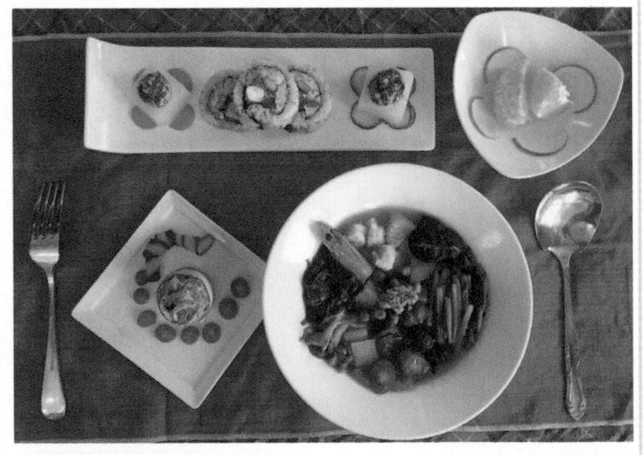
蝦仁蛋海苔壽司 芒果牛肉捲 核果鮮蔬沙拉 芝麻牛奶 熱量 685 大卡 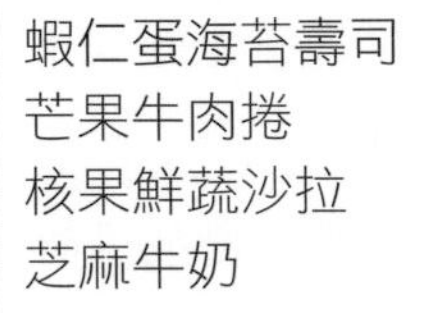	紅藜薑黃壽司 髮菜鑲白玉 酪梨洋蔥雞絲塔 高鈣地中海風味湯 橘子 熱量 603 大卡 （主廚：何金城、蘇信川老師）

5-7 問題皮膚的飲食建議

由於人體對於不同食物成分的反應有所差異，「什麼不能吃？」是臨床上很多皮膚病患者經常詢問的問題。近年的研究陸續發現，某些食物、營養素或飲食模式可能會促使皮膚問題發作，改變飲食可能有利於控制、改善或預防某些皮膚問題的發生。然而，飲食對皮膚健康的影響可能需要數月至數年才能顯現，也使得皮膚營養相關研究面臨更多的挑戰，在此整理目前科學上適用於不同類型皮膚問題患者的飲食建議。

一、痤瘡（Acne）

痤瘡，又稱為青春痘，是發生在毛囊皮脂腺的一種慢性皮膚症狀，好發於青少年時期。青春期時體內雄性激素，特別是睪固酮濃度增加，促進皮脂腺發育並產生大量皮脂，同時毛囊皮脂腺導管的角化異常造成導管堵塞，皮脂無法正常排出，累積在內形成粉刺。之後毛囊內微生物（以痤瘡桿菌 *Cutibacterium acnes* 為主）大量繁殖，並分解皮脂生成游離脂肪酸，刺激毛囊周圍的發炎反應加劇而形成痤瘡（圖 5-40）。

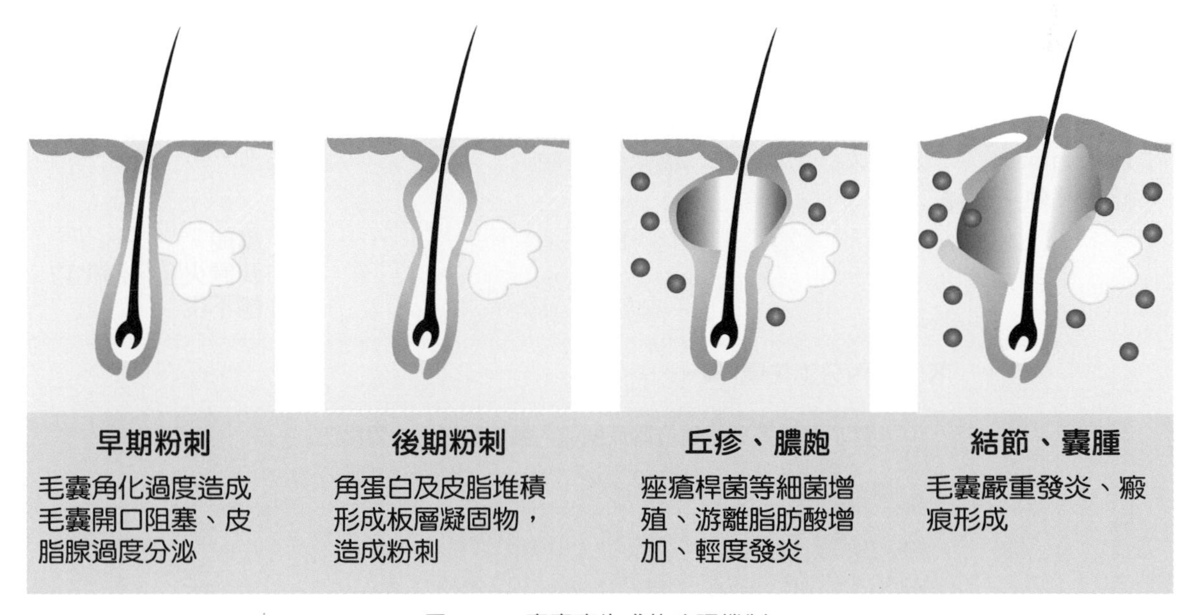

圖 5-40　青春痘生成的病理機制

（一）中醫理論對痤瘡的建議

中醫認為皮膚問題是體內失衡的表徵，依據「黃帝內經」把五臟與面部位置劃分的理論，痘痘的生長位置可能反應不同臟器的問題（圖 5-41）。舉例來說，額頭屬心，痘痘集中於此可能與熬夜、思慮過多或生活作息有關；鼻子屬脾，經常長痘可能與飲食有關，例如吃炸物或重口味，以致腸胃消化功能不佳；青春痘在兩頰部位可能與情緒壓力、肝臟解毒功能、過敏體質有關；下巴屬腎，可能反映生殖系統或內分泌失調的狀況。近年研究發現，青春痘可能是皮膚與腸道菌群生態，以及情緒壓力等多種因素相互作用而產生的皮膚問題。「腸道－腦－皮膚軸線」可能參與痤瘡的致病過程，例如飲食習慣及情緒壓力失衡，促使腸道菌群紊亂，使腸道通透性增加，可能導致皮膚發炎（圖 5-42）。

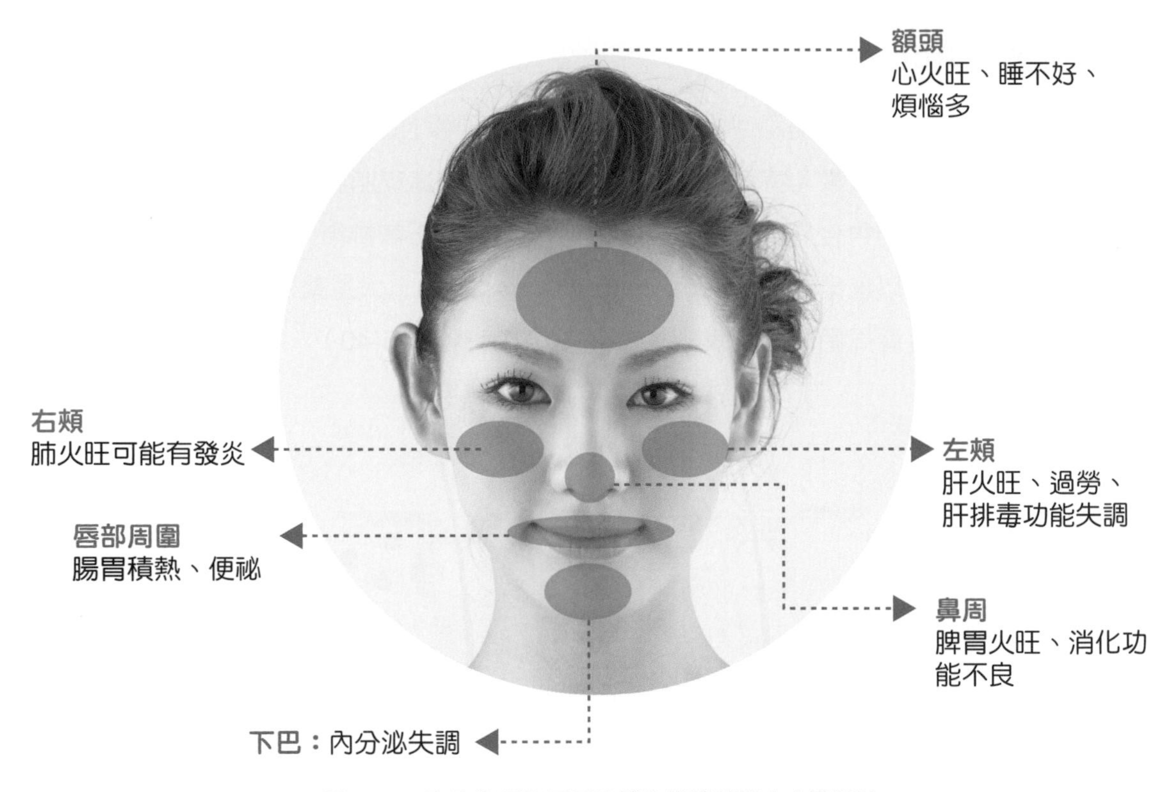

圖 5-41　痤瘡生長位置反映體內臟腑狀態之中醫說法

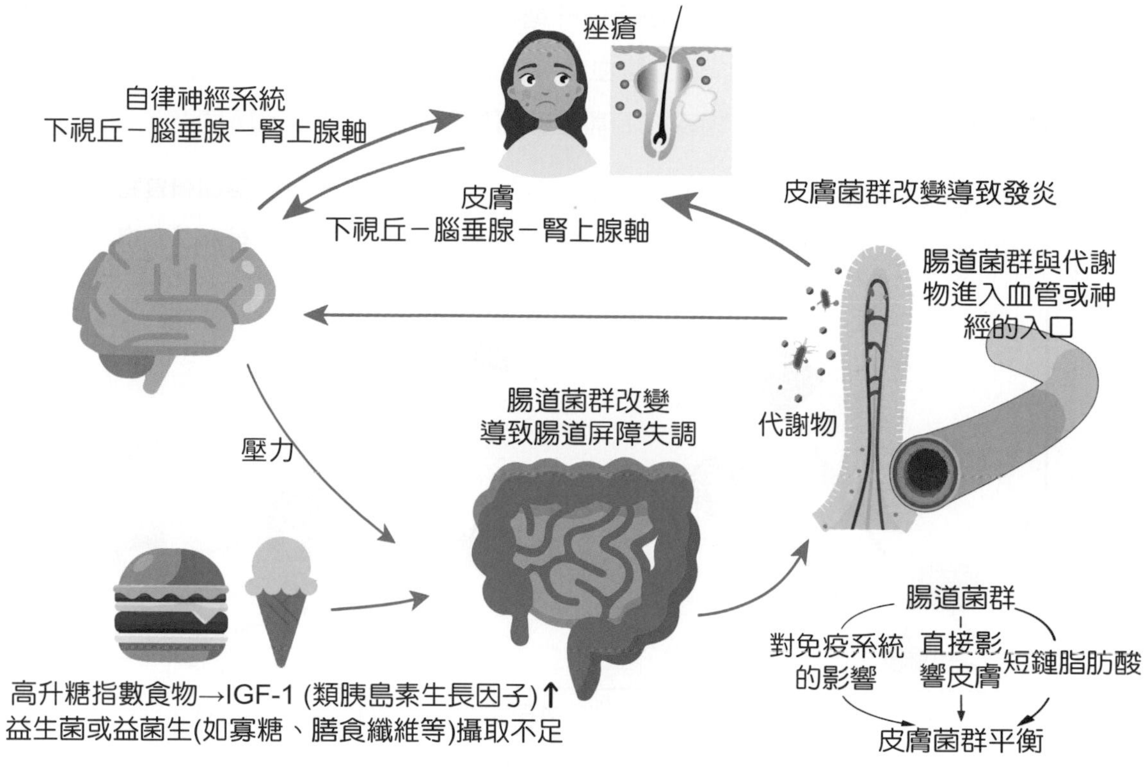

圖 5-42 「腸道－腦－皮膚軸線」與痤瘡的關係

（二）飲食與痤瘡

研究發現，益生菌的攝取不足及高升糖指數（GI）的食物可能容易讓痤瘡惡化，推測可能是甜食或高糖的飲食模式影響腸道菌群生態，促使胰島素敏感性下降，促進體內第一型類胰島素生長因子（insulin-like growth factor, IGF-1）的分泌，使血液中雄性激素（androgen）濃度提高，增加皮脂的產生，並促進表皮增厚，導致毛囊阻塞、粉刺或青春痘的生成。

升糖指數（Glycemic index, GI）是用來評估食物中醣類造成「血糖上升」的程度。一般而言，糖或澱粉含量愈高、愈精緻加工的食物 GI 值愈高，而醣類含量低、不易消化、纖維含量高、脂肪與蛋白質含量高的食物，其 GI 值較低（圖 5-43）。臨床上，食物 GI 值超過 70 列為高 GI，56 ～ 69 是中 GI，55 以下則是低 GI 食物。高 GI 食物（如：白飯、甜點）引起血糖變化幅度較大，易誘發食慾，促進脂肪的合成，也促進皮脂分泌。

低 GI 食物（如：蔬菜類）被人體消化吸收的速度較慢，引起血糖上升的幅度較為平穩，有助食慾控制。近年研究發現，使用低升糖指數飲食持續 10 週，可以改善皮膚炎症和降低皮脂分泌；持續 12 週可降低空腹血糖及抑制 IGF-1，有助調節皮脂的過度分泌，也有助體重控制，顯示吃低醣食物或控制體重都可能對改善青春痘有所助益。

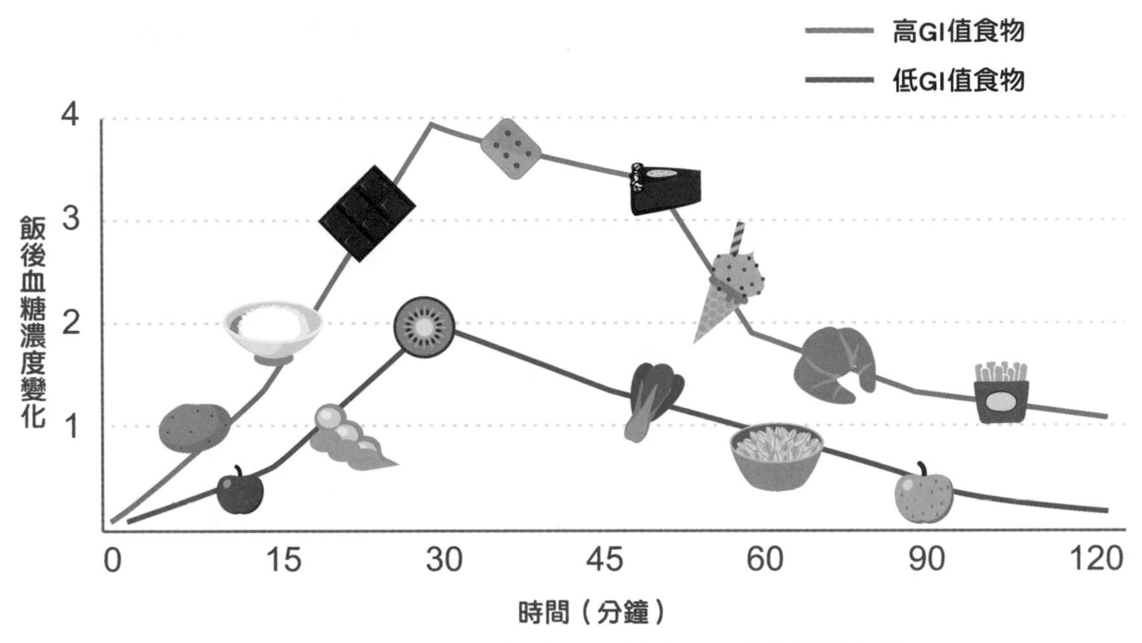

圖 5-43　不同升糖指數（GI）食物在飯後 2 小時對血糖的影響

（三）抗痘的飲食與生活建議

飲食改善青春痘的因果關係與作用機制，仍有待進一步研究。目前認為青春痘與高脂肪飲食及頻繁攝取油炸食物有關。奶製品、巧克力、油炸物、甜食或高升糖指數等食物，可能透過增加 IGF-1，導致某致粉刺因子的作用，增加皮脂分泌或促使痘痘惡化。因此，採用低 GI 飲食，也就是選用低升糖指數的食物，包括高纖維、少加工、低糖或無糖的食物。低 GI 飲食可以促進胰島素敏感性的恢復，幫助痤瘡患者皮膚發炎的症狀得以控制，也可能幫助減重。

此外，透過增加飲食中膳食纖維、寡糖類、益生菌，以調整腸道菌群生態，可能對改善青春痘有幫助。飲食中增加不飽和脂肪酸，降低飽和脂肪酸的攝取，多食用富含鋅、維生素 A、C 等抗氧化劑，被認為是抗發炎的飲食，能夠減少 IGF-1 及雄性激素的作用，減少食物對皮脂分泌的刺激。此外，若發現攝取某些可能食物容易使青春痘惡化，例如有些人攝取辛辣食物、酒精或過多的熱性食物（如花生、荔枝、龍眼、榴槤、芒果等），可能會誘發痘痘生成，日後應盡量避免或淺嚐即可。

營養大補帖

低 GI ≠低熱量，升糖指數 (GI) 與升糖負荷 (GL) 有何差別？

升糖指數只能評估食物增加血糖速度的快慢，並未考量食物的含糖量。因此，哈佛大學學者建議以升糖負荷（Glycemic Load, GL）的概念，將食物的 GI 值和乘上食物的含糖量（公克 /100 公克）即為 GL 值，用以評估食物攝取量增加血糖濃度的高低。GL 高於 20 則列為高 GL，11 ～ 19 為中 GL，低於 10 為低 GL。例如：西瓜 GI 值為 72，屬於高 GI 食物，每 100 公克西瓜的含糖量為 5 公克，計算其升糖負荷為 5×72/100=3.6，屬於低 GL 食物（圖 5-44）。

低 GI 值飲食有助提高人體內胰島素的敏感度，改善第 2 型糖尿病患者的糖化血色素（hemoglobin A1c, HbA1c）的濃度，降低體內總膽固醇、低密度脂蛋白膽固醇（LDL-c）及三酸甘油酯（TG）濃度，且能增加體內高密度脂蛋白膽固醇（HDL-c）濃度，降低心血管疾病的罹病風險。攝取低 GI 飲食容易有飽足感，有助預防肥胖及減重；而長期的高 GL 飲食會讓血糖增加，促使血中胰島素濃度上升，進而影響體內激素的分泌，可能產生胰島素阻抗現象，提高糖尿病及心血管疾病的風險。

升糖指數(GI)：食物中醣類增加「血糖速度」的快慢

低GI≦55	中GI 56～69	高GI≧70
全麥義大利麵(50)、全麥穀片(40)、豆類(40)、柳橙(33)	義大利麵(65) 葡萄乾(60) 可樂(63)	白飯(83)、甜玉米(86)、柳丁汁(83)、西瓜(72)、爆米花(72)

升糖負荷(GL)：食物中醣類增加「血糖濃度」的高低

低GL ≦10	中GL 11～19	高GL≧20
柳橙(10) 爆米花(9) 西瓜(4)	柳丁汁(12) 可樂(16)	白飯(43)、甜玉米(43)、葡萄乾(28)、義大利麵(25)

圖 5-44　常見食物的升糖指數（GI）及升糖負荷（GL）之差異

在生活保養上，應注意個人衛生及皮膚保養習慣，切勿自行擠青春痘，並配合皮膚科醫生的治療，臨床上多以抗生素藥物、果酸或雷射療法，達到抑制痤瘡桿菌滋生、消炎或促進角質代謝的目的。熬夜、過勞、壓力都易促進皮脂腺過度分泌，也會影響內分泌的平衡，因此充足的睡眠及規律的生活習慣也非常重要。

二、異位性皮膚炎（Atopic Dermatitis）

異位性皮膚炎是一種反覆發作的過敏性皮膚疾病，由於皮膚持續處於慢性發炎狀態，故呈現乾燥、脫屑、發癢、發紅、色素沉澱、皮紋明顯、癢疹及苔癬化的症狀，也可能伴隨蕁麻疹、毛囊角化、黑眼圈及掌紋增多的情形。若因發癢搔抓，易造成細菌感染或濕疹（eczema），傷口易有滲出液讓症狀惡化。

濕疹是常見的皮膚疾病，醫學名詞稱為皮膚炎（dermatitis），泛指身體內外多重因素導致表皮及真皮淺層的皮膚發炎，臨床症狀包括發紅、搔癢、膨疹、患部呈現邊界不清的水腫性紅斑、脫皮、水泡、破裂滲水等現象。異位性皮膚炎、尿布疹、冬季癢、富貴手、接觸性或過敏性皮膚炎都歸類為濕疹。急性濕疹若無妥善醫治，可能變成慢性濕疹，嚴重時可能造成二次感染，如甲溝炎、蜂窩性組織炎等。因此，濕疹問題除了尋求醫療，也須調整飲食生活型態。

（一）病理機制與誘發因子

好發在幼童，但也可能於成人後發病，致病原因主要是體質及環境因素。異位性皮膚炎患者因為皮膚障壁功能受損，皮脂及天然保濕因子的分泌減少，導致皮膚的防護力及保濕力下降，破壞皮膚正常的酸鹼度及菌群生態，使得皮膚乾燥、敏感，並增加細菌、刺激物、過敏原進入皮膚，引發過敏反應（圖 5-45）。

以下是異位性皮膚炎常見的誘發因子，應盡量避免接觸：

1. 環境常見的刺激物質：肥皂、清潔劑、羊毛衣物、香水、化妝品、灰塵等。
2. 微生物感染：常見的包括金黃色葡萄球菌、某些酵母菌、病毒等。除了誘發異位性皮膚炎，也會加重嚴重程度，進一步可能引起毛囊炎、濕疹等皮膚併發症，讓治療更為困難。

3. 食物過敏原：常見食物過敏原，例如：蛋、奶、帶殼海鮮、堅果類、豆類、麥麩，以及芒果、奇異果、草莓等水果。

4. 環境過敏原：如空氣污染、尼龍、花粉、塵蟎、貓狗毛髮等，以塵蟎最為常見。家有過敏兒要注意地毯、被單床具、絨毛玩具的清潔，室內濕度不宜過高。

5. 假性過敏原：包括防腐劑、色素、香料等，被認為會誘發過敏反應，產生類似免疫球蛋白 E 所致過敏性疾病的臨床表現。

6. 壓力與情緒：身體或精神壓力都可能誘發或加重異位性皮膚炎的發作。

7. 氣候及濕度：冬天、乾燥或高溫的氣候環境容易誘發過敏。

8. 其他因素：壓力造成的神經性搔抓、心理性濕疹、營養不均衡、遺傳、藥物（如：阿司匹靈）等。

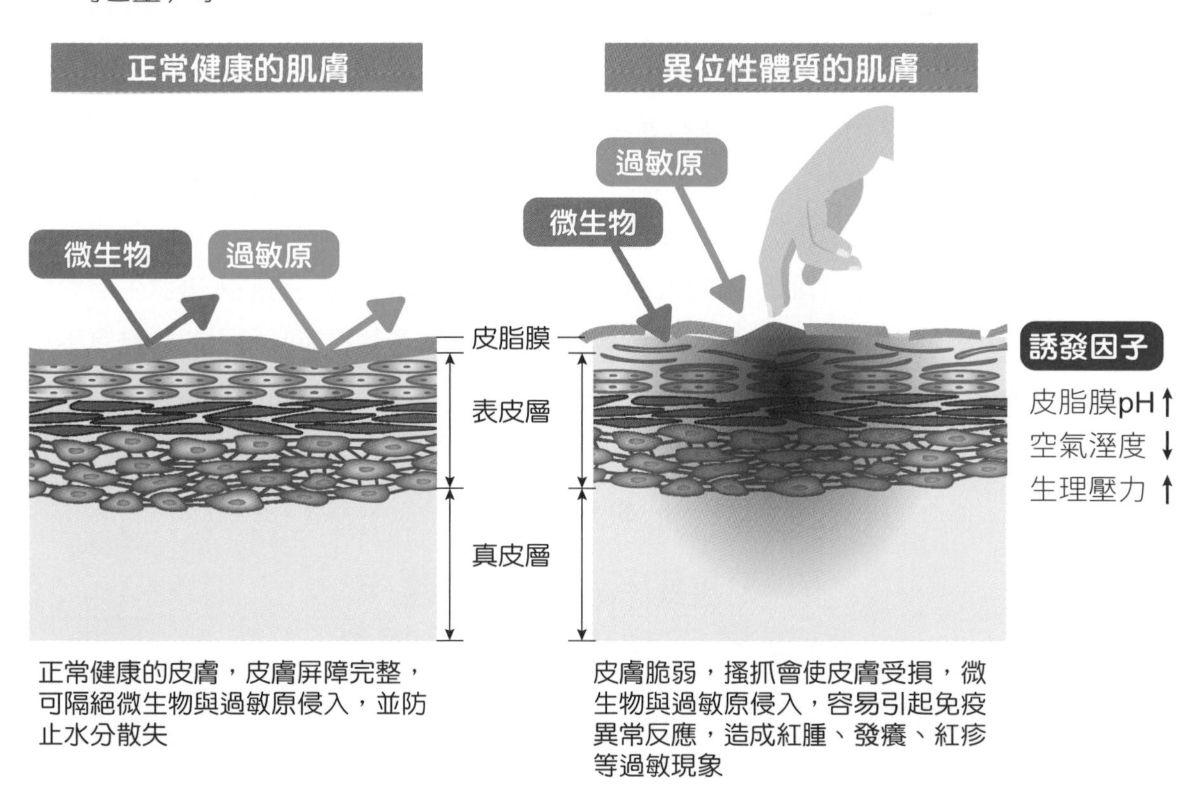

圖 5-45　異位性皮膚炎患者皮膚的防護力下降，過敏原入侵導致皮膚發炎，搔癢會促使症狀加劇

（二）皮膚炎的飲食營養建議

異位性皮膚炎是幼童最常見的皮膚問題之一，症狀嚴重者因長期搔癢而導致情緒不穩、睡眠不佳，或因服用類固醇藥物而影響生長發育。由於幼童致病的過敏原通常是食物，其中蛋類佔 24%、牛奶 19%、蝦子 13%、花生 6%；5 歲後的致病過敏原主要以金黃色葡萄球菌、蟑螂、塵蟎為主。過敏性疾病的最佳治療是避免接觸過敏原、降低飲食的干擾因子，亦可從飲食調整改善。

1. 無麩質飲食法（gluten-free diet）

麩質是存在於小麥、大麥、黑麥（裸麥）、北非小米等穀物中的蛋白質，有些人的腸道無法消化麩質或對其敏感，在攝取麵粉製品後會有腹脹、皮膚炎、頭痛、腹部痙攣、腹瀉等程度不一的症狀。無麩質飲食（gluten-free diet）主要針對患有乳糜瀉（celiac disease）、小麥過敏（wheat allergy）、麩質敏感或麩質不耐症（gluten sensitively / intolerance）的人所開發之不含麩質的食品。

「無麩質飲食法」是嚴格戒斷麵粉等含有麩質的食物，如：義大利麵、披薩、啤酒、炸物、起司、三明治、鬆餅、蛋糕、麵包、餅乾與蛋糕等；而改以馬鈴薯、玉米、蔬菜、肉類、豆類、堅果、蛋、海鮮、米類等為主，並購買標示無麩質的食品。在歐美對麩質敏感者較為常見，一般沒有此問題的人不需要特意吃無麩質食物。有些人嘗試生酮飲食後發現長期的皮膚炎改善了，實際上是因為限醣，而避開了麵粉製品所引起的麩質不耐症，並非生酮飲食效果。

營養大補帖

孩童過敏發生比例高，哪些是常見的過敏原呢？

塵璊、花粉、動物毛屑、二手菸等環境過敏；高致敏性食物包含燕麥、麥麩、小麥麵粉、蛋類、大豆、花生醬及堅果醬、魚類及帶殼海鮮（蝦子、貝類、螃蟹）、帶毛水果（奇異果、草莓）、柑橘類水果等。當孩童出現異位性皮膚炎、蕁麻疹、濕疹、腹瀉、消化不良等過敏問題時，除環境保持乾淨、無菸外，餵食高致敏性食物時應注意循序漸進，確認孩童消化道及皮膚對食物的耐受性。若出現異位性皮膚炎等過敏現象，應暫停餵食該過敏性食物。

2. 低水楊酸飲食（low-salicylate diet）

根據歐洲治療準則的飲食治療研究發現，有 1/3 的慢性蕁麻疹患者，可能對高水楊酸的蔬果產生「假性過敏」的現象，藉由低水楊酸飲食及暫時禁止食用水楊酸較高的蔬果，有助預防或緩解蕁麻疹症狀。因此建議有過敏性皮膚病體質患者，平時應儘量避免或少吃高水楊酸類的食物，如龍鬚菜、花生、咖啡等（表 5-11）；低水楊酸含量食物則不受限制或適量食用。

表 5-11　常見食物中水楊酸含量（mg/Kg）

食物種類＼含量	低水楊酸	中水楊酸	高水楊酸
蔬菜	<0.5 高麗菜、青椒、A 菜、南瓜、番茄	0.5-1 四季豆、絲瓜、苦瓜、香菇、綠豆芽、白花菜、薑、菠菜、大陸妹、金針菇	>1 龍鬚菜、山蘇、秋葵、洋菇
水果	<0.15 檸檬、蓮霧、李子、蘋果、香蕉	0.15-0.35 木瓜、鳳梨、榴槤、草莓、龍眼、奇異果	>0.35 柳丁、酪梨、莓果類、棗子
其他	豆漿、牛奶	核桃、玫瑰果茶	咖哩、濃茶、花生、板豆腐、辣椒、胡椒、咖啡

註：咖啡 300 c.c 約等於 1 公斤龍鬚菜的水楊酸含量。

3. 低組織胺飲食（low-histamine diet）

皮膚疾病常會使用抗組織胺來減低搔癢的不適感，而每種食物組織胺的含量不同，且部分食物會促進身體內生性組織胺的釋放。歐洲皮膚科醫學會期刊近期研究發現，慢性蕁麻疹病患攝取為期三週的低組織胺飲食，可降低體內組織胺的釋放，具有改善皮膚炎的作用。

如表 5-12 所示，大多數柑橘類、奇異果、檸檬、鳳梨、番茄、梅子、巧克力、豆類、小麥胚芽，以及人工添加物，如苯甲酸鹽（benzoate）、亞硫酸鹽（sulfites）、亞硝酸鹽（nitrite）、麩胺酸鹽（glutamate，如：味精）、人工色素等，容易促使體內釋放內生性組織胺的物質，酒精、紅茶、綠茶等茶類或提神飲料，會抑制組織胺的代謝，而提高體內的組織胺濃度，應避免過量飲用。

表 5-12　不同食物中組織胺含量的分類

組織胺含量較低的食物（建議食用）	組織胺含量較高的食物（避免或減少食用）
1.新鮮肉品、新鮮魚類、雞肉、蛋黃。 2.新鮮蔬果，除了草莓、柑橘類等少數會刺激體內組織胺釋放的食物外。 3.新鮮蔬菜：除番茄以外。 4.穀類：如米粉、無酵母裸麥麵包、燕麥、米餅、小米、玉米粉與小麥（spelt）麵粉製作的麵食。 5.新鮮乳品或其替代品，如椰奶和米漿。 6.大部分的食用油品、草藥及花草茶。 7.大部分非柑橘類的果汁。	1.酒類、醋。 2.醃製或罐頭食品：如德國酸菜。 3.熟成的乳酪。 4.煙燻肉品：如義大利臘腸、火腿、香腸等。 5.貝類及豆類，如黃豆、鷹嘴豆。 6.堅果類：如核桃、腰果、花生等。 7.巧克力與可可製品。 8.大多數柑橘類水果。 9.小麥製品、微波食品、即食餐。 10.鹹的零食、含有添加物與人工色素的甜食。

食物中組織胺含量也會受食物本身熟成或處理過程中衛生條件的影響，因此，有過敏性皮膚炎患者應盡量選擇新鮮食材，也要保持食材的新鮮，避免或減少食用罐頭食品、微波食品、發酵食品（如：乳酪、酒精飲料、含酵母菌的食品、醃魚等）。

4. 過敏原排除飲食（elimination diet）

過敏原排除飲食只適用於經口食物測試證實對特定食物過敏的異位性皮膚炎患者，對於未證實有食物過敏的患者，飲食限制對於改善異位性皮膚炎並無助益，反而可能讓過敏反應更為明顯。由於幼童正處於生長發育階段，如長期禁食某種食物，可能造成營養不良或營養障礙，目前研究並不支持嚴格食物限制來控制過敏疾病，應隨著年齡漸長開始少量進食，如無症狀發生，可於過 3 ～ 4 日後逐量增加，以不引起過敏為原則。研究顯示，母親於懷孕時期或哺乳期間進行過敏原排除飲食，並無法降低未來孩童罹患異位性皮膚炎的機率，反而可能造成出生體重不足及早產危險。

（四）皮膚炎患者的營養補充

由於異位性皮膚炎與表皮障壁功能缺失、保濕成分不足、皮膚菌群生態異常、皮膚乾燥有關，近年來許多研究探討特定營養素與過敏性皮膚問題之影響。研究發現，有 90% 的慢性蕁麻疹患者體內維生素 D 濃度顯著偏低，在補充維生素連續 8 ～ 12 週後，70% 的患者症狀得到緩解。

初步證據顯示補充維生素 D 可能改善慢性蕁麻疹，維生素 D 缺乏也被認為與肥胖和慢性發炎反應有關，然而適當劑量與使用時間仍有待進一步研究確定，因維生素 D 是脂溶性維生素，攝取過量可能有蓄積性的問題。

魚油、月見草油、椰子油、葵花油、橄欖油等提供皮膚必需脂肪酸之油脂，可能具有改善表皮障壁、抗發炎的作用；皮膚中含有的天然抗氧化系統是維持皮膚保護力的重要營養成分，胡蘿蔔素、維生素 A、C、E 等抗氧化劑及礦物質硒、鋅、神經醯胺（ceramide）等，可能對過敏性皮膚炎有所幫助，但仍需要更多研究支持。

益生菌（probiotics）可以調節體內的免疫機轉，抑制發炎反應來改善異位性皮膚炎，如：乳酸菌、比菲德氏菌、啤酒酵母菌等。產前孕婦食用益生菌及產後嬰兒繼續補充益生菌，可降低將來孩童罹患異位性皮膚炎的機率。

異位性皮膚炎、蕁麻疹、濕疹等過敏性皮膚問題，因為與體質及環境因素有關，除了配合醫師的治療外，更需要從飲食與生活多方面預防與調理，方可達到適當的效果。例如：酒糟性皮膚炎（rosacea）或乾癬（psoriasis），臨床上發現辛辣刺激食物、酒精、味精及溫度過高的飲食，都容易促使血管擴張、促進血液循環，導致皮膚發紅、發炎、發癢的情況加劇，所以平日應少吃加工食品。

營養大補帖

乾癬患者在飲食上可以如何調整呢？

乾癬（psoriasis）又稱為銀屑病，是一種非傳染、慢性反覆發作之免疫性皮膚疾病，原因未明。由於皮膚的免疫系統失調引發的皮膚症狀，紅斑、癢、脫屑的問題出現在身體各處，但超過五成乾癬患者首次發作病灶出現在頭皮。頭皮乾癬會帶來大量皮屑，因症狀與脂漏性皮膚炎雷同，臨床常有患者誤認而延誤就醫，並造成掉髮的問題。

近期研究指出，抽菸者發生乾癬的盛行率較高，包括二手菸；肥胖、代謝症候群患者之乾癬病變較嚴重，中重度的乾癬患者可能有潛藏動脈硬化的風險，而改變飲食習慣及生活型態可以影響乾癬的發生及治療。過胖的乾癬患者經由生活作息、飲食型態的改變，每天攝取低熱量飲食 800～1200 大卡，持續 16 週的體重控制計畫，有助改善乾癬的惡化，提升生活品質，同時減少心血管疾病及代謝症候群發生的機率。

重點提醒

1. 皮膚由表皮、真皮與皮下組織之三層結構，以及毛髮、指甲、皮脂腺、汗腺等附屬結構所組成。皮膚組織內含多種營養成分，其中水約占 60 ～ 75%、蛋白質占 30 ～ 35%、脂肪占 2.5 ～ 3%、醣類占 2%、礦物質與維生素占 0.3 ～ 0.5%。

2. 表皮角質層及細胞間脂質組成皮膚屏障，皮脂與汗水形成弱酸性皮脂膜，防止水分蒸發。皮膚常住菌群以皮脂及角質代謝物為食物，形成皮膚菌群生態，抑制某些微生物生長。

3. 健康皮膚的營養素：

   (1) 建構皮膚組織及參與代謝的營養成分，如水、胺基酸、脂質、蛋白質、糖胺聚醣（玻尿酸）、維生素與礦物質等。

   (2) 維護皮膚抗氧化防禦系統，如維生素 C、維生素 E、抗氧化酵素等。

4. 膠原蛋白是人體含量最高的蛋白質，分布於皮膚、血管、骨骼及軟骨等器官，由甘胺酸、羥脯胺酸、脯胺酸等 18 種胺基酸所構成。角蛋白是構成頭髮、指甲與角質層的重要成分，含 16 種胺基酸，其以半胱胺酸（含硫的胺基酸）含量最多。

5. 必需脂肪酸—亞麻油酸、次亞麻油酸是構成皮脂膜的必要成分，長期缺乏容易造成皮膚乾燥、過敏或皮膚炎。

6. 健康皮膚狀態的判定：

   (1) 表皮屏障功能的完整性。

   (2) 適量的皮脂分泌及皮脂膜的健全。

   (3) 角質更新週期的正常。

   (4) 皮膚菌群生態的健康。

7. 皮膚老化分為「外因老化」與「自然老化」。80% 的臉部皮膚老化是紫外線造成（光老化）。生理因子（年齡、性別、荷爾蒙、遺傳）、環境因子（紫外線、氣候、汙染），生活型態因子（運動、營養、睡眠、抽菸、情緒狀態、保養習慣）皆可能影響皮膚健康及老化。

8. 自由基是帶有一個單獨不成對的電子的原子、分子或離子，極不穩定，容易與 DNA、脂質、糖、蛋白質等成分反應，產生氧化壓力造成細胞損害、老化或疾病。體內的抗氧化防禦系統不足以平衡，就會造成體內更多細胞及組織受損，稱為「氧化壓力」。

9. 飲食過多的醣類、紫外線與自由基造成的氧化壓力等因素，易促進體內糖化終產物（AGEs）的生成，導致膚色蠟黃、色素斑及老化乾燥。

10. 60 歲以後，肌肉量會以每年 1 ～ 2% 的速度流失，肌肉強度以 1.5 ～ 3% 下降。中年以後，骨質每年約減少 0.3% ～ 0.5%，停經後婦女流失速度更為顯著。人體中膠原蛋白在 25 歲後平均每年減少 1.5%。

11. 老化皮膚與年輕皮膚主要變化：

    (1) 角質細胞、纖維母細胞的生長及代謝能力變差。

    (2) 表皮更新變慢及細胞間脂質減少，導致皮膚乾燥及色素沉澱。

    (3) 真皮層膠原蛋白及細胞間基質變少，導致彈性變差及皺紋生成。

    (4) 脂肪組織萎縮，眼袋形成及臉型下垂。

12. 延緩老化的飲食型態「調、節、補、抗」：

    (1) 調整消化道健康，高纖、益菌是關鍵控制。

    (2) 節制 食不過量，控制每日熱量攝取。

    (3) 補充身體所需食物，延緩營養流失。

    (4) 抗氧化 + 抗糖化 + 抗發炎，吃對食物，延緩老化。

13. 膳食纖維的生理機能：

    (1) 增加飽足感。

    (2) 促進排便，預防消化道疾病。

    (3) 改變腸道菌叢生態，維持腸道健康。

    (4) 降低膽固醇，預防慢性病。

    (5) 延緩血糖的上升。

14. 腸道菌群的代謝物可能透過「腦腸軸線」（gut-brain axis）神經訊號的傳遞，和腸道與大腦相互聯繫，因此有「第二個大腦」之稱。免疫失調、大腸激躁症、憂鬱、慢性疲勞等高盛行率之身心失調疾病，都可能腸道菌群生態有關。

15. 抗氧化劑包括抗氧化維生素、抗氧化酵素及植化素（phytochemicals），可降低自由基引發的氧化壓力，是抗老、抗癌、抗發炎，預防疾病的健康成分。植化素是植物食物特有成分，種類近萬種，具抗氧化、抑癌、免疫調節、抗老化、抗發炎、細胞修復等生理作用。

16. 抗糖化飲食：避免攝取含有糖化終產物（AGEs）的食物，如燒烤或油炸食物。食物多以低溫、短時間的烹調，降低高溫及長時間烹調所產生的糖化終產物。原態食物植物性飲食型態可增加飲食中抗氧化劑的含量，消除血液中有害的致癌物，並減少老化毒素的含量。

17. 養髮的飲食建議：適量熱量攝取、蛋白質與胺基酸、鐵、鋅、銅、維生素B群、生物素、碘、黑色食物。

18. 美甲營養素：蛋白質（胱胺酸、甲硫胺酸等含硫胺基酸）、礦物質（鎂、鈣、鐵、鋅、鈉和銅等）、油脂、維生素 A、C、D、E、B_6、B_{12}、水分。

19. 升糖指數（GI）：評估食物增加血糖的速度，與食物成分、纖維含量、糊化程度（烹調時間）等因素有關。升糖負荷（GL）：評估食物增加血糖的濃度，決定於食物的 GI 值及含糖量。低 GI 及低 GL 飲食有助於血糖控制及體重管理。

20. 抗痘飲食建議攝取低升糖指數（低 GI）、低脂高纖飲食、避免辛辣食物、油炸物、酒精、甜食、含糖巧克力等食物，減少食物對皮脂分泌的刺激。

21. 異位性皮膚炎是一種反覆發作的過敏性皮膚疾病，飲食建議視體質狀況，攝取過敏原排除飲食、低水楊酸飲食或低組織胺飲食、胡蘿蔔素、維生素 A、C、D、E 等抗氧化劑、神經醯胺、益生菌、魚油、月見草油等油脂，及硒、鋅等礦物質可能有助於過敏性皮膚的調整。辛辣刺激食物、酒精、味精及溫度過高的飲食容易促使血管擴張、皮膚發紅發炎，應避免食用。

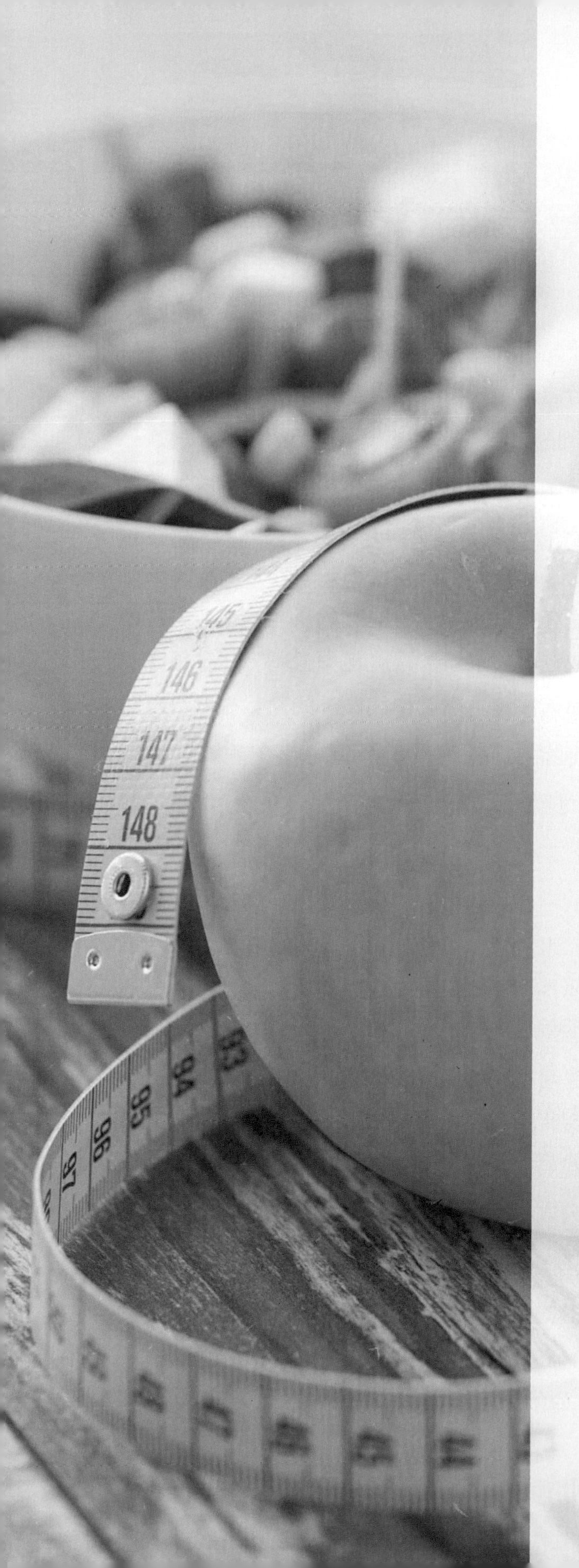

Chapter 6

體重管理營養學實務

Keep fit 似乎成為健康代名詞，帶動體重管理的潮流。體重管理不僅是為了減肥瘦身，而是讓肌肉量及體脂肪量在合適的範圍，維持身體機能與健康活力。因此，除了瞭解肥胖或過瘦的原因之外，更重要的是如何培養良好的飲食及體能活動的習慣，逐步建立體重管理的生活型態。本章簡述人體能量代謝與飲食減重的關係，並介紹目前主流的體重管理與增肌減脂的飲食趨勢，藉由調整飲食習慣及建立生活型態，以瞭解體重管理的飲食技巧。

學習目標

1. 理解食物熱量代謝與瘦身的關係
2. 認識體重管理與健康減肥法
3. 學習增肌減脂的飲食生活型態

6-1 關於熱量，你應該知道的事

國民健康署2022年公布資料顯示，臺灣19歲以上每2個人就有1人腰圍過大，體重過重或肥胖的盛行率達26.8%及23.9%。值得注意的是，在高中生過重及肥胖比率增加的同時，體位過瘦的比率亦是逐年增加，呈現兩極化的趨勢。因此，除了瞭解肥胖或過瘦的原因之外，更重要的是如何培養良好的飲食及體能活動的習慣，逐步建立體重管理的生活型態。

依據能量不滅定律，每日攝取的熱量和消耗的熱量需要相等，才有助於維持理想的體重，也就是達到熱量的平衡。身體即使在睡眠狀態仍會消耗熱量，維持心臟跳動、呼吸、腸胃道蠕動等生命現象，極端節食或錯誤斷食可能過度耗損身體，危害健康。而人體處於生成長或懷孕哺乳階段等特殊生命階段，更需要增加額外的熱量攝取，以滿足特殊生理狀態的需求。

一、人體熱量的消耗

「熱量平衡＝熱量攝取＝熱量消耗」。人體熱量的消耗主要由維持基礎代謝率、身體活動量，及攝食產熱效應三項熱量的支出所構成。

（一）基礎代謝率（Basalmetabolic rate, BMR）

指在人體基礎狀態下，進行非自主性活動（如：心跳、呼吸、消化等）所需消耗的熱量。測量時必須模擬人體最基礎的生命狀態，包括環境舒適、靜臥、保持清醒且禁食12小時以上。基礎代謝率是單位時間內維持生命現象所需的基礎熱量，約占每天消耗熱量的60～70%，而人體的基礎代謝率並非固定不變的，會受個體的性別、肌肉量、年齡，以及環境和時間等因素而變化（表6-1）。

成年人每日維持基礎代謝率所需熱量約為1,200～1,600大卡，建議每日飲食熱量不可低於基礎代謝率，以維持生命現象所需的基本能量。基礎代謝續的計算有兩種方法，假設王先生的體重60公斤，身高為170公分、年齡為30歲，計算如下：

方法一 成人每公斤體重每小時平均消耗熱量為 0.8 ～ 1.43 大卡，平均為 1 kcal/kg/hr。

王先生基礎代謝率（BMR）=60 公斤 ×1 大卡 / 公斤 ×24 小時 =1,942 大卡。

方法二 聯合國糧食及農業組織（FAO）根據性別、年齡、體位等條件，提供基礎代謝率計算公式如下：

BMR 男 =【13.7× 體重（公斤）】+【5.0× 身高（公分）】（6.8× 年齡）+66

BMR 女 =【9.6× 體重（公斤）】+【（1.8× 身高（公分）】（4.7× 年齡）+655

王先生基礎代謝率（BMR）=（13.7×60）（5×170）（6.8×30）+66=1,534 大卡。

方法一的計算方式較為簡便，方法二則較為準確，日常生活中應用時，可自行選擇適合的方式作為計算依據。相同條件下，基礎代謝率高的人較不容易發胖，然而，基礎代謝率會隨著年齡增加而逐漸下降，故維持運動習慣以增加或維持肌肉量，是提高基礎代謝率的重要方法。

表 6-1　影響基礎代謝率（BMR）的因素

因素	說明
身體組成	身體肌肉組織（瘦肉組織）的量愈多，BMR 愈高。 脂肪組織、骨骼、體液等代謝活性較低，BMR 較低。
性別	男生 BMR ＞女生 BMR（女性 BMR 較男性低 5 ～ 10 %）。
年齡	年輕人 BMR ＞老年人 BMR；嬰兒時期的 BMR 最高。 20 歲後，BMR 隨年齡增加逐漸下降，每十年 BMR 約降低 1 ～ 2 %。
體表面積	體內熱量有 15% 是經由皮膚散熱。 體型愈壯，體面積愈大，散失能量愈多，BMR 提高。
體溫	體溫每上升 1° C，BMR 上升 12 ～ 13 %。
荷爾蒙	甲狀腺素亢進，BMR 會上升；甲狀腺素低下，BMR 下降。 男性荷爾蒙、生長激素、腎上腺素及正腎上腺素增加，BMR 會上升。 月經開始時，BMR 會提高 2 ～ 5 %；月經後約 14 天 BMR 為最低點。
營養狀況	長期饑餓或營養不良易導致 BMR 下降約 15 %。
睡眠	睡眠時肌肉放鬆，體內代謝減緩，BMR 約減少 10 %。
懷孕	胎兒的發育與代謝會增加母體的熱量消耗。 孕婦的 BMR 平均增加 15 ～ 30%。
氣候	生活在寒帶地區者 BMR 較熱帶地區者高。 人體 BMR 在夏天低於平常 5%；冬天則約高出 5 %。
情緒	緊張、焦慮易造成 BMR 上升；冷漠、憂鬱易導致 BMR 下降。

（二）身體活動量（Physical activity）

「身體活動」又稱為「體能活動」，是指任一肌肉動作而消耗能量的自主活動，包括一般居家活動、休閒時的活動及工作時的活動等。每天身體活動的類型、頻率、強度與持續時間的加總，即是一個人全日身體活動量的熱量消耗。運動也是體能活動的一種，泛指經過設計、較具結構性及重複性的身體動作，可增進或維護體適能的身體活動，如：游泳、打球、舞蹈等。

由表 6-2 可知，身體活動與熱量的消耗是以每公斤體重所消耗的單位熱量及活動時間來計算，表示活動強度及持續時間與熱量的消耗呈正比關係；而體重較重者，單位活動時間所消耗的熱量也較高，這也是為何減重成功者，更需要藉由養成固定運動的習慣來維持瘦下來的體重的原因。美國運動醫學會的研究顯示，除了一般居家活動外，在閒暇時間增加休閒運動，每週累積足夠的身體活動量都有助於健康促進，對老年人生活品質尤其重要。

表 6-2　身體活動與熱量消耗表

身體活動		消耗熱量＊
走路	慢走（4 公里 / 小時）	3.5
	快走、健走（6.0 公里 / 小時）	5.5
	下樓梯	3.2
	上樓梯	8.4
家事	拖地、掃地	3.7
	園藝	4.2
工作	使用工具製造或修理（如水電工）	5.3
	耕種、漁牧業工作	7.4
	搬運重物	8.4
球類運動	排球、保齡球	3.6
	乒乓球	4.2
	棒壘球	4.7
	高爾夫球、羽毛球	5
	籃球（半場）	6.3
	籃球（全場）	8.3
	網球	6.6
	足球	7.7
跑步	慢跑（8 公里 / 小時）	8.2
	快跑（12 公里 / 小時）	12.7
	快跑（16 小時 / 小時）	16.8
騎腳踏車	一般速度（10公里/小時）	4
	快速（20 公里 / 小時）	8.4
	高速（30 公里 / 小時）	12.6
其他運動	瑜伽	3
	飛盤	3.2
	太極拳	4.2
	跳舞（慢），元極舞	3.1
	跳舞（快），國際標準舞	5.3
	溜直排輪	5.1
	有氧舞蹈	6.8
	游泳（慢）	6.3
	游泳（較快）	10
	跳繩（慢）	8.4
	跳繩（快）	12.6

＊消耗熱量單位：大卡 / 公斤體重 / 小時

（三）攝食產熱效應（Diet-induced thermogenesis, DIT）

是指身體因攝食而增加能量消耗的現象，包括食物中營養素的消化吸收及代謝轉化，屬於非自主活動，又稱為食物特殊動力作用（specific dynamic action,SDA）。攝食會消耗多少熱量，與食物的成分、進食量和進食的頻率等多種因素有關。一般而言，人體消化吸收及代謝蛋白質類食物的過程較久也較消耗熱量，約為 30%；其次為脂肪類，約 4 ～ 14 ；含醣類食物約為 6 ～ 8%；混合性食物之攝食產熱效應相當於全日總能量消耗的 6 ～ 10%。

（四）特殊生理狀態

處於嬰幼兒、青少年快速發育期、孕婦、哺乳以及受傷生病等特殊生理狀態時，身體會需要額外的熱量，幫助新組織的發育或修補。懷孕四個月後的孕婦每天需要增加 300 大卡的熱量，哺乳婦女每天則須增加 500 大卡，以供應製造與分泌母乳所需消耗的熱量。

人體每日熱量的消耗如圖 6-1，而每日的總熱量需求須滿足熱量的消耗，公式如下：

每日總消耗熱量 TDEE（Total Daily Energy Expenditure）= 基礎代謝量 + 活動量 + 攝食產熱效應 + 特殊生理狀態所需額外熱量，如成長期或懷孕哺乳期等。

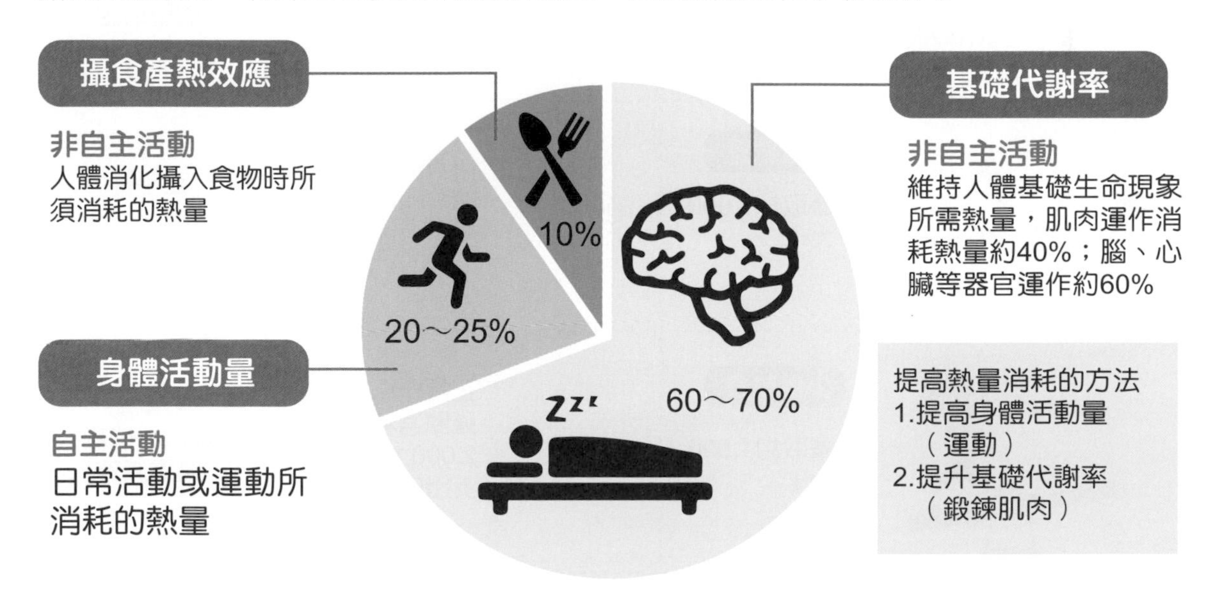

圖 6-1　人體每日熱量消耗的比例

二、人體熱量的平衡

飲食熱量攝取與人體熱量消耗之間的平衡狀態，除了反應體重的變化外，也代表不同的生理意義。當人體在成長階段、懷孕期或病後復原時期，需要合成修復身體組織、供應胎兒的成長，此時熱量攝取建議維持「正平衡」，以滿足身體所需。成年期不再有成長的需求，維持「熱量平衡」和體重穩定即為健康狀態；若熱量攝取大於身體消耗則容易造成肥胖，此時應適度降低每日熱量攝取或增加運動量，以利體重控制。

然而，長期熱量攝取不足或過度節食，不僅容易造成營養不良，體組織也會產生耗損，比如膠原蛋白流失使得皮膚鬆弛等。熱量「負平衡」常發生在缺乏食慾或吸收不良的癌症等重症病患，此時營養治療的重點便是維持體重，以延長存活率；減肥過程是透過減少熱量攝取，並透過運動增加熱量消耗，以健康的方式讓身體處於負平衡的狀態（圖6-2）。

攝取熱量	體重變化	消耗熱量	平衡狀態
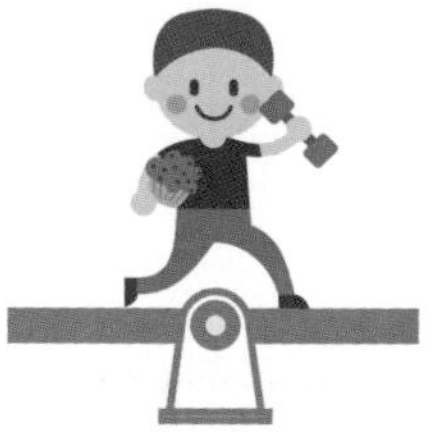 正常飲食 攝取約2,000大卡	無變化	正常作息與適量運動，消耗約2,000大卡	熱量平衡 攝取＝消耗 體重穩定
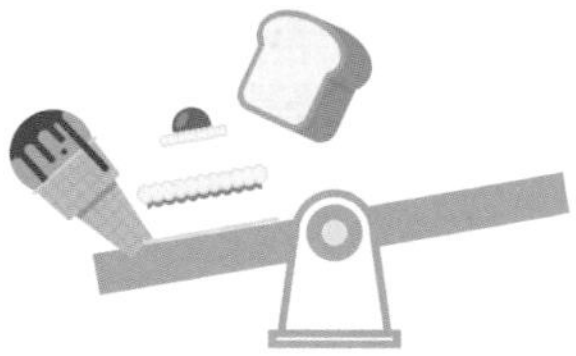 過量飲食 攝取約3,000大卡	增加	沒有增加運動消耗約2,000大卡，多儲存1,000大卡	正平衡 攝取＞消耗 體重增加
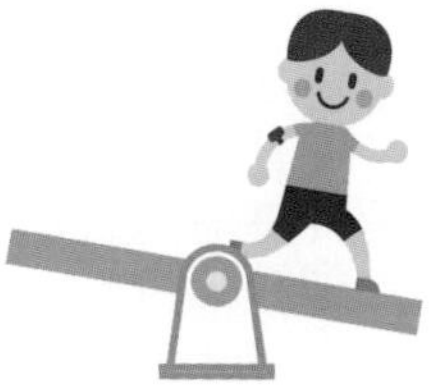 少量飲食 攝取約1,500大卡	減少	正常作息與適量運動消耗約2,000大卡，多支出500大卡	負平衡 攝取＜消耗 體重減輕

圖 6-2　熱量攝取與熱量消耗的平衡關係

三、能量代謝，有氧運動與無氧運動

代謝（metabolism）是生物體內物質與能量利用、轉換及釋放的過程，一旦此交換過程停止，生命現象也隨之結束。細胞的粒線體被稱為細胞發電機，大約 90% 的能量都由粒線體產生。能量代謝過程需要有氧氣的存在，也需要食物中醣類、脂肪與蛋白質等營養素，經由消化系統分解為葡萄糖、甘油、脂肪酸及胺基酸吸後，互相轉換並產生能量。

（一）有氧代謝

當氧氣供應充足時，葡萄糖、脂肪酸與胺基酸進入細胞後被轉化為乙醯輔酶 A（acetyl-CoA），於細胞內藉由三羧酸循環（tricarboxylic cycle, TCA cycle）及電子傳遞鏈進行氧化磷酸化反應，產生水和二氧化碳，並釋放出能量，稱為「有氧能量代謝」（圖 6-3）。三羧酸循環（TCA cycle），又稱檸檬酸循環，是熱量型營養素代謝的中間樞紐，主要發生於細胞內的粒腺體中，能合成細胞所需分子及組織，並產生能量。腺苷三磷酸（adenosine triphosphate），也就是 ATP，是細胞儲存、傳遞與能量利用的方式，可直接供給細胞活動所需，進行各種生理作用。

當食物攝取過剩時，過多的能量可以轉換成肝醣或體脂肪儲存。而飢餓或能量不足時，人體的內分泌系統會透過肝臟分解肝醣，或利用乳酸、丙酮酸、脂肪等物質來提高血中葡萄糖濃度，以提供生理活動所需熱量，稱為「糖質新生作用（gluconeogenesis）」。

當體內肝醣用盡時，低血糖的狀態會加速體脂肪的分解。由於神經細胞只接受葡萄糖為能量來源，長時間飢餓或禁食狀態下，糖質新生作用所得之葡萄糖會優先提供大腦或神經組織使用，其他組織則儘量利用脂肪，最後才利用體蛋白質（肌肉）。若持續低血糖或飢餓狀態，人體會分解脂肪，脂肪酸轉換為酮體，取代葡萄糖作為能量來源，稱為「生酮作用（ketogenesis）」。

生酮飲食便是以極少的醣類攝取，讓身體模擬飢餓狀態而促進脂肪的分解。以人體內分泌系統調控能量代謝的機制，營養素合成能量的順序為：葡萄糖→肝醣→脂肪→蛋白質。反之，當熱量不足而需分解體內儲存能量的順序也是：葡萄糖→肝醣→脂肪→蛋白質。因此，減重過程中要燃燒體脂肪或避免體蛋白質的分解，除了降低食物熱量攝取，也要搭配有氧運動。

有氧運動時，細胞偏向使用醣類、胺基酸和脂肪的有氧代謝作為能量來源，包括長時間步行、慢跑、騎自行車、游泳、瑜伽、爬山等。有氧運動可以減少脂肪、消耗熱量，並有促進心肺功能、預防骨質疏鬆、降低三高罹病率之效果。此外，運動時，心跳達到最大心跳率的 65-85%，且持續 20 分鐘以上的有氧運動，才算是有效的有氧健身。

最大心跳率：最大心跳率 220 －年齡。

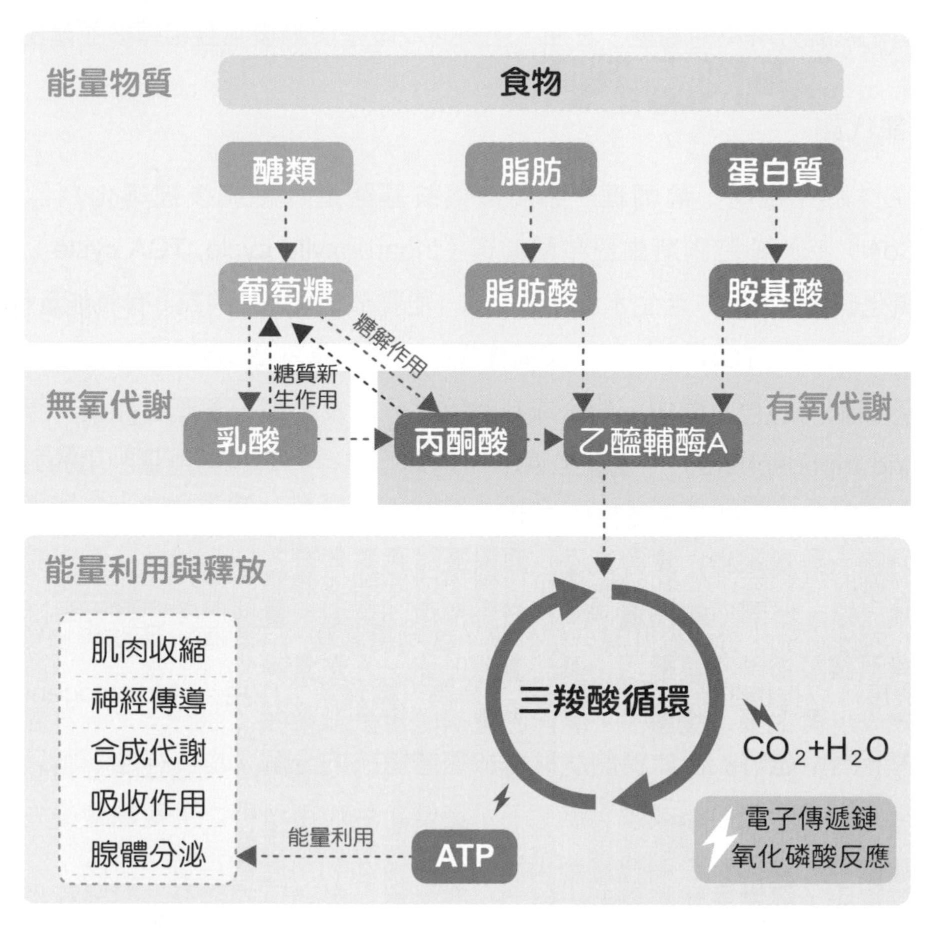

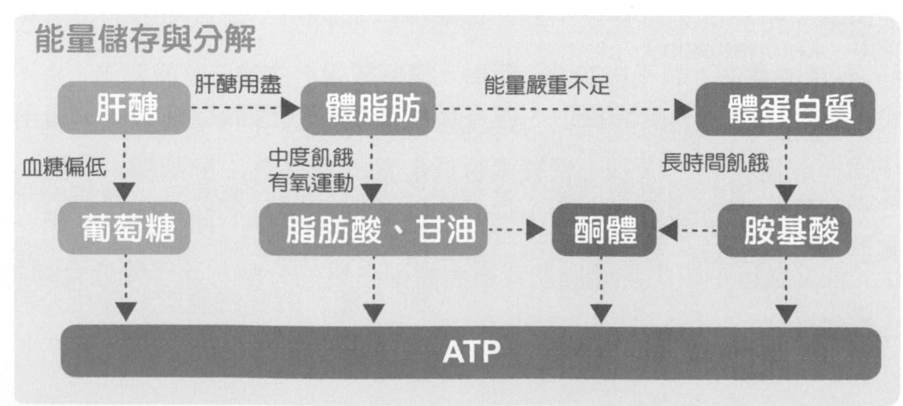

圖 6-3　食物攝取後之代謝、能量利用及儲存

（二）無氧代謝

若氧氣無法在短時間內快速供應，使得粒線體不能進行有氧代謝、脂肪酸與胺基酸無法氧化產生能量，細胞只能以葡萄糖進行「無氧能量代謝」，產生乳酸以快速換取能量的供給。肌肉細胞可將乳酸還原成丙酮酸，重新進入三羧酸循環產生能量，或再還原成葡萄糖或肝醣，再利用糖解作用（葡萄糖轉化為丙酮酸）產生能量。無氧代謝雖然可以將肌肉中的肝醣（肌醣）分解為葡萄糖，快速提供肌肉 ATP，卻不像有氧代謝可以持續較長時間的能量供應（圖 6-3）。

無氧運動時，細胞偏向以分解葡萄糖為能量來源，並產生乳酸來進行無氧代謝及能量轉化；運動過程會感到呼吸急促、心跳快速的運動，最大心跳率可達 90%。重量訓練、短跑、跳高、仰臥起坐、伏地挺身、深蹲等運動皆都歸類為無氧運動。藉由較高強度的無氧運動或重量訓練，淘汰老廢的肌肉細胞再重新修復，經由破壞肌肉纖維，促進肌肉再生的循環，不僅提升肌肉量，也會提高代謝率。此外，老化的過程中會讓身體結構與組成發生改變，特徵是持續且全身肌肉重量及功能的減少，稱為肌少症（sarcopenia）。肌肉量的流失不一定會減輕體重，取而代之的是，脂肪組織的堆積，此種合併肌肉萎縮與肥胖的生理狀態，更是加速老人生活失能、提高罹病率與死亡率的主因。因此，老年人更是要藉由規律的運動來維持肌肉量，讓身體更年輕健康。

四、如何計算每日熱量的需求

人體每日熱量需求是依照理想體重與實際體重所呈現之體重狀態，評估體重過低、標準或過重來調整熱量攝取，並對照個人每日活動量的程度來決定，人體每日熱量需求每公斤理想體重 × 活動量所需熱量請見表 6-3。

表 6-3　每日活動量與每公斤所需熱量

每日活動量	每公斤理想體重所需熱量（單位：大卡 / 公斤理想體重）		
	體重過低	體重標準	體重過重
臥床	30	20 ～ 25	20
輕度工作	35	30	20 ～ 25
中度工作	40	35	30
重度工作	45	40	35

＊輕度工作：大部分為靜態或坐著的工作，例如：家庭主婦、坐辦公室的上班族、售貨員。
＊中度工作：從事機械操作、接待或家事等站立活動較多的工作，例如：褓母、護士、服務生。
＊重度工作：從事農耕、漁業、建築等需重度使用體力之工作，例如：運動員、搬家工人。

營養大補帖

有氧運動與無氧運動，怎麼選才能有效減肥？

有氧運動（耐力運動）可以消耗較多熱量，可輔助飲食控制的人進行減脂、減重，並有助提升心肺功能與肌耐力，但卻無法增加肌肉量。若只依賴有氧運動可能導致肌肉量減少、代謝變差且容易遇到停滯期而復胖。因此，想要維持長期運動的習慣或增加肌肉的成效，一定要搭配無氧運動，也就是阻力運動或重量訓練，才能獲得增肌減脂的效果與體態。

無氧運動藉由無氧代謝消耗葡萄糖，並產生乳酸，血糖上升較快，運動訓練的同時，也會刺激身體分泌腎上腺素，提高燃脂的效率。因此，建議運動時在暖身操後，先進行 20 分鐘的無氧運動後，再進行 30 分鐘的有氧運動，最後再透過伸展及拉筋的動作，完成運動訓練。

間歇運動是以具有高強度、瞬間爆發力的無氧運動，搭配短暫緩衝間隔交替、分段進行的運動循環，例如重複「深蹲－休息－深蹲－休息」等不同的動作訓練；亦可用有氧運動與重量訓練間隔進行的方式，例如週一、三、五跑步，週二與週四做重訓之間歇運動。結合有氧與無氧運動來優化運動效果之間歇運動，成為目前時興的運動顯學，但應視個人的體能狀態與生活型態來決定運動方式與強度（圖 6-4）。

有氧運動
游泳
走路／慢跑
騎腳踏車
拳擊
無氧運動
舉重
仰臥起坐
深蹲
伏地挺身

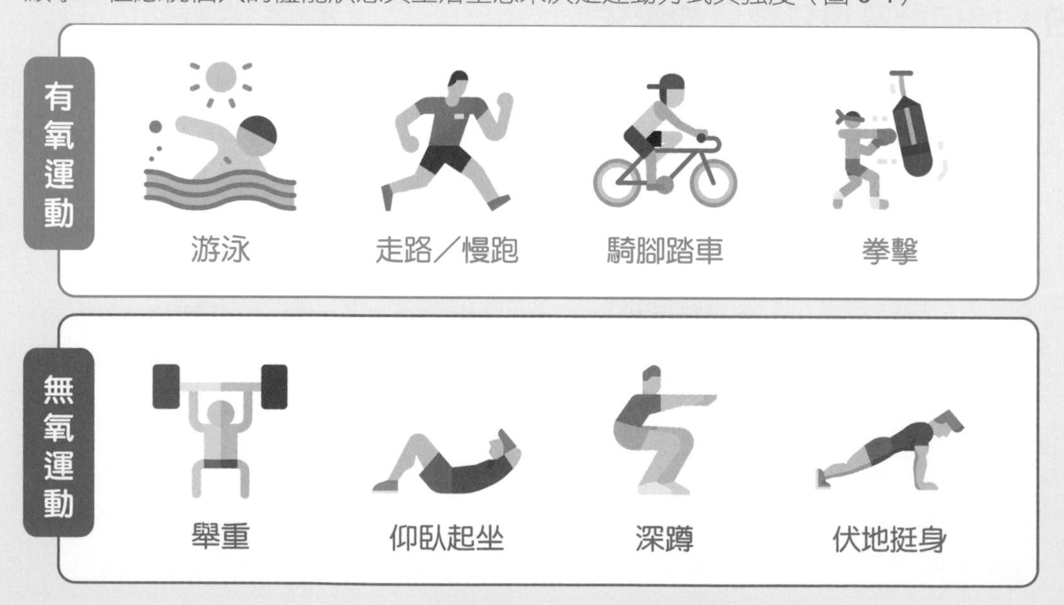

圖 6-4　有氧運動與無氧運動的常見種類

6-2 肥胖危機與體位評估

肥胖可分為脂肪細胞數目增加（hyperplastic）及脂肪細胞肥大（hypertrophic）。人體脂肪細胞在出生後第一年及青春期迅速增加，青春期受荷爾蒙影響，細胞成長快速且數量快速增加。飲食過多的熱量會以三酸甘油酯形式儲存在脂肪細胞，脂肪量過多時，使得脂肪細胞持續成長，易堆積在較不活動的部位，例如腰部、腹部、臀部及大腿。正常體重者的脂肪細胞數目約 250 ～ 300 億，肥胖者的脂肪細胞數目可能高出 3-5 倍，體積也大於正常體重者。成年後主要是細胞大小的改變，一旦脂肪細胞被撐大到了極限，仍有可能再分裂增生。脂肪細胞數量一旦增加，就不會自然消失。

減肥是透過飲食控制及或運動，降低脂肪的堆積，幫助脂肪燃燒，讓細胞體積縮小。從生化理論推算，當體內過多的熱量累積約 7,700 大卡，相當於 1 公斤體脂肪的囤積。肥胖不是一天造成的，舉例來說，如果每天不知不覺多吃了 250 ～ 300 大卡的食物，而沒有消耗這不小心多吃的熱量，可能一個月就累積超過 7,700 大卡的熱量，不知不覺體重就增胖了 1 公斤。飲食精緻化及飲料普及化，提高了高熱量食物的攝取頻率，靜態活動逐漸取代走路、運動，種下肥胖的原因。

營養大補帖

250 ～ 300 大卡的食物有哪些？每天多吃一種，一個月就可能胖一公斤！

主食 飯 1 碗 =280 大卡、鮮肉包 1 個 =210 大卡、豬肉水餃 10 顆 =255 大卡、煎餃 4 個 =320 大卡、滿福堡 =280 大卡、菠蘿麵包 1 個 =250 大卡。

點心 麥克雞塊 4 塊 =230 大卡、炸雞排半塊 =250 大卡、甜甜圈 1 個 =270 大卡、薯條（中）1 盒 =330 大卡、巧克力蛋糕 1 塊 =359 大卡、原味熱狗 1 條 =243 大卡、西式喜餅 2 塊 =200 大卡。

飲料 可樂（大）1 杯 =310 大卡、半糖奶茶（500c.c）=280 大卡、高粱酒（60c.c）=250 大卡、罐裝啤酒 2 罐 =230 大卡。

一、肥胖對健康的危害

近期研究指出，現代人飲食的選擇傾向於高熱量或精緻醣類的食物，例如：吃午餐時，比起較為健康的自助餐，選擇便利商店賣的便當可能較為方便；再加上遺傳、睡眠不足或壓力與長期活動量不足等因素影響，促進脂肪合成，增加體內脂肪的儲存，降低血糖與脂肪的利用，促進飢餓感而增加食物攝取；或導致基礎代謝率、肌肉效率及活動量下降，減少體內能量消耗而造成肥胖（圖 6-5）。

遺傳、貪食症或憂鬱症等心理因素、甲狀腺機能低下等疾病、服用類固醇和抗憂鬱藥等藥物也與肥胖有關。肥胖對健康的危害，涵蓋疾病的死亡率、機能失調及心理障礙三大層面，並影響生活品質（圖 6-6）。肥胖就像是在身體埋了一顆炸彈，牽涉許多生理機制與可能原因，引爆潛藏的健康危機不得不防（表 6-4）。

表 6-4　肥胖引發健康問題的可能原因

肥胖的健康危機	可能原因
增加外科手術風險	麻醉劑用量增加和傷口感染的機率較大
呼吸系統障礙	肺功能的負荷加重，呼吸系統疾病發病率提高
成年型糖尿病（第二型糖尿病）	脂肪細胞增大，導致細胞對胰島素敏感性降低，血糖容易失控引發糖尿病
高血壓	脂肪組織中血管的分佈增加，血液循環量相應增加，增加小動脈外圍阻力，心臟的負擔相應增加使得血壓上升
冠狀動脈心臟病	血中膽固醇和三酸甘油酯濃度增加，促進血管硬化
骨骼和關節的病症	膝關節、腳踝和髖關節的負荷過重
膽囊結石	膽囊中的膽固醇含量增加，造成膽汁黏稠而容易結石
皮膚病變	皮膚皺褶處出汗增加，微生物容易滋生，造成皮膚發炎、紅疹、黴菌感染等病變
特定癌症	脂肪過多促使性荷爾蒙分泌不平衡，使得乳癌、子宮內膜癌及攝護腺癌的罹病機率上升
增加懷孕風險	肥胖婦女在懷孕過程中較容易出現高血壓、糖尿病、子癲前症等疾病，麻醉風險與出現巨嬰的比例也會較高，而增加分娩的困難度
壽命較短	增加多種疾病的罹患率，提高死亡率

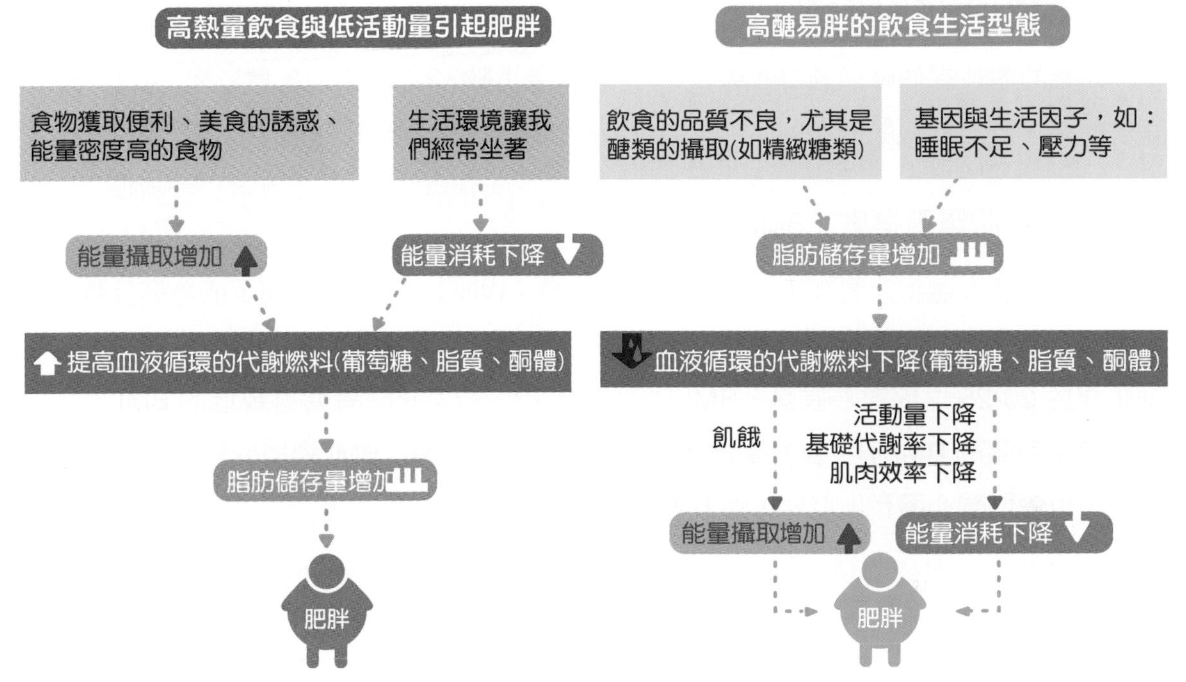

圖 6-5　高醣易胖的飲食生活型態

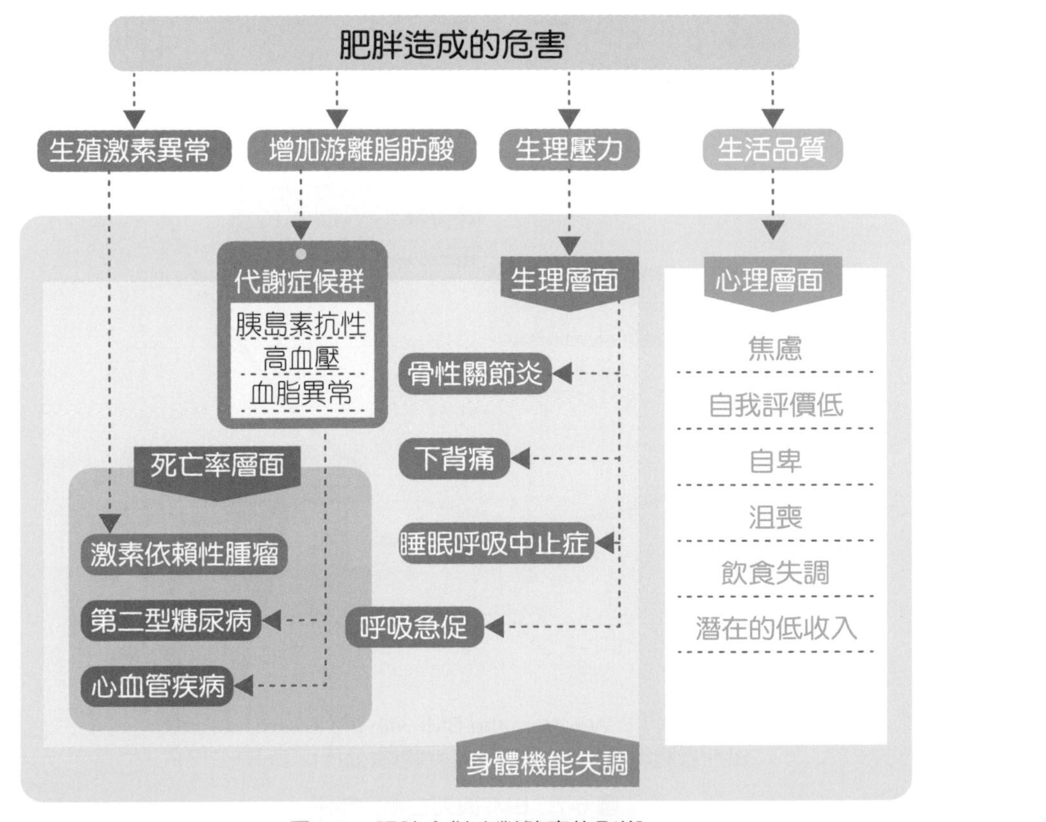

圖 6-6　肥胖合併症對健康的影響

二、體位評估的方法

完整的體位評估應通過四個關卡：1. 身體質量指數、2. 腰臀比、3. 體脂率、4. 肌肉量。除了體重，體脂肪與肌肉量的比例及部位分布情形，對健康的影響更鉅。

第一關：身體質量指數（BMI）

由於每個人體型及骨架不同，世界衛生組織（WHO）建議用最簡單的身高及體重計算套入身體質量指數公式，評估體位是否標準。根據國外觀察性研究發現，不論男女，BMI 介於 20-25 之間較為長壽，BMI 理想值為 22，通常年輕者適用較低的 BMI 值，年長者適用較高的 BMI 值。針對臺灣大型的調查研究也發現，BMI 過高或過低都會增加死亡率，也會影響心臟代謝狀態（圖 6-7）。

當體重超過理想體重的 10% 以上者，稱為體重過重；超過 20% 者，稱為肥胖；相反的，當體重低於理想體重的 10%，稱為體重過輕；低於理想體重的 20%，則稱為消瘦。不僅體重過重及肥胖會影響身體的健康，體重過輕及消瘦的人也容易出現營養不良、生長遲緩、貧血、骨質疏鬆、掉髮、注意力衰退、月經失調、飲食障礙（暴食症或厭食症），甚至容易引發猝死，年輕女性須特別注意。

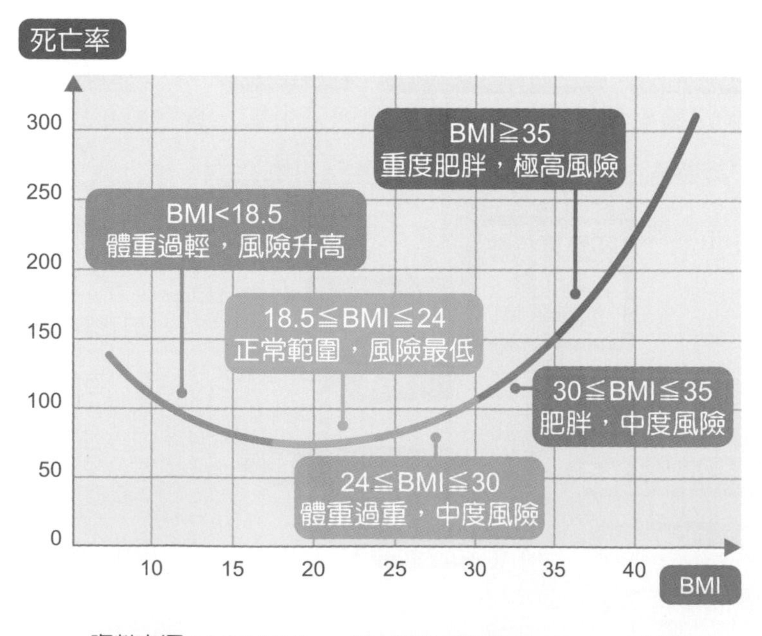

資料來源：I.B.W.E from the BMI with the lowest morbidity
BMI(身體質量指數)計算方式＝體重(公斤)／身高(公尺)^2

圖 6-7　BMI 與死亡率的關係

第二關：腰臀比

腰臀比是以腰圍及臀圍的比值來評估肥胖的類型，腰圍可作為預測罹患慢性疾病的指標，男性腰圍超過 90 公分（約 35.5 吋），女性腰圍超過 80 公分（約 31 吋），即稱為肥胖。依脂肪囤積的位置，可分為蘋果型肥胖（男性居多）及西洋梨型肥胖（女性居多），蘋果型肥胖者比起腰圍標準的人罹患心臟病的風險更高（圖 6-8）。男性腰臀比的正常值為0.85～0.9，女性為0.7～0.8；男性腰臀比超出0.9或女性腰臀比超出0.85者，罹患心血管疾病、高血壓、糖尿病、高血脂症等疾病的機率都會增加。

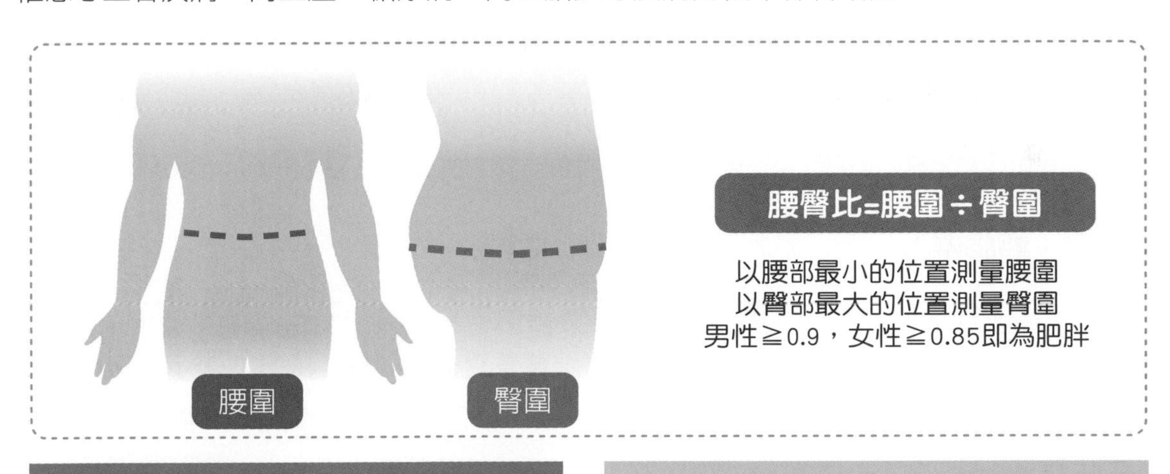

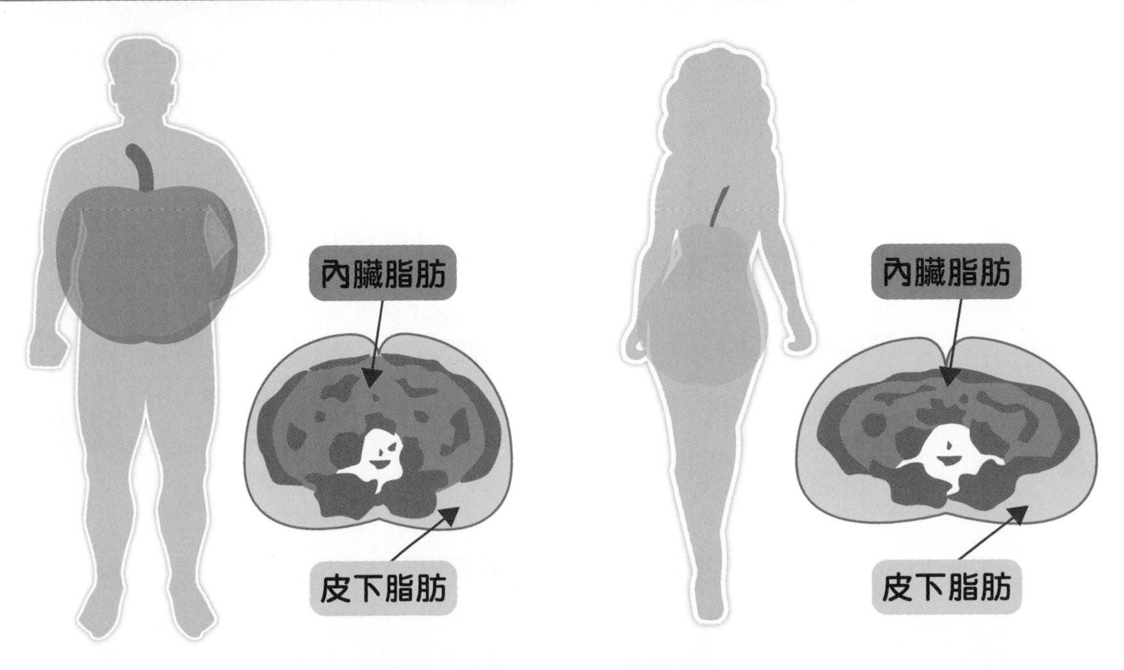

圖 6-8　腰臀比的計算與肥胖類型

營養大補帖

BMI 適用於所有族群嗎？為何有重量訓練的運動員，BMI 會過高呢？

BMI 由體重與身高計算，並未考量體脂肪與肌肉比例對體重的影響，肌肉量較高相對體重也會高，因此不適用於運動員或肌肉發達的人。建議運動員或健身者可以「體脂率」或「無脂肪質量指數（Fat Free Mass Index, FFMI）」評估體位標準。FFMI 計算公式如下，男性肌肉量平均值約 18-19，女性約 15-16。研究發現，BMI 小於 20 可能有肌肉量不足的問題，也會提高死亡率。BMI 高，但肌肉量及肌力也高的族群，死亡率並不會上升。因此，肌肉對健康至關重要。

FFMI ＝體重（Kg）×（100%– 體脂率 %）〕/ 身高平方（m^2）

第三關：體脂率

除了理想體重外，肥胖的關鍵在於體脂肪累積過多，而非單純的體重多寡。體脂率是「體內脂肪的比率」，以身體脂肪含量占總體重百分比（%）的方式表示，例如：體重 60 公斤、體脂率 30% 的人表示體內有 18 公斤的脂肪。正常情況下，男性體內脂肪量約佔體重 14 ～ 23%，女性為 17 ～ 27%，若 30 歲以上男性體脂率超過 25%，女性超過 30%，則可稱為肥胖（圖 6-9）。此外，皮脂厚度也是評估體脂肪分布的方法之一，以拇指及食指垂直捏起皮膚約 1 公分的皮下脂肪層，利用皮脂度測量夾檢測被測者之肱三頭肌、肩胛骨、腹肌部等身體多處之皮脂厚度的平均值。男生正常值約在 0.6-1.75 公分，女生約 1.2-2.55 公分；肥胖男性皮脂厚度高於 1 公分，女性則高於 2.6 公分。

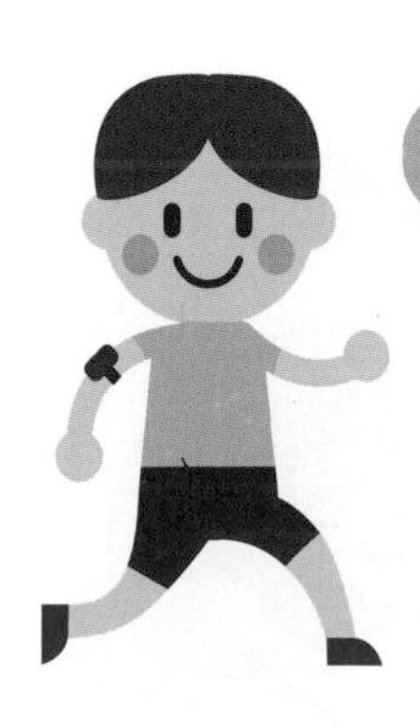

男性肥胖判斷標準

30歲以上
體脂率≧25%

30歲以下
體脂率≧23%

女性肥胖判斷標準

30歲以上
體脂率≧30%

30歲以下
體脂率≧27%

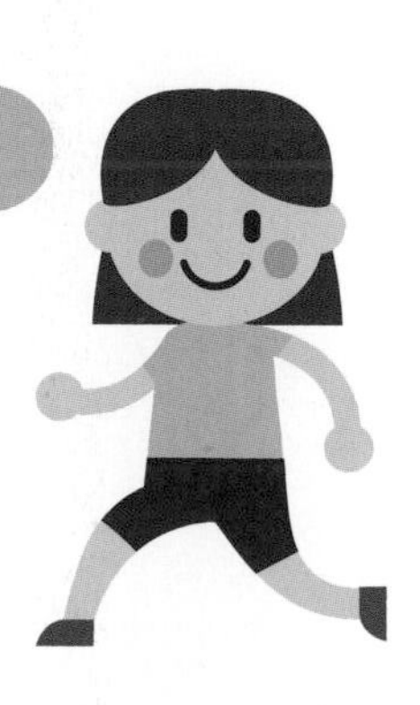

圖 6-9 男女體脂率的標準值

脂肪組織為體脂肪聚集的位置，可分為白色脂肪與棕色脂肪。研究發現，白色脂肪不僅是人體儲存能量的方式，也會分泌激素影響生理機能，例如：增加細胞對胰島素的敏感性或促進發炎。棕色脂肪組織主要的功能並非儲存能量，而是轉換能量，燃燒脂肪組織，與人體的基礎代謝率有關。人體隨著年齡的增加，白色脂肪比例隨之增加，而棕色脂肪則會減少。人體的棕色脂肪組織分布於頸部、鎖骨上方、主動脈附近中隔腔、胸椎兩側及腎臟上方，女生含量高於男性；而白色脂肪組織，男性多位於腹腔內器官，女性多在大腿和腹部等皮下組織，也影響男女肥胖時的體型差異（圖 6-10）。

一般在青春期結束前，脂肪細胞數量還會增加，特別是青少年時期，受荷爾蒙改變的影響，白色脂肪細胞增加的速度較快，這個階段是控制體內脂肪細胞數量的重要關鍵，若攝取過多熱量又缺乏運動，就可能胖得更快。然而，許多人以為成年後細胞數量就不會再增加，但這並非絕對，一旦暴飲暴食，身體儲存過多熱量，脂肪細胞被撐大到了極限，仍有可能再分裂增生。

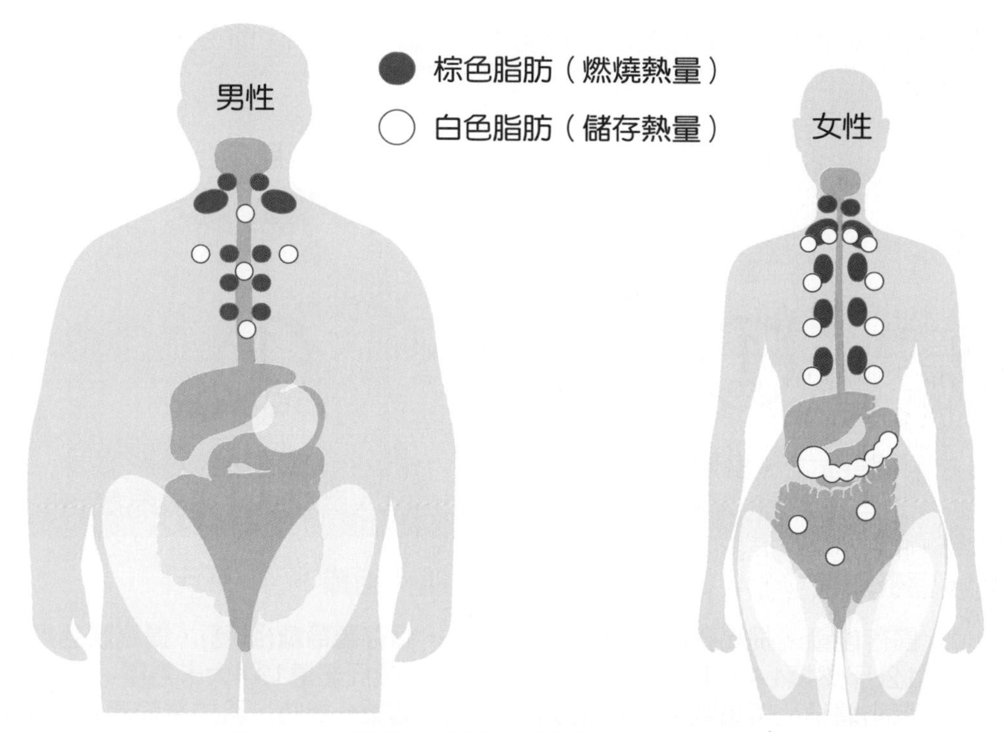

圖 6-10　男性與女性體內兩種脂肪組織的分布位置

第四關：肌肉量

肌肉是維持健康狀態、體型及基礎代謝率的重要關鍵，於是「增肌減脂」成為飲食及運動健身或瘦身的專業術語。由於脂肪組織的密度較肌肉組織低，故相同的重量下，脂肪組織的體積大約是肌肉組織的 4 倍大（圖 6-11）。此外，一公斤的脂肪平均只能消耗 4.4 大卡的熱量，但一公斤的肌肉卻能消耗 13.2 大卡。既使在休息狀態下，肌肉與脂肪組織消耗熱量的能力也相差 3 倍之多。因此，同樣是 50 公斤的人，體脂率較高者不僅較顯胖，因肌肉含量較少故基礎代謝率也會較低，形成容易發胖的易胖體質。

藉由體位量測及身體組成分析，進一步由「體脂肪率」與「BMI 值」綜合評估體型及脂肪堆積的型態（圖 6-12）。當 BMI 標準而體脂肪率卻過高者，稱為「隱性肥胖」，相對提高罹患代謝症候群的風險。30 歲後，身體肌肉量以每十年 3 ～ 8% 速度流失，且在 60 歲後會以每年 1-2% 加速流失，肌肉強度以 1.5 ～ 3% 下降，流失部位多為下肢肌肉群；尤其是長期營養不良及缺乏運動的人，既使 BMI 值在標準範圍或體重沒太大，肌肉量流失與體脂肪增加，也讓身體的活動能力、肌耐力跟心肺功能逐漸退化。

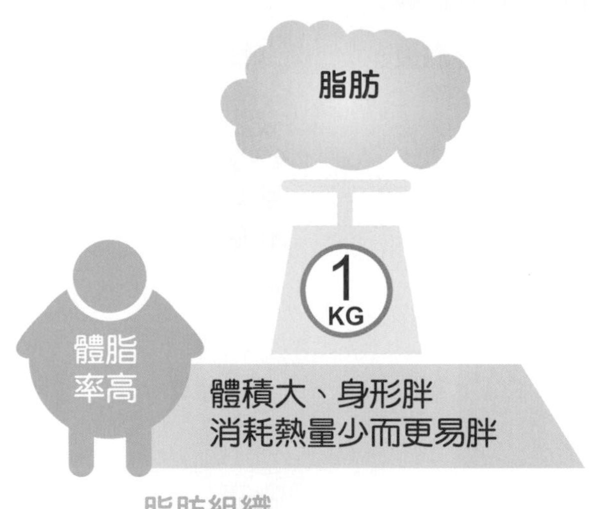

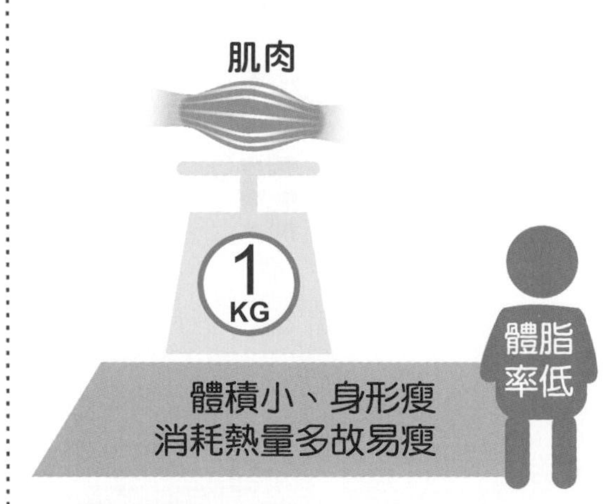

脂肪組織

- 儲存能量，提高胰島素阻抗性
- 1公斤燃燒4.4大卡熱量
- 脂肪體積比等重肌肉大4倍(虛胖)
- 影響人體內分泌的調控

肌肉組織

- 儲存葡萄糖(肌醣)，提高胰島素敏感度
- 1公斤燃燒13.4大卡熱量
- 體重一樣時，肌肉量較高者，曲線較好
- 影響人體基礎代謝率與肌耐力

圖 6-11　體脂率與肌肉量對體型的影響

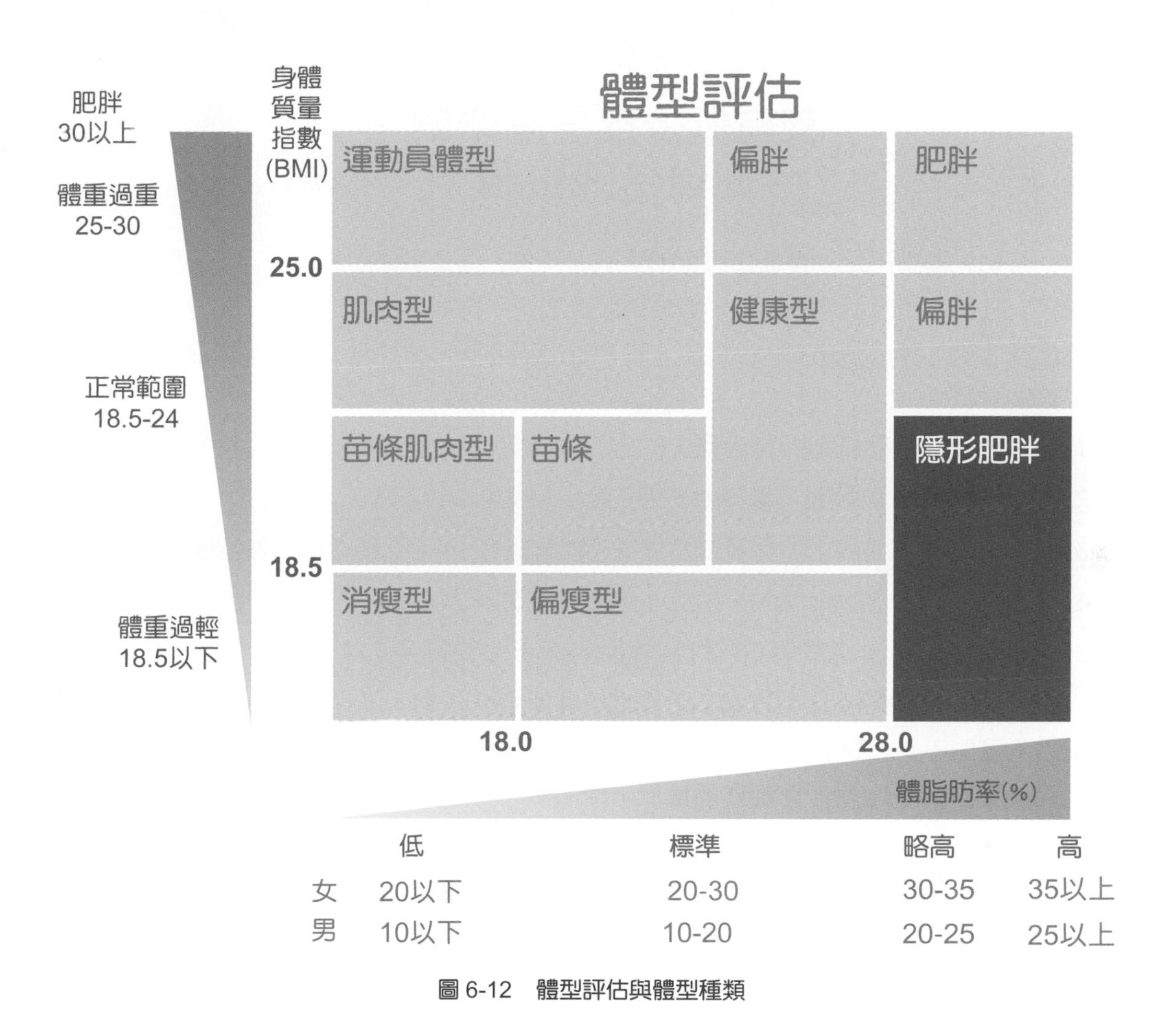

圖 6-12　體型評估與體型種類

營養大補帖

如何檢測體脂率與肌肉量？

一般可用「身體組成分析儀」或「體脂機」檢測體脂率，「生物電阻抗分析法」（bioimpedance analysis，BIA）來測量身體組成。身體的組成主要是水、脂肪、蛋白質、礦物質等成分，相較於肌肉和血液，體脂肪和皮膚之導電性較差，生物電阻抗較高。因此，體重相同者，體脂肪愈多則阻抗愈大，透過阻抗量得知身體總水量。再者，健康個體肌肉內水份約佔 73.3%，由此推算肌肉量及估測礦物質量。一般身體組成分析儀器分析項目，包括：身體總水量（Kg）、除脂體重（Kg）、體脂肪重（Kg）、肌肉重（Kg）、體脂肪率 （%）等。

營養大補帖

我有肌少症的風險嗎？如何自我檢測？

老化、營養不足、慢性疾病會加速肌肉流失，罹患肌少症的長者容易因肌肉量減少、肌量減弱及肌耐力減小，造成四肢無力、平衡變差、容易跌倒、失能、功能退化或住院，甚至增加死亡的風險。若符合以下症狀可能是肌少症的早期症狀要有所警覺。

1. 走路遲緩：室內平地行走困難（6 公尺內行走，每秒速度少於 0.8 公尺）。
2. 握力下降：取物困難，拿不動 5 公斤物品，或毛巾擰不乾。
3. 行動吃力：從座椅起身困難或需撐扶手才能起身；爬 10 階樓梯出現困難。
4. 反覆跌倒：跌倒機率增加，過去 1 年來連續跌倒 2 次以上。
5. 體重減輕：非刻意減重，6 個月內體重減輕 5 公斤須小心。

臺灣本土研究指出，50 歲以上男性小腿圍若小於 34 公分、女性小於 32 公分，肌肉量可能不足，罹患肌少症（sarcopenia）風險約達 6 成，應藉由規律運動及補充優質蛋白質並注意維生素 D 的攝取，預防肌肉持續流失。圖 6-13 為簡單測量肌少症方法。

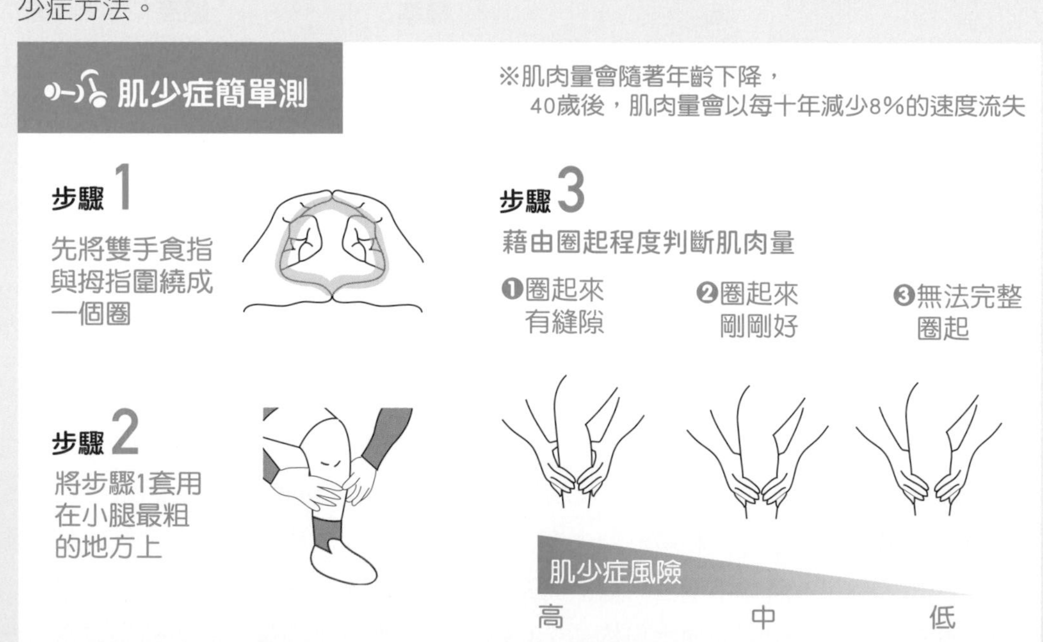

圖 6-13　肌少症簡單測驗方式

闖關遊戲

美眉是否需要減肥呢？請為她進行體位評估。

陳美眉，身高 150 公分、體重 60 公斤、腰圍 91 公分、臀圍 103 公分，體脂肪 34%。美眉的工作是電話客服人員，年齡 21 歲。請問美眉的體位是否標準呢？請根據圖 6-12，她的體型屬於哪一種？並計算她減肥期間所需的熱量。

6-3 健康減重與學習減肥法

相信大家都知道「少吃、多動、有恆心」是減肥的不二法則，造成肥胖的原因複雜，僅靠單一的方法經常效果不彰或無法長期維持。因此，健康的體重管理需要了解減肥過程中身體可能會發生的情形，才能用正確的方法因應。表 6-5 可測驗你的減肥飲食 IQ，解答則在後續內容揭曉。

在飲食控制減肥的過程中，當體重減掉原來體重的 5～10% 時，身體會啟動自我保護機制，降低基礎代謝率以減少能量消耗，因此容易出現「減重停滯期」，既使維持一樣低熱量的飲食，仍不易使體重持續下降。停滯期既然是減重期間體內代謝下降的正常生理適應，尤其以極端方式節食減肥者更快發生，甚至造成減了又肥、肥了又減的體重反覆變化，導致復胖或更胖，又稱「溜溜球效應」（Yo-Yo effect）（圖 6-14）。

表 6-5　減肥飲食 IQ 測驗

下列關於減肥的觀念何者正確？請在空格內填上○或 X。	
	1.喝水也會胖。
	2.減肥成功後，身體的脂肪細胞也會變少。
	3.運動前不吃東西比較容易瘦。
	4.飯跟澱粉類是減肥時的大忌，盡量不要吃。
	5.攝取優質且足夠的蛋白質，可以幫助增加肌肉量。
	6.斷食可以輕鬆減肥。
	7.減肥期間，熱量攝取可以低於基礎代謝率（BMR）。
	8.一週減重 5 公斤是健康安全的。

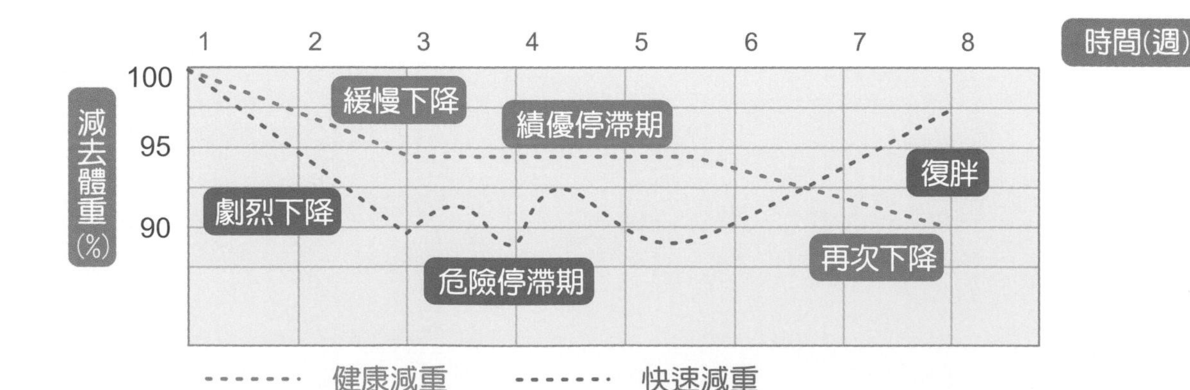

圖 6-14　健康減重及極端減重在體重變化及停滯期的差異

減肥過程需要「飲食控制」+「適度運動」+「良好生活習慣」+「持之以恆的決心」，多管齊下，突破停滯期更需要適度修正減肥計畫，增加運動強度及時間，並注意營養均衡，幫助體重再次下降，健康減重。體重管理須從學習養成良好的習慣開始，LEARN 學習減肥法是普遍被認同的體重管理概念。

LEARN 學習法是 Lifestyle（生活型態）、Exercise（運動）、Attitudes（態度）、Relationships（家人朋友間關係）、Nutrition（營養）的縮寫，強調不僅單純控制吃的食物，也要考慮生活層面以及與體重管理有關的事物，以利長期的體重控制及維持。例如：本身對減肥的態度、改變導致肥胖的生活型態、有無固定運動，以及家人與朋友的支持等。

Lifestyle：修正生活型態

肥胖與飲食生活型態有極大的關係，因此，找出生活中導致肥胖的習慣並加以改善，有助於體重控制。例如：戒掉看電視吃零食、吃宵夜、喝酒、常熬夜的習慣，或者每天在生活中刻意增加活動量的機會，比方說不坐電梯改走樓梯、提早兩站下公車走回家等方式，逐漸建立健康不易胖的生活型態。

Exercise：適度規律運動

運動不一定能減重，但要減重一定要搭配持之以恆的運動。運動可改善細胞活力、增強心肺功能、提高基礎新陳代謝率，每週的運動頻率可在三次以上，或者每天運動時間由 15 分鐘慢慢增加至 30 分鐘。

運動項目宜多樣化，並應適時休息與補充水份，在減重停滯期更需提升運動強度、增加活動頻率及時間。通常跳舞、跑步、騎腳踏車等有氧運動有助熱量消耗，深蹲、抬臀、重量鍛鍊等提升肌力的體適能運動有助於增加肌肉含量，建議可依身體狀況、年齡安排合理的運動計劃（圖 6-15）。

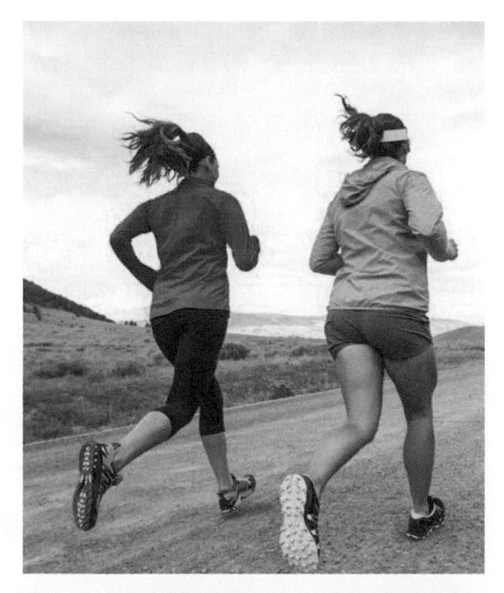

圖6-15　依身體狀況安排合理的運動計畫。

Attitude：強化減肥的態度與動機

減重的動機最好出自本人的意願，基於健康的理由建立目標，慢慢改善行為。國外研究發現，參與減肥實驗的受試者，中途退出實驗者平均高達 5 ～ 8 成，且大多減肥成功的受試者在 3 年內會再復胖，甚至比原本更胖。因此，減肥要有正確的態度，絕對是循序漸進的長期作戰，不可求快，否則很容易復胖。

Relationship：結合家人、朋友的力量或成群結黨找伴團體減重

尋找家人或同伴一起減重，可維持及刺激動機，當遇到瓶頸時也能互相鼓勵。讓朋友知道自己在減重，也會減少一些過度的聚餐邀約，或改成戶外運動的聚會方式。減重者與家人必須維持良好的互動關係，有家人的支援配合才能強大減重者的信心及毅力。

Nutrition：營養均衡之低熱量飲食

體重管理之「飲食控制」重點在於把握低熱量且均衡飲食的原則，既使「少吃」，也要「營養均衡」。飲食中各種營養素都要攝取，不宜偏食，也須依個人的代謝率和活動量，控制每天攝取的總熱量。減重的策略須從減少熱量的攝取開始，以「飲食控制」為主，「運動」為輔，減少熱量攝入、增加熱量消耗；因體重下降後運動所消耗熱量會變少，減重後期（維持期）的策略是增加熱量的消耗，「運動」是主角，「飲食控制」是配角，增加熱量消耗並控制攝入。

有些人使用極端的飲食方式來降低體重，例如：斷食減肥、蘋果減肥、蔬菜湯減肥等極低熱量減肥法，短期內可能像「溜滑梯」一般，快速讓體重變輕，但減掉的體重往往是以水分與肌肉組織為主，使得基礎代謝率下降，熱量需求也降低。快速減重者容易出現營養不良、皮膚鬆弛、貧血、骨質疏鬆、掉髮、免疫力下降、注意力衰退、月經失調、飲食障礙（暴食症或厭食症），甚至容易引發猝死，年輕女性須特別注意。

許多研究證實，容易執行的低熱量均衡飲食，搭配適度的運動，以「階梯式」的減重速度，能在維持基礎代謝率的情況下減去體內多餘的脂肪，並避免肌肉組織的流失，如此才是持久且健康減重的要訣（圖 6-16）。

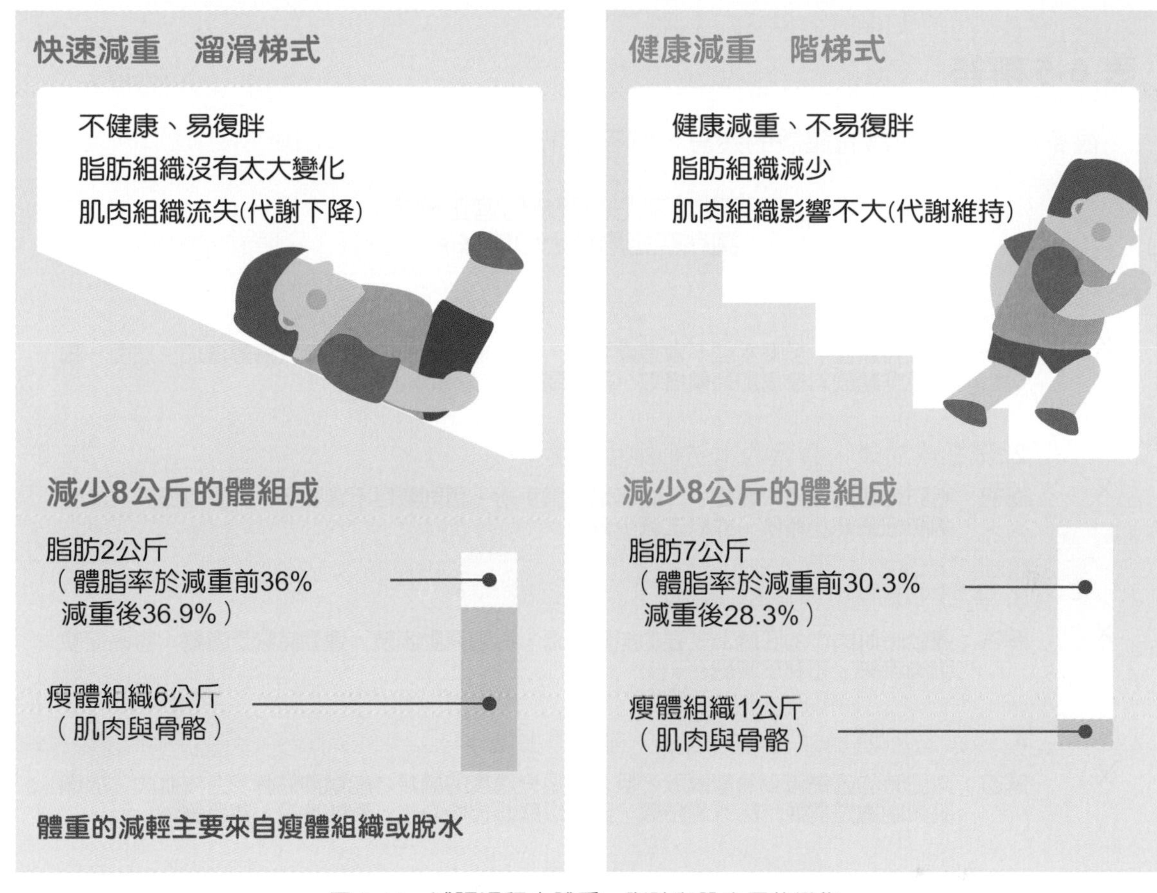

圖 6-16　減肥過程中體重、脂肪與肌肉量的變化

營養大補帖

適合減肥的低熱量水果

許多人減肥時常用水果替代晚餐。但其實水果熱量有高低之分，甜度較高的水果，熱量也較高。晚上吃太多高熱量的水果，不僅容易發胖，過量的果糖也會促進三酸甘油酯的合成，容易造成脂肪肝的風險。以下為適合減肥的低熱量水果：

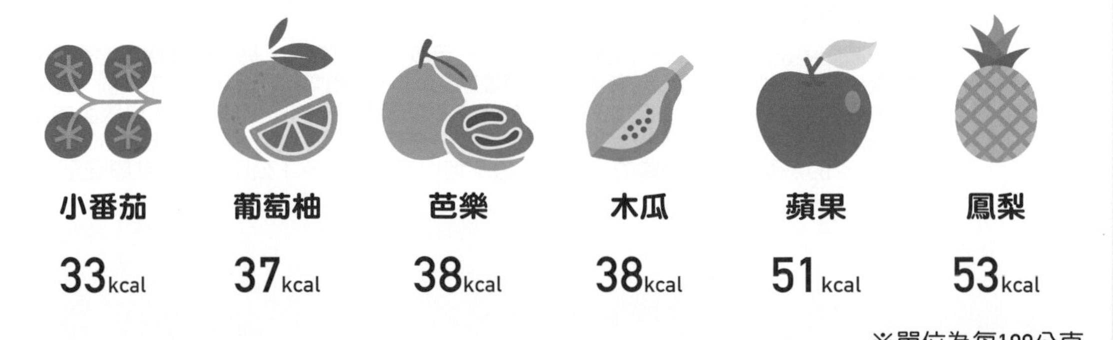

表 6-5 解答

很多民眾對減肥常有錯誤的迷思，解答如下：

下列關於減肥的觀念何者正確？ 請在空格內填上〇或 X。	
X	1. 喝水也會胖。 解答：水沒有熱量，多喝水並不會造成肥胖，除非是生理性的水腫造成體重增加。然而，喝太多含糖飲料會增加熱量攝取，則容易發胖。
X	2. 減肥成功後，身體的脂肪細胞也會變少。 解答：脂肪細胞的體積只會變小，除非是抽脂手術，否則數目不會變少。飲食或運動只能讓脂肪細胞縮小體積，並無法減少數目。
X	3. 運動前不吃東西比較容易瘦。 解答：運動時肌肉中的肝醣為主要的能量來源，影響運動表現。運動時缺乏營養，容易促使肌肉流失，不利於減肥。
X	4. 飯跟澱粉類是減肥時的大忌，盡量不要吃。 解答：減肥時的確需減少熱量攝取，但人體須有適量的醣類才能幫助燃脂及合成肌肉，故增肌減脂還是需要吃飯或澱粉類，建議以原態食物為主，例如地瓜、燕麥等。
X	5. 攝取優質且足夠的蛋白質，可以幫助增加肌肉量。 解答：只有蛋白質並無法幫助肌肉的合成，因此不能只吃蛋白質，要搭配醣類及重量訓練，才能增加肌肉量。
X	6. 斷食可以輕鬆減肥。 解答：透過錯誤的斷食法來減肥恐無法長久。當熱量不足，肌肉的肝醣使用完，身體會將肌肉中的胺基酸經升糖作用轉變成能量，導致肌肉組織耗損，影響健康。
X	7. 減肥期間，熱量攝取可以低於基礎代謝率（BMR）。 解答：基礎代謝率是維持生命現象所需的最低熱量。長期熱量攝取低於基礎代謝，雖然體重掉得很快，但也會妨礙身體正常代謝，可能發生耳鳴、脫髮、意力不集中、皮膚鬆弛等後遺症。
X	8. 一週減重 5 公斤是健康安全的。 解答：快速減肥者的身體就像一塊乾癟的海綿，一旦恢復正常飲食，甚至是補償心態增加食量後，更容易吸收熱量及囤積脂肪，體重就如同「溜溜球」拋出又彈回來一般，不僅回復原有的體重，通常也會比減重前更胖。快速減肥減掉的多是體內的水分跟肌肉量，不一定能減掉過多的脂肪，也更快遇到減重停滯期。因此，飲食以每天減少 500 ～ 1000 卡的熱量，配合適當的運動，一週平均以減掉 0.5 ～ 1 公斤，較為健康安全。

6-4 減肥飲食知多少

體重管理是一生的健康計畫，好的減重飲食，必須可以長期，甚至一輩子執行。近幾十年肥胖與糖尿病的人口大幅增加，如何正確的降低熱量及醣類飲食控制或減肥法逐漸被重視。傳統的「均衡飲食」以醣類為主要能量來源，大幅降低醣類攝取的「生酮飲食」、「低醣飲食」，以及策略性進食及禁食的「間歇性斷食法（intermittent fasting）」，因訴求快速減肥而十分流行。當一種流行的減肥飲食出現時，你要問自己，這種方法可以做一輩子嗎？如果不行，千萬不要輕易嘗試，以免落入減肥的惡性循環。

一、生酮飲食（Ketogenic diet）

顧名思義，生酮飲食是透過飲食讓身體可以產生較多酮體的方式。生酮飲食以限醣、高油脂的方式，迫使身體在肝醣用盡後，分解脂肪作為能量來源，體內的血糖幾乎來自於糖質新生作用，脂肪會分解為酮體作為大腦的能量，也具有抑制食慾的效果，因此在短時間內能降低血糖及分解脂肪，使體重快速下降。

相較於均衡飲食，生酮飲食是一種限醣、高油、營養不均衡的飲食模式。由於醣類攝取比例降低至 5 ～ 10%，脂肪的攝取比例會提高至 70%，以作為主要能量來源。當醣類每日攝取量低於 50 克，甚至 20 克以下，身體就會開始轉換能量來源，利用脂肪生成酮體（圖 6-17）。

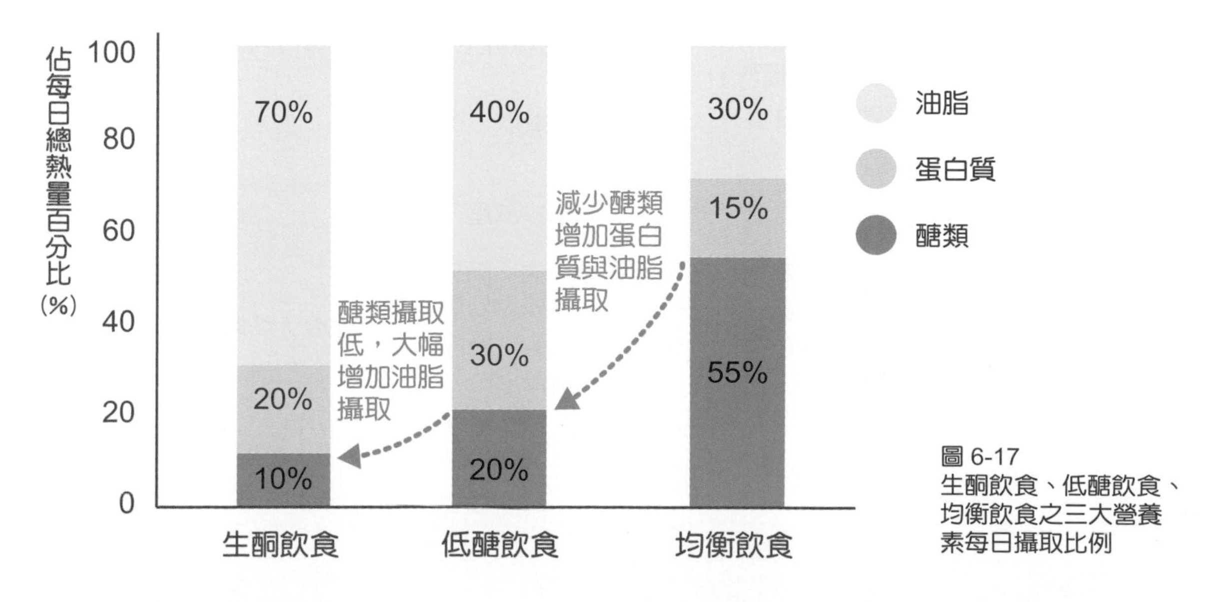

圖 6-17
生酮飲食、低醣飲食、均衡飲食之三大營養素每日攝取比例

因此生酮飲食幾乎須排除米飯、麵食、水果、任何含糖醬料或飲料等食物的攝取，初期不僅有執行上難度之外，還可能出現類似流感的生酮不適（Keto flu）症狀，如虛弱、疲倦、脫水、腸胃不適、血脂異常等。長期攝取甚至可能引起酮酸中毒、低血糖等副作用，尤其糖尿病、肝腎疾病等代謝疾病者更需注意（表 6-6）。

目前尚無足夠研究報告支持生酮飲食對健康的長期益處，因其營養攝取比例較極端，甚至可能弊大於利，所以在飲食評選排名中敬陪末座。例如：飲食中缺乏醣類會影響腸道菌群的生態及代謝，高油脂也容易造成脂肪肝及肝纖維化等問題。因此，生酮飲食有其限制，採取生酮飲食前，應先諮詢醫師及營養師的建議。

表 6-6　生酮飲食與低醣及均衡飲食的比較表

飲食種類	生酮飲食	低醣飲食	均衡飲食
飲食比例 1. 蛋白質 2. 油脂 3. 蔬菜 4. 水果 5. 澱粉類	1 3 2	4 3 1 2 5	4 3 1 2 5
特點	嚴格限制醣類、高油脂、適量蛋白質。	限制醣類、高蛋白質、多蔬菜。	適量醣類、油脂、蛋白質及蔬菜水果。
飲食方式	1.嚴格限醣，如：米飯、麵食、麵包、餅乾、甜點、含糖飲料、水果等食物都要避開。 2.提高奶油、椰子油、中鏈脂肪酸等油脂的攝取。 3.選擇高脂肪的蛋白質來源。	1.主食類份量降低。 2.提高蛋白質份量約均衡飲食的 2 倍。 3.大部分油脂的來源為烹調蛋白質時產生的油脂。 4.增加蔬菜攝取，補充纖維。	強調飲食元多化，各類食物每日均衡攝取。
訴求	減脂、減重、降血糖	減脂、減重	養生保健
注意事項	生酮飲食有許多限制，包括紫質症、腎病、糖尿病等代謝性疾病及發育中青少年等不可使用。	不適合糖尿病、高血壓、高血脂、痛風、腎臟病等慢性疾病患者，及孕婦、發育孩童與青少年。	適合大多數人。

二、低醣飲食（Low carbohydrate diet）

「低醣飲食」因不需要達到生酮的狀況，故醣類攝取比例只需降低到占每日熱量的 20% 以下，每日醣類控制在 50 ～ 100 公克，不要高過 150 克。總體熱量攝取隨著降低醣類攝取量而減少，相對蛋白質及脂肪攝取比例會提高，作為能量來源（圖 6-16）。研究顯示，糖尿病前期病人在轉換成低醣飲食，有助體重及血糖的控制，胰島素敏感性也會改善。此外，建議低醣飲食應採用全穀類食物，多以各種豆類或植物性蛋白質為主，以蔬菜水果來取代精緻醣類。相較於生酮飲食，低醣飲食法較為安全及人性化，較不易克服的是飢餓的問題。因此，多吃高纖的蔬菜可以增加飽足感，降低高蛋白質或高油飲食的風險。

三、間歇性斷食（Intermittent fasting）

間歇性斷食法可分為兩種，5：2 斷食法（5：2 intermittent fasting）及每日限時斷食法（daily time-restricting feeding）。5：2 斷食法是每週挑選不連續的兩天或隔日斷食，在正常飲食的隔天只進食一餐 500-700 大卡。每日限時斷食法是將每天可進食的時間限制一定時間內，其餘時間不能進食，只能喝水或無糖的飲料，依照斷禁食時間與進食時間的時數，分為 186、168 及 14/10 間歇性斷食法等（圖 6-18）。

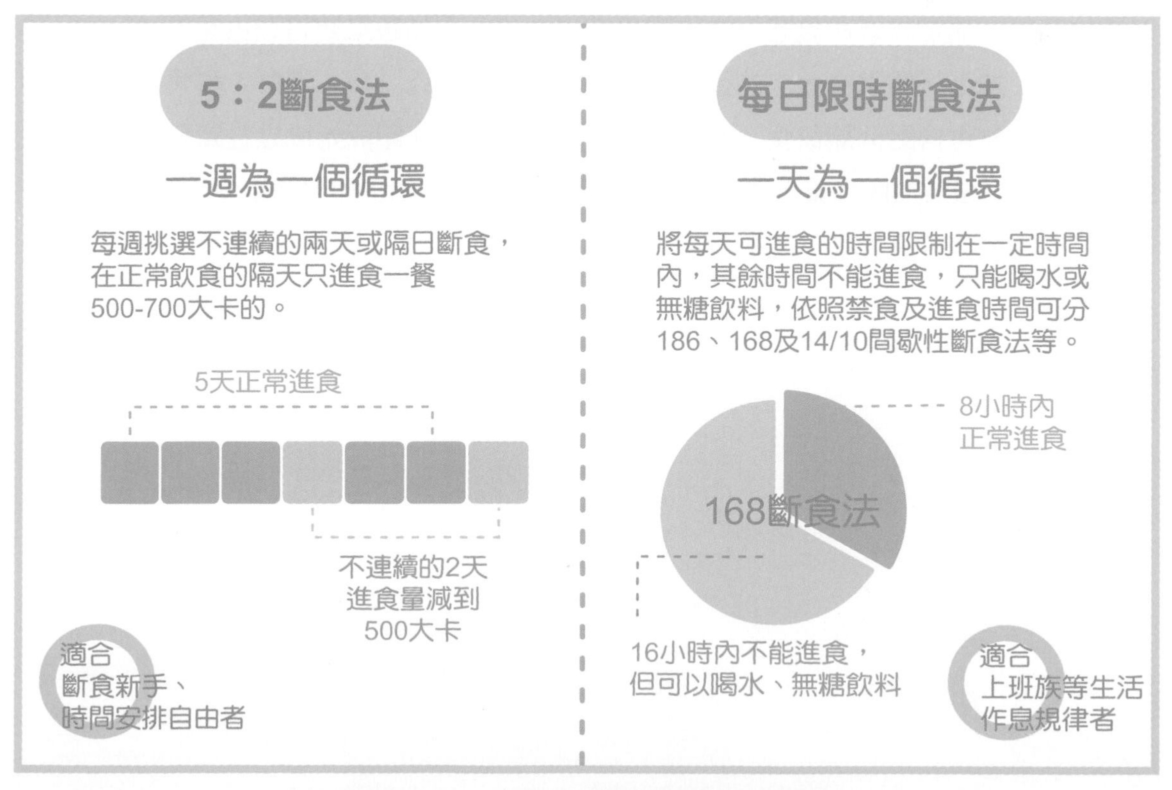

圖 6-18　5：2 斷食法與每日限時斷食法比較

以 186 斷食減肥法為例，「18」是一天當中連續 18 小時不進食，「6」是一天當中只在 6 小時內正常進食的食物。但由於 186 斷食的時間較長，執行的困難度也較高；而 168 斷食法或 14/10 輕斷食較符合現代人依照自己的生活作息，挑選容易執行的時間。例如 168 斷食，一天之內可在上午 9 點跟晚上 5 點進食，剩下的時間禁食，以減少胰島素波動，促進升糖素的作用，促進脂肪與能量的分解。因為不用完全禁食，甚至被誤解為 8 小時中可以隨便吃，讓減肥者趨之若鶩。

然而，間歇性斷食並非可以隨意亂吃，仍須注意飲食的營養均衡，若吃錯方法或食物，不但減肥無效，可能還會有反效果。錯誤的斷食容易導致營養攝取不足，可能會有疲倦無力、睡眠品質變差、脾氣暴躁、注意力無法集中等副作用；甚至可能因飲食失調，造成暴食、厭食或頭痛、胃痛等症狀。此外，有胃潰瘍、糖尿病、腎臟病、高血壓患者、成長期幼童、青少年及孕產婦不建議採用間歇性斷食。若有需求也須經醫師與營養師評估指導，並留意藥物使用。

若要開始 168 間歇性斷食，在進食的 8 小時期間，仍要注意食物的選擇，每餐份量要定量，並多以健康的原態食物為佳。建議使用餐盤來進食，比較容易估算份量，不易過量，可選擇低醣飲食，減少澱粉類主食的攝取，並搭配有脂肪的蛋白質或堅果類，搭大量的蔬菜，都是降低飢餓感，增加飽足感的方法。例如蔬菜類可以占餐盤的一半，增加飽足感，加上一個掌心大小的蛋白質類食物（如雞胸肉、魚、海鮮、蛋類等）及適量的全穀類，亦可搭配低醣飲食，減少澱粉類主食的攝取。剛開始間歇性斷食時容易有飢餓感，可以透過增加飲水量，或適時搭配適量的低熱量食物，如溫蔬菜沙拉、無糖豆漿、無糖優格等來增加飽足感；此外，將每日攝取一份的堅果類，在饑餓感萌生時當點心吃，亦是可行。

6-5 低熱量均衡飲食

一、營養均衡低熱量的飲食原則與技巧

飲食控制是減肥的主角，因此減肥者一定要增加對食物的認識，用知識與智慧來選擇入口的食品。減肥初期的理想減重速度是每日飲食中減少 500 大卡的熱量，或減少 300 大卡的食物攝取，同時每日運動增加 200 大卡的熱量消耗；平均每週減 0.5 公斤，平均每月減少約 2 公斤。每天先從飲食中降低部分全穀雜糧類的攝取，避免攝取高油脂與高熱量食物，控制每日熱量不超過身體所需的飲食原則與技巧（表 6-7）。

表 6-7　營養均衡低熱量的飲食原則與技巧

飲食原則	減肥的飲食原則
選對食物避開地雷	1.選用熱量低、體積大及膳食纖維豐富的食物。 2.食用全麥、高纖、新鮮的原態食物，如：蔬菜、水果等。 3.水果宜儘量選擇糖分低的種類，也要控制份量，建議選擇蕃茄、芭樂等。 4.遠離焗烤、酥皮、酥餅、勾芡、濃湯、甜膩、油炸、肥肉等較高熱量或熱量濃縮型的食物。 5.少喝含糖、酒精、奶油，或添加珍珠、椰果、小芋圓等澱粉類食物的飲料。
健康吃均衡吃	1.均衡營養且平均分配每日飲食，減量進食不節食。 2.改變用餐順序，先喝湯，再吃蔬菜，再慢慢吃蛋白質類和飯。 3.定時定量，勿暴飲暴食，晚餐不過量，不吃宵夜，少應酬。 4.降低吃飯速度、細嚼慢嚥，養成吃六分飽習慣。 5.配合夜間身體代謝下降，睡前 3 小時不進食（盡量早點睡，美容覺也是必要的）。 6.吃完飯後刷牙漱口，降低攝食慾望。 7.以白開水取代含糖飲料，適量飲酒。
享瘦烹調技巧	1.多用蒸、煮、烤、涼拌、燉、燙等低油方式。 2.少以油炸、油煎、重口味、勾芡、焗烤或濃湯的料理方式。 3.冰箱內準備新鮮的冷凍海產類、蔬菜與水果類，減少高熱量即食食品的購買。

二、低熱量均衡飲食菜單設計實例

飲食是體重管理的關鍵，透過調整飲食內容及份量，建立低熱量且均衡的飲食觀念及習慣，達到健康減重的目標。在此以每日熱量 1500 大卡為目標，參考第四章表 4-3 之每日飲食指南的食物份量建議，設計少量多餐之一日低熱量均衡飲食範例提供參考。

飲食設計／食物／類別		份量	餐別			
			早餐	午餐	午點	晚餐
全穀雜糧類		2.5	0.5	1		1
豆魚蛋肉類	中脂	2		2		
	低脂	2	0.5			1.5
乳品類		1.5	1.2	0.3		
蔬菜類		3	0.3	1.2	0.2	1.3
水果類		2	0.8	0.6	0.4	0.2
油脂與堅果種子類		4	1	1.8		1.2
熱量總計（大卡）		1,503	410	603	29	461

早餐（圖 6-19）
(1) 綜合水果燕麥牛奶佐核桃 (2) 茄汁燉菜沙拉 熱量：410 大卡
以鮮乳、燕麥、核果、新鮮蔬果，提供均衡適量的六大類食物，迎接健康的一天，啟動新陳代謝。

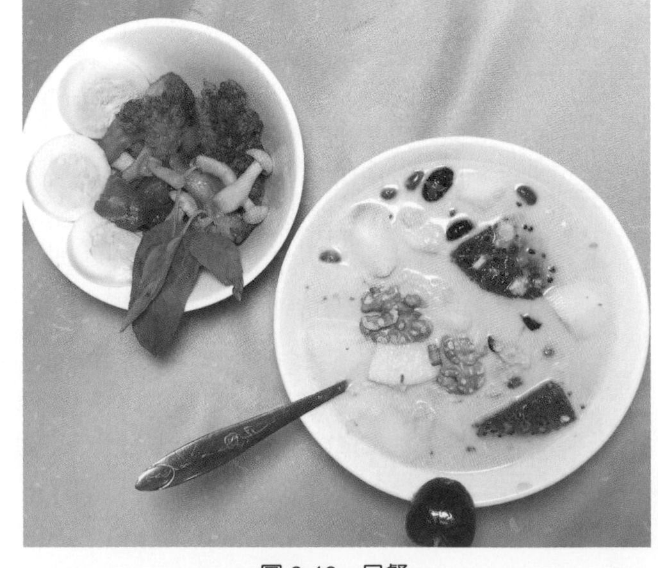

圖 6-19　早餐

午餐（圖 6-20）
(1) 白芝麻豆漿拌麵 (2) 嫩煎鮭魚佐蘆筍 (3) 蔬菜味噌豆腐湯 (4) 堅果水果低脂優格沙拉 熱量：603 大卡
低熱量飲食也可吃的均衡又營養，每餐減少 200 大卡的熱量可先從降低主食份量，增加蔬菜份量開始。

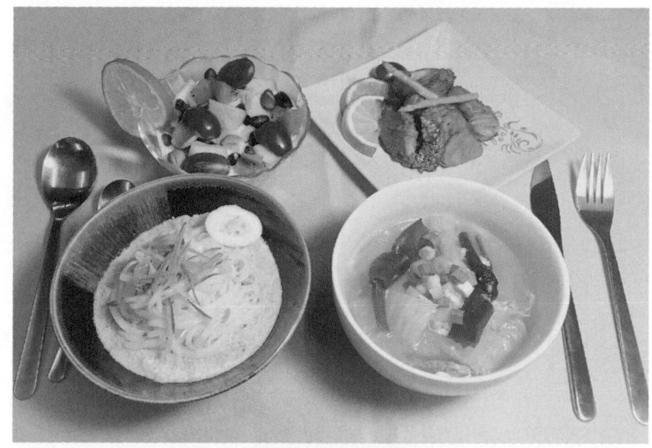
圖 6-20　午餐

點心（圖 6-21）
紅棗水梨銀耳湯 熱量：29 大卡
以紅棗、水梨的天然甜味，搭配口感豐富的銀耳湯作爲下午點心，取代一般高熱量精緻蛋糕甜點，避免過多熱量攝取，水溶性纖維可減少飢餓感，並促進腸道健康。

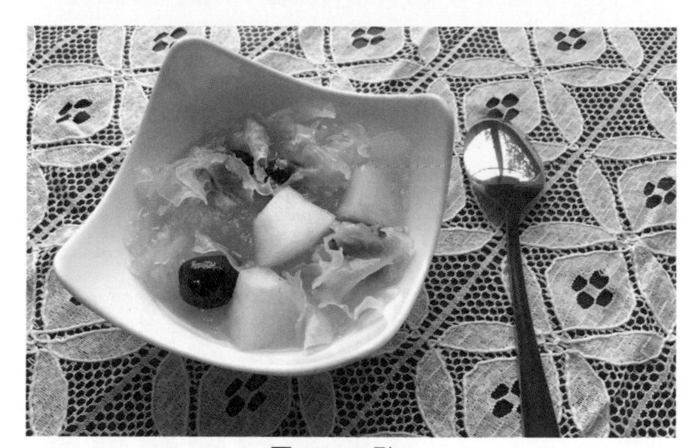
圖 6-21　點心

晚餐（圖 6-22）
(1) 低脂雞肉糙米漢堡 (2) 枸杞菠菜 (3) 海帶蛤蜊湯 (4) 五色水果串 熱量：461 大卡
以低脂雞胸肉、蛤蜊做爲蛋白質來源，搭配海帶、菠菜及 5 種顏色水果，提高膳食纖維攝取，增加飽足感。

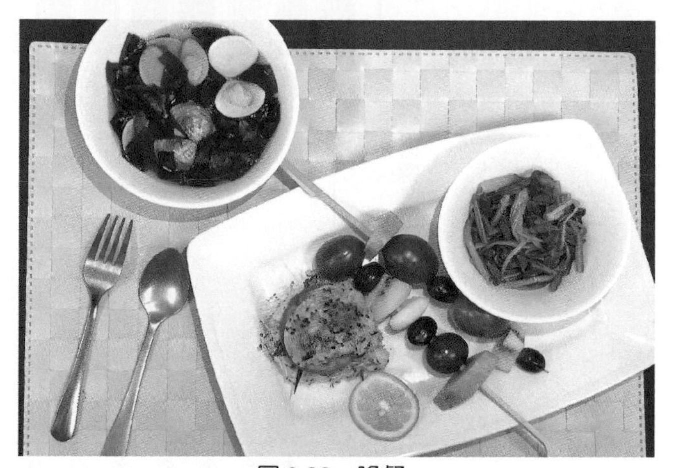
圖 6-22　晚餐

* 菜單設計：耕莘專校化妝品應用與管理科「美容營養學」課程學生作品

營養大補帖

運動一定要補充蛋白質，吃太多肉好嗎？

蛋白質（尤其是必需胺基酸）是身體製造肌肉所需的原料，由圖 6-23 可知，常見的蛋白質食物來源中，乳清蛋白、酪蛋白及酪蛋白鹽類（一種食品原料）與人體骨骼肌中蛋白質含量相近，且必需胺基酸含量更高。值得注意的是，馬鈴薯、玉米及豌豆的必需胺基酸含量並不亞於骨骼肌，植物性白質較不易引起過敏，零膽固醇與飽和脂肪的特性，不僅是素食者優良的蛋白質來源，也是胃腸功能不佳、喝乳清蛋白會長痘痘，或對奶製品過敏者極佳的替代品。

高蛋白粉或飲品有多種不同的原料來源，最常見的是乳清蛋白、酪蛋白、豌豆蛋白等，也有乳糖不耐症患者試用的分離式乳清蛋白。高蛋白粉產品使用方便，容易吸收，但並無法取代真正食物的營養價值與口感，選購時須注意營養標示與成份來源。

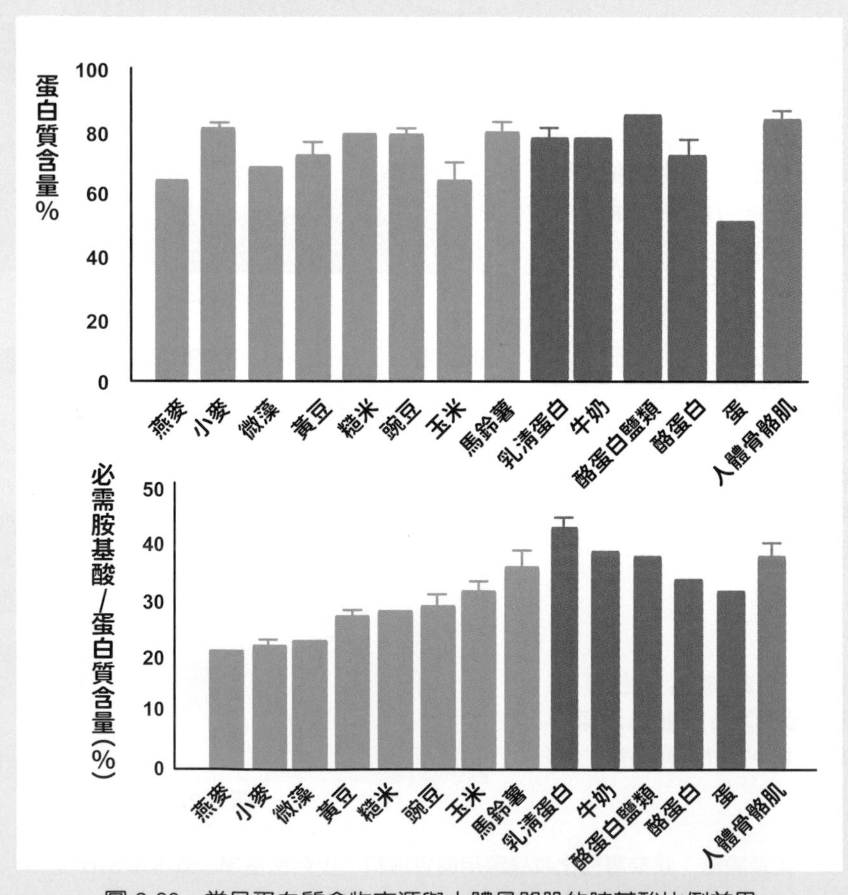

圖 6-23　常見蛋白質食物來源與人體骨骼肌的胺基酸比例差異

營養大補帖

增肌減脂怎麼吃，飲食如何搭配運動呢？

減肥貴在持之以恆，尤其是飲食控制及規律運動，只有運動而沒有飲食控制，也無法減輕體重。單純靠飲食並無法增加肌肉，一定要搭配運動，尤其是阻力運動（重訓）才能促進肌肉蛋白質的合成速率。同時，身體也需要胰島素來刺激合成肌肉。若胰島素濃度偏低，即使是高蛋白質飲食（例如生酮飲食），再多運動也無法增肌，僅能避免肌肉流失。因此，運動前後，調整飲食中醣類及蛋白質的營養比例，藉由體內胰島素與血糖的反應，幫助達到增肌減脂的目標。

運動時，身體優先以肝醣為能量來源，若缺乏適當營養容易造成肌肉的流失。因此，運動前補充醣類（約 50 公克）及蛋白質（約 5-10 公克），提升運動效能，預防肌肉耗損，且有較好的抗疲勞效果；而運動後攝取高升糖指數（GI）醣類，藉由葡萄糖和胰島素的反應，有利於肌肉中肝醣的快速貯存，延緩運動後的生理疲勞。一般體適能或輕度運動的人，每日熱量建議為每公斤 25-35 大卡，醣類攝取量為每公斤 3-5 公克（約占總熱量 45-55%），蛋白質為每公斤 0.8-1.2 公克（總熱量 15-20%），脂肪為每公斤 0.5-1.5 公克（總熱量 25-35%）。中強度運動者，每日飲食中醣類及蛋白質攝取的攝取需提高，尤其在運動後補充；特別是高齡者若在運動後 2 個小時內沒有補充食物，可能無法產生增肌的效果。因此，減肥只不能只是一昧的少吃或不吃澱粉類，而是在飲食控制及規律運動的同時，搭配比例適當的蛋白質與醣類，增肌減脂的效果更佳（圖 6-24）。

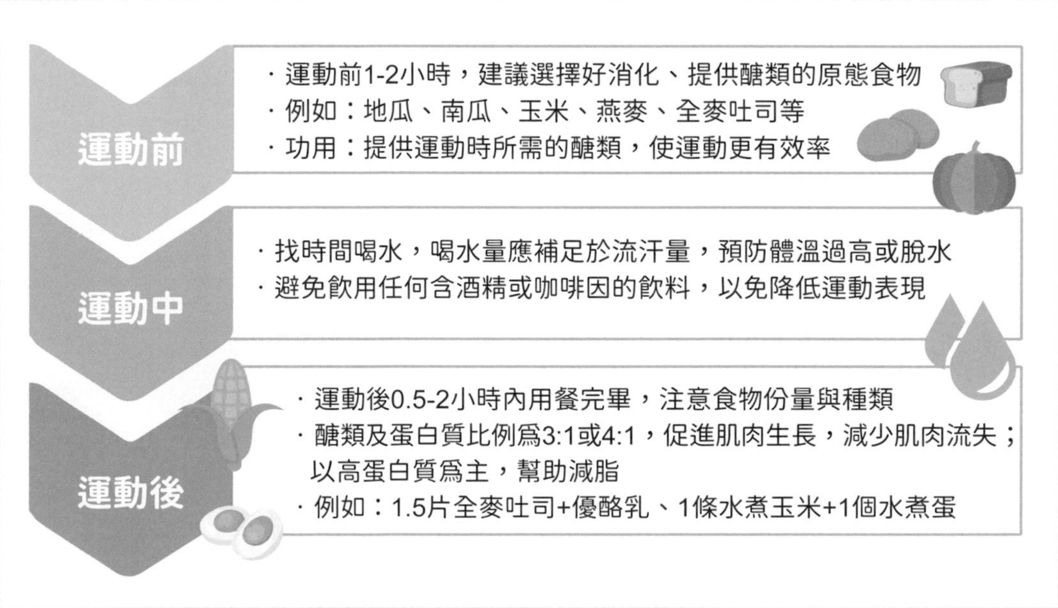

運動前
- 運動前1-2小時，建議選擇好消化、提供醣類的原態食物
- 例如：地瓜、南瓜、玉米、燕麥、全麥吐司等
- 功用：提供運動時所需的醣類，使運動更有效率

運動中
- 找時間喝水，喝水量應補足於流汗量，預防體溫過高或脫水
- 避免飲用任何含酒精或咖啡因的飲料，以免降低運動表現

運動後
- 運動後0.5-2小時內用餐完畢，注意食物份量與種類
- 醣類及蛋白質比例爲3:1或4:1，促進肌肉生長，減少肌肉流失；以高蛋白質爲主，幫助減脂
- 例如：1.5片全麥吐司+優酪乳、1條水煮玉米+1個水煮蛋

圖 6-24　運動前、中、後的飲食方式

專題討論

從飲食紀錄制定體重控制計畫

體重控制先從飲食開始。陳美眉想要啟動體重管理計畫，她平常三餐大多外食，飲食型態如照片所示，平常也不愛運動，最喜歡喝珍珠奶茶跟吃甜點。

請根據美眉下圖一日的飲食紀錄，檢視她是否有隱性飲食不良習慣，並找出飲食發胖成因。請參考學習減肥法，為她的體重管理計畫提出建議。

早餐

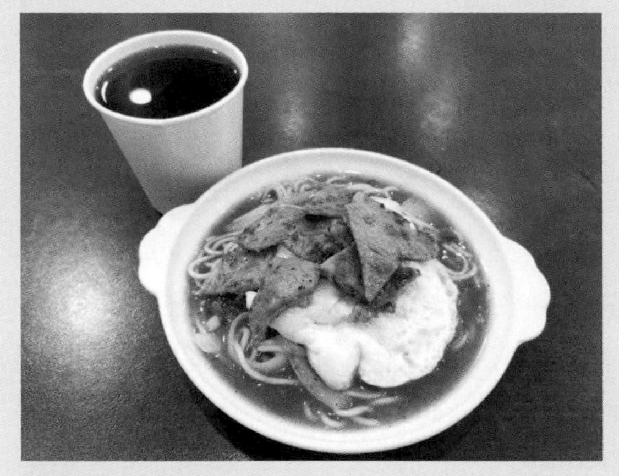

午餐

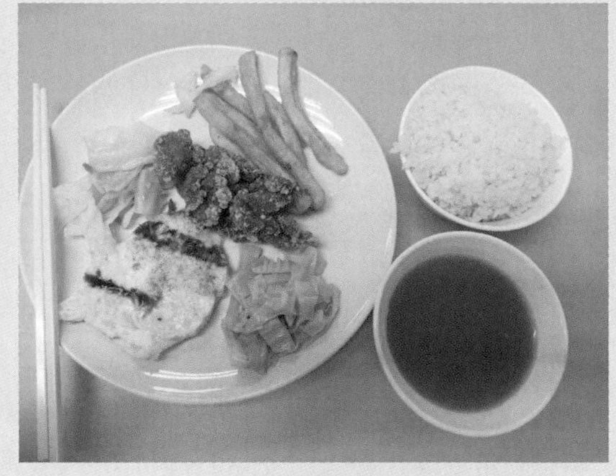

晚餐

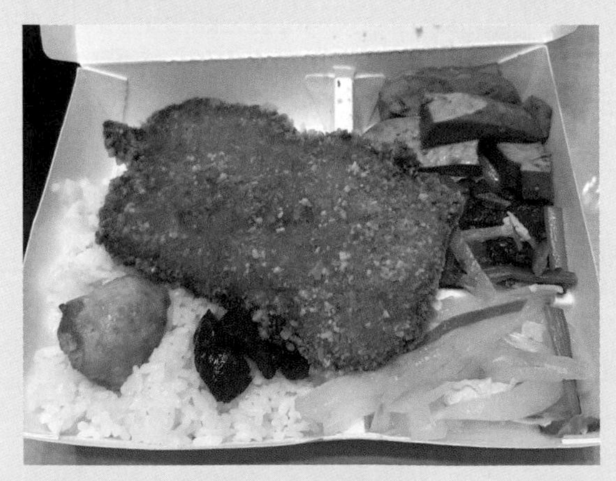

點心

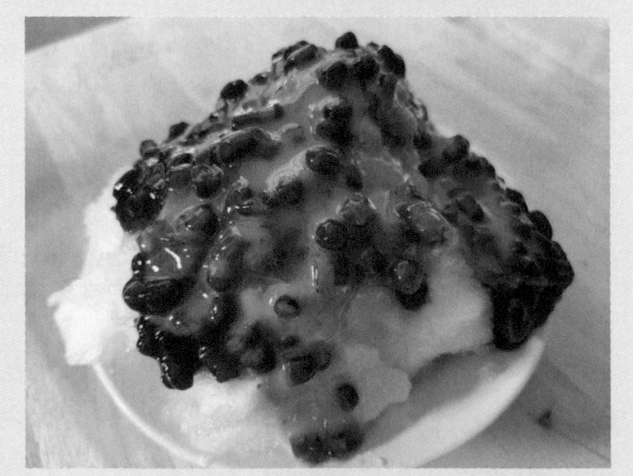

Q：美眉是否有隱性飲食不良習慣？若有請列點說明。

Q：美眉最有可能的發胖原因為何？

Q：請依照學習減肥法，為美眉提出體重管理方案，每項至少 3 點。

L. 修正生活型態的建議：

E. 適度規律運動的建議：

A. 強化減肥態度與動機的建議：

R. 結合家人親友幫助的建議：

N. 均衡營養的低熱量飲食建議：

重點提醒

1. 人體每日總消耗熱量（TDEE）= 基礎代謝量（BMR）+ 身體活動量 + 攝食產熱效應 + 特殊生理狀態所需額外熱量，如成長期或懷孕哺乳期等。

2. 基礎代謝率指在人體基礎狀態下，進行非自主性活動（如心跳、呼吸、消化等）所需消耗的熱量，約占每天消耗熱量的 60 ～ 70%。影響因素：身體組成、性別、年齡、體表面積、體溫、營養狀況、睡眠、懷孕、氣候、情緒等。

3. 肥胖分為脂肪細胞數目增加及脂肪細胞肥大。人體脂肪細胞迅速增加的時期是在出生後第一年及青春期。脂肪細胞數量一旦增加，就不會自然消失。減肥只是透過飲食控制及或運動，降低脂肪的堆積，並幫助脂肪燃燒，讓脂肪細胞體積縮小。

4. 完成的體位評估應包括：(1) 身體質量指數（BMI）：18.5-24、(2) 體脂率（男生：14-23%、女生：17-27%）、(3) 腰臀比（男性：0.85 ～ 0.9，女性：0.7 ～ 0.8）、(4) 肌肉量（男生小腿圍小於 34 公分、女生小於 32 公分）。健康減重的重點是增肌、減脂，惡性減肥是減去水分及肌肉，反而容易復胖。

5. 脂肪組織的密度較肌肉組織低，故相同的重量下，脂肪組織的體積大約是肌肉組織的 4 倍大，一公斤的脂肪平均只能消耗 4.4 大卡的熱量，但一公斤的肌肉卻能消耗 13.2 大卡。

6. 營養素合成能量的順序為：葡萄糖→肝醣→脂肪→蛋白質。當熱量不足而需分解體內儲存能量的順序也是：葡萄糖→肝醣→脂肪→蛋白質。

7. 30 歲後，身體肌肉量以每十年 3 ～ 8% 速度流失，且在 60 歲後會以每年 1-2% 加速，肌肉強度以 1.5 ～ 3% 下降，流失部位多為下肢肌肉群；長期營養不良及缺乏運動的人，肌肉量流失與體脂肪增加，會讓身體的活動能力、肌耐力跟心肺功能逐漸退化。

8. 老化、營養不足、慢性疾病會加速肌肉流失，罹患肌少症的長者容易因四肢無力、平衡變差而有高的跌倒風險。走路遲緩、握力下降、行動吃力、反覆跌倒、體重減輕視肌少症常見症狀。

9. 若氧氣無法在短時間內快速供應，使得粒線體不能進行有氧代謝、脂肪酸與胺基酸無法氧化產生能量，細胞只能以葡萄糖進行「無氧能量代謝」，產生乳酸以快速換取能量的供給。

10. 減肥過程中，體重減掉原來體重的 5-10% 時，容易出現減重停滯期。安全的減重速度是平均每週減 0.5-1 公斤，利用營養均衡的低熱量的飲食原則與技巧，並善用學習（LEARN）減肥法：Lifestyle（生活型態）、Exercise（運動）、Attitudes（態度）、Relationships（家人朋友間關係）、Nutrition（營養）。

11. 生酮飲食：高油（占每日總熱量 70%）、限醣、營養不均衡的飲食模式，每日醣類攝取量低於 50 公克，須排除米飯、麵食、水果、含糖醬料或飲料。長期攝取甚至可能引起酮酸中毒、低血糖等副作用，尤其糖尿病、肝腎疾病等代謝疾病者更需注意。

12. 低醣飲食（低碳飲食）：醣類占每日總熱量的 20%，控制在每日 50 ～ 100 公克，並提高 2 倍的蛋白質攝取作為能量來源。高纖維蔬菜可增加飽足感，降低高蛋白質或高油飲食的風險。

13. 間歇性斷食分為兩種，5：2 斷食法及每日限時斷食法，主要拉長不攝取食物的時間，改變體內代謝。禁食期間不吃任何有熱量的食物，因胰島素下降，致使升糖素開始作用，以增加身體燃燒脂肪的時間，達到減肥的效果。間歇性斷食仍須注意飲食營養的均衡，有胃潰瘍、糖尿病、腎臟病、高血壓患者不建議採用。

國家圖書館出版品預行編目資料

營養學概論：健康 X 美容 X 飲食 / 汪曉琪，宋威徹編著. -- 四版. -- 新北市：全華圖書股份有限公司，2023.037
面； 公分
ISBN 978-626-328-541-5(平裝)
1.CST: 營養學 2.CST: 美容 3.CST: 健康法
411.3 112009118

營養學概論：健康 X 美容 X 飲食

作　　者 / 汪曉琪、宋威徹
發 行 人 / 陳本源
執行編輯 / 謝儀婷
封面設計 / 張珮嘉
出 版 者 / 全華圖書股份有限公司
郵政帳號 / 0100836-1 號
印 刷 者 / 宏懋打字印刷股份有限公司
圖書編號 / 08250036
四版一刷 / 2023 年 07 月
定　　價 / 新台幣 480 元
I S B N / 978-626-328-541-5（平裝）
全華圖書 / www.chwa.com.tw
全華網路書店 Open Tech / www.opentech.com.tw
若您對本書有任何問題，歡迎來信指導 book@chwa.com.tw

臺北總公司（北區營業處）
地址：23671 新北市土城區忠義路 21 號
電話：(02) 2262-5666
傳真：(02) 6637-3695、6637-3696

中區營業處
地址：40256 臺中市南區樹義一巷 26 號
電話：(04) 2261-8485
傳真：(04) 3600-9806（高中職）
(04) 3601-8600（大專）

南區營業處
地址：80769 高雄市三民區應安街 12 號
電話：(07) 381-1377
傳真：(07) 862-5562

參考文獻

1. 衛生福利部國民健康署。健康主題。健康生活。國民營養專區。取自 https://www.hpa.gov.tw/Pages/List.aspx?nodeid=36
2. 衛生福利部國民健康署。肥胖防治網。健康生活動起來手冊。取自 https://obesity.hpa.gov.tw/TC/index.aspx
3. 衛生福利部國民健康署。健康久久網站。取自 http://health99.hpa.gov.tw/default.aspx
4. 衛生福利部食品藥物管理署。食品藥物消費者知識服務網。食品營養成分資料庫。取自 https://consumer.fda.gov.tw/Food/TFND.aspx?nodeID=178
5. 衛生福利部食品藥物管理署。食品標示諮詢平台。https://consumer.fda.gov.tw/Food/TFND.aspx?nodeID=178
6. 董氏基金會。食品營養特區。取自 https://nutri.jtf.org.tw/
7. The Food and Agriculture Organization (FAO), Food-based dietary guidelines, http://www.fao.org/nutrition/education/food-dietary-guidelines/regions/en/
8. https://www.pcrm.org/good-nutrition/nutrition-programs-policies/2020-2025-dietary-guidelines
9. U.S. Department of Agriculture, https://www.choosemyplate.gov/
10. United Nations Decade of Action on Nutrition, World Health Organization, http://www.who.int/suggestions/faq/en/
11. U.S. News & World Report, U.S. News Reveals Best Diets Rankings for 2018, https://www.usnews.com/info/blogs/press-room/articles/2018-01-03/us-news-reveals-best-diets-rankings-for-2018
12. https://oldwayspt.org/resources/mediterranean-diet-pyramid-poster
13. 許延年等人，(2017/01/01)。美容醫學。華杏出版股份有限公司。
14. Bilesalski and Grimn (2009/01/01)。彩色圖解營養學。合記圖書出版社。譯者：胡淼琳。
15. David Heber。飲食色彩學。合記圖書出版社。譯者：汪曉琪、宋威徹。(2009/07/01)
16. Gropper。營養生化學。華騰文化股份有限公司。譯者：黃士懿等人。(2007/01/01)
17. Smith and Collene。實用營養學。東華書局暨新月圖書公司。譯者：蕭寧馨等人。(2018/01/01)
18. Evans and Lawrenson, Antioxidant vitamin and mineral supplements for preventing age-related macular degeneration (Review), The Cochrane Collaboration. Published by John Wiley & Sons, Ltd. (2017)
19. Burdge and Calder, Conversion of linolenic acid to longer-chain polyunsaturated fatty acids in human adults, Reproduction Nutrition Development, EDP Sciences, 2005, 45(5), pp.581-597.
20. Krutmann and Humbert, Nutrition for Healthy Skin: Strategies for Clinical and Cosmetic Practice, Springer Heidelberg Dordrecht London New York. (2011)
21. Albaugh et al., Proline Precursors and Collagen Synthesis: Biochemical Challenges of Nutrient Supplementation and Wound Healing, J Nutr. 2017, 147(11):2011-2017.
22. Alfonso et al., Prevalence of and interventions for sarcopenia in ageing adults: a systematic review. Report of the International Sarcopenia Initiative (EWGSOP and IWGS), Age Ageing. 2014, 43(6): 748–759.
23. Antoniou et al., Photoaging Prevention and Topical Treatments, Am J Clin Dermatol 2010, 11(2): 95-102.
24. Ahlawat et al. Gut-organ axis: a microbial outreach and networking. Lett Appl Microbiol. 2020, 29.
25. Bender et al., Effect of age on excess mortality in obesity. JAMA. 1999, 281(16):1498-504.

26.Boelsma et al., Nutritional skin care: health effects of micronutrients and fatty acids, Am J Clin Nutr. 2001,73(5):853-64.
27.Calder, Health relevance of the modification of low grade inflammation in ageing (inflammageing) and the role of nutrition, Ageing Res Rev. 2017, 40:95-119.
28.Cashman and Sloan, Nutrition and nail disease. Clin Dermatol 2010, 28:420-5.
29.Castro-Quezad et al., The Mediterranean diet and nutritional adequacy: a review, Nutrients, 2014, 6(1):231-48.
30.Chiang et al., Which Fruits and Vegetables Should Be Excluded from a Low-Salicylate Diet? An Analysis of Salicylic Acid in Foodstuffs in Taiwan, Int Arch Allergy Immunol, 2018, 7:1-7.
31.Cherian et al. DASH and Mediterranean-Dash Intervention for Neurodegenerative Delay (MIND) Diets are Associated with Fewer Depressive Symptoms Over Time, J Gerontol A Biol Sci Med Sci. 2020, 21:glaa044.
32.Chung, Treatment of Atopic Dermatitis with a Low-histamine Diet, Ann Dermatol, 2011,23 Suppl 1:S91-5.
33.Cole et al., Extracellular matrix regulation of fibroblast function: redefining our perspective on skin aging, J Cell Commun Signal. 2018, 12(1):35-43.
34.Costa et al., Current evidence on the effect of dietary polyphenols intake on chronic diseases, Food Chem Toxicol. 2017, 110:286-299.
35.Del Gobbo et al., ω-3 Polyunsaturated Fatty Acid Biomarkers and Coronary Heart Disease: Pooling Project of 19 Cohort Studies. JAMA Intern Med. 2016, 176(8):1155-66.
36.Dinu et al., A Heart-Healthy Diet: Recent Insights and Practical Recommendations, Curr Cardiol Rep. 2017, 19(10):95.
37.Dioguardi, Nutrition and skin. Collagen integrity: a dominant role for amino acids, Clin Dermatol. 2008,26(6):636-40.
38.Draelos, Nutrition and enhancing youthful-appearing skin, Clin Dermatol. 2010, 28(4):400-8.
39.Draelos, Aging skin: the role of diet: facts and controversies, Clin Dermatol. 2013, 31(6):701-6.
40.Dréno et al., The influence of exposome on acne. J Eur Acad Dermatol Venereol. 2018;32(5):812-819.
41.Dulloo and Montani, Pathways from dieting to weight regain, to obesity and to the metabolic syndrome: an overview, Obes Rev. 2015, 16 Suppl 1:1-6.
42.Egawa and Kabashima, Barrier dysfunction in the skin allergy. Allergol Int. 2018, 67(1):3-11.
43.Evanthia et al., Nutrition as a mediator of oxidative stress in metabolic and reproductive disorders in women. Eur J Endocrinol 2017, 176:R79-R99.
44.Farage et al, Clinical implications of aging skin: cutaneous disorders in the elderly, Am J Clin Dermatol. 2009, 10(2):73-86.
45.Fedeles et al., Nutrition and bullous skin diseases, Clin Dermatol. 2010, 28(6):627-43.
46.Fiedler et al., Acne and Nutrition: A Systematic Review, Acta Derm Venereol. 2017, 97(1):7-9.
47.Finch et al., Atopic dermatitis and nutrition, Clin Dermatol. 2010, 28(6):605-14.
48.Foster et al., International table of glycemic index and glycemic load values: 2002. Am J Clin Nutr 2002, 76:5–56.
49.Fock and Khoo, Diet and exercise in management of obesity and overweight, J Gastroenterol Hepatol. 2013, 28 Suppl 4:59-63.
50.Goldberg and Lenzy, Nutrition and hair. Clin Dermatol. 2010, 28(4):412-9.
51.Gardner, Comparison of the Atkins, Zone, Ornish, and LEARN diets for change in weight and related risk factors among overweight premenopausal women: the A TO Z Weight Loss Study: a randomized trial, JAMA. 2007, 297(9):969-77.
52.Harty et al., Upper and lower thresholds of fat-free mass index in a large cohort of female collegiate athletes, J Sports Sci. 2019, 37(20):2381-2388.

53.Hou et al., Dietary essentiality of nutritionally non-essential amino acids for animals and humans, Exp Biol Med (Maywood). 2015, 240(8):997-1007.

54.Hsu et al., Cardiometabolic disorder reduces survival prospects more than suboptimal body mass index irrespective of age or gender: a longitudinal study of 377,929 adults in Taiwan, BMC Public Health. 2018, 18(1):142.

55.Ia, et al., The Skin Interactome: A Holistic "Genome-Microbiome-Exposome" Approach to Understand and Modulate Skin Health and Aging, Clin Cosmet Investig Dermatol. 2020, 13: 1021–1040.

56.Kimura et al., Absorption of Orally Administered Hyaluronan, J Med Food. 2016, 19(12):1172-1179.

57.Khmaladze et al. The Skin Interactome: A Holistic "Genome-Microbiome- Exposome" Approach to Understand and Modulate Skin Health and Aging. Clin Cosmet Investig Dermatol. 2020, 13:1021-1040.

58.Kouri et al. Fat-free mass index in users and nonusers of anabolic-androgenic steroids. Clin J Sport Med. 1995, 5(4):223-8.

59.Kozina, The role of oxidative stress in skin aging, Adv Gerontol. 2012, 25(2):217-22.

60.Krutmann et al., The skin aging exposome. J Dermatol Sci. 2017, 85(3):152-161.

61.Lee et al., Effects of nutritional components on aging. Aging Cell. 2015, 14(1):8-16.

62.Lentze, Gastrointestinal development, nutrient digestion and absorption, World Rev Nutr Diet. 2015,113:83-6.

63.Liakou et al., Nutritional clinical studies in dermatology, J Drugs Dermatol. 2013, 12(10):1104-9.

64.Maguire, The role of microbiota, and probiotics and prebiotics in skin health, Arch Dermatol Res. 2017, 309(6):411-421.

65.Mattson et al., Impact of intermittent fasting on health and disease processes, Ageing Res Rev. 2017, 39: 46–58.

66.Milte and McNaughton, Dietary patterns and successful ageing: a systematic review, Eur J Nutr. 2016, 55(2):423-450.

67.Meckfessel and Brandt, The structure, function, and importance of ceramides in skin and their use as therapeutic agents in skin-care products, J Am Acad Dermatol. 2014, 71(1):177-84

68.Mohajeri and Newman, Review of evidence for dietary influences on atopic dermatitis, Skin Therapy Lett. 2014, 19(4):5-7.

69.Moran et al., Intrinsic and Extrinsic Factors Impacting Absorption, Metabolism, and Health Effects of Dietary Carotenoids, Adv Nutr. 2018, 9(4):465-492.

70.Morris et al., MIND diet slows cognitive decline with aging, Alzheimers Dement. 2015, 11(9):1015-22.

71.Nguyen and Torres, Systemic antioxidants and skin health, J Drugs Dermatol. 2012, 11(9):e1-4.

72.Nowotny, Dietary Advanced Glycation End Products and Their Relevance for Human Health. Ageing Res Rev. 2018, 30.

73.Paoli et al., Beyond weight loss: a review of the therapeutic uses of very-low-carbohydrate (ketogenic) diets. Eur J Clin Nutr. 2013, 67(8):789-96.

74.Pappas et al., Nutrition and skin, Rev Endocr Metab Disord. 2016, 17:443–448.

75.Prescott et al., The skin microbiome: impact of modern environments on skin ecology, barrier integrity, and systemic immune programming. World Allergy Organ J. 2017, 10(1):29.

76.Pan et al., Advances on Food-Derived Peptidic Antioxidants-A Review. Antioxidants (Basel). 2020, 9(9):799.

77.Poutanen et al., A review of the characteristics of dietary fibers relevant to appetite and energy intake outcomes in human intervention trials, Am J Clin Nutr. 2017, 106(3):747-754.

78.Purba et al., Skin wrinkling: can food make a difference? J Am Coll Nutr. 2001, 20(1):71-80.
79.Ramakrishna, Role of the gut microbiota in human nutrition and metabolism. J Gastroenterol Hepatol. 2013, 28 Suppl 4:9-17.
80.Rahimlou, Association between dietary glycemic index and glycemic load with depression: a systematic review, Eur J Nutr. 2018, 9.
81.Rehfeld, Gastrointestinal hormones and their targets, Adv Exp Med Biol. 2014, 817:157-75.
82.Richelle et al., Skin bioavailability of dietary vitamin E, carotenoids, polyphenols, vitamin C, zinc and selenium, Br J Nutr. 2006, 96(2):227-38.
83.Rippe and Angelopoulos, Added sugars and risk factors for obesity, diabetes and heart disease. Int J Obes (Lond). 2016, 40(1):S22-7.
84.Ros and Carrascosa. Current nutritional and pharmacological anti-aging interventions. Biochim Biophys Acta Mol Basis Dis. 2020, 1866(3):165612.
85.Salem et al., The Gut Microbiome as a Major Regulator of the Gut-Skin Axis, Front Microbiol, 2018, 9:1459.
86.Saneei et al., Influence of Dietary Approaches to Stop Hypertension (DASH) diet on blood pressure: a systematic review and meta-analysis on randomized controlled trials, Nutr Metab Cardiovasc Dis. 2014, 24(12):1253-61.
87.Seshadri and De, Nails in nutritional deficiencies, Indian J Dermatol Venereol Leprol 2012, 78:237-41.
88.Sheflin et al., Linking dietary patterns with gut microbial composition and function, Gut Microbes. 2017, 8(2):113-129.
89.Singh et al., New Enlightenment of Skin Cancer Chemoprevention through Phytochemicals: In Vitro and In Vivo Studies and the Underlying Mechanisms, Biomed Res Int. 2014, 2014:243452.
90.Solway et al., Diet and Dermatology: The Role of a Whole-food, Plant-based Diet in Preventing and Reversing Skin Aging—A Review, J Clin Aesthet Dermatol. 2020, 13(5): 38–43.
91.Sudha and Rose, Beneficial effects of hyaluronic acid, Adv Food Nutr Res. 2014, 72:137-176.
92.Statovci et al., The Impact of Western Diet and Nutrients on the Microbiota and Immune Response at Mucosal Interfaces, Front Immunol. 2017,8:838.
93.Teigen, Diagnosing clinical malnutrition: Perspectives from the past and implications for the future, Clin Nutr ESPEN. 2018, 26:13-20.
94.van Elst et al., Food for thought: dietary changes in essential fatty acid ratios and the increase in autism spectrum disorders. Neurosci Biobehav Rev. 2014, 45:369-78.
95.Vici et al., Gluten free diet and nutrient deficiencies: A review, Clin Nutr. 2016, 35(6):1236-1241.
96.Viola and Viola, Virgin olive oil as a fundamental nutritional component and skin protector, Clin Dermatol. 2009, 27(2):159-65.
97.Wacker and Holick, Sunlight and Vitamin D: A global perspective for health, Dermatoendocrinol. 2013, 1; 5(1): 51–108.
98.Wang et al., Resting energy expenditure: systematic organization and critique of prediction methods. Obes Res. 2001, 9(5):331-6.
99.Woudstra and Thomson, Nutrient absorption and intestinal adaptation with ageing. Best Pract Res Clin Gastroenterol. 2002, 16(1):1-15.
100.USDA. USDA National Nutrient Database for Standard Reference 2016 [updated 2016]. Release 28:[Available from: http://www.ars.usda.gov/Services/ docs.htm?docid =8964.

學習評量
Chapter
1

分數：________

營養是飲食健康的關鍵

班級：________
學號：________
姓名：________

選擇題（1題10分，滿分共100分）

(　) 1. 下列敘述何者有誤？
(A) 食品是可供人類食用或飲用的物質，包括加工食品，半成品和未加工食品，包括菸草或藥品
(B) 紅孩兒症是一種蛋白質的缺乏症
(C) 食品具有提供營養、滿足感官及調節生理機能等三大功能
(D) 成人每日鈣質參考攝取量 (DRIs) 為 1000 毫克。

(　) 2. 下列何種營養素具有建構人體肌肉，維持與修補組織的功能？
(A) 脂質　(B) 蛋白質　(C) 維生素　(D) 肉類。

(　) 3. 可供給人體熱能的營養素為下列何者？
(A) 蛋白質、維生素、礦物質
(B) 醣類、脂肪、維生素
(C) 脂肪、礦物質、蛋白質
(D) 醣類、脂肪、蛋白質。

(　) 4. 下列何者非正確挑選地瓜的技巧？
(A) 挑選鬚根越多的地瓜，表示營養價值愈高
(B) 烤地瓜可選擇細長型，比較容易熟透
(C) 選擇表皮平滑無黑斑、無發芽或凹洞的地瓜
(D) 有蟲蛀或有外傷的地瓜，內部容易腐爛。

(　) 5. 下列何者是營養不足的好發族群？
(A) 未滿 5 歲兒童
(B) 慢性病患者
(C) 青少年
(D) 以上皆是。

（請沿虛線撕下）

（背面尚有試題）

(　) 6. 下列何者<u>非</u>低碳飲食的概念？

(A) 選擇當季食材

(B) 選在地食材，少用進口食材

(C) 吃多少、煮多少，減少廚餘

(D) 一次購買多一點的用量，減少開車採購頻率。

(　) 7. 下列何者<u>不是</u>營養過剩的危險因子？

(A) 必需脂肪酸

(B) 酒精

(C) 蛋白質

(D) 飽和脂肪酸。

(　) 8. 下列關於營養不良的敘述，何者<u>有誤</u>？

(A) 發生在身體需要量增加，但飲食攝取並沒有隨之增加的人

(B) 長期偏食容易造成營養不良

(C) 藥物、茶等抗營養因子可能妨礙營養吸收

(D) 營養不良指的是營養不足。

(　) 9. 下列哪些豆類被歸類為全穀雜糧類？①綠豆、②紅豆、③花豆、④鷹嘴豆、⑤黃豆、⑥豌豆仁、⑦四季豆、⑧毛豆

(A) ①②③④⑤

(B) ②③④⑥

(C) ①②③④⑥

(D) ①②⑥⑦⑧。

(　) 10. 臺灣人民營養不均衡的問題包含下列何者？

(A) 乳品喝不夠

(B) 膳食纖維攝取不足

(C) 堅果種子吃不夠

(D) 以上皆是。

學習評量

Chapter

2

健康飲食從認識六大類食物開始

分數：________

班級：________

學號：________

姓名：________

選擇題（1 題 10 分，滿分共 100 分）

(　) 1. 依照行政院衛生署訂定之飲食指標，醣類占每日熱能需要量的多少比例？
(A)50 ～ 60%
(B)10 ～ 15%
(C)20 ～ 30%
(D)30 ～ 35%。

(　) 2. 下列敘述何者有誤？
(A) 營養學上所用的熱量單位是大卡
(B) 橘子、柳丁、檸檬等枸櫞類水果很酸，是酸性食物
(C) 牛奶、魚可提供蛋白質與鈣
(D) 全穀雜糧類食物是熱能主要來源。

(　) 3. 下列降低飲食中脂肪含量的方法，何者有誤？
(A) 以雞、鴨肉取代豬、牛肉
(B) 減少裹粉、芶芡汁烹調
(C) 多吃貢丸、魚餃等油脂較少
(D) 烹調方法應多蒸煮少煎炸。

(　) 4. 全穀雜糧類食物主要提供的營養素是：
(A) 蛋白質
(B) 維生素
(C) 礦物質
(D) 醣類。

(　) 5. 以下何者不屬於豆魚蛋肉類？
(A) 三層肉
(B) 毛豆
(C) 綠豆
(D) 豆漿。

（請沿虛線撕下）

（背面尚有試題）

(　　) 6. 下列蔬菜跟其所屬種類的配對，何者有誤？

(A) 蘆筍是根莖類

(B) 韭菜是葉菜類

(C) 秋葵是花果類

(D) 銀耳是藻類。

(　　) 7. 每天建議喝 1-2 杯鮮乳，一杯是指多少份量？

(A)500 毫升

(B)350 毫升

(C)240 毫升

(D)150 毫升。

(　　) 8. 乳酪內含的乳脂肪須為多少以上？

(A)20%

(B)40%

(C)60%

(D)80%。

(　　) 9. 下列何者不是一份堅果類的份量？

(A) 杏仁果 10 粒

(B) 瓜子 1 湯匙

(C) 花生 10 粒

(D) 腰果 5 粒。

(　　) 10. 雅玲早餐吃了吐司 2 片（蛋白質 8 g、醣類 60 g）、全脂牛奶 1 杯（蛋白質 8 g、脂肪 8 g、醣類 12 g）、水煮蛋 1 個（蛋白質 7 g、脂肪 5 g），請問她總共攝取了多少熱量？

(A)497 Kcal

(B)565 Kcal

(C)312 Kcal

(D)361 Kcal。

學習評量
Chapter
3

六大營養素的生理功能與應用

分數：________　　班級：________
學號：________
姓名：________

選擇題（1 題 5 分，滿分共 100 分）

(　)1. 下列關於非熱量型營養素的功能，何者有誤？ (A) 礦物質具有維持心臟跳動、肌肉收縮及神經傳導等功能 (B) 部分維生素具有抗氧化、解毒或參與能量代謝等功能 (C) 缺水會產生口渴、皮膚潮紅、疲勞等症狀 (D) 構成毛髮、指甲及肌腱之主要礦物質為「鐵質」。

(　)2. 下列關於維生素的說明，何者正確？ (A) 人體可以自行合成 (B) 缺乏時會出現特定病徵 (C) 可分為脂溶性、水溶性及油水皆溶維生素三大類 (D) 可以提供熱量。

(　)3. 下列關於水溶性維生素何者有誤？ (A) 缺乏症狀展現很快 (B) 由乳糜管吸收，淋巴系統運輸，部分可由膽汁排出 (C) 由微血管經肝門靜脈運送，攝取過量會由尿液排出 (D) 較不易引起毒性。

(　)4. 下列關於下列礦物質的功能，何者有誤？ (A) 鈣、磷、鎂與骨骼及牙齒的建構有關 (B) 鋅有助提高免疫力，促進傷口癒合 (C) 鐵幫助膠原的生成 (D) 碘是構成甲狀腺素的成分。

(　)5. 下列關於維生素的功能，何者有誤？ (A) 維生素 C 參與凝血因子的合成 (B) 維生素 E 可預防多元不飽和脂肪酸的氧化 (C) 維生素 D 有助提升免疫力 (D) 維生素 A 幫助上皮組織的完整性。

(　)6. 下列哪些營養素有幫助造血，預防貧血？①葉酸、②維生素 A、③維生素 B_6、④鐵、⑤鎂、⑥維生素 K (A) ①②④ (B) ①③④ (C) ①③⑥ (D) ①④⑥。

(　)7. 人體腸道對於鈣質的吸收率為何？
(A)10 ～ 20% (B)20 ～ 30% (C)30 ～ 40% (D)50 ～ 60%。

(　)8. 下列關於人體水分的敘述，何者正確？ (A) 水分主要存在血液中 (B) 嬰兒體內的水分比例比成人高 (C) 骨骼細胞中不含水分 (D) 水在健康成人體內佔 50%。

(　)9. 小明體重 65 公斤，每日熱量攝取約 3000 大卡，你建議他每日水分攝取量為何？
(A) 每日八杯水 (B)1000 毫升 (C)1950 毫升 (D) 多喝水就對了。

（請沿虛線撕下）

（背面尚有試題）

(　)10. 哪些礦物質屬於巨量礦物質？①鈣、②磷、③鐵、④硫、⑤鋅、⑥碘

(A) ①②④　(B) ①③④　(C) ①③⑥　(D) ①④⑥。

(　)11. 下列關於醣類的敘述何者有誤？　(A) 每天應攝取 50-100 公克醣類預防酮酸中毒　(B) 醣類攝取過少容易有肥胖　(C) 肝醣是醣類在動物肝臟和肌肉的儲存形式　(D) 乳糖可能引起某些人腹瀉。

(　)12. 糖類泛指有甜味的糖，下列何者甜度最高？

(A) 葡萄糖　(B) 果糖　(C) 蔗糖　(D) 乳糖。

(　)13. 有關膳食纖維之敘述，何者有誤？

(A) 不能被人體消化吸收　(B) 在腸道內可形成排便並促進膽固醇之排泄

(C) 攝取過多會干擾鈣等礦物質之吸收　(D) 攝取過少容易引發營養不良。

(　)14. 吃太多地瓜、豆類等食物後容易放屁的原因為何？

(A) 這類食物人體無法消化吸收　(B) 膳食纖維含量太高促使腸蠕動變慢

(C) 腸內菌利用寡糖後會產氣　(D) 吃地瓜的速度太慢。

(　)15. 下列營養素缺乏與臨床症狀的配對，何者為非？

(A) 碘缺乏—呆小症　(B) 維生素 D 缺乏—佝僂症

(C) 葉酸缺乏—毛囊角化症　(D) 葉酸缺乏—神經炎。

(　)16. 下列關於脂肪酸的敘述，何者有誤？　(A) 脂肪酸可依照碳鏈長短分為短鏈、中鏈及長鏈脂肪酸　(B) 飽和脂肪酸在結構上不含雙鍵　(C) 反式脂肪酸是植物油氫化過程中的產物，對人體毫無害處　(D) 脂肪酸依照雙鍵的多寡可分為單元不飽和及多元不飽和脂肪酸。

(　)17. 何者不是蛋白質的生理功能？

(A) 建構與修補組織　(B) 構成酵素與荷爾蒙

(C) 維持體液與酸鹼平衡　(D) 每克提供 7 大卡熱量。

(　)18. 下列關於胺基酸的描述，何者有誤？　(A) 色胺酸是血清素的原料　(B) 成人無法自行合成的必需胺基酸有 8 種　(C) 膠原蛋白是 3 種胺基酸所構成　(D) 麩胺酸是神經傳導物 GABA 的前驅物。

(　)19. 下列何種胺基酸是構成毛髮、指甲與肌肉的重要原料？

(A) 甲硫胺酸　(B) 檸檬酸　(C) 果酸　(D) 組織胺。

(　)20. 熱量營養素食物來源的配對，何者正確？

(A) 豆魚蛋肉類是醣類的來源　(B) 蔬菜類是蛋白質的來源

(C) 水果類是油脂的來源　(D) 酪梨是水果中的油脂。

學習評量

Chapter

4

健康均衡飲食計畫

分數：________　　班級：________　學號：________　姓名：________

選擇題（1 題 10 分，滿分共 100 分）

(　) 1. 大明身高 171 公分、體重 70 公斤、體脂率 27%，腰圍 95 公分，其 BMI 為下列何者？
(A)18.5　(B)23.9　(C)24.2　(D)27。

(　) 2. 呈上題，關於大明的體位評估，何者有誤？
(A) 體重標準　(B) 體脂率標準　(C) 體脂率過高　(D) 腰圍過大。

(　) 3. 呈上題，大明是輕度工作者，每日所需熱量為何？
(A)1400
(B)1750
(C)2100
(D)2450 大卡。

(　) 4. 下列關於國民健康署「我的餐盤」口訣，何者有誤？
(A) 每天水果拳頭大
(B) 飯跟蔬菜一樣多
(C) 豆魚蛋肉一掌心
(D) 每天早晚一杯奶。

(　) 5. 下列關於國「國民飲食指標」的敘述，何者有誤？
(A) 飲食多樣化，選擇當季在地食材
(B) 三餐應以全穀雜糧為主食
(C) 若飲酒，男性每日不宜超過 2 杯，女性每日不宜超過 1 杯（每杯酒精 100 公克）。但孕期絕不可飲酒
(D) 多蔬食少紅肉、多粗食少精製。

(　) 6. 下列何者不是素食者常見的營養問題？
(A) 醣類及熱量攝取過多
(B) 鈣質及鐵質攝取不足

（請沿虛線撕下）

（背面尚有試題）

(C) 蛋白質攝取不足

(D) 維生素 B_{12} 攝取過多。

( ) 7. 下列關於生鮮食品的選購原則，何者<u>有誤</u>？

(A) 馬鈴薯形狀要堅實完整，沒有萌芽及乾裂

(B) 瓜果類果型要飽滿完整，表皮無壓傷或腐爛

(C) 豆芽或菇類選擇顏色愈白愈好

(D) 選購當季在地盛產的水果。

( ) 8. 關於食物切割的方式，何者<u>有誤</u>？

(A) 豬肉要順紋切

(B) 牛肉要逆紋切

(C) 雞肉要順紋切

(D) 魷魚可在內面切出紋路，但不切斷。

( ) 9. 為防止食物的交叉汙染，食材的洗滌順序為：

(A) 乾貨→蔬果→肉類→蛋類→海產

(B) 蔬果→乾貨→肉類→蛋類→海產

(C) 蔬果→乾貨→海產→蛋類→肉類

(D) 肉類→蛋類→蔬果→乾貨→海產。

( ) 10. 下列關於健康飲食的趨勢，何者正確？

(A) 得舒飲食的特色強調蔬果、全穀類、豆類、堅果類等植物性食物的重要性，以橄欖油為主要油脂，使用草本植物、辛香料作為食物調味，少吃紅肉，而多使用魚、海鮮、雞蛋和禽肉

(B) 地中海飲食的特色是高鈣、高鉀、高鎂、高膳食纖維、富含不飽和脂肪酸，以及低鈉、少飽和脂肪酸

(C) 彈性素食飲食是美國衛生研究院利用飲食方式來防治高血壓的研究計畫成果

(D) 維根飲食不單單只限於不吃任何動物相關製品的飲食層面，並反對任何剝削動物權益的行為，例如不使用動物毛皮，生活中不使用任何含動物成分或以動物測試的產品。

學習評量

Chapter

5

分數：________

班級：________

學號：________

姓名：________

美容營養學

實務應用

選擇題（1 題 10 分，滿分共 100 分）

(　) 1. 下列成分是組成天然保濕因子的成分？①胺基酸、②礦物離子、③糖類、④乳酸鹽類、⑤尿素

(A) ①②

(B) ①②③

(C) ①②③④

(D) ①②③④⑤。

(　) 2. 下列的飲食習慣何者有助延緩老化？

(A) 適量的蛋白質，提供胺基酸

(B) 多吃甜食會讓心情好

(C) 多吃加工食品較為方便

(D) 多吃紅肉，補充鐵質。

(　) 3. 下列哪些食物容易導致皮膚老化？①多蔬果、②加工精緻食物、③過量紅肉類、④油炸物、⑤堅果類、⑥菸酒、⑦優酪乳、⑧含糖飲料

(A) ④⑥

(B) ③④⑥⑧

(C) ④⑥⑧

(D) ②③④⑥⑧。

(　) 4. 關於皮膚中營養素的敘述，何者為非？

(A) 缺乏維生素 E 易導致皮膚上皮組織分化不正常

(B) 亞麻油酸、α- 次亞麻油酸是構成皮脂膜的成分

(C) 真皮層中玻尿酸可幫助皮膚保濕

(D) 脂質是表皮層皮膚屏障的重要成分。

(　) 5. 過多精緻糖類易在體內與蛋白質結合，在體內形成何物？

(A) 色素斑　(B) 糖化終產物　(C) 過氧化產物　(D) 糖蛋白。

（請沿虛線撕下）

（背面尚有試題）

(　　) 6. 下列哪些營養素有助頭髮健康？

①蛋白質、②鐵、③鋅、④硫、⑤維生素 B 群、⑥反式脂肪酸

(A) ①②③⑤

(B) ①②③④

(C) ②③⑤⑥

(D) ①②③④⑤。

(　　) 7. 關於地中海飲食的敘述，何者為非？

(A) 豆類與全穀雜糧等植物性食物攝取量高

(B) 主要食物是全麥穀類、新鮮蔬菜、豆類、穀類、水果及橄欖油等

(C) 多以紅肉為主要的蛋白質來源

(D) 多以新鮮的植物性為主，少食加工食品。

(　　) 8. 下列關於美甲的敘述，何者有誤？

(A) 指甲以粉紅光澤、平滑最為健康

(B) 指甲出現數條凸出的縱紋是正常現象

(C) 缺鐵性貧血容易導致匙狀甲

(D) 缺乏維生素 C 指甲周圍點狀出血。

(　　) 9. 下列飲食的特色，何者敘述不適當？

(A) 抗痘的飲食重點是採用低 GI 飲食，包括高纖維、少加工、低糖或無糖的食物

(B) 生酮飲食是高油及限醣，減重效果神速，任何人都可以使用

(C) 低醣飲食（低碳飲食）較生酮飲食容易執行

(D) 抗糖化飲食是降低飲食中的糖化終產物，延緩老化。

(　　) 10. 下列哪些食物有助減少皮膚老化？①多種蔬果、②全穀類、③豆類、④甜食、⑤植物素、⑥香檳、⑦優酪乳

(A) ①②③④⑤

(B) ①②③⑤

(C) ①②③⑤⑦

(D) ①②③⑤⑥。

學習評量

Chapter

6

分數：________

班級：________

學號：________

姓名：________

體重管理

營養學實務

選擇題（1題10分，滿分共100分）

(　) 1. 下列關於「基礎代謝率」的敘述，何者有誤？

(A) 指人體內基礎狀態下進行非自主性活動（如心跳、呼吸等）所需消耗的熱量

(B) 人的基礎代謝率是固定不變

(C) 一般男生基礎代謝率平均每公斤體重 1 大卡 / 小時

(D) 年紀愈大基礎代謝率愈低。

(　) 2. 下列關於「基礎代謝率」的敘述，何者有誤？

(A) 身體肌肉組織（瘦肉組織）的量愈多，BMR 愈高

(B) 男生 BMR 女生 BMR

(C) 睡眠時體內 BMR 約增加 10%

(D) 月經開始時 BMR 會達到高。

(　) 3. 減重的過程應採取何種方式較為合適：

(A) 急速減重可有明顯效果，因此每天攝取熱量 800 大卡以下

(B) 每日攝取熱量 500 大卡以下

(C) 每日攝取熱量應符合基本熱量需求，和緩的減重較不易引起營養不良

(D) 只攝取高蛋白質的食物。

(　) 4. 下列關於「肥胖細胞」的敘述，何者正確？

(A) 人體脂肪細胞迅速增加的時期是在出生後第一年及青春期

(B) 正常體重者的脂肪細胞數目約 250～300 億，肥胖者的脂肪細胞數目可能高出正常人 3-5 倍

(C) 成年後一旦脂肪細胞被撐大到了極限，也不會再分裂增生

(D) 脂肪細胞數量一旦增加，就不會自然消失。

(　) 5. 下列關於「體位評估方法」的敘述，何者正確？

(A) 臺灣大型的調查研究發現，BMI 只有過高才會增加死亡率與心臟代謝狀態

(B) 男性腰圍超過 80 公分（約 31 吋），女性腰圍超過 90 公分（約 35.5 吋），即稱為肥胖

（背面尚有試題）

（請沿虛線撕下）

(C) 正常情況下，男性體內脂肪量約佔體重 14 ～ 23%，女性為 17 ～ 27%

(D) 脂肪組織的密度較肌肉組織高，故相同的重量下，脂肪組織的體積大約是肌肉組織的 4 倍大。

(　) 6. 安全的減重速度為每週減重多少公斤：

(A)0.5 ～ 1 公斤　(B)1 ～ 2 公斤

(C)3 ～ 5 公斤　(D)5 ～ 10 公斤。

(　) 7. 下列關於生酮飲食的敘述，何者有誤？

(A) 生酮飲食特點在於限醣、高油脂

(B) 可能會出現類似流感的生酮不適（Keto flu）症狀

(C) 醣類攝取比例降低至 5-10%，脂肪攝取比例提高至 70%。當醣類每日攝取量低於 50 公克，甚至 20 公克以下，身體就會開始轉換能量來源，利用脂肪生成酮體

(D) 糖尿病、肝腎疾病等代謝疾病者可以採用生酮飲食。

(　) 8. 下列關於低醣飲食的敘述，何者為非？

(A) 醣類攝取比例占每日熱量的 20% 以下

(B) 每日醣類控制在 50 ～ 100 公克，不能高過 250 公克

(C) 糖尿病前期病人採用低醣飲食，有助胰島素敏感性的改善

(D) 相較於生酮飲食，低醣飲食法較為安全及人性化。

(　) 9. 下列關於間歇性斷食的敘述，何者有誤？

(A) 原理是拉長不攝取食物的時間，因胰島素下降，致使升糖素開始作用，以增加身體燃燒脂肪的時間

(B)5：2 斷食法是每週挑選不連續的兩天或隔日斷食，在正常飲食的隔天只進食一餐約 500-700 大卡

(C) 每日限時斷食法是將每天可進食的時間限制一定時間內，其餘時間不能進食，只能喝水或無糖的飲料等

(D) 有胃潰瘍、糖尿病、腎臟病、高血壓患者建議採用間歇性斷食。

(　) 10. 下列何者不是營養均衡低熱量的飲食原則與技巧的敘述？

(A) 可選用熱量低、體積大及膳食纖維豐富的食物

(B) 配合夜間身體代謝下降，睡前 3 小時不進食

(C) 多挑選以油炸、油煎、重口味、勾芡、焗烤或濃湯的料理方式

(D) 水果宜儘量選擇糖分低的種類，也要控制份量，建議選擇蕃茄、芭樂等。

營養速查手冊

作　　者 / 汪曉琪、宋威徹
發 行 人 / 陳本源
執行編輯 / 謝儀婷
封面設計 / 張珮嘉
出 版 者 / 全華圖書股份有限公司
郵政帳號 / 0100836-1 號
印 刷 者 / 宏懋打字印刷股份有限公司
圖書編號 / 78250-202307
全華圖書 / www.chwa.com.tw
全華網路書店 Open Tech / www.opentech.com.tw
若您對本書有任何問題，歡迎來信指導 book@chwa.com.tw

臺北總公司（北區營業處）
地址：23671 新北市土城區忠義路 21 號
電話：(02) 2262-5666
傳真：(02) 6637-3695、6637-3696

中區營業處
地址：40256 臺中市南區樹義一巷 26 號
電話：(04) 2261-8485
傳真：(04) 3600-9806（高中職）
　　　(04) 3601-8600（大專）

南區營業處
地址：80769 高雄市三民區應安街 12 號
電話：(07) 381-1377
傳真：(07) 862-5562

營養速查手冊

汪曉琪、宋威徹　編著

快速翻閱

速查❶——

食物代換表

衛生福利部國民健康署 2019.5

說明

食物代換表是利用同類食品可互相代換，不同類食物不可互相替換的概念所設計。食物代換表中的食物種類與每日飲食指南相呼應，透過食物代換表認識食物的歸類與份量，作為飲食內容或菜單設計的參考。每餐盡量變換不同的食材以獲得多種營養素，同時增加飲食的樂趣，例如：同屬「乳製品」的優酪乳可以代換牛奶一杯，而豆漿屬於「豆魚蛋肉類」，並無法取代牛奶的營養。

總表

品名	蛋白質（公克）	脂肪（公克）	醣類（公克）	熱量（大卡）
乳品類				
（全脂）	8	8	12	150
（低脂）	8	4	12	120
（脫脂）	8	+	12	80
豆魚蛋肉類				
（低脂）	7	3	+	55
（中脂）	7	5	+	75
（高脂）	7	10	+	120
全穀雜糧類	2	+	15	70
蔬菜類	1		5	25
水果類	+		15	60
油脂與堅果種子類		5		45

+：表微量

（註）有關主食類部分，若採糖尿病、低蛋白飲食時，米食蛋白質含量以1.5公克，麵食蛋白質以2.5公克計。

稱量換算表

1 杯 = 16 湯匙 1 湯匙 = 3 茶匙 = 15 毫升 1 公斤 = 1000 公克	1 台斤（斤）= 600 公克 1 市斤 = 500 公克 1 公斤 = 2.2 磅 1 磅 = 16 盎司	1 磅 = 454 公克 1 盎司 = 30 公克 1 杯 = 240 公克（C.C.）

全穀雜糧類　每份含**蛋白質** 2 公克，**醣類**有 15 公克，**熱量** 70 大卡

名稱	份量	可食重量(公克)	名稱	份量	可食重量(公克)
米類					
米、黑米、小米、糯米等	1/8 杯（米杯）	20	白年糕		30
			芋頭糕		60
糙米、什穀米、胚芽米	1/8 杯（米杯）	20	蘿蔔糕 6x8x1.5 公分	1 塊	50
飯	1/4 碗	40	豬血糕		35
粥（稠）	1/2 碗	125	小湯圓（無餡）	約 10 粒	30
麥類					
大麥、小麥、蕎麥		20	餛飩皮	3-7 張	30
麥粉	4 湯匙	20	春捲皮	1 1/2 張	30
麥片	3 湯匙	20	饅頭	1/3 個(中)	30
麵粉	3 湯匙	20	山東饅頭	1/6 個	30
麵條（乾）		20	吐司、全麥吐司	1/2~1/3 片	30
麵條（濕）		30	餐包	1 個(小)	30
麵條（熟）	1/2 碗	60	漢堡麵包	1/2 個	25
拉麵		25	△菠蘿麵包（+1 茶匙油）	1/3 個(小)	30
油麵	1/2 碗	45			
鍋燒麵（熟）		60	△奶酥麵包（+1 茶匙油）	1/3 個(小)	30
◎通心粉（乾）	1/3 杯	20			
◎義大利麵（乾）、全麥		20	蘇打餅干	3 片	20
			△燒餅（+1/2 茶匙油）	1/4 個	20
麵線（乾）		25	△油條（+3 茶匙油）	2/3 根	40
餃子皮	3 張	30	◎甜不辣		70

名稱	份量	可食重量(公克)	名稱	份量	可食重量(公克)
雜糧類					
玉米或玉米粒	2/3 根	85	栗子（乾）	3 粒（大）	20
爆米花（不加奶油）	1 杯	15	菱角	8 粒	60
			南瓜		85
◎薏仁	1 1/2 湯匙	20	◎豌豆仁		70
◎蓮子（乾）	40 粒	25	◎皇帝豆		65
根莖類					
馬鈴薯（3 個 / 斤）	1/2 個（中）	90	芋頭（滾刀塊 3-4 塊）	1/5 個(中)	55
蕃薯（4 個 / 斤）	1/2 個（小）	55	荸薺	8 粒	100
山藥	1 塊	80	蓮藕		100
高蛋白質乾豆類					
◎紅豆、綠豆、花豆	2 湯匙(乾)	25	◎ 蠶豆、刀豆	2 湯匙(乾)	20
			◎ 鷹嘴豆	2 湯匙(乾)	25
其他澱粉製品					
∗冬粉（乾）	1/2 把	15	∗米粉（乾）		20
∗藕粉	3 湯匙	20	∗米粉（濕）	1/2 碗	30~50
∗西谷米（粉圓）	1 1/2 湯匙	15	河粉（濕）		25
∗米苔目（濕）		50	越南春捲皮（乾）		20
芋圓、地瓜圓（冷凍）		30	蛋餅皮、蔥油餅皮（冷凍）		35

（註）

∗蛋白質較其它主食為低，飲食需限制蛋白質時可多利用。每份蛋白質含量（公克）：冬粉 0.02、藕粉 0.02、西谷米 0.02、米苔目 0.3、米粉 0.1、蒟蒻 0.1。

◎蛋白量較其它主食為高。每份蛋白質含量（公克）：通心粉 2.5、義大利麵 2.7、甜不辣 8.8、薏仁 2.8、蓮子 4.8、豌豆仁 5.4、紅豆 5.1、綠豆 5.4、花豆 5.3、蠶豆 2.7、刀豆 4.9、鷹嘴豆 4.7、皇帝豆 5.1。

△菠蘿麵包、奶酥麵包、燒餅、油條等油脂含量較高。

乳品類

全脂：每份含**蛋白質** 8 公克，**脂肪** 8 公克，**醣類**有 12 公克，**熱量** 150 大卡

名稱	份量	計量
全脂奶	1 杯	240 毫升
全脂奶粉	4 湯匙	30 公克
蒸發奶	1/2 杯	120 毫升
∗起司片	2 片	45 公克
∗乳酪絲		35 公克

低脂：每份含**蛋白質** 8 公克，**脂肪** 4 公克，**醣類**有 12 公克，**熱量** 120 大卡

名稱	份量	計量
低脂奶	1 杯	240 毫升
低脂奶粉	3 湯匙	25 公克
優格（無糖）	3/4 杯	210 公克
優酪乳（無糖）	1 杯	240 毫升

脫脂：每份含**蛋白質** 8 公克，**醣類**有 12 公克，**熱量** 80 大卡

名稱	份量	計量
脫脂奶	1 杯	240 毫升
脫脂奶粉	2.5 湯匙	20 公克

（註）
∗醣類含量較其他乳製品為低。每份醣類含量（公克）：起司片 2.9、乳酪絲 2.1。

油脂與堅果種子類　每份含**脂肪** 5 公克，**熱量** 45 大卡

食物名稱	購買量（公克）	可食量（公克）	份量
植物油			
大豆油	5	5	1 茶匙
玉米油	5	5	1 茶匙
花生油	5	5	1 茶匙
紅花子油	5	5	1 茶匙
葵花子油	5	5	1 茶匙
麻油	5	5	1 茶匙
椰子油	5	5	1 茶匙
棕櫚油	5	5	1 茶匙
橄欖油	5	5	1 茶匙
芥花油	5	5	1 茶匙
椰漿（+1.5 公克醣類）	30	30	
椰奶（+2 公克醣類）	55	55	
動物油			
牛油	6	6	1 茶匙
豬油	5	5	1 茶匙
雞油	5	5	1 茶匙
*培根	15	15	1 片（25x3.5x0.1 公分）
*奶油乳酪（cream cheese）	12	12	2 茶匙
其他			
瑪琪琳、酥油	6	6	1 茶匙
蛋黃醬	8	8	1 茶匙
沙拉醬（法國式、義大利式）	10	10	2 茶匙

食物名稱	購買量（公克）	可食量（公克）	份量
＊花生醬	9	9	1 茶匙
鮮奶油	13	13	1 湯匙
＃加州酪梨（1 斤 2~3 個）（+3 公克醣類）	60	40	2 湯匙（1/6 個）

（註）

＊熱量主要來自脂肪但亦含有少許蛋白質≧ 1 公克。

＃資料來源：Mahanand Raymond（2016）Food & the Nutrition Care Process 14thed, p.1025

堅果類				
食物名稱	購買量（公克）	可食量（公克）	份量	蛋白質（公克）
＊瓜子	20（約 50 粒）	15	1 湯匙	4
＊南瓜子、葵花子	12（約 30 粒）	10	1 湯匙	2
＊各式花生仁	13	13	10 粒	4
花生粉	13	13	2 湯匙	4
＊黑（白）芝麻	10	10	4 茶匙	1
＊杏仁果	7	7	5 粒	2
＊腰果	10	10	5 粒	2
＊開心果	15	10	15 粒	2
＊核桃仁	7	7	2 粒	1

（註）＊熱量主要來自脂肪但亦含有少許蛋白質≧ 1 公克。

豆魚蛋肉類

低脂：每份含蛋白質 7 公克，脂肪 3 公克以下，熱量 55 大卡

項目	食物名稱	可食部分生重（公克）	可食部分熟重（公克）
水產 (1)	◎ 蝦米	15	
	◎ 小魚干	10	
	◎ 蝦皮	20	
	魚脯	30	
	鰹魚、鮪魚	30	
	一般魚類	35	
	白鯧	40	
	蝦仁	50	
	◎◎ 小卷（鹹）	35	
	◎ 花枝	60	
	◎◎ 章魚	55	
	＊魚丸（不包肉）（+10 公克醣類）	55	**55**
	牡蠣	65	**35**
	文蛤	160	
	白海參	100	
家畜	豬大里肌（瘦豬後腿肉）（瘦豬前腿肉）	35	**30**
	牛腱	35	
	＊牛肉干（+5 公克醣類）	20	
	＊豬肉干（+5 公克醣類）	15	
	＊火腿（+5 公克醣類）	45	
家禽	雞里肉、雞胸肉	30	
	雞腿	40	

項目	食物名稱	可食部分生重（公克）	可食部分熟重（公克）
內臟	牛肚	50	
	◎ 雞肫	40	
	豬心	45	
	◎ 豬肝	30	**20**
	◎◎ 雞肝	40	**30**
	◎ 膽肝	20	
	◎◎ 豬腎	45	
	◎◎ 豬血	110	
蛋	雞蛋白	60	
豆類及其製品	黃豆（+5 公克醣類）	20	
	黑豆（+10 公克醣類）	25	
	毛豆（+5 公克醣類）	50	
	豆包	30	
	干絲	40	
	臭豆腐	50	
	無糖豆漿	190 毫升	
	麵腸	35	
	麵丸	40	
	#烤麩	35	

（註）

＊含醣類成分，熱量較其他食物為高。

◎ 每份膽固醇含量 50 ～ 99 毫克。

◎◎ 每份膽固醇含量≧ 100 毫克。

#資料來源：中國預防醫學科學院、營養與食品衛生研究所編註之食物成分表。

(1) 本欄精算油脂時，水產脂肪量以 1 公克以下計算。

中脂：每份含蛋白質 7 公克，脂肪 5 公克以下，熱量 75 大卡

項目	食物名稱	可食部分生重（公克）	可食部分熟重（公克）
水產	虱目魚、烏魚、肉鯽、鹹鰮魚、鮭魚	35	**30**
	∗魚肉鬆（+10 公克醣類）	25	
	鱈魚、比目魚	50	
	∗虱目魚丸、花枝丸（+7 公克醣類）	50	
	∗旗魚丸、魚丸（包肉）（+7 公克醣類）	60	
家畜	豬大排、豬小排	35	**30**
	豬後腿肉、豬前腿肉、羊肉、豬腳	35	**30**
	∗豬肉鬆（+5 公克醣類）、肉脯	20	
	低脂培根	40	
家禽	雞翅、雞排	40	
	雞爪	30	
	鴨賞	25	
內臟	豬舌	40	
	豬肚	50	
	◎◎ 豬小腸	55	
	◎◎ 豬腦	60	
蛋	◎◎ 雞蛋	55	
豆類及其製品	∗豆枝（+5 公克油脂 +30 公克醣類）	60	
	百頁結	50	
	油豆腐	55	
	豆豉	35	
	五香豆干	35	

項目	食物名稱		可食部分生重（公克）	可食部分熟重（公克）
豆類及其製品	小方豆干		40	
	黃豆干		70	
	傳統豆腐		80	
	嫩豆腐		140（1/2 盒）	
	食物名稱	碳水化合物（公克）	可食部分生重（公克）	可食部分熟重（公克）
	＊素獅子頭	5	50	
	＊素火腿	3	40	
	＊素油雞	7	55	
	＊素香鬆	12	25	

（註）
＊含醣類成分，熱量較其他食物為高。
◎◎每份膽固醇含量≧ 100 毫克。

高脂：每份含**蛋白質** 7 公克，**脂肪** 10 公克，**熱量** 120 大卡

食物名稱	可食部分生重（公克）	可食部分熟重（公克）
秋刀魚	35	
牛肉條	40	
＊豬肉酥（+5 公克醣類）	20	
◎ 雞心	45	
素雞	40	
素魚	35	
＊素雞塊（+7 公克醣類）	50	
百頁豆腐	70	
麵筋泡	15	

高脂：每份含蛋白質 7 公克，脂肪 10 公克以上，熱量 135 大卡以上，應少食用

項目	食物名稱	可食部分生重（公克）	可食部分熟重（公克）
家畜	豬蹄膀	40	
	梅花肉	35	
	牛腩	40	
	◎◎ 豬大腸	100	
加工製品	香腸、蒜味香腸、五花臘肉	40	
	熱狗、五花肉	50	
	＊素肉燥（+10 公克碳水化合物）	65	

（註）

＊含醣類成分，熱量較其他食物為高。

◎ 每份膽固醇含量 50 ～ 99 毫克。

◎ 每份膽固醇含量≧ 100 毫克。

蔬菜類　每份含**蛋白質** 1 公克，**醣類** 5 公克，**熱量** 25 大卡

食物名稱（每份可食部分 100 公克）			
＊黃豆芽	胡瓜	葫蘆瓜	蒲瓜（扁蒲）
木耳	茭白筍	＊綠豆芽	洋蔥
甘藍	高麗菜	山東白菜	包心白菜
翠玉白菜	芥菜	萵苣	冬瓜
玉米筍	小黃瓜	苦瓜	甜椒（青椒）
澎湖絲瓜	芥蘭菜嬰	胡蘿蔔	鮮雪裡紅
蘿蔔	球莖甘藍	麻竹筍	綠蘆筍
小白菜	韭黃	芥蘭	油菜
空心菜	＊油菜花	青江菜	美國芹菜
紅鳳菜	＊皇冠菜	紫甘藍	萵苣葉
＊龍鬚菜	花椰菜	韭菜花	金針菜
高麗菜芽	茄子	黃秋葵	番茄（大）
＊香菇	牛蒡	竹筍	半天筍
＊苜蓿芽	鵝菜心	韭菜	＊地瓜葉
芹菜	茼蒿	＊紅莧菜	（番薯葉）
＊荷蘭豆菜心	鵝仔白菜	＊青江菜	白鳳菜
＊柳松菇	＊洋菇	猴頭菇	＊黑甜菜
芋莖	金針菇	＊小芹菜	莧菜
野苦瓜	紅梗珍珠菜	川七	番茄罐頭
角菜	菠菜	＊草菇	

（註）

＃本表依照蔬菜鉀離子含量排列由左至右，由上而下漸增。下欄黃底處之鉀離子含量最高，因此血鉀高的病人應避免食用。

＊表示該蔬菜之蛋白質含量較高。

水果類　每份含醣類 15 公克，熱量 60 大卡

食物名稱		購買量（公克）	可食量（公克）	份量
柑橘類	油柑（金棗）（30 個 / 斤）	120	120	6 個
	柳丁（4 個 / 斤）	170	130	1 個
	香吉士	185	130	1 個
	椪柑（3 個 / 斤）	190	150	1 個
	桶柑（海梨）（4 個 / 斤）	190	155	1 個
	*白柚	270	165	2 片
	葡萄柚	245	165	3/4 個
蘋果類	青龍蘋果	130	115	小 1 個
	五爪蘋果	140	125	小 1 個
	富士蘋果	145	130	小 1 個
瓜類	**哈密瓜	300	150	1/4 個
	*木瓜（1 個 / 斤）	165	150	1/3 個
	**香瓜（美濃）	245	165	2/3 個
	*紅西瓜	320	180	1 片
	黃西瓜	320	195	1/3 個
	**太陽瓜	240	215	2/3 個
	**新疆哈密瓜	290	245	2/5 個
芒果類	金煌芒果	140	105	1 片
	愛文芒果	225	150	1 1/2 片
芭樂類	*葫蘆芭樂	-	155	1 個
	*土芭樂	-	155	1 個
	*泰國芭樂（1 個 / 斤）	-	160	1/3 個

	食物名稱	購買量（公克）	可食量（公克）	份量
梨類	西洋梨	165	105	1 個
	粗梨	140	120	小 1 個
	水梨	210	145	3/4 個
桃類	仙桃	75	50	1 個
	水蜜桃（4 個 / 斤）	150	145	小 1 個
桃類	＊玫瑰桃	150	145	1 個
	＊＊桃子	250	220	1 個
李類	黑棗梅（12 個 / 斤）	115	110	3 個
	加州李（4 個 / 斤）	125	120	小 1 個
	李子（14 個 / 斤）	155	145	4 個
棗類	紅棗	30	25	10 個
	黑棗	30	25	9 個
	＊綠棗子	140	130	2 個
柿類	柿餅	35	33	3/4 個
	紅柿（6 個 / 斤）	105	100	3/4 個
其他	榴槤	130	45	1/4 瓣
	＊釋迦（3 個 / 斤）	105	60	1/2 個
	＊香蕉（3 根 / 斤）	95	70	大 1/2 根 小 1 根
	櫻桃	85	80	9 個
	紅毛丹	150	80	
	山竹（7 個 / 斤）	420	84	5 個
	葡萄	105	85	13 個
	＊龍眼	130	90	13 個

食物名稱		購買量（公克）	可食量（公克）	份量
其他	荔枝（30 個 / 斤）	185	100	9 個
	火龍果		110	
	＊奇異果（6 個 / 斤）	125	105	1 1/2 個
	鳳梨（4 斤 / 個）	205	110	1/10 片
	百香果（6 個 / 斤）		140	2 個
	枇杷	230	155	
	＊草莓	170	160	小 16 個
	蓮霧（6 個 / 斤）	180	165	2 個
	楊桃（2 個 / 斤）	180	170	3/4 個
	＊聖女蕃茄	220	220	23 個
果乾類＃	椰棗		20	
	芒果乾		20	
	芭樂乾		20	
	無花果乾		20	
	葡萄乾		20	
	蔓越莓乾		20	
	鳳梨乾		20	
	＊龍眼干		22	
	黑棗梅		25	
	芒果青		30	

（註）

＊每份水果含鉀量 200 ～ 399 毫克。

＊＊每份水果含鉀量≧ 400 毫克。

＃果乾類含添加糖。

速查❷——

食物成分資料庫重點摘錄（每 100g 食物）

衛福部在食品藥物消費者知識服務網建立「食品營養成分資料庫」，2022 版將食品分為穀物類、澱粉類、堅果及種子類、水果類、蔬菜類、藻類、菇類、豆類、肉類、魚貝類、蛋類、乳品類、油脂類、糖類、飲料類、調味料及香辛類、糕餅點心類及加工調理食品類等 18 大類，資料庫中高達 2143 項食品之熱量、維生素、礦物質等營養素含量，作為民眾了解食物營養及熱量計算的參考。以蔬菜類胡蘿蔔為例，會查詢到胡蘿蔔平均值、胡蘿蔔等項目，點選「胡蘿蔔」後會顯示每 100 公克的胡蘿蔔含有 37 大卡的熱量、水分 89.6 公克、膳食纖維 2.7 公克等不同營養素的含量。

每一類食物熱量與營養價值略有差異，每 100 公克食物中水分含量較高者，相對熱量較低，也影響其營養價值。例如：水果類中西瓜內水分約佔 90%，在相同重量下其熱量較蘋果、葡萄等水分含量較低的水果少。動物性食品主要提供蛋白質、脂肪、膽固醇、維生素 B 群及礦物質，且大多不含膳食纖維。不同部位的肉類其油脂含量也略有不同，例如：「牛腩」的油脂含量較高，故肉質軟嫩滑順；「牛腱」的油脂含量較低，肉質較為厚實。因此，善用食品營養成分資料，可幫助了解不同種類食品的營養價值。

食物成分資料庫專有名詞的定義：

- 食品成分總重量（100 克）= 水 + 醣類（碳水化合物）+ 粗脂肪 + 粗白質 + 灰分；膳食纖維為醣類。
- 熱量 = 蛋白質 ×4 kcal/g + 脂肪 ×8.9 kcal/g + 醣類 ×4 kcal/g
- 修正熱量 = 蛋白質 ×4 kcal/g + 脂肪 ×8.9 kcal/g +（醣類−膳食纖維）×4 kcal/g + 膳食纖維 ×0.9 kcal/g
- 粗脂肪 = 飽和脂肪酸 + 單元不飽和脂肪酸 + 多元不飽和脂肪酸 + 其它脂肪酸
- 粗蛋白為真蛋白質（水解胺基酸）與其它含氮物（氨化物）的混合物

食物名稱 \ 營養素單位		熱量	水分	粗蛋白	粗脂肪	醣類	粗纖維	膳食纖維	灰分
		kcal	g	g	g	g	g	g	g
蔬菜類	胡蘿蔔	37	89.6	1.0	0.2	8.5	0.0	2.7	0.8
	苦瓜（白皮）	19	94.4	0.9	0.1	4.1	0.1	2.8	0.5
	青花菜	28	90.8	3.7	0.2	4.4	0.0	3.1	0.9
	菠菜	18	93.7	2.2	0.3	2.4	0.1	1.9	1.4
水果類	土芭樂	39	88.8	0.7	0.1	10.0		5.0	0.4
	黃西瓜	29	91.7	0.7	0.1	7.3		0.3	0.3
	紅西瓜	33	90.8	0.8	0.1	8.0	0.0	0.3	0.3
	富士蘋果	49	86.3	0.2	0.1	13.1	0.0	1.3	0.3
	椪柑	40	88.7	0.8	0.2	10.0	0.0	1.5	0.3
	巨峰葡萄	64	82.4	0.5	0.3	16.6	0.1	0.2	0.3
堅果及種子類	黑芝麻（熟）	599	1.5	17.3	54.4	20.6	8.4	14.0	6.1
	生鮮花生仁	506	9.9	28.8	38.5	20.6	8.1	13.5	2.3
穀物類	拉麵	292	26.6	9.1	0.8	62.1		1.3	1.3
	甜玉米	107	75.7	3.3	2.5	17.8	0.7	4.7	0.7
	秈米	357	13.4	7.8	0.9	77.4	0.4	0.6	0.5
	五穀米	358	14.3	8.7	2.9	72.9	0.8	4.9	1.3
	白飯	183	55.6	3.1	0.3	41.0	0.1	0.6	0.1
	燕麥片	393	10.1	12.3	9.7	64.1		4.7	3.8
	燕麥奶	44	89.9	1.0	0.8	8.1	0.2	1.1	0.1
澱粉類	芋頭	128	68.9	2.5	1.1	26.4		2.3	1.1
	紅肉甘薯	114	71.7	1.8	0.2	25.4	0.2	2.4	0.8
	馬鈴薯	77	80.5	2.6	0.2	15.8		1.3	0.9
肉類	牛後腿腱子心	139	73.8	19.8	6.0	0.0	2.6		0.8
	牛肋條	225	63.3	18.6	16.2	1.1	6.9		0.8

食物名稱 \ 營養素單位		熱量	水分	粗蛋白	粗脂肪	醣類	粗纖維	膳食纖維	灰分
		kcal	g	g	g	g	g	g	g
肉類	牛肉火鍋片	250	61.3	19.1	18.7	0.0	8.9		0.9
	雞胸肉（肉雞）	106	76.0	23.7	0.6	0.0	0.2		1.1
	清腿（肉雞）	173	71.4	16.6	11.3	0.0	3.3	0.0	0.8
豆類	豆漿	60	86.3	3.2	1.3	9.0	0.3	2.1	0.3
	毛豆仁	129	67.9	14.6	3.3	12.5	0.9	6.4	1.7
魚貝類	文蛤	37	87.3	7.6	0.5	2.7	0.2		1.9
	去皮鮭魚	221	66.1	20.2	14.9	0.0	4.0		1.1
加工調理食品及其他類	鮭魚鬆	451.8	8.6	28.97	21.62	35.32	7.91		5.48
	冷凍旗魚丸	159.7	65.4	12.8	6.7	12.0	2.5	0.8	3.1
	培根	372	49.0	13.5	35.6	0.0	13.3		2.4
	小三角油豆腐	159.7	75.6	12.7	13.3	0.0	2.3	0.7	1.2
	傳統豆腐	88.41	81.2	8.5	3.4	6.0	1.0	0.6	1.0
	五香豆干	196	61.3	19.3	10.6	6.2	1.7	2.2	2.7
	冷凍甘薯條	181.7	61.9	1.8	6.5	29.0	1.6	3.5	0.9
	香腸	354.2	41.2	17.0	26.3	12.3	10.0		3.2
	冷凍豬肉熟水餃	235	52.5	7.2	10.1	28.9	3.5	2.1	1.3
	冷凍素食熟水餃	209	53.0	7.2	5.4	32.9	0.9	2.3	1.6
	肉粽	235	51.0	8.2	8.8	30.7	3.3	0.6	1.3
	豬血糕	194	51.2	8.6	0.9	37.8	0.3	0.9	1.4
	肉圓	136	67.3	3.1	1.6	27.3	0.6	0.3	0.7
	燒餅	323	29.2	9.1	9.1	51.1	1.5	1.2	1.5
	啤酒	49	91		0.00	8.88			0.12
	紅葡萄酒	92	84.9	0.10	0.00	14.79			0.25

食物名稱 ＼ 營養素單位		熱量	水分	粗蛋白	粗脂肪	醣類	粗纖維	膳食纖維	灰分
		kcal	g	g	g	g	g	g	g
乳品類	全脂鮮乳	63	87.9	3.1	3.6	4.8	2.5	0.0	0.7
	全脂奶粉	504	2.8	26.4	28.2	37.0	19.3		5.6
	全脂凝態發酵乳	97	79.0	3.1	3.3	13.6	2.3		0.9
油脂類	橄欖油	884	0.1	0.0	100.0	0.0	16.3		0.0
	椰子油	883	0.1	0.0	99.9	0.0	90.1		0.0
	豬油	890	0.3	0.0	99.7	0.0	39.6		0.0
	葵花籽油	884	0.1	0.0	100.0	0.0	11.6		0.0
蛋類	雞蛋	135	75.9	12.7	8.9	1.6	3.1	0.0	0.9
	雞鐵蛋	288	47.2	26.6	17.5	5.9	6.2		2.8
	雞蛋白	50	87.6	11.2	0.1	0.5	0.1		0.6
	雞蛋黃	308	52.8	15.2	26.8	3.6	9.2		1.6
菇類	木耳	38	89.9	0.9	0.1	8.8	0.0	7.4	0.3
	香菇	39	88.6	3.0	0.1	7.6	0.0	3.8	0.7
藻類	海帶	20	93.8	0.8	0.1	4.3	0.0	2.8	1.0
	乾海帶	220	15.5	10.0	1.1	47.3	0.5	26.6	26.0
調味料	沙茶醬	729	5.4	10.2	71.8	10.4	13.2	3.7	2.1
	沙拉醬	645	19.5	1.9	65.7	11.4	9.9	0.1	1.5
	草莓果醬	272	33.3	0.4	1.2	65.0	0.8	1.6	0.2
飲料類	蘋果汁（100%）	51	87.3	0.1	0.2	12.2	0.1	0.1	0.2
	可樂	51	87.1			12.8		0.0	0.1
	拿鐵咖啡（無糖）	43	91.2	3.0	2.0	3.4	1.3		0.6
	奶茶（三合一）	42	89.7	0.5	0.3	9.5	0.2	0.0	0.2

營養素單位 食物名稱		熱量	水分	粗蛋白	粗脂肪	醣類	粗纖維	膳食纖維	灰分
		kcal	g	g	g	g	g	g	g
糕餅點心類	土司	289	34.2	9.5	6.3	48.6	3.1	3.0	1.4
	菠蘿麵包	378	22.5	9.2	15.0	51.5	8.7	0.9	1.8
	蛋黃酥	461	16.3	11.4	26.4	44.5	12.0	2.0	1.4
	鳳梨酥	484	8.9	4.2	24.4	62.0	14.4	1.7	0.5
	蜂蜜蛋糕(原味)	346	31.0	6.5	14.5	47.4	3.1	0.6	0.6
	土司	289	34.2	9.5	6.3	48.6	3.1	3.0	1.4
糕餅點心類	洋芋片	553	1.9	5.2	34.3	55.8	12.8	2.2	2.8
	零食泡麵	484	1.1	11.3	21.5	61.3	10.1	3.5	4.8
	黑巧克力(85%)	613	1.3	10.9	46.1	38.7	29.8	14.2	3.1
	香草冰淇淋	182	65.0	2.5	9.1	22.6	7.9		0.8
糖類	方糖	385	0.4			99.6			0.0
	果糖	297	23.1			76.9			0.0
	蜂蜜（春蜜）	308	20.0	0.2	0.2	79.6			0.0

（註）

「-」表示未偵測、「Tr」表示分析結果於微量範圍、「Φ」表示經計算後結果接近零或負值。熱量為每 100 克可食部位中蛋白質、脂肪及醣類的含量分別乘以各別的熱量係數而得。

資料來源：內容整理自衛生福利部食品藥物管理署食品營養成分資料庫，僅供參考，以原始資料網站公告之最新版本為準。

食物名稱	營養素單位	膽固醇	維生素 A 總量	維生素 E 總量	維生素 B_1	維生素 B_2	菸鹼素	維生素 B_6	維生素 B_{12}
		mg	IU	mg	mg	mg	mg	mg	μg
蔬菜類	胡蘿蔔		11199	0.61	0.05	0.04	0.61	0.13	
	苦瓜（白皮）		6	0.78	0.04	0.02	0.31	0.09	
	青花菜		599	0.64	0.08	0.13	0.43	0.13	
	菠菜		6163	1.42	0.06	0.12	0.41	0.06	
水果類	土芭樂		155		0.03	0.01	0.50	0.03	
	黃西瓜		1	0.11	0.03	0.03	0.12	0.06	
	紅西瓜		687	0.05	0.04	0.05	0.24	0.14	
	富士蘋果		32	0.11	0.01	0.01	0.09	0.04	
	椪柑		571	0.15	0.08	0.06	0.27	0.05	
	巨峰葡萄		5	0.18	0.03	0.01	0.15	0.06	
堅果及種子類	黑芝麻（熟）		5	22.69	0.21	0.36	5.34	0.49	
	生鮮花生仁		3	8.24	1.26	0.09	3.52	0.23	
穀物類	拉麵		0	0.29	0.05	0.02	0.69	0.04	
	甜玉米		180	0.75	0.13	0.10	1.84	0.20	
	秈米		0	0.19	0.09	0.02	1.50	0.03	
	五穀米		0	1.91	0.48	0.06	6.60	0.20	
	白飯		0	0.04	0.02	0.01	0.53	0.06	
	燕麥片			0.84	0.24	0.12	2.90	0.03	
	燕麥奶		0	0.05	0.04	0.01	0.29	0.01	
澱粉類	芋頭		67		0.03	0.02	0.75	0.08	
	紅肉甘薯		10491	0.32	0.09	0.04	0.60	0.12	
	馬鈴薯		0	0.02	0.08	0.03	1.42	0.15	
肉類	牛後腿腱子心	76	8	0.20	0.07	0.18	3.24	0.25	2.67
	牛肋條	73	6	0.11	0.06	0.17	2.64	0.17	3.14

食物名稱 \ 營養素單位		膽固醇	維生素A總量	維生素E總量	維生素 B_1	維生素 B_2	菸鹼素	維生素 B_6	維生素 B_{12}
		mg	IU	mg	mg	mg	mg	mg	µg
肉類	牛肉火鍋片	67	49	0.88	0.07	0.18	3.28	0.36	2.53
	雞胸肉(肉雞)	56	12	0.23	0.14	0.08	9.76	0.72	0.09
	清腿（肉雞）	92	107	2.36	0.11	0.18	4.43	0.25	0.55
豆類	豆漿		0	0.74	0.05	0.02	2.17	0.02	
	毛豆仁		92	2.04	0.39	0.13	1.17	0.14	
魚貝類	文蛤	39	44	0.18	0.07	0.80	1.14	0.05	50.54
	去皮鮭魚	67	68	2.74	0.21	0.13	6.01	0.62	4.19
加工調理食品及其他類	鮭魚鬆	136.73	37.133	4.86	0.101	0.11	5.78	0.3842	3.34
	冷凍旗魚丸	30.479	7	1.12	0.07	0.03	1.48	0.07	0.21
	培根	55.1567	62	0.35	0.43	0.13	4.93	0.17	0.73
	小三角油豆腐		0	5.38	0.06	0.05	0.27	0.07	
	傳統豆腐		0	2.77	0.08	0.04	0.25	0.02	
	五香豆干	0	0	7.98	0.08	0.10	0.36	0.10	0.00
	冷凍甘薯條		0	3.88	0.09	0.03	0.44	0.24	
	香腸	61.795	68	0.15	0.49	0.16	5.84	0.18	0.79
	冷凍豬肉熟水餃	17	146	1.64	0.12	0.04	1.01	0.14	0.15
	冷凍素食熟水餃		73	2.02	0.08	0.04	0.53	0.15	
	肉粽	61	77	0.47	0.06	0.16	2.10	0.15	0.20
	豬血糕	24	0	0.05	0.01	0.02	0.60	0.03	0.17
	肉圓	8	113	0.19	0.06	0.06	0.90	0.02	0.21
	燒餅	0	0	3.48	0.06	0.03	0.00	0.07	0.08
	啤酒		0	0	0	0.03	0.428	0.072	
	紅葡萄酒		0	0	0	0.01	0	0.0354	

食物名稱 \ 營養素單位		膽固醇	維生素A總量	維生素E總量	維生素 B_1	維生素 B_2	菸鹼素	維生素 B_6	維生素 B_{12}
		mg	IU	mg	mg	mg	mg	mg	μg
乳品類	全脂鮮乳	13	143	0.08	0.04	0.17	0.20	0.03	0.63
	全脂奶粉	89	2246	0.67	0.26	2.37	1.10	0.35	2.77
	全脂凝態發酵乳	13	104	0.09	0.04	0.23	0.50	0.03	0.23
油脂類	橄欖油	0	249	17.93					
	椰子油		0	0.46					
	豬油	111	344	1.76					
	葵花籽油	0	0	45.60					
蛋類	雞蛋	389	558	2.22	0.09	0.48	0.11	0.11	0.80
	雞鐵蛋	741	700	1.41	0.04	0.33	0.60	0.14	2.27
	雞蛋白	0	0	0.00	0.01	0.44	0.20	0.01	0.09
	雞蛋黃	1177	1622	4.55	0.23	0.55	0.30	0.36	2.95
菇類	木耳		0	0.00	0.01	0.09	0.31	0.03	0.13
	香菇		0	0.00	0.01	0.23	3.06	0.18	0.09
藻類	海帶		262	0.13	0.01	0.01	0.13	0.50	0.21
	乾海帶	0	30795	0.71	0.18	0.65	3.73	0.24	
調味料	沙茶醬	33	155	40.72	0.01	0.08	2.03	0.44	0.40
	沙拉醬	34	129	30.78	0.01	0.05	0.00	0.00	0.16
	草莓果醬		0	0.84	0.00	0.03	0.25	0.01	
飲料類	蘋果汁(100%)		13	0.19	0.00	0.00	0.00	0.00	
	可樂		0		0.00	0.02	0.22	0.04	
	拿鐵咖啡(無糖)	9	126	0.06	0.02	0.16	1.92	0.03	0.00
	奶茶(三合一)	0	19	0.04	0.01	0.05	0.50	0.02	0.00

食物名稱 \ 營養素單位		膽固醇	維生素 A 總量	維生素 E 總量	維生素 B_1	維生素 B_2	菸鹼素	維生素 B_6	維生素 B_{12}
		mg	IU	mg	mg	mg	mg	mg	μg
糕餅點心類	土司	7	37	1.54	0.10	0.05	1.11	0.07	0.32
	菠蘿麵包	55	233	1.77	0.08	0.28	1.10	0.05	
	蛋黃酥	577	762	2.86	0.18	0.79	0.80	0.09	1.62
	鳳梨酥	6	608	1.53	0.05	0.04	0.70	0.18	0.14
	蜂蜜蛋糕(原味)	160	167	4.49	0.05	0.21	0.18	0.16	0.22
	土司	7	37	1.54	0.10	0.05	1.11	0.07	0.32
	洋芋片	0	0	16.57	0.23	0.03	2.30	0.54	
	零食泡麵	0	44	12.21	0.08	0.00	0.66	0.00	0.00
	黑巧克力(85%)		37	8.08	0.16	0.16	1.37	0.31	
	香草冰淇淋	10	0	0.14	0.05	0.32	1.20	0.02	0.31
糖類	方糖		0	0.00	0.00	0.02	0.00	0.00	
	果糖		0	0.00	0.00	0.05	0.00	0.00	
	蜂蜜（春蜜）	0	0	0.05	0.00	0.08	0.00	0.01	0.00

（註）

「-」表示未偵測、「Tr」表示分析結果於微量範圍、「Φ」表示經計算後結果接近零或負值。熱量為每 100 克可食部位中蛋白質、脂肪及醣類的含量分別乘以各別的熱量係數而得。

資料來源：內容整理自衛生福利部食品藥物管理署食品營養成分資料庫，僅供參考，以原始資料網站公告之最新版本為準。

食物名稱	營養素單位	葉酸	維生素C	鈉	鉀	鈣	鎂	磷	鐵	鋅
		μg	mg	mg	mg	mg	mg	mg	mg	mg
蔬菜類	胡蘿蔔	16.5	5.2	67	267	30	13	39	0.5	0.3
	苦瓜（白皮）	65.5	41.5	3	207	20	14	31	0.3	0.1
	青花菜	55.8	75.3	15	339	44	22	71	0.8	0.5
	菠菜	72.9	12.1	43	510	81	62	44	2.9	0.7
水果類	土芭樂		80.7	5	150	4	6	15	0.1	0.2
	黃西瓜		5.4	2	99	9	11	10	0.2	0.3
	紅西瓜	5.1	6.8	1	121	7	11	12	0.2	0.2
	富士蘋果		2.6	3	113	4	3	9	0.2	0.3
	椪柑	8.2	25.5	2	74	21	8	14	0.3	0.3
	巨峰葡萄	3.7	2.2	1	122	5	4	14	0.1	0.1
堅果及種子類	黑芝麻（熟）	113.3	0.0	2	526	1479	386	665	10.3	5.4
	生鮮花生仁	62.2	1.3	32	933	36	221	522	3.5	3.4
穀物類	拉麵	18.3	0.0	429	77	9	15	106	0.5	0.6
	甜玉米	26.6	5.4	2	269	3	34	84	0.5	0.6
	秈米	15.7	0.0	2	99	5	29	75	0.3	1.3
	五穀米	28.2	0.0	2	261	19	117	347	1.6	1.8
	白飯	9.0	0.9	2	40	1	7	39	0.2	0.7
	燕麥片	89.0		3	329	40	116	116	2.3	1.8
	燕麥奶	8.6	0.0	14	31	4	8	29	0.1	0.1
澱粉類	芋頭	13.6	8.8	5	500	28	29	64	0.9	2.2
	紅肉甘薯	15.1	30.3	42	300	25	23	52	0.5	0.2
	馬鈴薯	11.4	29.5	3	386	4	20	38	0.6	1.1
肉類	牛後腿腱子心	7.3	1.1	79	298	8	19	184	3.0	7.2
	牛肋條	3.7	0.2	81	347	10	15	127	2.7	6.7

食物名稱 \ 營養素單位		葉酸	維生素C	鈉	鉀	鈣	鎂	磷	鐵	鋅
		μg	mg	mg	mg	mg	mg	mg	mg	mg
肉類	牛肉火鍋片	7.1	0.1	48	273	5	17	141	1.8	3.7
	雞胸肉(肉雞)	15.2	1.7	44	352	2	29	219	0.7	0.9
	清腿(肉雞)	8.6	3.1	103	256	7	19	160	1.2	1.9
豆類	豆漿	14.3	1.0	36	89	12	14	43	0.4	0.3
	毛豆仁		22.6	1	654	44	65	203	3.7	2.1
魚貝類	文蛤	14.6	2.9	446	104	106	47	100	8.2	1.1
	去皮鮭魚	9.0	2.1	45	335	6	26	226	0.1	0.7
加工調理食品及其他類	鮭魚鬆	11.2	5.75	1499.75	347.7	257.26	39.38	376.76	2.96	1.485
	冷凍旗魚丸	43.1	0.0	700	80	490	17	129	0.7	0.6
	培根	9.1	45.1	610	209	3	14	214	0.5	1.5
	小三角油豆腐	41.3	2.9	1	196	216	57	218	2.5	1.4
	傳統豆腐	35.0	0.0	2	180	140	33	111	2.0	0.8
	五香豆干	22.0	0.0	445	251	273	67	291	5.5	2.2
	冷凍甘薯條	14.7	29.2	67	384	25	25	45	1.6	0.2
	香腸	5.2	26.0	1026	284	2	17	152	1.6	1.7
	冷凍豬肉熟水餃	17.9		333	114	8	19	101	0.8	0.5
	冷凍素食熟水餃	23.4		491	167	15	22	68	0.8	0.4
	肉粽	21.0	0.0	343	106	8	21	76	1.3	1.3
	豬血糕	8.6	0.0	414	83	9	16	69	12.8	0.9
	肉圓	0.0	0.0	217	49	9	3	22	0.9	0.3
	燒餅	24.0	0.0	458	81	8	12	65	1.0	0.5
	啤酒	14.1	1.43	2.55	31.44	0	8.066	21.56	0.08	0
	紅葡萄酒	0	0	2.6	122.4	6.14	5.05	9.57	0.54	0.076

食物名稱		葉酸	維生素C	鈉	鉀	鈣	鎂	磷	鐵	鋅
		µg	mg	mg	mg	mg	mg	mg	mg	mg
乳品類	全脂鮮乳	1.6	0.4	37	147	104	10	83	0.1	0.4
	全脂奶粉	13.5	20.9	337	1164	912	94	689	0.2	2.9
	全脂凝態發酵乳	10.2	0.1	69	174	103	13	91	0.1	0.6
油脂類	橄欖油									
	椰子油									
	豬油									
	葵花籽油									
蛋類	雞蛋	78.6	0.6	138	135	54	11	186	1.9	1.3
	雞鐵蛋		0.0	766	256	84	26	279	3.6	2.5
	雞蛋白	1.7	0.0	183	146	6	12	15	0.3	0.1
	雞蛋黃	160.2	0.1	56	124	158	10	569	5.5	3.6
菇類	木耳	9.4	0.0	12	56	27	17	23	0.8	0.3
	香菇	46.3	0.3	1	277	3	16	84	0.6	1.2
藻類	海帶	37.2	0.1	248	7	87	24	14	1.0	0.1
	乾海帶	34.2	0.0	3153	7489	791	652	424	4.4	2.2
調味料	沙茶醬	17.0		421	355	202	56	282	4.0	1.7
	沙拉醬	6.9	0.0	980	108	10	3	34	0.5	0.7
	草莓果醬	4.6	0.0	22	53	7	5	19	0.3	0.1
飲料類	蘋果汁（100%）	4.3	26.1	1	96	2	4	7	0.0	0.0
	可樂	2.0		7	0	1	1	16	0.1	0.0
	拿鐵咖啡（無糖）	13.6	0.0	28	176	101	13	81	0.0	0.4
	奶茶（三合一）	2.0		18	35	11	2	18	0.2	0.1

食物名稱 \ 營養素單位		葉酸	維生素C	鈉	鉀	鈣	鎂	磷	鐵	鋅
		μg	mg	mg	mg	mg	mg	mg	mg	mg
糕餅點心類	土司	90.2	0.1	443	101	23	28	100	1.4	0.8
	菠蘿麵包			204	197	97	26	132	0.7	0.7
	蛋黃酥	36.0	0.0	196	327	59	25	354	4.1	1.8
	鳳梨酥	38.0	2.0	59	121	39	14	87	0.7	0.3
	蜂蜜蛋糕(原味)	24.2		76	109	29	11	130	1.1	0.8
	土司	90.2	0.1	443	101	23	28	100	1.4	0.8
	洋芋片	7.0	0.0	383	817	17	57	137	1.7	0.5
	零食泡麵	13.0	0.0	1872	124	25	29	105	0.9	0.7
	黑巧克力(85%)	19.7	0.0	5	1024	86	286	409	10.6	4.0
	香草冰淇淋	1.0	0.0	102	233	66	14	82	0.1	0.4
糖類	方糖	0.0	0.0	2	0	2	0	0	0.0	0.0
	果糖	0.0	1.0	0	0	1	0	1	0.0	0.2
	蜂蜜（春蜜）	1.6	2.6							

（註）

「-」表示未偵測、「Tr」表示分析結果於微量範圍、「Φ」表示經計算後結果接近零或負值。熱量為每 100 克可食部位中蛋白質、脂肪及醣類的含量分別乘以各別的熱量係數而得。

資料來源：內容整理自衛生福利部食品藥物管理署食品營養成分資料庫，僅供參考，以原始資料網站公告之最新版本為準。

速查 ❸——

國人膳食營養素參考攝取量（DRIs）

第八版（中華民國 109 年 4 月）

國人膳食營養素參考攝取量（DRIs）乃以健康人為對象，為維持和增進國人健康以及預防營養素缺乏而訂定。其中包括：

名詞	解釋
估計平均需要量 (EAR)	以預防營養素缺乏症之觀點，評估特定年齡層或性別的健康人群的需要量，而滿足健康人群中 50% 的人的一日攝取量推算值稱之為平均需要量。
建議攝取量 (RDA)	滿足特定年齡層及性別的健康人群中 97%-98% 的人一日所需要的攝取量稱之為建議攝取量。
足夠攝取量 (AI)	當研究數據不足，無法訂出 EAR，因而無法求出建議攝取量時，則以能滿足健康人群中每一個人為原則，以實驗或觀察（流行病學）之數據估算出的攝取量稱之為足夠攝取量。
上限攝取量 (UL)	指營養素或食物成分的每日最大攝取量，此量即使長期攝取，對健康族群中絕大多數人都不致引發危害風險，對最敏感者的危害風險也極低；逾越此上限則不良效應的機率增大。
巨量營養素可接受範圍 (AMDR)	食物中的碳水化合物、脂質、蛋白質除提供熱量，也伴隨食物提供必需脂肪酸、必需胺基酸、膳食纖維、微量營養素。隨著社會變遷與營養研究進展，各國飲食營養素參考攝取量之訂定逐漸從缺乏症的預防及避免過量攝取等考量調整方向，納入慢性病預防的理念。AMDR 指三大熱量營養素碳水化合物、脂質及蛋白質等適宜的熱量攝取分配範圍，除可符合熱量營養素需求外，亦可確保微量營養素需求的滿足，更有利於慢性疾病的預防與發生率的降低。
慢性疾病風險降低攝取量 (CDRR)	CDRR 為以降低慢性疾病險為目標所訂定的營養素建議攝取量。該建議值已有足夠證據證明在健康人群中，減少營養素的攝取量能夠明顯降低慢性疾病的風險。基於實證醫學中等強度以上的證據，以預防慢性疾病風險為目標，所建立的必需營養素每日建議攝取量。

EAR RDA

營養素	身高	體重	熱量 (2)(3)	蛋白質 (4)	碳水化合物 (10)		
單位 年齡 (1)	公分 cm	公斤 kg	大卡 kcal	公克 g	公克 g	公克 g	總熱量 %
0-6 月	男 女 61 60	男 女 6 6	100/ 公斤	2.3/ 公斤	AI=60		
7-12 月	72 70	9 8	90/ 公斤	2.1/ 公斤	AI=95		
1-3 歲 (稍低) (適度)	92 91	13 13	男 女 1150 1150 1350 1350	20	100	130	50~65%
4-6 歲 (稍低) (適度)	113 112	20 19	 1550 1400 1800 1650	30	100	130	50~65%
7-9 歲 (稍低) (適度)	130 130	28 27	 1800 1650 2100 1900	40	100	130	50~65%
10-12 歲 (稍低) (適度)	147 148	38 39	 2050 1950 2350 2250	男 女 55 50	100	130	50~65%
13-15 歲 (稍低) (適度)	168 158	55 49	 2400 2050 2800 2350	70 60	100	130	50~65%
16-18 歲 (低) (稍低) (適度) (高)	172 160	62 51	 2150 1650 2500 1900 2900 2250 3350 2250	75 65	100	130	50~65%
19-30 歲 (低) (稍低) (適度) (高)	171 159	64 52	 1850 1450 2150 1650 2400 1900 2700 2100	60 50	100	130	50~65%

營養素	身高	體重	熱量 [2][3]	蛋白質 [4]	碳水化合物 [10]		
					EAR	RDA	
單位 年齡 [1]	公分 cm	公斤 kg	大卡 kcal	公克 g	公克 g	公克 g	總熱量 %
31-50 歲 (低) (稍低) (適度) (高)	170 157	64 54	 1800 1450 2100 1650 2400 1900 2650 2100	60 50	100	130	50~65%
51-70 歲 (低) (稍低) (適度) (高)	165 153	60 52	 1700 1400 1950 1600 2250 1800 2500 2000	55 50	100	130	50~65%
71 歲 - (低) (稍低) (適度)	163 150	58 50	 1650 1300 1900 1500 2150 1700	60 50	100	130	50~65%
懷孕 第一期 第二期 第三期			 +0 +300 +300	 +10 +10 +10	 +0 +35 +35	 +0 +45 +45	 50~65% 50~65% 50~65%
哺乳期			+500	+15	+60	+80	50~65%

	AI		AI	AI	AI	
營養素	膳食纖維	維生素 A[6]	維生素 D[7]	維生素 E[8]	維生素 K	維生素 C
單位 年齡[1]	公克 g	微克 μg RE	微克 μg	毫克 mg α-TE	微克 μg	毫克 mg
0-6 月		AI=400	10	3	2.0	AI=40
7-12 月		AI=400	10	4	2.5	AI=50
1-3 歲 (稍低) (適度)	男 女 16 16 19 19	400	10	5	30	40
4-6 歲 (稍低) (適度)	 22 20 25 23	400	10	6	55	50
7-9 歲 (稍低) (適度)	 25 23 29 27	400	10	8	55	60
10-12 歲 (稍低) (適度)	 29 27 33 32	男 女 500 500	10	10	60	80
13-15 歲 (稍低) (適度)	 34 29 39 33	 600 500	10	12	75	100
16-18 歲 (低) (稍低) (適度) (高)	 30 23 35 27 41 32 47 36	700 500	10	13	75	100
19-30 歲 (低) (稍低) (適度) (高)	 26 20 30 23 34 27 38 29	600 500	10	12	男 女 120 90	100
31-50 歲 (低) (稍低) (適度) (高)	 25 20 29 23 34 27 37 29	600 500	10	12	120 90	100

	AI		AI	AI	AI	
營養素	膳食纖維	維生素 A[6]	維生素 D[7]	維生素 E[8]	維生素 K	維生素 C
單位 / 年齡[1]	公克 g	微克 μg RE	微克 μg	毫克 mg α-TE	微克 μg	毫克 mg
51-70 歲 (低) (稍低) (適度) (高)	 24 20 27 22 32 25 35 28	600 500	15	12	120 90	100
71 歲 - (低) (稍低) (適度)	 23 18 27 21 30 24	600 500	15	12	120 90	100
懷孕 第一期 第二期 第三期	 +0 +5 +5	 +0 +0 +100	 +0 +0 +0	 +2 +2 +2	 +0 +0 +0	 +10 +10 +10
哺乳期	+7	+400	+0	+3	+0	+40

營養素	維生素 B_1	維生素 B_2	菸鹼素	維生素 B_6	維生素 B_{12}	葉酸
單位 年齡 (1)	毫克 mg	毫克 mg	毫克 mg NE	毫克 mg	微克 μg	微克 μg
0-6 月	AI=0.3	AI=0.3	AI=2	AI=0.1	AI=0.4	AI=70
7-12 月	AI=0.3	AI=0.4	AI=4	AI=0.3	AI=0.6	AI=85
1-3 歲	0.6	0.7	9	0.5	0.9	170
4-6 歲	男 女 0.9 0.8	男 女 1.0 0.9	男 女 12 11	0.6	1.2	200
7-9 歲	1.0 0.9	1.2 1.0	14 12	0.8	1.5	250
10-12 歲	1.1 1.1	1.3 1.2	15 15	13	男 女 2.0 2.2	300
13-15 歲	1.3 1.1	1.5 1.3	18 15	男 女 1.4 1.3	2.4	400
16-18 歲	1.4 1.1	1.6 1.2	18 15	1.5 1.3	2.4	400
19-30 歲	1.2 0.9	1.3 1.0	16 14	1.5 1.5	2.4	400
31-50 歲	1.2 0.9	1.3 1.0	16 14	1.5 1.5	2.4	400
51-70 歲	1.2 0.9	1.3 1.0	16 14	1.6 1.6	2.4	400
71 歲 -	1.2 0.9	1.3 1.0	16 14	1.6 1.6	2.4	400
懷孕 第一期 第二期 第三期	+0 +0.2 +0.2	+0 +0.2 +0.2	+0 +2 +2	+0.4 +0.4 +0.4	+0.2 +0.2 +0.2	+200 +200 +200
哺乳期	+0.3	+0.4	+4	+0.4	+0.4	+100

營養素	膽素 (AI)	生物素 (AI)	泛酸 (AI)	鈣 (AI)	磷 (AI)	鎂
單位 / 年齡 (1)	毫克 mg	微克 μg	毫克 mg	毫克 mg	毫克 mg	毫克 mg
0-6 月	140	5.0	1.7	200	200	AI=25
7-12 月	160	6.5	1.8	300	300	AI=70
1-3 歲	180	9.0	2.0	400	400	80
4-6 歲	220	12.0	2.5	500	500	120
7-9 歲	280	16.0	3.0	600	600	170
10-12 歲	男 350 女 350	20.0	4.0	800	800	男 230 女 230
13-15 歲	460 380	25.0	4.5	1000	1000	350 320
16-18 歲	500 370	27.0	5.0	1000	1000	390 330
19-30 歲	450 390	30.0	5.0	800	800	380 320
31-50 歲	450 390	30.0	5.0	800	800	380 320
51-70 歲	450 390	30.0	5.0	800	800	360 310
71 歲 -	450 390	30.0	5.0	800	800	350 300
懷孕 第一期 第二期 第三期	 +20 +20 +20	 +0 +0 +0	 +1.0 +1.0 +1.0	 +0 +0 +0	 +0 +0 +0	 +35 +35 +35
哺乳期	+140	+5.0	+2.0	+0	+0	+0

		AI	RDA		AI
營養素	鐵	鋅	碘	硒	氟
單位 年齡 [(1)]	毫克 mg	毫克 mg	微克 μg	微克 μg	毫克 mg
0-6 月	7	5	AI=110	AI=15	0.1
7-12 月	10	5	AI=130	AI=20	0.4
1-3 歲	10	5	65	20	0.7
4-6 歲	10	5	90	25	1.0
7-9 歲	10	8	100	30	1.5
10-12 歲	15	10	120	40	2.0
13-15 歲	15	男 女 15 12	150	50	3.0
16-18 歲	15	15 12	150	55	3.0
19-30 歲	男 女 10 15	15 12	150	55	3.0
31-50 歲	10 15	15 12	150	55	3.0
51-70 歲	10	15 12	150	55	3.0
71 歲 -	10	15 12	150	55	3.0
懷孕 第一期 第二期 第三期	 +0 +0 +30	 +3 +3 +3	 +75 +75 +75	 +5 +5 +5	 +0 +0 +0
哺乳期	+30	+3	+100	+15	+0

* 表中未標明 AI（足夠攝取量 Adequate Intakes）值者，即為 RDA（建議量 Recommended Dietary allowance）值

（註）

(1) 年齡係以足歲計算

(2) 1 大卡（Cal ; kcal）=4,184 仟焦耳（kj）

(3)「低、稍低、適度、高」表示生活活動強度之程度。

(4) 動物性蛋白在總蛋白質中的比例，1 歲以下的嬰兒以佔 2/3 以上為宜。

(5) 日常國人膳食中之鐵質攝取量，不足以彌補婦女懷孕、分娩失血及泌乳汁損失，建議字懷孕第三期至分娩後兩個月內每日另以鐵鹽供給 30 毫克之鐵質。

(6) R.E（Retinol Equivalent）即視網醇當量。

(7) 維生素 D 係以維生素 D_3（Cholecalciferol）為劑量標準，1μg=40 I.U. 維生素 D_3。

(8) α-T.E. （α-Tocopherol Equivalent）即 α- 生育醇當量。1mg α-T.E.=1mg α-Tocopherol。

(9)N.E（Niacin Equivalent）即菸鹼素當量。菸鹼素包括菸鹼酸即菸鹼醯胺，以菸鹼素當量表示之。

速查❹

上限攝取量

第八版（中華民國 109 年 4 月）

<table>
<tr><th>營養素</th><th>維生素 A[6]</th><th>維生素 D[7]</th><th>維生素 E[8]</th><th>維生素 C</th><th>維生素 B_6</th><th>菸鹼素</th><th>葉酸</th><th>膽素</th></tr>
<tr><th>單位
年齡[1]</th><th>微克
μg RE</th><th>微克
μg</th><th>毫克
mg α-TE</th><th>毫克
mg</th><th>毫克
mg</th><th>毫克
mg NE</th><th>微克
μg</th><th>毫克
mg</th></tr>
<tr><td>0-6 月</td><td rowspan="3">600</td><td rowspan="2">25</td><td rowspan="2"></td><td rowspan="2"></td><td rowspan="2"></td><td rowspan="2"></td><td rowspan="2"></td><td rowspan="2"></td></tr>
<tr><td>7-12 月</td></tr>
<tr><td>1-3 歲</td><td rowspan="4">50</td><td>200</td><td>400</td><td>30</td><td>10</td><td>300</td><td rowspan="3">1000</td></tr>
<tr><td>4-6 歲</td><td rowspan="2">900</td><td rowspan="2">300</td><td rowspan="2">650</td><td rowspan="2">40</td><td>15</td><td>400</td></tr>
<tr><td>7-9 歲</td><td>20</td><td>500</td></tr>
<tr><td>10-12 歲</td><td>1700</td><td>600</td><td>1200</td><td>60</td><td>25</td><td>700</td><td>2000</td></tr>
<tr><td>13-15 歲</td><td rowspan="2">2800</td><td rowspan="8">50</td><td rowspan="2">800</td><td rowspan="2">1800</td><td>60</td><td rowspan="2">30</td><td>800</td><td>2000</td></tr>
<tr><td>16-18 歲</td><td rowspan="7">80</td><td>900</td><td>3000</td></tr>
<tr><td>19-30 歲</td><td rowspan="6">3000</td><td rowspan="6">1000</td><td rowspan="6">2000</td><td rowspan="6">35</td><td rowspan="6">1000</td><td rowspan="6">3500</td></tr>
<tr><td>31-50 歲</td></tr>
<tr><td>51-70 歲</td></tr>
<tr><td>71 歲 -</td></tr>
<tr><td>懷孕
第一期
第二期
第三期</td></tr>
<tr><td>哺乳期</td></tr>
</table>

<table>
<tr><th>營養素</th><th>鈣</th><th>磷</th><th>鎂</th><th>鐵</th><th>鋅</th><th>碘</th><th>硒</th><th>氟</th></tr>
<tr><th>單位
年齡[1]</th><th>毫克
mg</th><th>毫克
mg</th><th>毫克
mg</th><th>毫克
mg</th><th>毫克
mg</th><th>微克
μg</th><th>微克
μg</th><th>毫克
mg</th></tr>
<tr><td>0-6 月</td><td>1000</td><td rowspan="2"></td><td rowspan="2"></td><td rowspan="6">30</td><td rowspan="2">7</td><td rowspan="2"></td><td>40</td><td>0.7</td></tr>
<tr><td>7-12 月</td><td>1500</td><td>60</td><td>0.9</td></tr>
<tr><td>1-3 歲</td><td rowspan="4">2500</td><td rowspan="3">3000</td><td>145</td><td>9</td><td>200</td><td>90</td><td>1.3</td></tr>
<tr><td>4-6 歲</td><td>230</td><td>11</td><td>300</td><td>135</td><td>2</td></tr>
<tr><td>7-9 歲</td><td>275</td><td>15</td><td>400</td><td>185</td><td>3</td></tr>
<tr><td>10-12 歲</td><td>4000</td><td>580</td><td>22</td><td>600</td><td>280</td><td>10</td></tr>
<tr><td>13-15 歲</td><td rowspan="8">2500</td><td rowspan="2">4000</td><td rowspan="8">700</td><td rowspan="8">40</td><td>29</td><td>800</td><td rowspan="8">400</td><td rowspan="8">10</td></tr>
<tr><td>16-18 歲</td><td rowspan="7">35</td><td rowspan="7">1000</td></tr>
<tr><td>19-30 歲</td><td rowspan="4">3000</td></tr>
<tr><td>31-50 歲</td></tr>
<tr><td>51-70 歲</td></tr>
<tr><td>71 歲 -</td></tr>
<tr><td>懷孕
第一期
第二期
第三期</td><td>3500</td></tr>
<tr><td>哺乳期</td><td>4000</td></tr>
</table>